Transfusionspraxis

Günter Singbartl
Gabriele Walther-Wenke
(Hrsg.)

Transfusionspraxis

2., überarbeitete Auflage

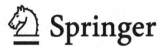 Springer

Herausgeber
Prof. Dr. Günter Singbartl
Soltau

Dr. Gabriele Walther-Wenke
Münster

ISBN 978-3-642-55427-8
DOI 10.1007/978-3-642-55428-5

ISBN 978-3-642-55428-5 (eBook)

Die Deutsche Nationalbibliothek verzeichnet diese Publikation in der Deutschen Nationalbibliografie; detaillierte bibliografische Daten sind im Internet über http://dnb.d-nb.de abrufbar.

SpringerMedizin
© Springer-Verlag Berlin Heidelberg 2003, 2014

Planung: Dr. Anna Krätz, Heidelberg
Projektmanagement: Axel Treiber, Heidelberg
Lektorat: Ursula Illig, Gauting
Projektkoordination: Cécile Schütze-Gaukel, Heidelberg
Umschlaggestaltung: deblik Berlin
Fotonachweis Umschlag: (c) Mathias Ernert, Chirurgische Universitätsklinik Heidelberg
Herstellung: Crest Premedia Solutions (P) Ltd., Pune, India

Gedruckt auf säurefreiem und chlorfrei gebleichtem Papier

Springer Medizin ist Teil der Fachverlagsgruppe Springer Science+Business Media
www.springer.com

Widmung
»Den Meinen an allen Orten, wo immer sie sein mögen.«

(Heinrich Böll)

Für Christa,
Kai, Tim und Katja
Soltau im Frühjahr 2014
Für Norbert,
Sebastian und Inga
Münster im Frühjahr 2014

Vorwort zur 2. Auflage

Bei der allogenen Bluttransfusion handelt es sich um die Transplantation eines fremden flüssigen Organs. Allein deswegen kann die allogene Transfusion nicht ohne Risiken für den Empfänger sein; und seien es »lediglich« diejenigen einer Antikörperbildung gegen erythrozytäre Merkmale. Mit Erlass des Transfusionsgesetzes und mit den in regelmäßigen Abständen überarbeiteten »Bekanntmachungen der Richtlinien zur Gewinnung von Blut und Blutbestandteilen und zur Anwendung von Blutprodukten (Hämotherapie) gemäß §§ 12 und 18 des Transfusionsgesetzes« sowie der »Querschnitts-Leitlinien der Bundesärztekammer zur Therapie mit Blutkomponenten und Plasmaderivaten« hat die differenzierte Transfusion von Blutkomponenten und Blutprodukten einen hohen, einem besonderen Arzneimittel adäquaten Stellenwert erhalten: »Blutkomponenten und Plasmaderivate sind verschreibungspflichtige Arzneimittel und dürfen nur auf ärztliche Anordnung abgegeben werden. Die Indikation ist streng und individuell differenziert zu stellen.«

Von dem am Patienten tätigen Arzt werden damit grundlegende klinisch-transfusionsmedizinische Kenntnisse für den differenzierten Umgang mit Blutkomponenten und Plasmaderivaten gefordert. Diese haben dem klinischen Fach Transfusionsmedizin sowohl in der studentischen Ausbildung als auch in der klinischen Weiterbildung in konsequenter Weise einen bedeutsamen Stellenwert gegeben. In entsprechenden interdisziplinären Fortbildungsveranstaltungen der jeweiligen Landes-Ärztekammern sowie im Rahmen von medizinischen Fachkongressen werden die erforderlichen Kenntnisse vermittelt.

Alle an diesem Buch mitwirkenden Autoren sind in der klinischen Praxis erfahrene Kliniker/Transfusionsmediziner, arbeiten z. T. in den nationalen Fachgesellschaften bzw. nationalen Gremien mit und wirken z. T. auch persönlich an den o. g. Fortbildungsmaßnahmen der verschiedenen Ärztekammern mit, so dass in diesem Buch sowohl fundiertes theoretisches Grundwissen vermittelt wird, als auch die klinische Anwendung mit ihren transfusionsmedizinischen »Alltagsproblemen« eine entsprechende Berücksichtigung findet.

Getrennt vom arzneimittelrechtlich geregelten Bereich der allogenen Transfusion werden in eigenständigen Kapiteln klinisch wichtige Themen, wie Hämostasestörungen, perioperative Handhabung von Aggregationshemmern sowie der Antikoagulanzien-Dauermedikation, Massiv- und Notfalltransfusion, präoperative Diagnostik und Therapie des anämischen Patienten, individuell gehandhabte Transfusionskriterien sowie die Maßnahmen eines rationalen patientenspezifischen Transfusionskonzeptes bei operativen Eingriffen abgehandelt. Diese Themen werden ergänzt durch Ausführungen zum transfusionsbezogenen rechtlichen und klinisch-operativen Umgang mit Zeugen Jehovas. Neu hinzugekommen ist das Kapitel über »Rechtskonforme Organisation und Durchführung hämotherapeutischer Maßnahmen«, in welchem die Organisation des institutionsinternen Transfusionswesen aufgezeigt sowie Zuständigkeit und Verantwortung von Transfusionskommission, Transfusionsverantwortlichen, abteilungsbezogenen Transfusionsbeauftragten und Qualitätsbeauftragten Hämotherapie dargelegt werden.

In mehreren eigenständigen Kapiteln werden des Weiteren sowohl die arzneimittelrechtlichen Besonderheiten der verschiedenen Verfahren der autologen Transfusion als auch deren klinisch-physiologische und apparativ-physikalische Voraussetzungen aufgezeigt und in ihrer klinischen Umsetzung und Effektivität rational und kritisch bewertet. Damit soll auch für diesen speziellen Themenkomplex eine fundierte Wissensgrundlage für den differenzierten Einsatz der autologen Verfahren innerhalb eines individuell rationalen Transfusionskonzeptes gegeben werden. Autologe Verfahren stehen nicht in Konkurrenz zur allogenen Transfusion, sondern sie sind mögliche Alternativen und ergänzen sich gegenseitig in individuell unterschiedlicher, operations- und patientenspezifischer Konstellation. In diesem Punkt hat das BGH-Urteil vom 17.12.1991 (Az.: VI ZR 40/91, JZ 1992) nichts von seiner Bedeutung verloren.

Auch wenn versucht wurde, Überschneidungen so weit wie möglich zu vermeiden, ist es. schon alleine aus Gründen einer besseren Lesbarkeit und Information sowie bezüglich der Erfassung von Zusammenhängen in den einzelnen Kapiteln sinnvoll, bereits an anderer Stelle gemachte Ausführungen an manchen Stellen erneut darzulegen. Ebenso wurde großer Wert auf ein umfassendes Literaturverzeichnis gelegt, um dem Leser einen gezielten Beleg und Hinweis der zugrunde liegenden Detailinformationen zu geben und die Möglichkeit eines Nachschlagens in der Primärliteratur zu erleichtern. Die Autoren zeichnen für die jeweils von ihnen verfassten Kapitel verantwortlich.

Mit diesem an der klinischen Praxis orientiertem Buch soll dem »Nicht-Transfusionsmediziner« eine jederzeit rasch verfügbare Informationsquelle an die Hand gegeben werden, welche die Lücke zwischen Theorie und Praxis schließt: »Praktisches Handeln aus wissenschaftlicher Erkenntnis.«

G. Singbartl/G. Walther-Wenke
Soltau/Münster im Frühjahr 2014

Inhaltsverzeichnis

Autorenverzeichnis

Prof. Dr. med. Jürgen Biscoping
St. Vincentius-Krankenhäuser
Steinhäuserstraße 18
76135 Karlsruhe

PD Dr. med. Gerald V. Dietrich
Rottal-Inn-Kliniken
Simonsöder Allee 20
84307 Eggenfelden

Dr. med. Thomas Gierth
Orthopädikum Neuer Wall
Neuer Wall 36
20354 Hamburg

Dr. med. Kathrin Heidinger
Zentrum für Innere Medizin
Klinikstr. 36
35385 Giessen

Prof. Dr. med. Bettina Kemkes-Matthes
Zentrum für Innere Medizin
Klinikstr. 36
35385 Giessen

Dr. med. Heiko Lier
Klinik für Anästhesiologie und Operative
Intensivmedizin
Universitätsklinikum Köln (AöR)
Kerpener Straße 62
50937 Köln

Dr. rer. nat. Eduard K. Petershofen
DRK-Blutspendedienst NSTOB
Standort Oldenburg des Instituts Bremen-
Oldenburg
Brandenburger Str. 21
26133 Oldenburg

Prof. Dr. med. Günter Singbartl
Tannenweg 15
29614 Soltau

Prof. Dr. med. Kai Singbartl
Department of Anesthesiology
Milton S. Hershey Medical Center
P.O. Box 850, H187
Hershey, PA 17033
USA

Prof. Dr. med. Erwin Strasser
Chirurgische Klinik
Universitätsklinikum Erlangen
Krankenhausstraße 12
91054 Erlangen

Prof. Dr. med. Jochen M. Strauß
Klinik für Anästhesie
HELIOS Klinikum Berlin Buch
Schwanebecker Chaussee 50
13125 Berlin

Dr. med. Gabriele Walther-Wenke
DRK Blutspendedienst West
Zentrum für Transfusionsmedizin Münster
Postfach 1767
48006 Münster

Allogene Blutkomponenten – Zusammensetzung, Lagerung, Anwendung, Dokumentation

G. Walther-Wenke

1.1   Einleitung

In Deutschland wurden im Jahr 2012 nach Angaben des Paul-Ehrlich-Instituts 4,3 Mio. Erythrozytenkonzentrate, 494.000 Thrombozytenkonzentrate und 987.000 therapeutische Plasmen verbraucht. Der Anteil präoperativer Eigenblutspenden lag bei 0,5 % (Jahr 2000: 4,7 %), deren Verfallsquote bei 50 %. Mit der Blutspende und der Blutkomponentenherstellung befassen sich Einrichtungen des Roten Kreuzes, der Universitäten, einiger großer Krankenhäuser und Institutionen in privater Trägerschaft.

Die konsequente Umsetzung des Arzneimittelrechts in Verbindung mit den Zulassungsverfahren für Blutkomponenten beim Paul-Ehrlich-Institut und der Arzneimittelaufsicht der Länder führt zu weitgehend einheitlichen Standards bei der Auswahl von Blutspendern, den Herstellungs- und Prüfverfahren und der Qualitätssicherung.

Das Zulassungsverfahren für Arzneimittel aus Blut verlangt vom pharmazeutischen Unternehmer die Vorlage einer ausführlichen Dokumentation über Herstellung, Prüfung und Qualität der Blutkomponenten. Änderungen im Herstellungs- oder Prüfverfahren sind anzeige- oder genehmigungspflichtig.

1.2   Erythrozytenkonzentrat

1.2.1   Standard-Erythrozytenkonzentrat

> Standardpräparat ist das leukozytendepletierte Erythrozytenkonzentrat (EK) in Additivlösung.

Als wirksame Bestandteile enthält es die Erythrozyten aus 450–500 ml Vollblut. Die Erythrozyten werden nach der weitestgehenden Entfernung des Spenderplasmas und der Leukozyten in wässriger Additivlösung suspendiert. Angestrebt wird ein Hämatokrit von ca. 60 %. Additive Lösungen (z. B. SAG-M, PAGGS-M) enthalten u. a. Glukose, die während der Lagerung von den Erythrozyten konsumiert wird, Mannitol zur Reduktion der

Hämolyse und Adenin für die ATP-Produktion. In Additivlösung gelagerte Erythrozyten zeigen geringe morphologische Veränderungen, eine niedrige Hämolyserate und weisen am Ende der Haltbarkeitsfrist (SAG-M bis zu 42 Tage, PAGGS-M bis zu 49 Tage) eine Überlebensrate in vivo von >75 % auf. Aus dem Hämatokrit von etwa 60 % ergeben sich gute Fließeigenschaften.

Die vom Hersteller deklarierte **Haltbarkeitsfrist** auf dem Präparateetikett endet am Verfallsdatum um 24 Uhr.

In Abhängigkeit von der Lagerungszeit kommt es zu einem **Kaliumaustritt** aus den Erythrozyten, der am Ende der deklarierten Lagerungsdauer zu einem Gehalt von ca. 5–6 mmol extrazellulärem Kalium im zellfreien Überstand eines Erythrozytenkonzentrats führt. Üblicherweise wird die extrazelluläre Kaliumkonzentration in mmol/l zellfreiem Überstand angegeben. Das Gesamtvolumen von Additivlösung und Restplasma liegt bei 110–130 ml pro EK. Wird das extrazelluläre Kalium in mmol pro Liter zellfreiem Überstand angegeben, entspricht der Wert derjenigen Kaliummenge, die in etwa 8–9 EK vorhanden ist.

▢ Tab. 1.1 stellt Zusammensetzung von EK und Qualitätsanforderungen dar.

Erythrozyten in Additivlösung sind für Transfusionen in der **Pädiatrie** geeignet. Die zum Erythrozytenkonzentrat gehörige Gebrauchs- und Fachinformation des pharmazeutischen Unternehmers enthält alle relevanten Angaben.

1.2.2   Gewaschenes Erythrozytenkonzentrat

Das Waschen von Erythrozyten mit physiologischer Kochsalzlösung erfolgt im funktionell geschlossenen System. Sterile Schlauchschweißverbindungen ermöglichen die Zugabe von NaCl-Lösung und die Entfernung des Überstandes nach der Zentrifugation der Erythrozytensuspension. Ziel ist die Entfernung von Plasmaproteinen, die allergische/anaphylaktische Reaktionen auslösen können. Der Proteingehalt wird bei 1 % der gewaschenen EK überprüft und muss <1,5 g/l zellfreiem Überstand liegen. Die Produktspezifikation entspricht im

Tab. 1.1 Erythrozytenkonzentrat in Additivlösung	
Volumen	Spezifikation des Herstellers, ~300 ml
Hämatokrit	0,50–0,70 l/l
Gesamthämoglobin	>40 g/EK
Hämolyserate in% der Erythrozytenmasse	<0,8 % am Ende der Haltbarkeitsfrist
Restleukozyten	$<1\times10^6$/EK
Sterilität	Steril, vom Hersteller zu prüfen an definierter Stichprobe
Visuelle Kontrolle	Beutel intakt, keine sichtbare Hämolyse/Verfärbung/Gerinnsel
Haltbarkeitsfrist	35–49 Tage, siehe Präparateetikett

übrigen dem Standard-EK. Die Haltbarkeit gewaschener EK ist abhängig davon, ob die Suspension der Erythrozyten in physiologischer Kochsalzlösung oder in Additivlösung erfolgt und ist auf dem EK deklariert.

1.2.3 Bestrahltes Erythrozytenkonzentrat

Teilungsfähige T-Lymphozyten in zellulären Blutkomponenten können bei immunkompromittierten Patienten und bei speziellen Spender-Empfängerkonstellationen eine transfusionsassoziierte Graft-versus-Host-Krankheit auslösen.

Die **Bestrahlung** von Blutkomponenten mit Gamma- oder Röntgenstrahlen mit einer Dosis von 30 Gy inhibiert die T-Zell-Proliferation, ohne die Zellfunktion von Erythrozyten und Thrombozyten wesentlich zu beeinträchtigen.

Die **Indikation** für bestrahlte zelluläre Komponenten ist gemäß den Querschnittsleitlinien gegeben bei:
- Intrauteriner Transfusion, Transfusion von Neugeborenen nach intrauteriner Transfusion, Austauschtransfusion
- Angeborener Immundefizienz (SCID)
- Autologer bzw. allogener Blutstammzell- oder Knochenmarktransplantation
- 14 Tage vor und mindestens 3 Monate nach autologer Transplantation bzw. mindestens 6 Monate nach allogener Transplantation

- Morbus Hodgkin und Non-Hodgkin-Lymphomen, alle Stadien
- Therapie mit Purinanaloga (Fludarabin, Cladribin)
- HLA-ausgewählten und gerichteten zellulären Blutkomponenten von Verwandten

Infolge der Bestrahlung verlieren die Erythrozyten verstärkt **Kalium**, nicht als Folge einer Hämolyse, sondern vielmehr durch eine Störung der Ionenpumpen. Im Vergleich zu nicht bestrahlten EK liegt bei bestrahlten EK der Gehalt an extrazellulärem Kalium in der Additivlösung zum gleichen Messzeitpunkt etwa doppelt so hoch. Deshalb wird die Haltbarkeitsfrist bestrahlter EK vom Hersteller in der Regel soweit verkürzt, dass die maximale Menge freien Kaliums mit 5–6 mmol/EK nicht höher liegt als bei unbestrahlten EK am Ende der Haltbarkeit.

Prinzipiell sollte die Bestrahlung zeitnah zur Anwendung erfolgen. Nach der Transfusion kommt es zu einer Wiederaufnahme des Kaliums in die Erythrozyten.

Für die **Pädiatrie** gilt orientierend, dass mit 10 ml EK am Ende der 2. Lagerungswoche ca. 0,1 mmol freies Kalium zugeführt wird, mit 10 ml bestrahltem EK ~0,2 mmol K^+.

> Die Leukozytendepletion, das Waschen oder die Kryokonservierung ersetzen die Bestrahlung nicht.

1.2.4 Kryokonserviertes Erythrozyten-konzentrat

Leukozytendepletiertes Erythrozytenkonzentrat wird zeitnah zur Blutspende unter Zusatz eines Kryokonservierungsmittels (Glycerol) tiefgefroren und in Stickstoff bei Temperaturen unterhalb von −80 °C gelagert. Die **Haltbarkeit** beträgt unter diesen Bedingungen mehr als 10 Jahre. Zeitnah zur Transfusion erfolgen das Auftauen, Waschen zur Entfernung der Gefrierschutzlösung und die Suspension in physiologischer Kochsalzlösung. Aufgrund herstellungsbedingter Erythrozytenverluste liegt der Hb-Gehalt mit ca. 36 g/Einheit niedriger als beim Standard-EK.

Nach der Rekonditionierung sind diese EK zur unverzüglichen Transfusion vorgesehen. Aufgrund des hohen Aufwandes bei der Herstellung und Lagerung werden nur EK mit sehr seltenen Merkmalskonstellationen zur Versorgung von Problempatienten mit Alloantikörpern gegen hochfrequente Merkmale oder problematischen Antikörpergemischen in wenigen spezialisierten Einrichtungen vorgehalten.

1.2.5 Lagerung von Erythrozytenkonzentrat

Die Lagerungsbedingungen für Erythrozytenkonzentrat sind:
- Lagerungstemperatur 2–6 °C im geeigneten Kühlschrank
- Fortlaufende Temperaturregistrierung mit Dokumentation und Alarmvorrichtung bei Unter- und Überschreitung des vorgeschriebenen Temperaturbereichs
- Zentrale Alarmvorrichtung mit 24-Stunden-Überwachung zwecks Intervention bei technischen Störungen
- Beachtung der Haltbarkeitsdaten der EK durch regelmäßige Überprüfung
- Zugangsbeschränkung auf befugte Personen

Die **Haltbarkeitsfrist** von EK ist so bemessen, dass 24 h nach der Transfusion ca. 80 % der Zellen im Empfängerkreislauf auffindbar sind und dann eine normale Überlebenszeit aufweisen. Die Lagerungs-

qualität von Erythrozyten profitiert deutlich von der Leukozytendepletion und der Suspension in Additivlösung.

Lagerungsschäden Gleichwohl kommt es mit zunehmender Lagerungsdauer zu einem Absinken der ATP-Konzentration und Formveränderungen. Der intraerythrozytäre 2,3-DPG-Gehalt sinkt mit der Folge der erhöhten Sauerstoffaffinität, die sich aber innerhalb von 24 h nach der Transfusion normalisiert. Auch wenn Lagerungsschäden der Erythrozyten in vivo weitgehend reversibel sind, sollen bei Massivtransfusionen EK mit einer Lagerungszeit von <14 Tagen bevorzugt werden. Für Austauschtransfusionen und bei größeren Transfusionsvolumina in der Pädiatrie sollten EK mit einer möglichst kurzen Lagerzeit (<7 Tage) bevorzugt werden.

1.2.6 Anwendung von Erythrozyten-konzentrat

> **Tipp**
>
> Bei einem normalgewichtigen Erwachsenen ohne gesteigerten Erythrozytenverbrauch ist nach Übertragung eines EK mit einem Hämoglobinanstieg von ca. 1 g/dl bzw. einem Hämatokritanstieg um 3–4 % zu rechnen.

Vorbereitende Kontrollen

Fehltransfusionen können lebensbedrohliche Folgen für den Patienten haben. Deshalb sind verschiedene Kontrollen vorgeschrieben, die vom transfundierenden Arzt **persönlich** vorzunehmen sind.

Der transfundierende Arzt kontrolliert:
- Vorliegen der Patientenaufklärung und schriftlichen Einwilligung
- Indikationsstellung unter Beachtung der Querschnittsleitlinien zur Therapie mit Blutkomponenten und Plasmaderivaten

> **Die Indikation muss aus der dokumentierten Diagnose sowie den dokumentierten korrespondierenden Befunden (Laborbefund, klinische Befunde) hinreichend ersichtlich sein.**

— Ggf. Sonderindikationen (bestrahlt/gewaschen)
— Korrekte Zuordnung von Erythrozytenkonzentrat und Begleitschein mit den serologischen Ergebnissen zum Patienten (Name, Vorname, Geburtsdatum)
— Übereinstimmung von Blutgruppe auf dem EK mit der Blutgruppe des Patienten bzw. bei AB0-ungleicher Transfusion Blutgruppenkompatibilität
— Übereinstimmung der Konserven-Nummer des EK mit der Angabe auf dem Begleitschein
— Verfallsdatum des EK
— Unversehrtheit des EK: Beschädigung des Beutels, Gerinnselbildung, Hämolysezeichen, extreme Dunkelverfärbung/Abweichung vom gewohnten Bild
— Gültigkeit der serologischen Verträglichkeitsprobe: 3 Tage ab Entnahme der Patientenblutprobe

Zur Patientenaufklärung wird auf ▶ Kap. 4 verwiesen.

Transfusionsbesteck

Das Standardtransfusionsbesteck mit einer Porengröße von 170–230 μm ist zu verwenden. Mikrofilter mit 10–40 μm Porengröße sind nicht erforderlich, da leukozytendepletierte Erythrozytenkonzentrate mit additiver Lösung keine klinisch bedeutsamen Mengen an Mikroaggregaten enthalten.

Erwärmen von Erythrozytenkonzentrat

Im Regelfall ist ein Erwärmen nicht erforderlich. Bereits nach 30 min außerhalb der Kühlung übersteigt die Präparatetemperatur 10 °C.

Ausnahmen sind Massivtransfusionen mit der Zufuhr von mehr als 50 ml pro Minute, Unterkühlungsrisiko beim Patienten, Patienten mit Kälteagglutininkrankheit bzw. hochtitrigen Kälteagglutininen oder eine entsprechende Empfehlung des blutgruppenserologischen Labors. Zur Erwärmung werden ausschließlich für diesen Zweck vorgesehene Geräte eingesetzt. Die Präparatetemperatur darf 37 °C nicht überschreiten, da sonst eine Hämolyse droht. Erwärmte EK sind unverzüglich zu transfundieren und nicht mehr lagerfähig.

Bedside-Test

Nach Durchführung der Kontrollen führt der Arzt am Krankenbett den Bedside-Test selbst durch oder lässt ihn unter seiner direkten Aufsicht durchführen.

> ❯ Der Bedside-Test ist der letzte Arbeitsschritt unmittelbar vor der Transfusion, der lebensbedrohliche AB0-inkompatible Transfusionen verhindern kann. Deshalb ist er vor Transfusionen von EK im Regel- und im Notfall zwingend notwendig.

Beim Bedside-Test wird hierfür entnommenes **Vollblut des Patienten** mit Anti-A-Antiserum (Farbkodierung blau) und Anti-B-Antiserum (Farbkodierung gelb) gemischt, um die AB0-Eigenschaften des Patienten festzustellen und die Übereinstimmung oder aber die Kompatibilität mit der Blutgruppe auf dem Präparatetikett und Übereinstimmung mit der Patientenblutgruppe auf dem Begleitschein sicherzustellen (◻ Abb. 1.1). Die Testung auf das Rhesusmerkmal D auf Bedside-Testkarten ist unsicher und nicht erforderlich.

Der Bedside-Test ist nur ablesbar, wenn das Mischungsverhältnis Patientenerythrozyten : Antiserum so ist, dass das Antiserum im Überschuss vorhanden ist. Gemeint ist, dass ein winziger Tropfen Vollblut in ein mehrfaches Volumen des Antiserums gegeben wird.

> **Tipp**
>
> Deutliche Agglutinate sind nur erkennbar, wenn wenig Vollblut des Patienten mit viel Antiserum vermischt wird.

Die Patientenblutgruppe muss zweifelsfrei bestimmt werden. Bei Zweifeln/Diskrepanzen ist sofort Rücksprache mit dem Labor zu nehmen.

Das Ergebnis des Bedside-Testes wird auf dem Transfusionsprotokoll dokumentiert, die Karte wird anschließend entsorgt.

Wechselt bei einer Serie von EK-Transfusionen bei einem Patienten der transfundierende Arzt, führt der dann zuständige Arzt die beschriebenen Kontrollen einschließlich Bedside-Test erneut durch. Die dafür vorgesehene Patientenblutprobe

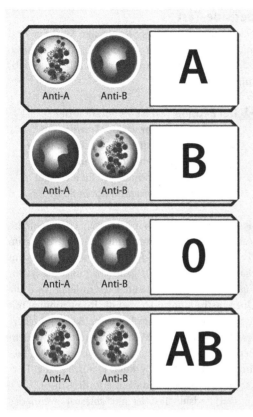

◘ **Abb. 1.1**   Blutgruppenbestimmung mit Bedside-Testkarte

darf nicht aus dem venösen Zugang mit dem anhängenden Transfusionsbesteck entnommen werden, da sonst die Blutgruppe der Spendererythrozyten bestimmt würde.

Einleitung und Ablauf der Erythrozytenkonzentrattransfusion, Patientenüberwachung

> **Durchführung der Erythrozytenkonzentrattransfusion**
> — Der Dorn des Transfusionsbestecks wird unter Vermeidung einer Kontamination vollständig in den Transfusionsstutzen eingeführt. Die Tropfkammer und das Schlauchsystem werden befüllt und an den venösen Zugang angeschlossen. Über

denselben Zugang dürfen zeitgleich keine anderen Medikamente/Infusionslösungen verabreicht werden, da die Gefahr der Gerinnselbildung oder Hämolyse besteht.
— Die Transfusionsgeschwindigkeit ist dem klinischen Zustand des Patienten anzupassen. Ein Transfusionsbesteck kann für mehrere EK, jedoch nur maximal 6 h benutzt werden.
— Eröffnete EK sind innerhalb von 6 h zu transfundieren oder zu verwerfen.
— Die Beimengung von Infusionslösungen/Medikamenten zu EK ist nicht erlaubt.
— In den ersten 10–15 min der Transfusion wird der Patient vom transfundierenden Arzt überwacht. Danach übernimmt geschultes Personal die weitere Überwachung. Es ist sicherzustellen, dass das damit betraute Personal die Symptome einer Transfusionsreaktion kennt, bei deren Auftreten die Transfusion sofort unterbricht und den zuständigen Arzt informiert, der kurzfristig erreichbar sein muss.
— Generell sollte außerhalb des Operationssaals und der Wach- bzw. Intensivstation in etwa 15-minütigen Abständen eine Pflegekraft während der Transfusion nach dem Patienten sehen und ihn nach seinem Befinden befragen. Temperaturanstieg/Pulsveränderungen, Blutdruckanstieg oder Abfall und Änderungen der Herzfrequenz sind zu erfassen.
— Anästhesierte Patienten unterliegen der direkten Aufsicht des zuständigen Anästhesisten.
— Nach Abschluss der Transfusion ist das Behältnis mit dem Restblut keimdicht zu verschließen (z. B. fester Knoten im Transfusionsschlauch/steriler Stopfen im Transfusionsstutzen) und im Kühlschrank bei 1–10 °C 24 h aufzubewahren. Bei Zeichen der Unverträglichkeit muss das Restbehältnis für die Ursachenklärung zur Verfügung stehen.
— Nach der Transfusion soll der Patient mindestens 30 min unter Kontrolle bleiben.

Bei einer **Transfusionsserie** muss beachtet werden, dass eindeutig zu regeln ist, wer die Transfusion der jeweiligen Blutkomponenten einleitet. Überwiegend wird die Auffassung vertreten, dass die Einleitung jeder Transfusion und damit eines jeden Präparates persönlich von einem Arzt vorzunehmen ist und nicht auf Assistenzpersonal delegierbar ist.

Eine mögliche Alternative wäre ein Mehrweg-Infusionssystem, mit dem zunächst kleine Teilvolumina der Blutkomponenten verabreicht werden. Hintergrund ist, dass jede Blutkomponente spezifische biologische Merkmale und Eigenschaften hat, die zu einer akuten Unverträglichkeitsreaktion führen können, die sofortiges ärztliches Handeln verlangt.

Biologische Vorprobe nach Oehlecker

Die von Oehlecker 1928 entwickelte biologische Vorprobe basierte auf der Erfahrung, dass eine akute Hämolyse durch eine serologische Unverträglichkeit bereits nach 20–30 min auftreten kann und durch eine Rotfärbung des Patientenplasmas sichtbar wird. Angesichts der heutigen Labormethoden zur Verträglichkeitssicherung hat die Oehlecker-Probe kaum mehr Bedeutung.

In sehr seltenen Fällen z. B. von **Autoimmunhämolyse** kann die biologische Vorprobe nützlich sein, wenn eine serologische Verträglichkeitssicherung wegen positiver Kreuzproben nicht möglich ist.

Durchführung der Oehlecker-Probe
- Vorsichtige Entnahme von 2 ml Citratblut beim Patienten wie für eine Blutsenkung (BSG)
- Transfusion von 20–30 ml Erythrozytenkonzentrat bei Erwachsenen
- 30–60 min warten
- Erneute vorsichtige Entnahme von 2 ml Citratblut wie für BSG
- Zentrifugation der Blutproben und Farbvergleich des überstehenden Plasmas: Wenn das Plasma der zweiten Probe eine gegenüber dem Plasma der ersten Probe deutlich intensivere hämolytische Verfärbung aufweist, besteht hochgradiger Verdacht auf einen gefährlichen Alloantikörper. Das Blut darf nicht transfundiert werden.

Dokumentation

Auf dem Transfusionsprotokoll wird vom transfundierenden Arzt dokumentiert:
- Bedside-Test-Durchführung am Patientenbett mit Ergebnis der AB0-Bestimmung (Karte wird vernichtet)
- Pharmazeutischer Unternehmer
- Vollständige Konservennummer
- Blutgruppe des EK
- Datum/Uhrzeit der Transfusion
- Verträglichkeit der Transfusion, bei Zeichen der Unverträglichkeit gesonderte Protokollierung
- Datum, Unterschrift des transfundierenden Arztes, Name zusätzlich in Druckschrift

> **Auf die laboranalytische Kontrolle des Transfusionseffektes und deren Dokumentation wird hingewiesen.**

Notfalltransfusion von Erythrozytenkonzentrat

Notfalltransfusionen bei nicht durch eine Laboruntersuchung gesicherter serologischer Verträglichkeit werden **nur bei vitaler Indikation** durchgeführt. Auf die Ausführungen in ▶ Kap. 2 wird hingewiesen.

1.3 Therapeutisches Plasma

1.3.1 Herstellung und Zusammensetzung von therapeutischem Plasma

---

Die Herstellung von Plasma erfolgt nach der Zentrifugation von Vollblut durch Überführung des Plasmas in einen Beutel oder durch Apherese. Einige Blutspendedienste stellen Plasma aus leukozytendepletiertem Vollblut her oder führen eine Leukozytendepletion des Plasmas durch, vorgeschrieben ist dies nicht. Zwischen der Blutspende und dem möglichst schnellen Einfriervorgang auf eine Temperatur von unterhalb −30 °C sollen weniger als 24 h liegen, um labile Gerinnungsfaktoren möglichst optimal zu erhalten. Nach einer Quarantänelagerung von mindestens 4 Monaten erfolgt eine erneute Testung der zugehörigen Blutspender auf Infektionsparameter als Voraussetzung für Freigabe der Plasmen für therapeutische Zwecke. Die Lyophilisation von Plasma erlaubt eine längerfristige Lagerung bei Raumtemperatur. Unmittelbar vor der Anwendung erfolgt die Rekonstitution mit Wasser für Injektionszwecke.

Virusinaktiviertes Plasma wird aus Pools mit blutgruppengleichem Plasma mit dem Solvent/Detergent-Verfahren hergestellt (SD-Plasma), die Quarantäne entfällt.

> **⟩ Therapeutisches Plasma, das zuvor im Herstellungsprozess eingefroren wurde, ist unabhängig vom Restleukozytengehalt nicht als Auslöser einer ta-GvHD bekannt. Daher besteht für Plasma keine Bestrahlungsindikation.**

❏ Tab. 1.2 gibt einen Überblick zu tiefgefrorenem und lyophilisiertem Plasma. Die zum therapeutischen Plasma gehörige Gebrauchs- und Fachinformation des pharmazeutischen Unternehmers enthält alle relevanten Angaben.

1.3.2 Lagerung von therapeutischem Plasma

Lagerungsbedingungen für Plasma
- Lagerung im Tiefkühlschrank bei –30 bis –40 °C, oder bei +2 bis +25 °C, die Hinweise des pharmazeutischen Unternehmers zur Haltbarkeit sind zu beachten.
- Fortlaufende Temperaturregistrierung mit Dokumentation und Alarmvorrichtung bei Überschreitung des vorgeschriebenen Temperaturbereichs
- Zentrale Alarmvorrichtung mit 24-Stunden-Überwachung zwecks Intervention bei technischen Störungen
- Beachtung der Haltbarkeitsdaten der Plasmen durch regelmäßige Überprüfung
- Zugangsbeschränkung auf befugte Personen

1.3.3 Anwendung von therapeutischem Plasma

Voraussetzung für die Transfusion von Plasma ist die Bestimmung der AB0-Blutgruppe des Patienten. Die serologische Verträglichkeitsprobe entfällt. Blutspender mit irregulären Alloantikörpern werden ausgeschlossen.

Tiefgefrorenes Plasma ist vorsichtig zu handhaben, da der Beutel in der Kälte leicht zerbrechlich ist. Der Inhalt ist bei 37 °C (nicht darüber) in dafür zugelassenem Gerät schnell aufzutauen und dabei gelegentlich zu schwenken, nicht aber zu schütteln. Sämtliche Kryoproteine müssen gelöst werden.

Lyophilisiertes Plasma, das einer speziellen Gefriertrocknungsprozedur unterzogen wurde, wird mit dem beigefügten Wasser für Injektionszwecke in einen vollständig gelösten Zustand überführt. Nicht schütteln, Schaumbildung ist zu vermeiden. Die Transfusion ist zeitnah anzuschließen, da sonst Qualitätsverluste, insbesondere Faktorenverluste bei den labilen Gerinnungsfaktoren eintreten.

Vorbereitende Kontrollen
Der transfundierende Arzt kontrolliert:
- Vorliegen der Patientenaufklärung und schriftlichen Einwilligung
- Indikationsstellung unter Beachtung der Querschnittsleitlinien für die Therapie mit Blutkomponenten und Plasmaderivaten

> **⟩ Die Indikation muss aus der dokumentierten Diagnose sowie den dokumentierten korrespondierenden Befunden (Laborbefunde, klinische Befunde) hinreichend ersichtlich sein.**

- Korrekte Zuordnung der Präparate zum Patienten (Name, Vorname, Geburtsdatum)
- Übereinstimmung bzw. Kompatibilität der AB0-Blutgruppe von Patient und Präparaten
- Übereinstimmung der Konservennummern der Plasmen bzw. der Chargennummern der SD-Plasmen mit der Angabe auf dem Begleitschein
- Verfallsdatum der Plasmen
- Unversehrtheit der Präparate, vollständige Lösung der Kryoproteine, keine Verfärbung oder Ausfällungen

◻ Tab. 1.2 Therapeutisches Plasma (nach der Spende 4 Monate quarantänegelagert, Freigabe erst nach erneuter Testung des Spenders)

	Tiefgefroren	Gefriergetrocknet (lyophilisiert)
Herstellung	Plasma aus einer Einzelblutspende in Stabilisatorlösung, im PVC-Beutel tiefgefroren	Plasma aus einer Einzelblutspende in Stabilisatorlösung, in einer Glasflasche lyophilisiert
Therapeutische Einheit	Das Plasma einer Einzelblutspende in Stabilisatorlösung enthält neben den Gerinnungsfaktoren auch deren Inhibitoren. Die Proteinkonzentration ist abhängig vom Eiweißspiegel des einzelnen Blutspenders, sie beträgt im Mittel 60 g/l. Die Aktivität der Gerinnungsfaktoren unterliegt individuellen Schwankungen. Im aufgetauten/gelösten Plasma muss die Aktivität der Gerinnungsfaktoren und der Inhibitoren mindestens 70 % des Ausgangswertes betragen.	
Volumen	220–360 ml (▶ Präparateetikett)	200 ml
Haltbarkeitsfrist	2–3 Jahre – ▶ Präparateetikett	
Lagerung	–30 °C bis –40 °C	+2 °C bis +25 °C
Rekonstitution	Auftauen: In zugelassenem Auftaugerät, vorsichtig durchmischen, je nach Gerät 15–45 min	Auflösen: 1. Das Wasser für Injektionszwecke nach Vorgaben des Herstellers in die Lyophilisatflasche überführen 2. Unter leichtem Schwenken Lyophilisat innerhalb weniger Minuten auflösen, kein Schütteln, Schaumbildung vermeiden 3. Rasche Auflösung wenn Lyophilisat und Wasser Raumtemperatur haben 4. Das Plasma kann nach Rekonstitution entweder direkt aus der Glasflasche transfundiert werden (belüftbares Transfusionsbesteck erforderlich) oder zur Transfusion in den Kunststoffbeutel übergeleitet werden (z. B. Drucktransfusion)
Visuelle Kontrolle vor Verwendung	Unversehrt, keine sichtbaren Ausfällungen, keine Verfärbung	

Transfusionsbesteck

Für die Plasmatransfusion wird das Standardtransfusionsbesteck mit einer Porengröße von 170–230 μm verwendet. Für Lyophilisat in Flaschen muss ein Besteck mit bakteriendichter Belüftung gewählt werden. Innerhalb der 6-Stunden-Frist kann dasselbe Besteck für EK und Plasma benutzt werden.

Bedside-Test

Der AB0-Identitätstest entfällt.

Einleitung und Ablauf der Plasmatransfusion, Patientenüberwachung

Durchführung der Plasmatransfusion
- Der Dorn des Transfusionsbestecks wird unter Vermeidung einer Kontamination vollständig in den Transfusionsstutzen bzw. die Durchstichkappe eingeführt.
- Die Tropfkammer und das Schlauchsystem werden befüllt und an den venösen Zugang des Patienten angeschlossen.

- Über denselben Zugang dürfen zeitgleich keine anderen Medikamente/Infusionslösungen verabreicht werden.
- Die Transfusion muss möglichst schnell erfolgen, um eine entsprechende Wirkung zu erzielen.
- Das Transfusionsbesteck kann für mehrere unmittelbar hintereinander erfolgende Transfusionen (maximal 6 h) bei einem Patienten benutzt werden. Eröffnete Plasmen sind sofort zu transfundieren oder zu verwerfen.
- Aufgetaute Plasmen sind zeitnah zu verbrauchen und dürfen nicht erneut eingefroren werden. Die Beimengung von Infusionslösungen/Medikamenten zu Plasma ist nicht erlaubt.

Für die **Patientenüberwachung** gilt sinngemäß das im ▶ Abschn. 1.2, »Anwendung von Erythrozytenkonzentrat« Gesagte. Nach Abschluss der Transfusion ist das Behältnis keimdicht zu verschließen (z. B. steriler Stopfen in Transfusionsstutzen/Knoten in Transfusionsschlauch) und im Kühlschrank bei 1–10 °C 24 h aufzubewahren. Bei Zeichen der Unverträglichkeit muss das Restbehältnis für die Ursachenklärung zur Verfügung stehen.

Dosierung

> **Tipp**
>
> 1 ml Plasma/kg Körpergewicht erhöht bei fehlender Umsatzsteigerung den Gehalt der Gerinnungsfaktoren und Inhibitoren oder den Quickwert um 1 % bzw. 1 IE und um 0,5–1 % bzw. 0,5–1 IE bei Umsatzsteigerung.

Beispiel: Patient mit Quickwert von 40 %; Zielwert: 60 %, Differenz 20 %; Körpergewicht 75 kg. Dosis Plasma: 75 kg × 20 ml/kg = 1500 ml. Mengenangabe auf dem Präparateetikett beachten! Die Transfusion soll schnell erfolgen: 30–50 ml/Minute.

Dokumentation

Auf dem Transfusionsprotokoll wird vom transfundierenden Arzt dokumentiert:

- Pharmazeutischer Unternehmer
- vollständige Konservennummern bzw. Chargennummern der Plasmen
- Blutgruppe der Plasmen
- Datum/Uhrzeit der Transfusion
- Verträglichkeit der Transfusion, bei Zeichen der Unverträglichkeit gesonderte Protokollierung
- Datum, Unterschrift des transfundierenden Arztes, zusätzlich Name in Druckschrift

> ❯ **Auf die laboranalytische Kontrolle des Transfusionseffektes und deren Dokumentation wird hingewiesen.**

Notfalltransfusion von therapeutischem Plasma

Die Notfalltransfusion von Plasma erfolgt mit Präparaten der Blutgruppe AB, das universalverträglich ist, da es die Alloagglutinine Anti-A und Anti-B nicht enthält. Bei Vorliegen der AB0-Patientenblutgruppe wird auf AB0-gleiche Plasmen umgestellt, da nur 4 % der Bevölkerung die Blutgruppe AB hat und AB-Plasma deshalb nur begrenzt zur Verfügung steht.

1.4   Thrombozytenkonzentrat

1.4.1   Herstellung und Zusammensetzung von Thrombozytenkonzentrat

Für die Herstellung von Thrombozytenkonzentrat (TK) mit einer therapeutischen Dosis für einen Erwachsenen stehen zwei Möglichkeiten zur Verfügung:

- Maschinelle Gewinnung von Apherese-TK von einem einzelnen Blutspender
- Präparation von TK aus Vollblutspenden

Bei der Pool-TK-Produktion aus Vollblutspenden wird in einem ersten Herstellungsschritt der **Buffy Coat** (Trennschicht mit Leukozyten und Thrombozyten zwischen den Erythrozyten und dem Plasma

◻ Tab. 1.3 Pool-Thrombozytenkonzentrat und Apherese-Thrombozytenkonzentrat

	Pool-TK	Apherese-TK
Therapeutische Einheit (Durchschnittswerte)	$2–4 \times 10^{11}$Thrombozyten <1×10^6Leukozyten ca. 260–360 ml Volumen	$2–4 \times 10^{11}$Thrombozyten <1×10^6Leukozyten ca. 200–300 ml Volumen
	Suspendiert in Plasma oder Lagerlösung	
Erythrozyten	<3×10^9Erythrozyten	
pH-Wert	6,5–7,6 bei 90 % der TK	
Sterilität	Steril, Prüfung durch Hersteller an definierter Stichprobe	
Visuelle Kontrolle	Beutel unauffällig, keine auffällige Trübung, keine Aggregate/Gerinnsel/Flocken, deutlich sichtbare Wolkenbildung – Swirling – im Gegenlicht als Qualitätsmerkmal aufgrund typischer Lichtbrechung durch Thrombozyten	
Haltbarkeitsfrist	Siehe Präpararateetikett, in der Regel 4×24 h gerechnet ab Mitternacht des Entnahmetages	

nach der Vollblutzentrifugation) gewonnen und von vier AB0- und Rh-D-gleichen Vollblutspenden in einem Beutel unter Zugabe von Plasma einer der beteiligten Blutspenden oder Zugabe von Thrombozytenlagerlösung zusammen geführt. Mittels Zentrifugation und Separation wird dann ein Pool-TK gewonnen. Sowohl bei Pool-TK als auch bei Apherese-TK ist die Leukozytendepletion in die Herstellung integriert. ◻ Tab. 1.3 gibt einen Überblick zu Zusammensetzung und Eigenschaften.

Die beiden Thrombozytenpräparate sind therapeutisch und im Hinblick auf ihr Risikoprofil nach derzeitigem Kenntnisstand gleichwertig. Bei Langzeitsubstitution und Thrombozytopenien mit erhöhtem Risiko für Immunisierung und Refraktärität werden Apherese-TK bevorzugt. Für die sichere Versorgung sind beide Präparationen unabdingbar notwendig. Die zum TK gehörige Gebrauchs- und Fachinformation des pharmazeutischen Unternehmers enthält alle relevanten Angaben.

1.4.2 Gewaschenes Thrombozytenkonzentrat

Das Waschen von TK mit einer speziellen Thrombozytenwaschlösung oder physiologischer Kochsalzlösung erfolgt im funktionell geschlossenen System. Der Plasmaproteingehalt soll auf <1,5 g/l zellfreiem Überstand gesenkt werden oder bei

speziellen Indikationen wie der neonatalen Alloimmunthrombozytopenie soll aus Thrombozytenkonzentrat der Mutter der Antikörper entfernt werden. Der Waschprozess führt zu einem Thrombozytenverlust, der ggf. durch eine höhere Dosierung auszugleichen ist. Gewaschene TK müssen zeitnah zur Herstellung transfundiert werden.

1.4.3 Bestrahltes Thrombozytenkonzentrat

Die Bestrahlung mit Gamma- oder Röntgenstrahlen mit einer Dosis von 30 Gy soll die Übertragung mitosefähiger immunkompetenter Lymphozyten auf den Empfänger verhindern. Derzeit sind keine Parameter bekannt, die eine unerwünschte Auswirkung der Bestrahlung auf Thrombozyten anzeigen. Die Haltbarkeitsfrist bleibt daher unverändert. Die Indikation entspricht der von bestrahlten EK (► Abschn. 1.2, »Bestrahltes Erythrozytenkonzentrat«).

1.4.4 Pathogeninaktiviertes Thrombozytenkonzentrat

Pathogeninaktivierungsverfahren an TK zielen auf die Schädigung des Erbgutes von Viren und Bakterien. Photoaktive Substanzen kombiniert mit

UV-Bestrahlung oder auch UV-C-Belichtung sind im Rahmen zahlreicher Studien in ihrer Wirksamkeit und ihrem Einfluss z. B. auf die Recovery-Rate von Thrombozyten untersucht worden. Eine erste Zulassung eines pathogeninaktivierten Thrombozytenkonzentrats liegt in Deutschland vor. Ein Vorteil dieser Präparate ist das Entfallen der Bestrahlung zur Inaktivierung von T-Lymphozyten.

1.4.5 Lagerung von Thrombozytenkonzentrat

Die Lagerungsbedingungen für Thrombozytenkonzentrat sind:
- 20–24 °C
- Temperaturüberwachung
- Ständige Agitation auf einem Spezialgerät

Da Thrombozytenlagerungseinrichtungen im Krankenhaus im Regelfall nicht vorhanden sind, erfolgt die Beschaffung möglichst zeitnah zur Transfusion. Zur Überbrückung weniger Stunden zwischen Anlieferung und Transfusion wird die Zwischenlagerung bei Raumtemperatur und mehrfachem manuellen Durchmischen pro Stunde vorgenommen, um Qualitätseinbußen bei den empfindlichen Präparaten zu vermeiden. Insbesondere die Kühlung auf Werte von <20 °C führt zu einer raschen, gravierenden und irreversiblen Beeinträchtigung der Thrombozytenfunktion.

Temperatur, pH-Wert und Gasaustausch sind die kritischen Faktoren für die Thrombozytenlagerung. Der Plättchenstoffwechsel führt zur Laktatproduktion, bei dessen Pufferung CO_2 entsteht. Die gaspermeable Beutelfolie in Kombination mit der Agitation bei der Lagerung ermöglicht einen Gasaustausch, der dem Absinken des pH-Wertes entgegenwirkt. Bei pH-Werten von <6,4 schwellen Thrombozyten irreversibel an und es kommt zur Agglutination und Lyse. Dabei geht die typische Wolkenbildung, auch **Swirling** genannt, die auf der Lichtbrechung an intakten diskoiden Plättchen beruht, zurück. Swirling ist also ein wichtiges Qualitätsmerkmal.

Bei optimaler Lagerung sind Thrombozyten 7–8 Tage haltbar, allerdings erfolgt eine Beschränkung auf 4-mal 24 h ab Mitternacht des Entnahme-

tages, um das Risiko der transfusionsassoziierten Sepsis zu reduzieren. Die Verlängerung der Haltbarkeitsfrist auf 5-mal 24 h macht das Paul-Ehrlich-Institut von einer Testung auf eine bakterielle Kontamination mit einer Schnellmethode an Tag 3, 4 oder 5 abhängig.

1.4.6 Anwendung von Thrombozytenkonzentrat

Voraussetzung für die Transfusion von TK ist die Bestimmung der AB0- und Rh-D-Blutgruppen beim Patienten. Die serologische Verträglichkeitsprobe entfällt. Mit der Transfusion eines Pool- oder Apherese-TK kann im Durchschnitt ein Thrombozytenanstieg um 20.000–40.000/µl beim Patienten erreicht werden, sofern keine Verluste durch Blutung oder sonstige verbrauchende Faktoren (Fieber, Sepsis) vorliegen.

Vorbereitende Kontrollen
Der transfundierende Arzt kontrolliert:
- Vorliegen der Patientenaufklärung und schriftlichen Einwilligung
- Indikationsstellung ggf. Sonderindikationen (bestrahlt/gewaschen) unter Beachtung der Querschnittsleitlinien für die Therapie mit Blutkomponenten und Plasmaderivaten

> **Die Indikation muss aus der dokumentierten Diagnose sowie den dokumentierten korrespondierenden Befunden (Laborbefund, klinische Befunde) hinreichend ersichtlich sein.**

- Korrekte Zuordnung des TK zum Patienten (Name, Vorname, Geburtsdatum)
- Übereinstimmung bzw. Kompatibilität der AB0- und Rh-D-Blutgruppe von Patient und Präparat
- Übereinstimmung der Konservennummer des TK mit der Angabe auf dem Begleitschein
- Verfallsdatum des TK
- Unversehrtheit des TK: Typische Wolkenbildung als Zeichen der Qualität, keine Beschädigung des Beutels, keine Verfärbung/Trübung/Gerinnsel/Aggregate oder sonstige Abweichung vom gewohnten Bild

Transfusionsbesteck

Das Standardtransfusionsbesteck mit einer Porengröße von 170–230 µm ist zu verwenden. Mikrofilter sind ungeeignet, da sie Thrombozyten zurückhalten. Für TK wird ein eigenes Transfusionsbesteck benutzt und nicht eines, über das EK oder Plasma transfundiert wurde.

Bedside-Test

Der AB0-Identitätstest entfällt.

Einleitung und Ablauf der Thrombozytenkonzentrattransfusion, Patientenüberwachung

> **Durchführung der Thrombozytenkonzentrattransfusion**
> - Der Dorn des Transfusionsbestecks wird unter Vermeidung einer Kontamination vollständig in den Transfusionsstutzen eingeführt.
> - Die Tropfkammer und das Schlauchsystem werden befüllt und an den venösen Zugang angeschlossen. Über denselben Zugang dürfen zeitgleich keine anderen Medikamente/Infusionslösungen verabreicht werden.
> - Die Transfusionsgeschwindigkeit ist dem klinischen Zustand des Patienten anzupassen. Die Transfusion der gesamten Dosis sollte rasch erfolgen und nach ca. 30 min beendet sein.
> - Eröffnete TK sind sofort zu transfundieren oder zu verwerfen. Die Beimengung von Infusionslösungen/Medikamenten zu TK ist nicht erlaubt.

Für die **Patientenüberwachung** gilt sinngemäß das im ▶ Abschn. 1.2, »Anwendung von Erythrozytenkonzentrat« Gesagte.

Nach Abschluss der Transfusion ist das Behältnis keimdicht zu verschließen (z. B. steriler Stopfen in Transfusionsstutzen/fester Knoten in Transfusionsschlauch) und im Kühlschrank bei 1–10 °C 24 h aufzubewahren. Bei Zeichen der Unverträglichkeit muss das Restbehältnis für die Ursachen-

klärung zur Verfügung stehen. Nach der Transfusion soll der Patient mindestens 30 min unter Kontrolle bleiben.

Dokumentation

Auf dem Transfusionsprotokoll wird vom transfundierenden Arzt dokumentiert:
- Pharmazeutischer Unternehmer
- Vollständige Konservennummer
- Blutgruppe des TK
- Datum/Uhrzeit der Transfusion
- Verträglichkeit der Transfusion, bei Zeichen der Unverträglichkeit gesonderte Protokollierung
- Datum, Unterschrift des transfundierenden Arztes, Name zusätzlich in Druckschrift

> ❯ **Auf die laboranalytische Kontrolle des Transfusionseffektes und deren Dokumentation wird hingewiesen.**

Notfalltransfusion von Thrombozytenkonzentrat

Die Notfalltransfusion bei unbekannter Patientenblutgruppe erfolgt mit Präparaten der **Blutgruppe 0 Rh-negativ**, wenn nicht verfügbar, 0 Rh-positiv. Bei Frauen bis zur Menopause werden Rh-negative TK in jedem Fall bevorzugt. Bei Rh-positiven TK muss nach der Transfusion bei Rh negativen PatientInnen eine Rhesus-Prophylaxe verabreicht werden (▶ Kap. 2, ▶ Kap. 6). Da Thrombozytenkonzentrat im Krankenhaus meistens nicht vorrätig gehalten wird, ist bis zur Beschaffung die Patientenblutgruppe in aller Regel bekannt, sodass Notfalltransfusionen von TK ohne blutgruppenserologische Patientendaten eine Ausnahme darstellen. Auf die sorgfältige Notfalldokumentation durch den Arzt wird hingewiesen.

Therapiekontrolle

Die Wirksamkeit der Thrombozytentransfusion wird anhand klinischer Kriterien und über die Bestimmung des Anstiegs der Zahl zirkulierender Thrombozyten im peripheren Blut ab etwa 15 min nach Beendigung der Transfusion – üblicherweise nach 1 h/24 h überprüft. Der 24-h-Wert reflektiert evtl. verbrauchende Faktoren beim Patienten und zeigt folglich nicht das Posttransfusionsinkrement an. Der Erfolg der Thrombozytentransfusion kann mittels des **CCI** (»corrected count increment«) beurteilt werden:

$$CCI$$

$$= \frac{\text{Gemessenes Inkrement} \times \text{Körperoberfläche} (\text{m}^2)}{\text{Anzahl der transfundierten Thrombozyten in } 10^{11}}$$

Beispiel: Bei einem Patienten mit einer Körperoberfläche von 1,7 m² steigt der Thrombozytenwert nach der Transfusion von 10.000/µl auf 50.000/µl an. Das Thrombozytenkonzentrat enthält im Mittel 3×10^{11} Zellen:

$$\frac{(50.000\text{-}10.000)\text{Thrombozyten/}\mu\text{l} \times 1,7\,\text{m}^2}{3}$$

$$= \frac{40.000 \times 1,7}{3} = 22.666/\mu\text{l}$$

Ein CCI unterhalb von 7.000–8.000/µl weist auf einen inadäquaten Anstieg hin.

Nicht-immunologische Ursachen können septische Prozesse, Milzvergrößerung und Verbrauchskoagulopathie sein. Ein immunologisch bedingter Refraktärzustand kann angenommen werden, wenn bei einem klinisch stabilen Patienten nach mehrfacher Thrombozytentransfusion das korrigierte Inkrement einen inadäquaten Anstieg zeigt (▶ Kap. 2, ▶ Kap. 6.1).

Literatur und Internetadressen

Kiefel V (Hrsg) 2010 Transfusionsmedizin und Immunhämatologie. Springer, Berlin Heidelberg

Janetzko K et al. (2013) Rationale Indikation zur Transfusion von Erythrozytenkonzentraten. Transfusionsmedizin 3:31–48

Walther-Wenke G et al. (2001) Extrazelluläres Kalium in filtrierten und bestrahlten Erythrozytenkonzentraten – Messwerte und ihre klinische Bedeutung. Anästhesiol Intensivmed Notfallmed Schmerzther 36 Supplement 1: 20–24

Stellungnahme des Paul-Ehrlich-Instituts (PEI) zur Sicherheit von Pool-Thrombozytenkonzentraten (PTK) und Apherese-Thrombozytenkonzentraten (ATK), erhältlich unter ▶ http://www.pei.de/Arzneimittelsicherheit-vigilanz

Störmer M et al. (2014) Diagnostic methods for platelet bacteria screening: Current status and developments. Transfus Med Hemother 41:19–27

Stellungnahme der Deutschen Gesellschaft für Transfusionsmedizin und Immunhämatologie (DGTI) zur Therapie mit Thrombozytenkonzentraten, erhältlich unter ▶ http://www.dgti.de/docs/doclink

Querschnittsleitlinien zur Therapie mit Blutkomponenten und Plasmaderivaten. 4. überarbeitete Auflage 2009. Deutscher Ärzteverlag, Köln. ▶ http://www.baek.de

Richtlinien zur Gewinnung von Blut- und Blutbestandteilen und zur Anwendung von Blutprodukten (Hämotherapie) Gesamtnovelle 2005 mit Richtlinienanpassung 2010. Deutscher Ärzteverlag, Köln. ▶ http://www.baek.de

Voten und Empfehlungen des Arbeitskreises Blut: ▶ http://www.rki.de

Erläuterungen und Informationen über die Zulassung von Blutkomponenten: ▶ http://www.pei.de

Basiswissen Blutgruppenserologie

G. Walther-Wenke

2.1   Einleitung

Blutgruppenserologische Untersuchungen bei der Transfusionsvorbereitung befassen sich überwiegend mit erythrozytären Merkmalen und deren korrespondierenden Antikörpern. Untersuchungsziele sind die Bestimmung von Blutgruppenmerkmalen zur Auswahl geeigneter Blutkomponenten und die Sicherung der serologischen Verträglichkeit von Spendererythrozyten.

2.2   Untersuchungsmaterial und Methoden

Für die Blutgruppenbestimmung, die obligatorisch einen Suchtest auf Antikörper gegen fremde Blutgruppenmerkmale beinhaltet, und die prätransfusionelle Verträglichkeitsprobe, kurz Kreuzprobe genannt, kann antikoaguliertes oder natives Patientenblut verwendet werden. Aus Sicherheitsgründen wird eine nur für diese Zwecke entnommene Blutprobe verlangt. Das Probenvolumen sollte im Patienteninteresse beschränkt werden. Im Regelfall reichen ca. 5 ml aus. Auf die hohen Sorgfaltsanforderungen bei der Identitätssicherung wird hingewiesen.

Verantwortlich für Methodenwahl, Durchführung, Auswertung und Qualitätssicherung ist der leitende Arzt des immunhämatologischen Laboratoriums. Es stehen verschiedene Untersuchungsmethoden mit unterschiedlicher Sensitivität zur Verfügung. Heute werden überwiegend **Gel- bzw. Säulenagglutinationstests** oder auch **Festphasen-Testsysteme** angewendet, die eine Reihe von Vorteilen – klares Reaktionsbild, hohe Reproduzierbarkeit und geringes Probenvolumen – besitzen.

Molekulargenetische Blutgruppenbestimmungen werden bei besonderen Fragestellungen durchgeführt. Die Genotypisierung erythrozytärer Merkmale kann z. B. zur Bestimmung fetaler Antigene oder zur Klärung unsicherer Antigenbestimmungen bei polytransfundierten Patienten genutzt werden.

Bei der Festlegung der Methoden und des Untersuchungsspektrums muss das zu untersuchende Patientenkollektiv (polytransfundierte Patienten, Schwangere, Neonaten) berücksichtigt werden. Zunehmend finden Blutgruppenautomaten Verwendung, die auf den o. g. Testverfahren basieren und mit antikoaguliertem Vollblut arbeiten.

Der Zeitbedarf für Blutgruppenbestimmung, Antikörpersuchtest und serologische Verträglichkeitsprobe (Kreuzprobe) im Regel- und im Notfall sollte festgelegt und bekannt sein.

> ❯ Bei serologischen Problemfällen ist ein spezialisiertes Laboratorium mit einem transfusionsmedizinischen Konsiliardienst einzuschalten, das insbesondere in Notfällen schnell kompatible Erythrozytenkonzentrate bereitstellt.

Die Rate immunisierter Patienten mit **irregulären Alloantikörpern** wird je nach untersuchtem Patientengut mit 1–9 % angegeben und korreliert mit der Anzahl der verabreichten Erythrozytentranfusionen.

Die Tendenz ist steigend, da mit zunehmender Lebenserwartung die Gruppe derer zunimmt, die mehrere Transfusionsepisoden in der Anamnese aufweisen. Auch die Zahl von Patienten mit mehreren Alloantikörpern verschiedener Spezifität und mit Alloantikörpern gegen hochfrequente Merkmale nimmt augenscheinlich zu.

2.3   Begriffsbestimmungen

2.3.1   Antigene und Antikörper

Erythrozytenantigene sind zellständige Merkmale aus Proteinen oder Glykoproteinen, die durch definierte Antikörper nachweisbar sind und vererbt werden. Eine Arbeitsgruppe der International Society for Blood Transfusion (ISBT) führt ein fortlaufend aktualisiertes Verzeichnis. Die klinische Bedeutung der Antigene, auch als Merkmale, Faktoren oder Rezeptoren bezeichnet, liegt darin, dass sie die Bildung von Antikörpern stimulieren oder mit präformierten Antikörpern reagieren können. Die Frequenz der meisten wichtigen Antigene liegt zwischen 1 % und 99 %.

Antikörper sind im Plasma zirkulierende Immunglobuline mit definierbarer Spezifität bezüglich des korrespondierenden Antigens. Klinisch relevant ist ihre Fähigkeit eine intra- und/oder extravasale Immunhämolyse auszulösen.

Alloantikörper richten sich gegen fremde Blutgruppenmerkmale.

Autoantikörper reagieren mit körpereigenen Erythrozytenmerkmalen und können eine Autoimmunhämolyse verursachen.

Reguläre Alloantikörper sind natürlich vorgebildete Antikörper, die regelmäßig vorhanden sind. Auf Anti-A und Anti-B im AB0-System trifft diese Definition zu. Diese auch als Isoagglutinine oder Isohämolysine bezeichneten Antikörper finden sich bei allen Individuen mit der entsprechenden AB0-Blutgruppe. Ausnahmen sind Neugeborene und selten alte Menschen oder solche mit schweren Immundefekten.

Irreguläre Alloantikörper sind gegen fremde Antigene gerichtet und ihre Bildung wird durch Antigenzufuhr stimuliert.

Immune Alloantikörper vom IgG-Typ werden durch die parenterale Zufuhr von Blutgruppenantigenen bei der Transfusion, der Schwangerschaft oder der absichtlichen Injektion kleiner Erythrozytenmengen zur Gewinnung von Anti-D für die Herstellung von Hyperimmunglobulin für die Rhesus-Prophylaxe induziert.

Natürliche Alloantikörper werden auf eine inapparente Immunisierung durch in der Natur weit verbreitete Antigene zurückgeführt. Überwiegend sind die natürlichen Alloantikörper vom IgM-Typ und haben ihr Reaktionsoptimum bei 4–20 °C. Da sie ohne Supplement (Albumin, Antihumanglobulin) im Untersuchungsansatz zur Agglutination von Testerythrozyten führen, werden sie als **komplette Alloantikörper** bezeichnet. Diese Antikörper sind nur ausnahmsweise transfusionsrelevant (Hypothermie). Allerdings gibt es auch natürliche Alloantikörper mit hohem IgG-Anteil, die Komplement aktivieren, bei 37 °C nachweisbar sind und hämolytisch wirken können. Diese sind transfusionsrelevant. Nach ihren Eigenschaften bei der Laboruntersuchung, die den Zusatz von Supplementen zum Nachweis erfordern, werden Alloantikörper vom IgG-Typ als **inkomplette Antikörper** bezeichnet. Sie sind regelhaft immune transfusionsrelevante Antikörper, die bei der Auswahl von Erythrozytenpräparaten strikt beachtet werden müssen.

Beispiele: Anti-Kell oder Anti-D sind typischerweise irreguläre immune inkomplette und damit transfusionsrelevante Alloantikörper. Anti-H oder Anti-P_1 sind typische Vertreter der Gruppe der irregulären natürlichen kompletten nicht transfusionsrelevanten Antikörper.

2.3.2 Serologische Blutgruppentests

Der **Antikörpersuchtest** ist obligatorischer Bestandteil der vollständigen Blutgruppenbestimmung. Zwei, besser drei, Testerythrozytenpräparationen der Blutgruppe 0 mit einem ausgewogenen Antigenmuster werden mit Patientenserum oder Plasma angesetzt. Bei positivem Reaktionsausfall ist zwingend eine **Antikörperdifferenzierung** anzusetzen. Hierfür stehen spezielle Testzellpanel mit 8–12 verschiedenen Erythrozytenpräparationen zur Verfügung, die über das Reaktionsmuster eine Zuordnung des Antikörpers zu einem definierten Antigen ermöglichen. Zur Plausibilitätsprüfung wird der Nachweis geführt, dass der Patient das korrespondierende Antigen nicht besitzt.

Für die Sicherheit des Patienten ist die Antikörperdifferenzierung, Bewertung bezüglich der Transfusionsrelevanz und die Dokumentation in einem Blutgruppenausweis wichtig. Über Monate bis Jahre sinkt bei vielen Blutgruppenantikörpern der Titer unter die Nachweisbarkeitsgrenze. In der Folge kann es bei scheinbar negativem Antikörpersuchtest und verträglicher Kreuzprobe durch die Zufuhr des korrespondierenden Antigens bei einer Erythrozytentransfusion zur Boosterung und verzögerten Immunhämolyse kommen

Der **indirekte Coombs-Test (ICT)** ist Bestandteil des Antikörpersuchtestes und der Kreuzprobe und zeigt transfusionsrelevante Antikörper an.

Mit dem Zusatz von Antihumanglobulin (Coombsserum) zu Testerythrozyten wird deren in vitro-Beladung mit IgG-Antikörpern und der Komplementkomponente C3 über das Phänomen der Erythrozytenagglutination sichtbar gemacht. Nach Zugabe von Patientenserum oder Plasma zu Testerythrozyten erfolgt eine Inkubation zur Antikörperanlagerung, die bei IgG-Antikörpern nicht sichtbar ist. Das Coombsserum enthält Anti-IgG und Anti-C3 und zeigt die Beladung über das

Prinzip der indirekten Hämagglutination an. Coombsserum weist auch die Komplementkomponente C3 nach, die im Zuge der Antigen-Antikörperreaktion mit Komplementaktivierung auf den Testerythrozyten haftet.

Der **direkte Coombs-Test (DCT)** zeigt mit demselben Testprinzip die Beladung der Patientenerythrozyten mit IgG-Antikörper/C3 an, die zuvor in vivo stattgefunden hat. Der Test ist positiv bei der Antikörperbeladung kindlicher Erythrozyten bei Morbus hämolyticus neonatorum, bei der Beladung von Spendererythrozyten mit Antikörpern des Patienten nach inkompatibler Transfusion und bei der verzögerten Immunhämolyse sowie bei der Beladung mit Autoantikörpern beispielsweise bei der Autoimmunhämolyse. Der DCT wird obligatorisch als Eigenkontrolle beim Antikörpersuchtest und bei der serologischen Verträglichkeitsprobe mitgeführt.

In der sensitiven Geltechnik findet sich relativ häufig ein positiver direkter Coombs-Test, ohne dass eine inkompatible Transfusion vorausging oder der Patient klinische Zeichen einer Autoimmunhämolyse zeigt. Zahlreiche Medikamente und eine Reihe von Erkrankungen gehen mit einem positiven DCT einher, ohne dass eine verkürzte Erythrozytenüberlebenszeit besteht. Entscheidend ist die Bewertung klinischer und serologischer Befunde.

Elutionen dienen der Absprengung von reversibel gebundenen Antikörpern von den Erythrozyten. Im Eluat vorhandene Antikörper können im Antikörpersuchtest nachgewiesen werden und ggf. differenziert werden. Die Elution kann bei einem positiven direkten Coombs-Test bei Wärmeautoantikörperbeladung der Erythrozyten, bei Morbus haemolyticus und bei verzögerten Immunhämolysen zur Diagnostik und Antikörperbestimmung beitragen.

2.4   Prätransfusionelle Serologie

Die qualitätsgesicherte Blutgruppenserologie beginnt mit der Entnahme der Patientenblutprobe, die grundsätzlich in ein **vor der Füllung zu beschriftendes Probenröhrchen** erfolgt. Verantwortlich ist der zuständige Arzt, die Blutentnahme kann auf geschultes Assistenzpersonal delegiert werden.

> **Proben- und Patientenverwechslungen können zu potenziell tödlichen Transfusionszwischenfällen führen, wenn aufgrund eines später nicht entdeckten Fehlers einem Patienten die falsche Blutgruppe zugeordnet wird.**

Der Anforderungsschein für blutgruppenserologische Untersuchungen ist sorgfältig und vollständig auszufüllen und enthält neben den Patientendaten den Untersuchungsauftrag, den Zeitpunkt der Probennahme und der geplanten Transfusion, die Diagnose, Angaben zu Schwangerschaften/früheren Transfusionen/Blutgruppenbefunden und Besonderheiten wie die Gabe von Medikamenten, die die Laboruntersuchung beeinflussen können. Bei planbaren Transfusionen stellt sich der Untersuchungsablauf im Labor bei manueller Bearbeitung wie folgt dar:

- Probeneingangskontrolle, Zentrifugation
- Ansatz der AB0-Blutgruppe und des Rh-Faktor D, ggf. Rhesusuntergruppe und Kell-Merkmal, Ablesen, Dokumentation
- Antikörpersuchtest im indirekten Coombs-Test zur Detektion transfusionsrelevanter inkompletter Alloantikörper, parallel direkter Coombs-Test, Ablesen, Dokumentation
- Serologische Verträglichkeitsprüfung (Kreuzprobe) in indirektem Coombs-Test mit Erythrozytensuspensionen aus den Keuzprobenschlauchsegmenten passend ausgewählter Erythrozytenkonzentrate, Ablesen, Dokumentation
- Erstellung von Blutgruppen- und Kreuzprobenbericht

Der Zeitbedarf liegt bei insgesamt 1,5–2 h, wenn keine serologischen Besonderheiten auftreten. Durch Paralleluntersuchungen und maschinelle Methoden kann der Zeitbedarf reduziert werden.

Treten bei den Untersuchungen Probleme bei der Bestimmung der AB0-Blutgruppe oder/und im Rh-System auf, fällt der Antikörpersuchtest positiv aus und/oder wird ein positiver direkter Coombs-Test festgestellt, ist in jedem Fall eine weitergehende Untersuchung, ggf. in einem Speziallabor, zu veranlassen.

Die **Befundmitteilung** zu Blutgruppenantikörpern beinhaltet die Spezifität, die Nachweismethode, Angaben zur klinischen Relevanz und ein Blutgruppendokument für den Patienten mit Angabe der Antikörperspezifität. Im Regelfall ist vor invasiven und operativen Eingriffen, bei denen eine Transfusion ernsthaft in Betracht kommt, eine Blutgruppenbestimmung einschließlich Antikörpersuchtest durchzuführen. Für den zu erwartenden Transfusionsbedarf sind rechtzeitig Blutkomponenten in entsprechender Zahl bereit zu stellen.

Für die Steuerung der Anforderungen sind abgestimmte Bedarfslisten, bezogen auf das operative Spektrum, auf der Basis entsprechender Analysen notwendig.

> ❯ Eine Transfusionswahrscheinlichkeit von mindestens 10 %, definiert über z. B. hauseigene Daten, gilt als »ernsthaft in Betracht kommend«.

2.4.1 Serologische Verträglichkeitsprobe

Die serologische Verträglichkeitsprobe, kurz Kreuzprobe, ist die wichtigste Untersuchung vor der Erythrozytentransfusion, weil sie die individuelle Verträglichkeit der Spendererythrozyten für den zu transfundierenden Patienten mit dessen Serum oder Plasma überprüft (**Majortest**).

> ❯ Eine negative Kreuzprobe schließt eine akute serologische Unverträglichkeit aus.

Die negative serologische Verträglichkeitsprobe verhindert nicht die Sensibilisierung des Patienten gegen fremde Erythrozytenmerkmale, die bei der Erythrozytentransfusion übertragen werden.

Ihre Gültigkeitsdauer beträgt 3 Tage, gerechnet ab Mitternacht des Blutentnahmetages. Die gekreuzten EK stehen für 3 Tage als verträglich befundet zur Verfügung. Wird innerhalb dieser Frist die Transfusion nicht durchgeführt, muss bei Bedarf die Kreuzprobe wiederholt werden. Wurde transfundiert und besteht weiterer Transfusionsbedarf, so muss nach spätestens 3 Tagen, gerechnet ab der ersten Blutprobenentnahme, eine frische Blutprobe vom Patienten für weitere Kreuzproben entnommen werden. Hintergrund dieser Sicherheitsmaßnahme ist, dass durch die zwischenzeitliche Trans-

fusion die Boosterung eines früher gebildeten Blutgruppenantikörpers erfolgen kann, der sich bei der ersten Untersuchung dem Nachweis aufgrund seiner niedrigen Konzentration im Plasma entzogen hat. Die kurzfristige Neubildung von Blutgruppenantikörpern ist eher die Ausnahme.

Die Wiederholungspflicht trifft auch den Antikörpersuchtest, der bei jeder Verträglichkeitsprobe erneut durchzuführen ist, wenn die Blutprobe, aus der der letzte Antikörpersuchtest durchgeführt wurde, älter als 3 Tage ist.

> **Tipp**
>
> Wenn durch den transfundierenden Arzt sichergestellt wird, dass innerhalb der letzten 3 Monate keine Transfusion zellulärer Blutbestandteile und keine Schwangerschaft vorlag, kann der Zeitraum auf 7 Tage (Tag der Blutentnahme plus 7 Tage) ausgedehnt werden. Die Verantwortung hierfür und für die Dokumentation trägt der transfundierende Arzt. Dieses Vorgehen kann die präoperative EK-Bereitstellung vereinfachen.

Der **Minortest**, die serologische Verträglichkeitsprobe von Patientenerythrozyten mit Spenderplasma, wird nicht mehr durchgeführt. Ein EK enthält minimale Plasmamengen des Spenders. Für die Herstellung von therapeutischem Plasma und Thrombozytenkonzentraten werden nur Blutspenden verwendet, die keine irregulären Alloantikörper enthalten.

Thrombozytenkonzentrate enthalten geringe Mengen von Spendererythrozyten, die unter blutgruppenserologischen Gesichtspunkten bedeutungslos sind und eine serologische Verträglichkeitsprüfung nicht erforderlich machen.

2.4.2 Ressourcensteuerung

Für eine adäquate Steuerung des Blutdepots und der immunhämatologischen Untersuchungen ist ein abgestuftes Konzept erforderlich.

Bei **planbaren Eingriffen** wird orientiert an der Transfusionswahrscheinlichkeit festgelegt:
- Nur Blutgruppenbestimmung und Antikörpersuchtest

— Zusätzlich Bereitstellung von × EK ohne serologische Verträglichkeitsprobe oder
— Reservierung von × gekreuzten EK oder
— Bereitstellung von × EK mit Kreuzprobenbereitschaft

Tipp

Um unnötigen Arbeitsaufwand im Labor zu
reduzieren, ist es sinnvoll festzulegen, wann
eine sog. Kreuzprobenbereitschaft eingerichtet wird. Sie kann für Fälle vorgesehen
werden, bei denen intra- oder postoperativ die
Bereitstellung von gekreuzten EK innerhalb
von 30–60 min erforderlich werden kann, allerdings eine geringe Transfusionswahrscheinlichkeit besteht.

Vorgehen bei Kreuzprobenbereitschaft Die Operationsvorbereitung umfasst die Blutgruppenbestimmung einschließlich Antikörpersuchtest. Ein
transfusionsrelevanter Antikörper wurde nicht
nachgewiesen. Das Labor ist über den möglicherweise auftretenden Transfusionsbedarf informiert,
eine Patientenblutprobe und Erythrozytensuspensionen von zu kreuzenden EK stehen bereit. Bei optimaler Vorbereitung stehen innerhalb von 30 min
gekreuzte EK für die Transfusion zur Verfügung.

Bei Verdacht auf einen Blutgruppenantikörper
muss das Ergebnis der Differenzierung vorliegen.
Für den Patienten ausgewählte antigenfreie EK liegen bereit und werden bei Bedarf sofort gekreuzt.

Der Vorteil des abgestuften Bereitstellungsver-
fahrens für die EK-Transfusion besteht darin, dass
eine schnelle und sichere Versorgung gegeben ist,
gleichzeitig aber ein überflüssiger Personal- und
Sachaufwand vermieden wird. Das Verhältnis von
gekreuzten zu transfundierten EK sollte insgesamt
bei optimaler Planung bei 2:1 liegen.

2.4.3 Notfallserologie

❯ Die Notfallversorgung von Patienten mit
Blutkomponenten stellt die Beteiligten vor
Herausforderungen, die nur bei eindeu-
tiger Festlegung der Kompetenzen und

Abläufe mit der erforderlichen Sicherheit
zu bewältigen sind.

Deshalb sollte das Procedere in einem im Voraus
erstellten Plan festgelegt sein, der den Beteiligten
den Ablauf aufzeigt, die Aufgaben eindeutig zu-
weist und in der Transfusionskommission der
Einrichtung abgestimmt ist. Einzubeziehen sind
die Größe des Blutdepots, der Zeitbedarf für die
Konservenbeschaffung aus der versorgenden transfusionsmedizinischen Einrichtung und der Zeitbedarf für Transportwege und Laboruntersuchungen
bei blutgruppenserologischen Problemen.

Die folgenden **Fallkonstellationen** zeigen auf,
wie die vordringliche Aufgabe, nämlich die rasche
Bereitstellung von Erythrozytenkonzentraten, zu
lösen ist (▶ Kap. 6).

**Unverzüglicher Transfusionsbedarf bei Vorliegen
aktueller blutgruppenserologischer Befunde ohne
Nachweis transfusionsrelevanter Antikörper** Vorgehen: Das Labor gibt AB0- und Rh-D-gleiche
oder kompatible EK zur sofortigen Transfusion
aus. Eine Prätransfusionsblutprobe wird an das
Labor übergeben. Nach dem Bedside-Test wird
transfundiert. Parallel werden Kreuzproben für
noch nicht transfundierte EK durchgeführt und
schnellst möglich auf gekreuzte EK umgestellt. Die
Kreuzproben für ungekreuzt transfundierte EK
werden später nachgeholt. Bei dem Ausnahmefall
einer unverträglichen Kreuzprobe bei einem Anti-
körper-negativen Patienten wird der transfundierende Arzt sofort informiert, um – sofern noch
möglich – das entsprechende EK von der Transfusion auszuschließen bzw. Maßnahmen für den
Fall der inkompatiblen Transfusion beim Patienten
einzuleiten.

**Unverzüglicher Transfusionsbedarf bei Vorliegen
aktueller blutgruppenserologischer Befunde mit
Nachweis transfusionsrelevanter Antikörper** Stehen
antigenfreie EK für den Patienten zur Verfügung,
kann sofort mit der Transfusion begonnen werden.
Ansonsten bleibt nur die Möglichkeit, durch Kreuzproben verträgliche EK aus dem Depotbestand zu
finden, bis antigenfreie EK aus der transfusionsmedizinischen Einrichtung eingetroffen sind. Im
Extremfall muss eine inkompatible EK-Transfusion

in Kauf genommen werden, wenn alle anderen Optionen ausgeschöpft sind.

Dringlicher Transfusionsbedarf bei unbekannter Blutgruppenserologie Vorgehen: Da es sich immer um ein Zeitproblem handelt, kommt alles darauf an, in kürzester Zeit kompatible Blutkonserven für den Patienten zu finden. Daraus folgt: Zeitverluste durch aufwendige Analysen und Probentransporte über weite Entfernungen zu einem Speziallabor sind zu minimieren. Im Einzelfall muss ein erhöhtes Transfusionsrisiko in Kauf genommen werden.

Im **Krankenhauslabor** werden untersucht: AB0-Blutgruppe, Rh-Faktor D, Antikörpersuchtest:
- wenn AB0 unklar, mit 0-Blut, Rh-Faktorgleich kreuzen
- wenn Rh unklar, mit Rh-negativ AB0-gleich oder AB0-verträglich kreuzen
- wenn AB0 und Rh-Faktor unklar, mit 0 Rh-negativem Blut kreuzen

Kreuzprobe und Antikörpersuchtest unauffällig EK frei zur Transfusion.

Kreuzprobe und/oder Antikörpersuchtest positiv Vorgehen:
- Befunde zusammenstellen
- Befundmitteilung an den zuständigen Arzt
- Entscheidung über Dringlichkeit der Transfusion, wenn Transfusion unaufschiebbar
- Kontaktaufnahme des zuständigen Arztes mit Transfusionsmediziner

Befundmitteilung und Konsil Vorgehen:
- Diagnose
- Hämoglobinwert
- Blutgruppe
- Ergebnis des Antikörpersuchtestes
- Kreuzprobenbefund
- Bekannte Vorbefunde z. B. Antikörper
- Vortransfusionen (Art, Menge, Zeitpunkt)

Der behandelnde Arzt entscheidet mit dem Transfusionsmediziner über das weitere Vorgehen

Sofortiger Transfusionsbedarf bei unbekannter Blutgruppenserologie Vorgehen: Vor der Transfusion wird eine eindeutig zu kennzeichnende Blutprobe des Patienten entnommen und dem Labor übergeben. Nach dem Bedside-Test werden EK der Blutgruppe 0 Rhesus-negativ transfundiert. Die Reihenfolge der transfundierten EK wird mit den Konservennummern vollständig als Liste erfasst. Das Labor führt parallel die AB0- und Rh-Blutgruppenbestimmung durch und kreuzt, wenn möglich, AB0- und Rh-gleich, wenn nicht möglich, 0 Rh-negative EK **im Voraus**, so dass baldmöglichst die Notfalltransfusion mit gekreuzten EK fortgesetzt werden kann. Der Antikörpersuchtest wird schnellstmöglich parallel angesetzt. Die Kreuzproben für die ungekreuzt transfundierten EK werden unverzüglich nachgeholt.

Sollten sich Kreuzproben nachträglich unverträglich zeigen, muss der behandelnde Arzt unverzüglich informiert werden, damit auf Zeichen der Immunhämolyse geachtet und ggf. die entsprechende Behandlung eingeleitet wird.

Bei Massivtransfusionen mit EK der Blutgruppe 0 Rh-negativ oder bei Rh-negativen Patienten muss angesichts von Engpässen entschieden werden, ob auf Rh-positive EK ausgewichen werden kann. Bei Mädchen und Frauen sollte, sofern irgend möglich, darauf verzichtet werden, weil eine Immunisierung gegen das Merkmal D einen Morbus haemolyticus bei späterer Schwangerschaft auslösen kann und weil ältere Rhesus-negative Frauen mit Schwangerschaft in der Anamnese häufig ein Anti-D besitzen, da sie noch nicht von der Rhesus-Prophylaxe profitieren konnten.

Da Rh-negative Patienten nach der Transfusion Rh-positiver EK Anti-D bilden können, ist 2–4 Monate später über den Hausarzt eine blutgruppenserologische Untersuchung zu veranlassen. Wird dabei ein Blutgruppenantikörper nachgewiesen, wird für den Patienten ein Blutgruppendokument ausgestellt.

◘ Tab. 2.1 fasst die Fallkonstellationen bei Notfalltransfusionen zusammen.

> **Auf die besonderen Dokumentationspflichten bei Notfalltransfusionen wird hingewiesen.**

Hinweise zur Notfalltransfusion Eine Notfalltransfusion setzt die vitale Gefährdung des Patienten durch eine anämische Hypoxämie voraus, die Indikation ist sorgfältig zu dokumentieren.

◻ **Tab. 2.1** Vorgehen bei der Notfalltransfusion von Erythrozytenkonzentrat (EK)

Dringlich-keit	AB0-Rh-Blutgruppe	Antikörper-suchtest	Serologische Ver-träglich-keitspro-be (Kreuzprobe)	Zeitbedarf für Testung	Vorgehen
Unverzüg-lich	Vollständig	Vollständig Ergebnis: negativ	Nicht durchge-führt	30 min	Sofortiger Transfu-sionsbeginn, Kreuz-proben im Voraus
		Vollständig, positiv mit trans-fusions-relevantem Antikörper	Nicht durchge-führt	Bei Vorhandensein antigenfreier EK 30 min	Sofortiger Transfu-sionsbeginn, Kreuz-proben im Voraus
				Wenn antigenfreie EK nicht vorhanden, über Kreuzproben verträgliche EK suchen, Dauer: mindestens 30 min sofort antigenfreie EK beschaffen	Wenn vertretbar, auf gekreuzte EK warten, wenn unvermeidbar, Risiko der serologi-schen Unverträglich-keit eingehen
Dringlich inner-halb der nächsten Stunden	Unbekannt	Nicht durch-geführt	Nicht durchge-führt	Ohne serologische Besonderheiten mindestens 45–60 min	Transfusionsbeginn bei serologisch gesicherter Verträg-lichkeit
				Bei serologischen Besonderheiten, insbesondere Anti-körpern, Stunden; im Extremfall Tage	Transfusionsbeginn möglichst erst, wenn verträglich gekreuz-te EK vorhanden, wenn unvermeidbar, Risiko der serologi-schen Unverträglich-keit eingehen
Sofort	Unbekannt	Nicht durch-geführt	Nicht durchge-führt	AB0-Rh-Bestim-mung: 15 min	Sofortiger Trans-fusionsbeginn mit 0 Rh-negativ, ggf. 0 Rh-positiv
				Im Voraus kreuzen	Umstellen auf Patientenblutgruppe
				Nachträglich unge-kreuzte EK auf Ver-träglichkeit prüfen	Umstellen auf gekreuzte EK

Die Hämotherapie-Richtlinien führen aus, dass, solange das Ergebnis der AB0-Blutgruppen-bestimmung nicht vorliegt, zur Erstversorgung EK der Blutgruppe 0 zu verwenden sind. Da EK der Blutgruppe 0 Rh-negativ nur begrenzt verfüg-bar sind (7 % der Blutspenden) sollte, wenn diese nicht oder absehbar nicht ausreichend zur Verfü-gung stehen, frühzeitig auf 0 Rh-positiv umgestellt werden. Eine Rhesus-Prophylaxe ist angesichts der hohen Erythrozytenmengen nicht sinnvoll. Auf die besondere Situation von Mädchen und Frauen wird nochmals hingewiesen.

Blutgruppenbefunde fremder Laboratorien (z. B. Mutterpass, Blutspenderausweis) dürfen bei der EK-Transfusion nicht alleine zugrunde gelegt werden.

Sie können nur zur Befundbestätigung dienen. Früher nachgewiesene, klinisch relevante Antikörper in solchen Dokumenten müssen möglichst beachtet werden.

Die Immunisierungsrate von Rh-negativen Patienten, die mit Rh-positiven EK versorgt wurden, scheint deutlich niedriger zu sein, als früher angenommen. In 2 Studien mit 429 Patienten zeigten diese eine Immunisierungsrate von 20 %.

Bei der Notfalltransfusion ohne Antikörpersuchtest beim Patienten und ohne Kreuzprobe besteht bei immunisierten Patienten das Risiko der Nicht-AB0-Alloantikörper vermittelten Hämolyse. In 2 retrospektiven Studien konnte gezeigt werden, dass das Risiko der hämolytischen Transfusionsreaktion bei Notfalltransfusionen insgesamt gering ist und deutlich <1 % liegt.

2.5 Blutgruppensysteme und Merkmale

Grundkenntnisse über die wichtigsten transfusionsrelevanten Blutgruppensysteme sind Voraussetzung für die zeitgerechte Bereitstellung kompatibler Blutkomponenten und die Vermeidung hämolytischer Reaktionen. Die nachstehenden Ausführungen beschränken sich auf die wichtigsten Grundlangen für die klinische Praxis.

2.5.1 AB0-System

Das System umfasst die Blutgruppenantigene A und B auf den Erythrozyten sowie korrespondierenden Serumantikörper. Deshalb besteht die Bestimmung der AB0-Blutgruppen immer aus dem Nachweis der **Membranantigene** A, B, AB bzw. deren Fehlen bei der Blutgruppe 0 und dem Nachweis der natürlichen **Alloantikörper** Anti-A und Anti-B. Die Beachtung der Alloantikörper (= Isoagglutinine) des Patienten ist entscheidend für die Auswahl der Blutgruppe bei der AB0-verträglichen Erythrozytentransfusion.

Umgekehrt müssen bei der Plasmatransfusion die AB0-Merkmale der Patientenerythrozyten beachtet werden, die nicht mit den Alloantikörpern Anti-A, -B im Spenderplasma korrespondieren

dürfen. ◘ Abb. 2.1 zeigt die AB0-Blutgruppenauswahl bei der Erythrozyten und Plasmatransfusion.

Im Regelfall werden AB0-gleiche Erythrozyten- und Plasmapräparate transfundiert. Aus logistischen Gründen, zur Vermeidung von Präparateverfall und bei Notfällen kann ohne zusätzliches Risiko die AB0-verträgliche Transfusion erfolgen. Das heute als Regelpräparat vorhandene Erythrozytenkonzentrat in Additivlösung enthält eine geringe Plasmamenge, deren Gehalt an Anti-A, -B bedeutungslos für die Verträglichkeit ist.

Im AB0-System gibt es Untergruppen, die sich durch unterschiedlich starke Antigenausprägung darstellen.

> **Tipp**
>
> Träger der Blutgruppe A gehören zu 80 % der Gruppe A_1, zu 20 % der Gruppe A_2 an. Gelegentlich zeigen Patienten mit der Blutgruppe A_1 oder A_1B einen irregulären Alloantikörper Anti-H, A_2- oder A_2B-Patienten ein irreguläres Anti-A_1. Meistens handelt es sich dabei um spontan gebildete komplette Alloantikörper, die bei der Transfusion nicht zwangsläufig beachtet werden müssen.

2.5.2 Rhesus-System

Das Rhesus-System umfasst mehr als 40 serologisch definierte Antigene, von denen die 5 wichtigsten Merkmale mit C, c, D, E, e bezeichnet sind. Das **Antigen D** besitzt eine relativ hohe Immunogenität und dessen Träger gelten als **Rhesus-positiv**. Personen, die das Merkmal D nicht besitzen, gelten als **Rhesus-negativ** und werden als **dd** beschrieben. Von geringer Bedeutung sind D^{weak} mit abgeschwächtem D-Antigen und $D^{partial}$ mit unvollständigem D-Antigen.

> **Rh-positive Patienten werden im Regelfall mit Rh-positivem Erythrozytenkonzentrat versorgt. In Notfällen, wenn noch keine Blutgruppenbestimmung vorliegt und in begründeten Ausnahmefällen (z. B. Vermeidung von Konservenverfall) kann auf Rh-negative Präparate ausgewichen werden.**

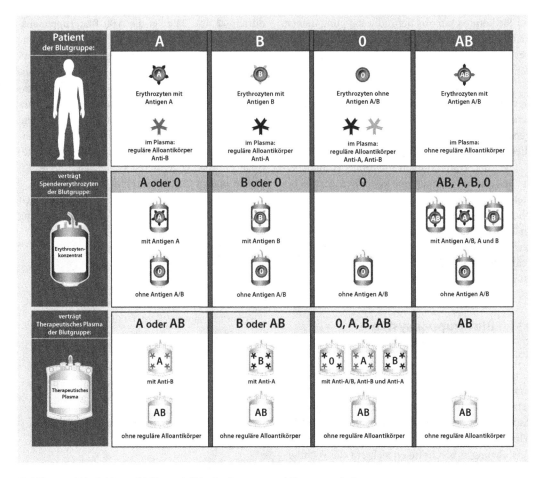

□ **Abb. 2.1**   ABO-gleiche und ABO-verträgliche Erythrozyten- und Plasmatransfusion

Die Merkmale **C, c, E, e** sollen bei Mädchen und Frauen bis zur Menopause, bei langfristig zu transfundierenden Patienten und bei Patienten, die bereits einen erythrozytären Antikörper besitzen bestimmt und soweit möglich bei der Erythrozytentransfusion beachtet werden, um Sensibilisierungen zu vermeiden. Da alle irregulären Alloantikörper im Rhesussystem transfusionsrelevant sind, müssen bei Rh-Antikörpern grundsätzlich Merkmal-negative Erythrozytenpräparate ausgewählt werden. □ Tab. 2.2 gibt einen Überblick über die Rhesus-verträgliche Auswahl von EK.

2.5.3   Kell-System

Das Kell-System umfasst mehr als 20 Antigene, deren wichtigste die Merkmale **K** = Kellacher, **k** = Cellano, **Kp(a)** = Penny und **Kp(b)** = Rautenberger sind. Js(a) und Js(b) sind von nachrangiger Bedeutung. Die Antikörper im Kell-System sind als immune Alloantikörper transfusionsrelevant. Das Merkmal K soll bei Mädchen und Frauen bis zur Menopause sowie bei erkennbar langfristiger Transfusionsbehandlung und bei Patienten, die bereits einen Alloantikörper gebildet haben, beachtet werden, um eine Immunisierung zu verhindern. Anti-K ist ein häufig nachzuweisender Immunantikörper. □ Tab. 2.3 gibt einen Überblick über Antigene und Antikörper im Kell-System.

◻ Tab. 2.2 Rhesus-verträgliche Erythrozyten-transfusion

Phänotyp	Häufigkeit des Phänotyps in %	Auswahl von Erythrozytenkonzentrat
D-pos	85	D-positiv, ausnahmsweise D-neg
»weak D«		
D-neg	15	D-negativ, ausnahmsweise D-pos, wenn kein Anti-D nachweisbar ist
Dpartial		
Rhesus-Formel		**Rhesus-Formel verträglich**
CcDee	33	CCDee, ccDee, ccddee
CCDee	16	CCDee
CcDEe	14	Alle Rh-Konstellationen
ccDEe	12	ccDee, ccDEE, ccddee
ccDEE	3	ccDEE
ccDee	1,5	ccDee, ccddee
Ccddee		Beachtung der Rh-Merkmale C, c, E, e bei Antikörperträgern obligatorisch, sonst kaum möglich Ggf. Versorgung von Antikörperträgern mit tiefkühlkonservierten EK
CCddee		
ccddEe		
ccddEE	<0,3	
CCDEE		
CCDEe		
Und weitere seltene Phänotypen		

◻ Tab. 2.3 Merkmale und Antikörper des Kell-Systems

Phänotyp	Häufigkeit des Phänotyps in %	Auswahl von Erythrozytenkonzentrat
K+k+ K−positiv	8,8	K-positiv oder K-negativ
k+k+ K−negativ	91	Bei Anti-K und speziellen Patientengruppen K-negativ
K+K+ K−positiv Cellano-negativ	0,2	Bei Anti-k (Cellano) schwieriges Versorgungsproblem, da nur 1 von 500 EK kompatibel
Kp(a−b+)	98	Bei Anti-Kp(a) Kp(a)-negative EK
Kp(a+b+)	2	Ohne Beachtung, da keine Alloantikörperbildung
Kp(a+b−)	<0,1	Bei Anti-Kp(b) schwieriges Versorgungsproblem, da nur 1 von 10.000 EK kompatibel
Js(a−b+)	>99,9	Anti-Js(a) extrem selten, da das Merkmal Js(a) in Mitteleuropa praktisch kaum vorkommt
Js(a+b+)	<0,1	Ohne Beachtung, da keine Alloantikörperbildung
Js(a−b−)	extrem selten	Ohne Bedeutung

2.5.4 Duffy-System

Die wichtigsten Merkmale sind mit Fy(a) und Fy(b) bezeichnet. Die immunen Alloantikörper Anti-Fy(a) und Anti-Fy(b) sind transfusionsrelevant und können durch Komplementbindung akute und verzögerte Immunhämolysen auslösen. Die Auswahl von EK erfolgt nach den Angaben in ◻ Tab. 2.4.

2.5.5 Kidd-System

Hauptmerkmale sind Jk(a) und Jk(b) mit den korrespondierenden transfusionsrelevanten Alloantikörpern Anti-Jk(a) und Anti-Jk(b). Diese Antikörper gelten als besonders problematisch, da sie schwere hämolytische Reaktionen auslösen können, relativ schnell im Titer absinken und dann schwierig nachweisbar sind. ◻ Tab. 2.5 gibt einen Überblick.

◻ Tab. 2.4 Merkmale und Antikörper des Duffy-Systems

Phäno-typ	Häufigkeit des Phänotyps in %	Auswahl von Erythrozyten-konzentrat
Fy(a+b−)	17	Bei Anti-Fy(b): Fy(b)-negativ EK
Fy(a+b+)	49	Ohne Beach-tung, da keine Alloantikörper-bildung
Fy(a−b+)	34	Bei Anti-Fy(a): Fy(a)-negativ EK
Fy(a−b−)	Bei Kaukasiern extrem selten; bei Afrikanern 68 %	Rarität

◻ Tab. 2.5 Merkmale und Antikörper des Kidd-Systems

Phäno-typ	Häufigkeit des Phäno-typs in %	Auswahl von Eryth-rozytenkonzentrat
Jk(a+b−)	28	Bei Anti-Jk(b): Jk(b)-negativ EK
Jk(a+b+)	49	Ohne Bedeutung, da keine Alloanti-körperbildung
Jk(a−b+)	23	Bei Anti-Jk(a): Jk(a)-negativ EK
Jk(a−b−)	Extrem selten	Rarität

◻ Tab. 2.6 Antikörper im MNSs-System und Häufigkeit Merkmal negativer Erythrozytenkon-zentrate

Antikörperspezifität	Häufigkeit kompatibler EK in %
Anti-M	22
Anti-N	28
Anti-S	45
Anti-s	11

◻ Tab. 2.7 Merkmale und Antikörper des Lewis-Systems

Phäno-typ	Häufigkeit des Phäno-typs in %	Auswahl von Erythro-zytenkonzentrat
Le(a−b+)	72	Ohne Bedeutung, da keine Antikörperbil-dung
Le(a+b−)	22	Bei Anti-Le(b): Le(b)-negativ EK
Le(a−b−)	6	Anti-Le(a) nur bei dieser Merkmalkons-tellation vorkommend, dann Le(a)-negativ EK Bei Anti-Le(b): Le(b)-negativ EK Bei Anti-Le(a) + Le(b): Le(a)- und Le(b)-nega-tiv EK
Le(a+b+)	Selten	Ohne Bedeutung

2.5.6 MNSs-System

Es handelt sich um ein komplexes Blutgruppensys-tem mit zahlreichen Varianten und Satellitenanti-genen. Von klinischer Bedeutung sind die mit den Buchstaben M, N, S und s bezeichneten Antigene und die durch sie induzierten Antikörper.

Die Antikörper im MNSs-System kommen sowohl als natürliche Kälteagglutinine als auch als immune Alloantikörper vor. Als solche sind sie transfusionsrelevant und müssen bei Nachweis bei 37 °C und im indirekten Coombs-Test bei der Kon-servenauswahl strikt beachtet werden. Die Konser-venauswahl folgt den Angaben in ◻ Tab. 2.6.

2.5.7 Lewis-System

Das Lewis-System weist eine Reihe von Besonder-heiten auf, die hier nicht näher ausgeführt werden. Die klinische Bedeutung der Antikörper liegt dar-in, dass sie relativ häufig als natürliche Antikörper vorkommen, eine erhöhte Wärmeamplitude zeigen können und dann als Antikörper mit Immuncha-rakter transfusionsrelevant sind. ◻ Tab. 2.7 zeigt die relevanten Konstellationen.

◻ Tab. 2.8 Merkmale und Antikörper im Lutheran-System

Phäno-typ	Häufigkeit des Phäno-typs in %	Auswahl von Eryth-rozytenkonzentrat
Lu(a−b+)	92,35	Bei Anti-Lu(a): Lu(a)-negativ EK
Lu(a+b+)	7,5	Ohne Bedeutung, da keine Alloantikörper-bildung
Lu(a+b−)	0,15	Bei Anti-Lu(b) schwieriges Versorgungsproblem, da nur 1–2 vom 1000 EK kompatibel

◻ Tab. 2.9 Beispiele für seltene Antigene

Bezeichnung	Häufigkeit des Merkmals in %
Rd = Radin	0,5
Sw(a) = Swann	0,1
Wr(a) = Wright	0,7 Anti-Wr(a) ist ein relativ häufiger Alloantikörper

◻ Tab. 2.10 Beispiele für hochfrequente Antigene

Bezeichnung	Häufigkeit antigen-negativer EK in %
Vel	0,2
Lan	<0,1
Co(a) = Colton	<0,1
Yt(a) = Cartwright	<0,1

2.5.8 P-System

Klinisch relevant ist im wesentlichen das Merkmal P_1 und dessen korrespondierender Antikörper Anti-P_1. Überwiegend kommt Anti-P_1 als natürlicher kältewirksamer Antikörper vor, der als solcher zu vernachlässigen ist. Ausnahmsweise gibt es immune komplementbindende Anti-P_1, die durch die Auswahl von P_1-negativen Erythrozyten zu berücksichtigen sind. Etwa 20 % der EK sind P_1-negativ.

2.5.9 Lutheran-System

Lutheran-Antikörper sind selten und gelten klinisch gesehen als eher gutartig, indem sie auch bei Nachweis in der 37 °C-Stufe und im indirekten Coombs-Test milde verlaufende verzögerte Immunhämolysen verursachen. ◻ Tab. 2.8 gibt einen Überblick über das System.

2.5.10 Blutgruppenantigene mit hoher Frequenz und seltene Antigene

Die hier aufgeführten Antigene haben teilweise keine Beziehung zu einem bekannten Blutgruppensystem. Ihre Besonderheit liegt darin, dass sie als »public antigens« bei >99 % der Bevölkerung vorkommen oder als »private antigens« mit <1 % selten sind. ◻ Tab. 2.9 zeigt Beispiele für seltene Blutgruppenantigene.

Wr(a) kommt eine gewisse Bedeutung zu, da insbesondere bei polytransfundierten Anti-Wr(a) nicht selten ist. Der Antikörper fällt meistens dadurch auf, dass bei negativem Antikörpersuchtest die serologische Verträglichkeitsprobe positiv wird. Da Anti-Wr(a) schwere Hämolysen verursachen kann, müssen Wr(a)-negative EK verwendet werden, deren Bereitstellung kein Problem ist.

Problematisch ist die Diagnostik und Konservenbeschaffung bei Patienten mit Antikörpern gegen hochfrequente Antigene (◻ Tab. 2.10).

Zu der Schwierigkeit der Antikörperdifferenzierung, die in wenigen hochspezialisierten Laboratorien durchgeführt wird, kommt die aufwendige Konservenbereitstellung hinzu, die nur über spezialisierte Zentren möglich ist, die tiefkühlkonservierte Erythrozyten mit seltenen Antigenmustern vorhalten oder über ausgetestete Blutspender verfügen. Die akute Notfallversorgung solcher Patienten mit serologisch verträglichen EK ist praktisch nicht möglich. Die Konsequenz kann sein, dass serologisch unverträgliche EK transfundiert werden müssen. Im günstigen Fall kommt es nur zu einer milden hämolytischen Reaktion.

Die Deutsche Gesellschaft für Transfusionsmedizin und Immunhämatologie unterhält ein

◘ Tab. 2.11 Antigenfrequenzen in % und anti-
gennegative EK bezogen auf die wichtigsten
Blutgruppenmerkmale

Antigen	Häufigkeit in %	Antigennegativ in %
A	40	
B	11	
AB	4	
0	45	
D	85	15
C	68	32
c	80	20
E	29	71
e	98	2
K	9	91
k	99,8	0,2
Fy(a)	66	34
Fy(b)	83	17
Jk(a)	77	23
Jk(b)	72	28
M	78	22
N	72	28
S	55	45
s	89	11
Le(a)	22	78
Le(b)	72	28

Register seltener Blutspender, das unter ▶ http://
raredonor.bsd-be.ch (Login erforderlich) erreichbar
ist. Wichtige Konsequenzen sind:
- Unverzügliche Kontaktaufnahme mit dem versorgenden Blutspendedienst bei Verdacht auf
  einen Problemantikörper, damit eine zügige
  Diagnostik und ggf. Konservenbeschaffung
  eingeleitet werden können
- Information und Aufklärung des Patienten bei
  einem Antikörper gegen ein hochfrequentes
  Merkmal

2.5.11 Beschaffung kompatibler Erythrozytenkonzentrate

Für die Patientenversorgung mit kompatiblen
Erythrozytenkonzentraten ist die Kenntnis der
Wahrscheinlichkeit, mit der antigenfreie EK ge-
funden werden, bedeutsam. ◘ Tab. 2.11 enthält die
Antigenfrequenzen und die sich daraus ergebende

Wahrscheinlichkeit, für das jeweilige Antigen anti-
gennegative EK zu finden. Je häufiger ein Antigen
vorkommt, desto schwieriger ist die Bereitstellung
antigenfreier EK für Antikörperträger.

2.6 Blutgruppenauswahl bei der Plasmatransfusion

Der Regelfall ist die **AB0-identische Plasmatransfusion**. Weitere Blutgruppenmerkmale sind nicht
zu beachten. Für Notfalltransfusionen bei unbekannter Blutgruppe wird AB-Plasma verwendet,
das frei von Anti-A und Anti-B ist (◘ Abb. 2.1).

2.7 Blutgruppenauswahl bei der Thrombozytentransfusion

Bei der Auswahl von Thrombozytenkonzentrat
(TK) werden die AB0-Blutgruppe und das Rhesus-
merkmal D berücksichtigt. Weitere erythrozytäre
Merkmale sind nicht relevant. Angestrebt wird die
AB0- und Rh D-gleiche TK-Gabe.

Geringe Erythrozytenbeimengungen in TK
können eine Anti-D-Bildung induzieren. Deshalb
ist bei Rhesus-negativen Patienten, insbesondere
bei Mädchen und Frauen bis zur Menopause, die
Transfusion Rhesus-positiver TK möglichst zu
vermeiden. Wird in Engpasssituation auf Rhesus-
positive TK ausgewichen, sollte eine **Rhesus-Prophylaxe** mit intravenösem Anti-D-Gammaglobu-
lin (100 IU) erfolgen. Deren Wirksamkeit ist gut
belegt.

Da Thrombozyten ABH-Antigene tragen,
werden in der Regel die regulären Alloantikörper
Anti-A und Anti-B des Patienten berücksichtigt.
Diese Auswahl nach Majorkompatibilität (z. B.
0-TK für A-Patient) hat den Vorteil des besseren
Inkrements. Der Nachteil kann sein, dass Anti-A/
Anti-B aus dem TK an A-/B-Antigene der Patientenerythrozyten bindet und einen positiven direkten Coombs-Test und – selten – eine Hämolyse verursacht. Thrombozytenkonzentrate werden zunehmend mit Thrombozytenlagerlösungen hergestellt,
die etwa 70 % des Spenderplasmas ersetzt. Dann
spielen Anti-A/Anti-B des Spenders eine untergeordnete Rolle.

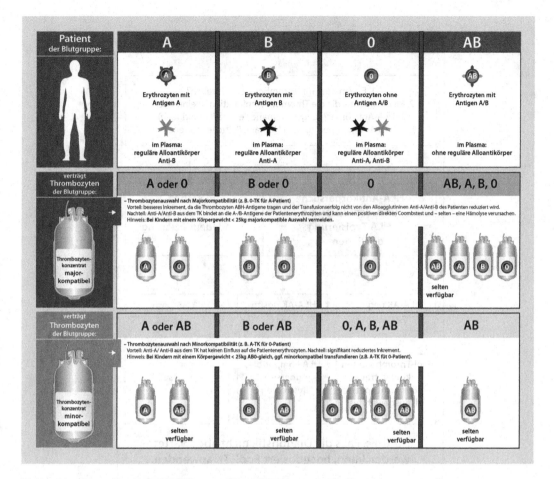

◘ **Abb. 2.2**   Blutgruppenauswahl bei TK

◘ Abb. 2.2 stellt die Blutgruppenauswahl bei TK dar.

2.7.1 Vorgehen bei Thrombozytenrefraktärität

> Immunologische Refraktärität bei der Plättchentransfusion wird überwiegend durch HLA-Antikörper verursacht, seltener durch Antikörper gegen plättchenspezifische Antigene (HPA-Antigene).

Bei reduziertem oder ausbleibendem Transfusionserfolg mit Verdacht auf Refraktärität wird die Identifizierung von HLA- oder Thrombozytenantikörpern veranlasst. Sind spezifische Antikörper diagnostiziert, wird von einem typisierten Blutspender mittels Apherese gezielt ein Präparat für die Substitution gewonnen. Weitere Möglichkeiten sind HLA-ausgewählte Präparate nach HLA-Klasse-I-Typisierung des Patienten und die Präparateauswahl nach Thrombozyten-Crossmatch zwischen Patientenserum und Spenderplättchen. Das Vorgehen sollte patientenbezogen mit dem transfusionsmedizinischen Konsiliardienst abgesprochen und geplant werden.

◘ Abb. 2.3 gibt Hinweise zum Vorgehen bei unzureichendem Transfusionserfolg.

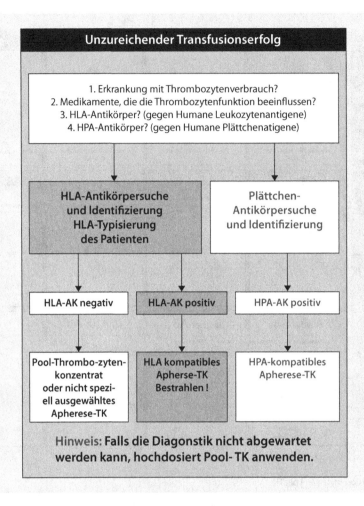

Abb. 2.3   Hinweise zum Vorgehen bei unzureichendem Transfusionserfolg

Literatur und Internetadressen

Cid J et al. (2002) Absence of anti-D alloimmunization in hematologic patients after D-incompatible platelet transfusions. Transfusion 42:173–176

Frohn C et al. (2003) Probability of anti-D development in D-patients receiving D+RBCs. Transfusion 43:893–898

Gonzales-Porras JR et al. (2008) Prospective evaluation of a transfusion policy of D+ red blood cells into D-patients. Transfusion 48:1318–1324

Goodwell PP et al. (2010) Risk of hemolytic transfusion re-actions following emergency-release RBC transfusion. Am J Clin Photol 134:202–206

Kiefel V (Hrsg) (2010) Transfusionsmedizin und Immunhäma-tologie. Springer, Berlin Heidelberg New York

Molnar R et al. (2002) Absence of D alloimmunization in D-pediatric oncology patients receiving D-incompatible single-donor platelets. Transfusion 42:177–182

Richtlinien zur Gewinnung von Blut und Blutbestandteilen und zur Anwendung von Blutprodukten (Hämothera-pie) Gesamtnovelle 2005 mit Richtlinienanpassung 2010. Dtsch Ärzteverlag, Köln. ► http://www.baek.de

Sudhanshu B et al. (2013) Risks and adverse outcomes associated with emergency-release red blood cell trans-fusion. Transfusion 53:1416–1420

Zeiler T et al. (1994) A Dose of 100 IU intravenous Anti-D Gammaglobulin is effective for the prevention of Rh D immunisation after Rh D-incompatible single donor platelet transfusion. Letter to the editor. Vox Sang 66:243

Unerwünschte Transfusionswirkungen

G. Walther-Wenke

3.1   Einleitung

Blutkomponenten unterscheiden sich grundlegend von klassischen Arzneimitteln, denn jede Blutkomponente ist eine individuelle Präparation aus Spenderblut mit spezifischen biologischen Merkmalen.

Die Standardisierung der Herstellungsschritte bei der Blutspende und bei der Komponentenpräparation engt die biologisch bedingte Schwankungsbreite in der Zusammensetzung ein, erreicht aber nicht die Präzision wie beispielsweise bei der Herstellung von Infusionslösungen.

Die in den Hämotherapie-Richtlinien festgelegte Spezifikation für den Restleukozytengehalt von EK und TK wird bei der Herstellung angestrebt, die Einhaltung kann angesichts der produktzerstörenden Qualitätskontrolle aber nur stichprobenweise überprüft werden. Dabei steht das Prüfergebnis für die geprüfte Komponente, nicht aber für alle übrigen Präparate. Dasselbe gilt für die Stichproben-Testung auf eine bakterielle Kontamination von Blutkomponenten.

> ❯ **Zelluläre und plasmatische Antigene und Antikörper können beim Transfusionsempfänger Nebenwirkungen auslösen, ohne dass das Präparat aus pharmazeutischer Sicht einen Qualitätsmangel aufweist.**

Die Testung von Spenderblut auf Infektionserreger ist auf wenige als transfusionsrelevant eingestufte Krankheitserreger beschränkt. Trotz aller Sorgfalt bei der Auswahl von Blutspendern und bei den Laboruntersuchungen von Spenderblutproben ist eine Infektionsübertragung nicht mit letzter Sicherheit auszuschließen.

Eine besondere Bedeutung kommt der Anwendungssicherheit zu. Die Auswahl der für den Patienten geeigneten Blutkomponente unter Beachtung von Sonderindikationen (z. B. für bestrahlte Präparate) bestimmt die Nebenwirkungsrate ebenso wie die Qualität der immunhämatologischen Untersuchungen, die Handhabung der Präparate, die korrekte Zuordnung zum Patienten und die sachgerechte Transfusionsdurchführung.

Die Einteilung unerwünschter Wirkungen von Blutkomponenten kann sich am zeitlichen Ablauf – akutes oder verzögertes Auftreten – orientieren.

Ein anderes Einteilungsprinzip orientiert sich am Pathomechanismus und unterscheidet immunologisch und nicht immunologisch vermittelte Reaktionen. Die Einschätzung und Bewertung des Risikos unerwünschter Wirkungen und die Entwicklung von Maßnahmen zur Risikoreduktion hängen entscheidend von der systematischen Überwachung (Hämovigilanz) mit Hilfe eines Meldesystems ab. Zentraler Bestandteil der Hämovigilanz ist die Beobachtung und Meldung von Reaktionen, damit aus diesen Daten Maßnahmen zur weiteren Erhöhung der Sicherheit bei der Hämotherapie entwickelt werden können.

3.2   Immunologisch bedingte Transfusionsreaktionen

3.2.1   Hämolytische Transfusionsreaktion

Ursache ist eine immunologische Unverträglichkeit zwischen Spender- und Empfängerblut, die zu einer **intravasalen Hämolyse** oder zu einer beschleunigten Entfernung von Erythrozyten aus der Zirkulation im Sinne einer **extravasalen Hämolyse** führt. Kennzeichen der intravasalen Hämolyse sind Hämoglobinämie und Hämaturie, während bei der extravasalen Hämolyse das Hämoglobinabbauprodukt Bilirubin im Plasma deutlich ansteigt.

Die akute hämolytische Reaktion imponiert durch eine zeitnah zur Erythrozytentransfusion auftretende intravasale Hämolyse, während die extravasale Immunhämolyse mit einer zeitlichen Verzögerung von 24 h bis 28 Tagen auftritt. Ursache hämolytischer Reaktionen sind präformierte erythrozytäre Antikörper beim Patienten gegen Antigene von Spendererythrozyten. Von nachrangiger Bedeutung sind die Alloantikörper Anti-A/-B bei der AB0-inkompatiblen Plasma- oder Thrombozytentransfusion.

> ❯ **Der hämolytischen Transfusionsreaktion liegt immer eine serologische Unverträglichkeit zugrunde. Die am meisten gefürchtete Konstellation ist die AB0-unverträgliche EK-Transfusion, verursacht durch Fehler und Irrtümer.**

◻ Tab. 3.1	Akute hämolytische Transfusionsreaktion
Kriterien	Fieber, Atemnot, Hypotension, Tachycardie, Flankenschmerzen, Übelkeit/Erbrechen, Diarrhö, Makrohämaturie, Abfall des Hb-Wertes >2 g/dl in 24 h, LDH-Anstieg >50 % in 24 h, Bilirubinanstieg, Hämoglobinämie, Abfall des Haptoglobins, positive Kreuzprobe, positiver direkter Coombs-Test
Ursachen	Alloantikörper gegen Erythrozytenmerkmale, intravasale Hämolyse, Komplementaktivierung
Komplikationen	Nierenversagen (36 % der Patienten), Verbrauchskoagulopathie (10 %), letaler Verlauf bei ca. 10 % der Fälle
Therapie	Volumen, ggf. Schockbehandlung, Katecholamine, Intensivüberwachung, Laborkontrollen, Urinproduktion bei 1 ml/kg/h halten, Furosemid, ggf. Dialyse, ggf. Therapie der Verbrauchskoagulopathie
Meldehäufigkeit	Nach Hämovigilanzdaten des Paul-Ehrlich-Instituts aus 2010: 3,55 auf 1 Mio. EK, 1997–2010: hohe Dunkelziffer, 9 Todesfälle
Prävention	Sichere Patientenidentifikation, sorgfältiger Bedside-Test

◻ Tab. 3.2	Verzögerte hämolytische Transfusionsreaktion
Kriterien	Hämoglobinabfall, gelegentlich Fieber, Bilirubinanstieg, direkter Antiglobulintest positiv, 24 h bis 28 Tage nach EK-Transfusion
Ursachen	Alloantikörper gegen Erythrozytenmerkmale, Boosterung eines früher gebildeten Antikörpers, selten Neubildung Typische Antikörper: Anti-E, Anti-Fy(a), -Jk(a), -Jk(b)
Meldehäufigkeit	PEI-Daten: hohe Dunkelziffer, 9 Fälle in 2010
Prävention	Differenzierung und Dokumentation irregulärer Alloantikörper, Beachtung bei späteren Transfusionen, Patientenaufklärung, Blutgruppendokumentation

Der extrem seltene Ausnahmefall, bei dem eine hämolytische Transfusionsreaktion bewusst in Kauf genommen werden muss, ist die Notfalltransfusion bei einem Patienten mit einem Blutgruppenantikörper gegen ein hochfrequentes Antigen, für den die inkompatible Transfusion die einzige lebensrettende Maßnahme darstellt, wenn keine kompatiblen EK zu beschaffen sind.

◻ Tab. 3.1 fasst wesentliche Merkmale der hämolytischen Transfusionsreaktion, orientiert an den Kriterien des International Haemovigilance Network (IHN), zusammen.

Mitentscheidend für den Schweregrad der Reaktion ist die Menge zugeführter inkompatibler Erythrozyten. Deshalb ist der frühestmögliche Abbruch der Transfusion schon bei Auftritt von Schüttelfrost und Übelkeit wichtig. Bei narkotisierten Patienten, die diese Symptome nicht äußern können, ist auf Hypotension, Tachykardie und eine Blutungsneigung als mögliche Zeichen einer akuten Hämolyse zu achten.

3.2.2 Verzögerte hämolytische Transfusionsreaktion

Ursache ist die Boosterung eines früher gebildeten erythrozytären Alloantikörpers, der zum Zeitpunkt der prätransfusionellen Untersuchungen unter der Nachweisgrenze lag und mit erneuter Antigenzufuhr durch eine Erythrozytentransfusion nachgebildet wird. Die zeitliche Verzögerung beim Auftreten von bis zu 28 Tagen, geringfügige klinische Zeichen und das Ausbleiben gezielter Laboruntersuchungen erklären eine hohe Dunkelziffer bei der verzögerten Immunhämolyse. ◻ Tab. 3.2 gibt einen Überblick.

3.2.3 Febrile Transfusionsreaktion

Die Zeichen der febrilen Transfusionsreaktion (FNHTR) sind variabel und umfassen einen Anstieg der Körpertemperatur um >1 °C, Schüttelfrost,

◘ **Tab. 3.3**	Febrile nicht hämolytische Transfusionsreaktion
Kriterien	Fieber mit Anstieg >1 °C, Schüttelfrost, Unwohlsein, Übelkeit, Flush, Hypo-, Hypertension, Dyspnoe
Ursachen	Zytokine, HLA-Antikörper gegen transfundierte Thrombozyten, Pathomechanismus unklar
Therapie	Antipyretika, bei wiederholtem Auftreten ggf. Prämedikation, schnelles Abklingen, nicht schwerwiegend
Meldehäufigkeit	PEI-Daten: 100 gemeldete Fälle in 2010

◘ **Tab. 3.4**	Allergische Transfusionsreaktion
Kriterien	Milder Verlauf mit Hautausschlag, Juckreiz, leichter Dyspnoe Schwerwiegender Verlauf mit Atemnot, Larynxödem, Blutdruckabfall, Tachykardie, Kreislaufkollaps, Schock zeitnah zu Transfusionsbeginn Kein Fieber
Ursachen	Allergene, Proteine, IgE-Antikörper, sehr selten Anti-IgA bei Patienten mit IgA-Defizienz
Therapie	Abbruch der Transfusion, Schocktherapie, Kortikoide, Adrenalin, H1-/H2-Antagonisten
Meldehäufigkeit	PEI-Daten: 1997–2010: 1472 gemeldete Fälle, davon 427 schwerwiegende Reaktionen, davon 20 Todesfälle, 13 Fälle auf 1 Mio. Blutkomponenten
Prävention	Bei wiederholtem Auftreten gewaschene Zellsuspensionen, IgA-Mangelplasma bei Anti-IgA (sehr selten), Prämedikation meist nicht wirksam

Unwohlsein, Übelkeit, Hypo- oder Hypertension, Hautrötung, Magen-Darmstörungen, Kopfschmerz, seltener Dyspnoe 30–60 min nach Transfusionsbeginn. Proinflammatorische Zytokine gelten als eine mögliche Ursache bei nicht genau geklärtem Pathomechanismus. FNHTR sind nicht lebensbedrohlich, können allerdings den Patienten stark beeinträchtigen. Sie sind vor allem deshalb problematisch, weil die klinischen Symptome denen der akuten Immunhämolyse, der transfusionsassoziierten Sepsis und der transfusionsassoziierten Lungeninsuffizienz gleichen. Da es keine spezifischen Tests zur Bestätigung einer FNHTR gibt, sind andere Gründe für die Reaktion sorgfältig auszuschließen. Es erfolgt der Abbruch der Transfusion und die Applikation von Antipyretika, die bei wiederholtem Auftreten als Prämedikation gegeben werden können. Durch die konsequente Leukozytendepletion zellulärer Blutkomponenten in Deutschland seit 2001 sind FNHTR selten geworden. ◘ Tab. 3.3 gibt einen Überblick zur FNHTR.

3.2.4   Allergische Transfusionsreaktion

Milde verlaufende allergische Reaktionen sind durch Urtikaria, Juckreiz, Hautrötung und leichte Dyspnoe gekennzeichnet. Schwerwiegende allergisch-anaphylaktische Reaktionen umfassen Atemnot, Angioödem, Larynxödem, Abfall des systolischen Blutdrucks ≥30 mmHg, und Tachykardie, Bronchospasmus/Zyanose bis zum Schock/Kreislaufstillstand. Der Auslöser ist meistens nicht zu ermitteln. Involviert sein können Antikörper des Patienten gegen Proteine und Allergene im Spenderplasma, oder auch der passive Transfer von Immunglobulin E mit der Blutkomponente. Gewaschene Zellsuspensionen können bei Patienten mit wiederholtem Auftreten allergischen Reaktionen vorbeugen. ◘ Tab. 3.4 gibt einen Überblick.

Thrombozytenkonzentrate, bei denen ca. 70 % des Spenderplasmas gegen eine Thrombozytenlagerlösung ausgetauscht wurde, scheinen seltener allergische Transfusionsreaktionen auszulösen.

□ Tab. 3.5	Transfusionsassoziierte akute Lungeninsuffizienz
Kriterien	Hypoxämie, akute Atemnot innerhalb von 6 h nach Transfusionsbeginn, radiologisch gesichertes Lungenödem, Lungeninfiltrate, Temperaturerhöhung
Ursachen	Granulozytäre Antikörper, HLA-Antikörper oder antikörperunabhängiger Auslösemechanismus durch Lipide, Zytokine
Therapie	O_2, Beatmung, Kortikosteroide, Katecholamine, situationsadäquate Volumengabe
Meldehäufigkeit	PEI-Daten: 2005–2008: 11:1 Mio. Plasmen; 2009: 4,5:1 Mio. Plasmen 1997–2010: 20 Todesfälle, davon 16 mit Plasmatransfusion, 3 mit EK-Transfusion, 1 mit TK-Transfusion 2010: 1 Fall mit antikörperpositivem EK-Spender
Prävention	Ausschluss sensibilisierter BlutspenderInnen

3.2.5 Transfusionsassoziierte akute Lungeninsuffizienz

> Die transfusionsassoziierte akute Lungen-insuffizienz (TRALI) ist gekennzeichnet durch akute Atemnot während oder bis zu 6 h nach Transfusion und ein beidseitiges Lungenödem bzw. Lungeninfiltrate (radio-logisch gesichert) bei Ausschluss einer kardialen, renalen oder iatrogenen Hyper-volämie.

Ursache der immunogenen TRALI ist die Infusion von granulozytären Antikörpern/HLA-Antikör-pern, deren Bindung an Empfängergranulozyten mit Aktivierung und Agglutination, Freisetzung von Sauerstoffradikalen und Enzymen, Anstieg der Kapillarpermeabilität und Ausbildung von Lun-genödem und Lungeninfiltraten.

Die überwiegende Zahl der immunogenen TRALI-Fälle wurde durch antikörperhaltiges Plas-ma von Blutspenderinnen mit Schwangerschaften in der Anamnese ausgelöst. Konsequenterweise wird in Deutschland seit September 2009 thera-peutisches Plasma nur noch von männlichen Spen-dern, Nullipara und Frauen mit negativem Test-ergebnis für leukozytäre Antikörper nach Schwan-gerschaft gewonnen. Bei prädisponierten Patienten mit Sepsis, Trauma und großem Blutverlust ist eine nichtimmunogene Form der TRALI beschrieben. Als Auslöser werden Zytokine und granulozyten-aktivierende biologisch aktive Lipide diskutiert. □ Tab. 3.5 gibt einen Überblick.

3.2.6 Posttransfusionspurpura

Mit einer Verzögerung von 1–24 Tagen (im Mittel 9 Tage) nach der Transfusion von Erythrozyten-konzentrat entwickelt sich eine hämorrhagische Diathese mit Thrombozytensturz auf Werte bis <10.000/µl. Überwiegend sind Frauen zwischen dem 50. und 60. Lebensjahr mit Schwangerschaft und/oder Transfusion in der Anamnese betroffen. Ursache sind Antikörper gegen Thrombozyten-merkmale. Erythrozytenkonzentrate enthalten geringe Mengen an Thrombozyten. Der am häu-figsten identifizierte Antikörper ist gegen HPA-1a gerichtet, ein hochfrequentes Thrombozytenmerk-mal mit einer Frequenz von >99 %.

Bei der Posttransfusionspurpura (PTP) indu-ziert die Zufuhr des Thrombozytenantigens eine Alloimmunreaktion mit autoimmunem Anteil, ge-folgt von einem beschleunigten Abbau der auto-logen antigennegativen Thrombozyten. Die Patho-genese dieser sehr seltenen Reaktion ist nicht voll-ständig geklärt.

Eine heparininduzierte Thrombozytopenie Typ II ist ggf. auszuschließen.

□ Tab. 3.6 gibt einen Überblick zur PTP.

3.2.7 Transfusionsassoziierte Graft-versus-Host-Krankheit

Die meist letal verlaufende transfusionsassozi-ierte Graft-versus-Host-Krankheit (ta-GvHD) ist ein sehr seltenes Krankheitsbild, das etwa 8–10

◻ **Tab. 3.6** Posttransfusionspurpura

Kriterien	Thrombozytensturz <10.000 µl, isolierte Thrombozytopenie, Blutungsneigung
Ursachen	Alloimmunreaktion gegen thrombozytäre Antigene mit Abbau autologer Thrombozyten, Nachweis thrombozytenspezifischer Alloantikörper
Therapie	Hochdosierte Immunglobuline i.v. 1 g/kg KG in 2 Dosen an 2 Tagen, Thrombozytentransfusionen sind unwirksam, spontane Erholung in einigen Wochen
Meldehäufigkeit	SHOT-Report 2012 (Serious Hazards of Transfusion-Melderegister in Großbritannien): 1996–2012: 50 Fälle, davon 32 mit Anti-HPA-1a
Prävention	Antigennegative Blutkomponenten bei sensibilisierten Patienten

◻ **Tab. 3.7** Transfusionsassoziierte Graft-versus-Host-Krankheit

Kriterien	Fieber, makulopapillöses Erythem, Diarrhö, Leberfunktionsstörungen, Markdepression, Lymphadenopathie, Panzytopenie, Infektionen 8–10 Tage nach Transfusion
Ursachen	Ansiedlung von T-Lymphozyten des Spenders im Empfängerorganismus, Proliferation und Abstoßung des Wirtes
Therapie	Wenig aussichtsreich, symptomatisch Kortikoide, Cyclosporin
Meldehäufigkeit	PEI-Daten: 1997–2011: 3 Fälle, 1 Fall tödlich SHOT-Daten: Seit 2000 (Einführung der Leukozytendepletion) 4 Fälle: 1× Myelom, 1× ALL, 1× Vollbluttransfusion der Mutter auf Frühgeborenes, 1× Vollbluttransfusion in Afghanistan, keine Bestrahlung der Präparate
Prävention	Bestrahlungsindikationen in den Querschnittsleitlinien beachten! Die Definition der Risikopatienten resultiert aus beobachteten ta-GvHD-Fällen

Tage nach einer Transfusion auftritt und innerhalb von 1–3 Wochen zum Tode führt. Ursächlich ist die Übertragung proliferationsfähiger T-Lymphozyten des Spenders, folglich wird die Diagnose durch den Nachweis des Spenderzell-Chimärismus gestellt. Risikopatienten sind solche mit eingeschränkter Immunkompetenz, aber auch immunkompetente Empfänger, deren Spender homozygot für einen HLA-Haplotyp des Empfängers sind. Die Leukozytendepletion zellulärer Blutkomponenten reicht zur Vorbeugung nicht aus. Angesichts der hohen Letalität der ta-GvHD sind die Indikationen für bestrahlte zelluläre Blutkomponenten zu beachten.

◻ Tab. 3.7 enthält einen Überblick zur ta-GvHD.

3.3   Nicht-immunologisch bedingte Transfusionsreaktionen

3.3.1 Transfusionsbedingte bakterielle Infektion

Die transfusionsassoziierte septische Reaktion wird durch kontaminierende Bakterien in Blutkomponenten verursacht. Aufgrund der Lagerung von Thrombozytenkonzentrat bei Raumtemperatur finden Bakterien hier günstigere Bedingungen, so dass septische Reaktionen bei der TK-Transfusion häufiger auftreten als bei der EK-Gabe.

Mit der Reduktion der virusbedingten Transfusionsrisiken sind bakteriell bedingte Transfusionsreaktionen vor allem mit klinisch schwerwiegendem oder tödlichem Verlauf in den Vordergrund getreten. Vorschriften für die Blutspenderselektion und die Hautdesinfektion an der Punktionsstelle, die Abtrennung des initialen Blutvolumens (30–40 ml)

◘ Tab. 3.8	Transfusionsbedingte bakterielle Infektion
Kriterien	Fieber >39 °C oder Anstieg um >2 °C innerhalb von 4 h, Schüttelfrost, Tachykardie, bei schwerwiegendem Verlauf septischer Schock, identische Keimspezies in Patientenblutkultur und involvierter Blutkomponente
Ursachen	Kontamination der Blutkomponente mit Bakterien EK: überwiegend Gram-negative Bakterien: Yersinien, Serratien, Enterobacter spp. TK: überwiegend Gram-positive Bakterien: Staphylococcus spp., Streptococcus spp., selten Klebsiellen, Serratien
Diagnostik	Aerobe/anaerobe Blutkulturen, Erregerdiagnostik, Antibiogramm
Meldehäufigkeit	PEI-Daten: 2005–2008: 0,80 auf 1 Mio. EK, 10,77 auf 1 Mio. TK 2010: 0,22 auf 1 Mio. EK, 4,25 auf 1 Mio. TK
Maßnahmen	Sorgfältige visuelle Präparatekontrolle, aseptisches Vorgehen bei der Transfusionsvorbereitung, Transfusion eröffneter Präparate innerhalb von maximal 6 h

bei der Blutspende (sog. »**predonation sampling**«) und die Leukozytendepletion führten zu einer deutlichen Absenkung der bakteriellen Kontaminationsrate von Blutkomponenten. Gleichwohl zeigen die Daten des mikrobiologischen Monitorings von Blutkomponenten deutscher Blutspendedienste bei Erythrozytenkonzentraten eine Kontaminationsrate von 3:10.000 und bei Thrombozytenkonzentraten eine Rate von 15:10.000.

Die nachgewiesenen Kontaminanten gehörten überwiegend der Hautflora mit teilweise geringer Pathogenität an. Nur ein Teil der bakteriell kontaminierten Komponenten löst in Abhängigkeit von der Keimzahl, der Bakterienspezies und deren Virulenz eine septische Reaktion aus. Der Schweregrad der klinischen Symptome kann von vorübergehendem Fieber bis zum septischen Schock variieren und hängt auch vom klinischen Zustand des Patienten (z. B. unter Antibiose, Immunsuppression) ab.

Für 2010 weisen die Daten des Paul-Ehrlich-Instituts eine Inzidenz für septische Transfusionsreaktionen von 0,22 auf 1 Mio. EK und 4,25 auf eine 1 Mio. TK aus. Leitsymptome sind Fieber >39 °C oder Anstieg um mehr als 2 °C innerhalb von 4 h, Schüttelfrost, Tachykardie und Blutdruckabfall. Bei schwerwiegenden Reaktionen entwickelt sich ein septischer Schock. Zwischen 1997 und 2010 registrierte das Paul-Ehrlich-Institut 12 Todesfälle. Auslöser waren bakterielle Kontaminationen bei 4 EK, 4 Apherese-TK und 4 Pool-TK. Bei Auftreten der Symptome Fieber und Schüttelfrost muss die Transfusion schnellstmöglich abgebrochen werden. Be-

steht der Verdacht der septischen Reaktion, werden für eine zügige Erregerdiagnostik aerobe und anaerobe Patientenblutkulturen angelegt, sowie eine Antibiose und Intensivüberwachung eingeleitet.

Vorbeugend kommt der sorgfältigen Präparateinspektion unmittelbar vor der Anwendung besondere Bedeutung zu. Auffällig dunkle EK, Hämolyse im zellfreien Überstand und Koagel sind ebenso Warnhinweise wie eine Verfärbung, Trübung, Flocken und Aggregate bei Thrombozytenkonzentraten.

> **Bei Verdacht auf eine bakterielle Kontamination einer Blutkomponente muss schnellstmöglich der Hersteller informiert werden, da verbundene Blutkomponenten – weitere Apherese-TK, Erythrozytenkonzentrate und Plasmen der Ausgangsvollblute bei Pool-TK – unverzüglich gesperrt werden müssen.**

◘ Tab. 3.8 gibt einen Überblick.

3.3.2 Transfusionsassoziierte Hypervolämie

> **Die klinischen Zeichen der transfusionsassoziierten Hypervolämie (TACO) sind Dyspnoe, Zyanose, Hypoxämie, Tachykardie, Blutdruckanstieg und Lungenödem. Die Symptome setzen 1–2 h nach Transfusionsbeginn ein.**

◘ Tab. 3.9   Transfusionsassoziierte Hypervolämie

Kriterien	Husten, Dyspnoe, Tachykardie, Blutdruckanstieg, Zyanose, Herzinsuffizienz, Lungenödem
Ursachen	Nicht angepasste Transfusionsgeschwindigkeit
Therapie	Transfusionsstopp, Sauerstoff, Diuretika
Meldehäufigkeit	PEI-Daten: 29 Fälle in 2010, 2 Fälle letal Literaturdaten: 1–8 % der Transfusionsempfänger
Prävention	Anpassung der Transfusionsgeschwindigkeit, bei Risikopatienten 1 ml/kg KG/Stunde

◘ Tab. 3.10   Reaktion auf hämolytische Erythrozytenkonzentrate

Kriterien	Unwohlsein, Fieberanstieg, Kreuz-, Flankenschmerz, Hämoglobinämie, Hämoglobinurie, Gerinnungsstörungen, Nierenfunktionsstörungen
Ursachen	Unsachgemäße Handhabung von EK: Einfrieren, Überwärmen, Zusatz von hypotonen Lösungen/Medikamenten, sehr selten: EK-Hämolyse durch bakterielle Kontamination (β-hämolysierende Streptokokken)
Therapie	Abbruch der Transfusion, Behandlung nach klinischem Bild, engmaschige Überwachung
Prävention	Kontrollierte Lagerung, kein Zusatz zu Blutkomponenten, möglichst separater venöser Zugang, Erwärmen nur mit zugelassenem Gerät bei entsprechender Indikation, Haltbarkeitsfrist von Blutkomponenten beachten

Insbesondere bei Patienten mit eingeschränkter kardialer Reserve und chronischer Anämie kann die schnelle Transfusion von 1–2 EK durch den Anstieg des zentralen Venendrucks und die Zunahme des Lungenblutvolumens ein Lungenödem auslösen. Die berichtete Inzidenz scheint sowohl vom Patientenkollektiv als auch von der Aufmerksamkeit bei der Patientenüberwachung und dem Meldeverhalten abzuhängen. Als **Risikofaktoren** werden genannt: weibliches Geschlecht, Herzinsuffizienz, Hämodialyse, Beatmung, positive Flüssigkeitsbilanz und Operation. Für die Abgrenzung zur TRALI kann die Bestimmung des natriuretischen Peptids (BNP) nützlich sein. ◘ Tab. 3.9 gibt einen Überblick.

3.3.3 Reaktion bei der Transfusion hämolytischer Erythrozytenkonzentrate

Die unsachgemäße Lagerung oder Handhabung von EK mit versehentlichem Einfrieren oder Überhitzen, der Zusatz bzw. die zeitgleiche Gabe von hypotonen Lösungen oder von Medikamenten können eine massive Hämolyse von Erythrozyten bewirken. Im schwerwiegenden Fall drohen Gerinnungsstörungen und Nierenfunktionsstörungen. ◘ Tab. 3.10 gibt einen Überblick.

3.3.4 Transfusionsbedingte Hyperkaliämie

Mit der Optimierung der Erythrozytenkonservierung ist das Risiko der Hyperkaliämie durch freies Kalium in EK in den Hintergrund getreten. Während der Lagerung tritt Kalium aus den Erythrozyten aus und erreicht am Ende der Haltbarkeitsfrist eine Konzentration von etwa 5–6 mmol pro EK. Bei Massivtransfusionen wird auch im Hinblick auf andere lagerungsbedingte Veränderungen die Anwendung kurz gelagerter EK empfohlen. Dasselbe gilt für die EK-Transfusion und die Austauschtransfusion in der Pädiatrie. Da die Bestrahlung von EK mit einem erhöhten Kaliumverlust der Erythrozyten einhergeht, wird die Haltbarkeitsfrist dieser EK herstellerseits deutlich verkürzt (▶ Kap. 1.1 und ▶ Kap. 1.3).

3.3.5 Transfusionsbedingte Eisenüberladung

Mit der Transfusion eines EK werden etwa 200 mg Eisen zugeführt. Mit etwa 20 Erythrozytenkonzentraten erreicht die Eisenzufuhr die Menge des Gesamtkörpereisens von 3–4 g. Da eine Eisenüberladung irreversible Organschäden verursachen kann, ist die Überwachung des Eisenstoffwechsels und die zeitgerechte Eisenchelat-Therapie für längerfristig zu transfundierende Patienten von erheblicher prognostischer Bedeutung.

3.4 Vorgehen und Aufklärung bei Transfusionsreaktionen

> ❯ Treten bei der Transfusion von EK, TK oder therapeutischem Plasma Symptome bei Patienten auf, die den Verdacht einer Transfusionsreaktion nahe legen, ist eine noch laufende Transfusion sofort zu unterbrechen.

Der verantwortliche Arzt leitet die notwendige Therapie ein. Unverzüglich ist zu überprüfen, ob eine Blutgruppeninkompatibilität durch Fehlbestimmung, Blutprobenverwechslung, Patientenverwechslung oder Präparateverwechslung vorliegt.

Für die **Aufklärung** sind erforderlich:
- **Transfusionsprotokoll** und Protokoll zur Transfusionsreaktion mit folgenden Angaben: Blutkomponenten, Konservennummern, Zeitpunkt der Transfusion, Zeitpunkt des Auftretens und Art der klinischen Symptome, therapeutische Maßnahmen und klinischer Verlauf, Angaben zum Patienten mit Diagnose, Medikamenten, Indikation zur Transfusion, Transfusions- bzw. Schwangerschaftsanamnese
- **Prätransfusionsblutprobe**, eine aktuell entnommene Blutprobe des Patienten und der/die Restblutbeutel, keimdicht verschlossen

Die **Labordiagnostik** umfasst:
- Aus Prä- und Posttransfusionsblutproben des Patienten: Blutgruppe mit AB0, Rh, ggf. weitere Antigene, direkter Antiglobulintest, Antikörpersuchtest, serologische Verträglichkeitsprobe(n)
- Aus Blutkomponente(n): Blutgruppe mit AB0, Rh, ggf. weitere Antigene (bei TK und Plasma AB0-Bestimmung über die Alloagglutinine), direkter Antiglobulintest bei EK
- Ggf. an Patientenblutprobe: freies Hb, LDH, Haptoglobin, Bilirubin, BNP
- Ggf. TRALI-Diagnostik: leukozytenreaktive Antikörper aus Blutkomponenten und Empfängerblut, Antigennachweis beim Patienten/Blutspender
- Ggf. thrombozytäre Antikörper
- Ggf. Spenderzell-Chimärismus

Restbeutel stehen für 24 h nach der Transfusion für Untersuchungen zur Verfügung. Die Prätransfusionsblutprobe des Patienten ist gemäß Hämotherapie-Richtlinien 10 Tage im Labor aufzubewahren.

> **Tipp**
>
> Besteht kurzfristig weiterer Transfusionsbedarf, kann die Transfusion bei gesicherter Blutgruppenkompatibilität mit einer neuen Blutkomponente fortgesetzt werden. Mit Ausnahme der Hypervolämie liegt die Ursache der Reaktion stets in der auslösenden Blutkomponente, deren Transfusion abgebrochen wurde.

Bei Transfusionsreaktionen, die mit einer zeitlichen Verzögerung von Tagen bis Wochen auftreten, richten sich die einzuleitenden Untersuchungen nach der Verdachtsdiagnose.

Nach dem Vorliegen der Untersuchungsergebnisse zu einer Transfusionsreaktion ist von der verantwortlichen Person (in der Regel der Transfusionsverantwortliche) eine abschließende Bewertung vorzunehmen. Diese umfasst: Kausalität, klinischer Schweregrad, Konsequenzen für weitere Transfusionen beim betroffenen Patienten, ggf. Korrekturen von Prozessen und Methoden sowie resultierende Meldepflichten (▶ Kap. 5.1).

3.5 Transfusionsassoziierte Virusinfektionen

In den letzten beiden Jahrzehnten wurden durch Maßnahmen bei der Auswahl geeigneter Blutspender und durch die Erweiterung des Spender-Labor-

◘ Tab. 3.11   Transfusionsassoziierte Infektionen 2009 und 2010. (Nach Hämovigilanz-Bericht des Paul-Ehrlich Instituts 2010)

Transfundierte Präparate	2009	Infektionen	2010	Infektionen
EK	4,5 Mio.	–	4,5 Mio.	1 HIV-Infektion, 1 bakterielle Infektion
TK	443.000	1 HBV-Infektion, 2 bakterielle Infektionen (1× letal)	471.000	2 bakterielle Infektionen
Therapeutische Plasmen	1,1 Mio.	–	1,1 Mio.	–

screenings, hier insbesondere durch die Verwendung der Polymerasekettenreaktion (PCR), entscheidende Fortschritte bei der Reduktion transfusionsassoziierter Infektionen erzielt. Für Plasmaderivate garantieren Virusinaktvierungsmethoden einen hohen Sicherheitsstandard.

Die Hämotherapie-Richtlinien (Gesamtnovelle 2005, Anpassung 2010) enthalten zum Risiko transfusionsassoziierter Virusinfektionen folgende Angaben:

- HIV <1:1 Mio.
- HBV 1:500.000 – 1:1 Mio.
- HCV <1:1 Mio.

Die Berechnung des Risikos resultiert aus der konsequenten Sammlung der Daten aus dem Laborscreening von Blutspendern, die gemäß Transfusionsgesetz an das Robert-Koch-Institut gemeldet werden.

Der Hämovigilanz-Bericht des Paul-Ehrlich-Instituts aus 2010 gibt einen Überblick über gemeldete Transfusionsreaktionen und Infektionen und konstatiert, dass aufgrund des intensiven Blutspenderscreenings virale Infektionen bei der Transfusion von Blutkomponenten zu einem extrem seltenen Ereignis geworden sind.

◘ Tab. 3.11 zeigt Daten zu bestätigten transfusionsassoziierten Virusinfektionen aus den Zeiträumen 2009 und 2010. Zum Vergleich sind bakteriell bedingte Infektionen ebenfalls aufgeführt.

Viele Blutspendedienste führen zusätzlich ein PCR-Screening auf **Parvovirus B19** und Hepatitis-A-Virus durch. Als Parvovirus-B19-positiv gelten Blutkomponenten mit einer Viruskonzentration von >10^5 U/ml. Bei Patienten mit Immundefizienz, hämolytischer Erkrankung und bei intrauteriner Infektion kann Parvovirus B19 schwere aplastische Krisen auslösen. Obwohl das Virus bei Blutspendern eine hohe Prävalenz aufweist, sind weltweit bisher nur Einzelfälle von Übertragungen bekannt. Dem Paul-Ehrlich-Institut wurden bisher keine Übertragungen gemeldet. Bei speziellen Fragestellungen zur Indikation Parvovirus-B19-negativer Blutkomponenten empfiehlt sich die Rücksprache mit dem versorgenden Blutspendedienst.

Die Übertragung von **Hepatitis-A-Viren** durch Blutkomponenten stellt eine Rarität dar. Die PCR-Testung auf Parvovirus B19 und HAV wurde hauptsächlich für Plasma zur Fraktionierung etabliert, da Virusinaktivierungsmethoden bezüglich dieser Viren nur beschränkt wirksam sind.

Das **Zytomegalievirus** (CMV) ist von transfusionsmedizinischer Relevanz für Patienten mit eingeschränkter Immunkompetenz. Dazu zählen Feten, Frühgeborene, Patienten mit angeborenen oder erworbenen Immundefekten (AIDS), Organ- und Stammzelltransplantationen. Für die Prävention der CMV-Infektion spielt die Leukozytendepletion zellulärer Blutkomponenten durch die weitgehende Entfernung latent infizierter Leukozyten eine entscheidende Rolle. Allerdings besteht trotz Leukozytendepletion noch ein geringes Restrisiko. Nach einem Votum des Arbeitskreises Blut scheint die zusätzliche Auswahl CMV-Antikörper-negativer Spender nicht empfehlenswert zu sein, da solche Spender sich in der Präserokonversionsphase befinden und damit infektiös sein können. Derzeit werden in Deutschland 2 Strategien in klinischen Studien untersucht. Eine Strategie besteht in der CMV-PCR an Spenderblutproben, die andere darin, Spender auszuwählen, bei denen die CMV-Infektion länger als 1 Jahr zurückliegt und die neutralisierende Antikörper besitzen. Bei speziellen Fragestellungen zur Indikation CMV-getesteter zellulärer Blutkomponenten empfiehlt sich eine Rücksprache mit dem versorgenden Blutspendedienst.

Eine Reihe weiterer Viren, so das **West-Nil-Virus** und das **Chikungunya-Virus**, sind vor allem regional und saisonal verbreitet. Derzeit werden in Deutschland Blutspender mit Reisen in entsprechende Risikogebiete zeitlich befristet zurückgestellt. Der Arbeitskreis Blut als nationales Expertengremium und das Paul-Ehrlich-Institut als oberste Bundesbehörde für Arzneimittel aus Blut befassen sich laufend mit der Beobachtung und Bewertung von durch Transfusionsblut übertragbaren Krankheitserregern, um frühzeitig Maßnahmen zur Risikoabwehr zu ergreifen.

3.6 Meldepflichten bei unerwünschten Transfusionswirkungen

Das Transfusionsgesetz definiert Meldepflichten für Anwender von Blutprodukten bei unerwünschten Transfusionswirkungen sowohl innerhalb der Einrichtung der Krankenversorgung als auch an den pharmazeutischen Unternehmer und das PEI. Zusätzlich gilt die Berufsordnung für Ärzte, die die Meldung an die Arzneimittelkommission der Bundesärztekammer vorsieht. Voraussetzung für die sachgerechte Handhabung der Meldepflichten sind eindeutige Festlegungen der Verantwortlichkeiten, Kenntnisse über Art und Umfang der zu erstattenden Meldungen und derjenigen Stellen, an die zu melden ist. Dem Transfusionsverantwortlichen fällt die Aufgabe zu, ein strukturiertes Meldewesen unter Einbeziehung der transfundierenden Ärzte und der Transfusionsbeauftragten für seine Einrichtung aufzubauen und entsprechend den Vorgaben des Transfusionsgesetzes und der Berufsordnung für Ärzte die Meldepflichten nach extern zu erfüllen. Der Einhaltung der produkt- und patientenbezogenen Dokumentationspflichten kommt dabei besondere Bedeutung zu.

Das Arzneimittelgesetz beschreibt die Meldepflichten der pharmazeutischen Unternehmer (PU) und damit auch der Blutspendedienste.

3.7 Begriffsbestimmungen, Meldepflichten, Meldewege

Als **Hämovigilanz** wird eine Reihe systematischer Überwachungsverfahren im Zusammenhang mit ernsten oder unerwarteten Zwischenfällen oder ernsten unerwünschten oder unerwarteten Reaktionen bei Blutspendern oder Empfängern definiert. Sie umfasst auch die epidemiologische Begleitung der Spender (Richtlinie 2002/98/EG). Die gewonnenen Daten sollen Maßnahmen zur Erhöhung der Sicherheit der Hämotherapie ermöglichen. Aus der Definition wird deutlich, dass sowohl die pharmazeutischen Unternehmer (= Hersteller) als auch die Anwender von Blutprodukten angesprochen werden. Für die Hersteller gelten die Regelungen des Arzneimittelgesetzes (AMG), insbesondere der § 63. Für die Anwender gelten das Transfusionsgesetz, Ausführungen in den Hämotherapie-Richtlinien und Querschnittsleitlinien und die Berufsordnung für Ärzte. Leider sind die in den Vorgaben benutzten Begriffe und die Meldepflichten nicht so klar und eindeutig formuliert wie es wünschenswert wäre.

In § 16 des Transfusionsgesetzes (TFG) werden die Meldepflichten der Anwender bei unerwünschten Wirkungen dargestellt. Die Vorgaben beziehen sich auf die Anwendung von Blutprodukten (Blutkomponenten und Plasmaderivate) und gentechnisch hergestellte Plasmaproteine zur Behandlung von Hämostasestörungen.

Bei **unerwünschten Ereignissen** (§ 16 TFG, Absatz 1) hat der behandelnde Arzt den Transfusionsbeauftragten, den Transfusionsverantwortlichen oder die ansonsten gemäß den internen Regelungen zu unterrichtende Person zu informieren. Eine Meldung an Stellen außerhalb der Einrichtung ist demnach nicht erforderlich. Unerwünschte Ereignisse sind solche, die den betroffenen Patienten beeinträchtigen, aber nicht durch das Blutprodukt als solches, sondern durch nicht bestimmungsgemäßen Gebrauch verursacht sind. Beispiele sind die AB0-Fehltransfuion und die transfusionsassoziierte Hypervolämie. Gemäß den Hämotherapie-Richtlinien ist unter der Gesamtverantwortung des Transfusionsverantwortlichen zu klären, ob und welche Konsequenzen innerhalb der Einrichtung zu ziehen sind. Eine Meldung nach extern

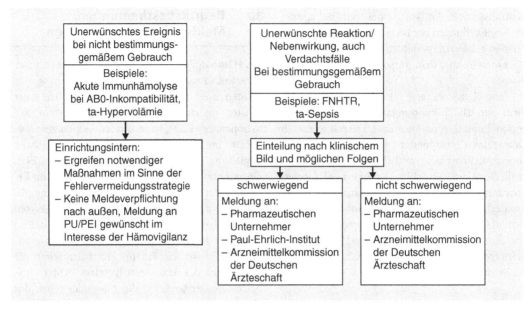

Abb. 3.1   Meldepflichten der Anwender von Blutprodukten bei Arzneimittelrisiken

wird nicht gefordert. Gleichwohl sollen vor allem schwerwiegende unerwünschte Ereignisse im Interesse der Hämovigilanz an das Paul-Ehrlich-Institut gemeldet werden.

Im Fall des **Verdachts der unerwünschten Reaktionen** (§ 16 TFG, Absatz 2) ist unverzüglich der pharmazeutische Unternehmer zu unterrichten. Der Begriff unerwünschte Reaktion ist gleichzusetzen mit Nebenwirkung oder unerwünschter Arzneimittelwirkung. Beispiele sind TRALI oder der Verdacht der ta-Infektion. Bei Verdacht auf eine **schwerwiegende unerwünschte Reaktion** ist zusätzlich das PEI zu unterrichten. Schwerwiegend ist definiert als tödlich oder lebensbedrohlich, von Behinderung oder Fähigkeitsverlust gefolgt, mit Krankenhausaufenthalt oder dessen Verlängerung verbunden oder von einer Erkrankung bzw. deren Verlängerung gefolgt. Der Verdacht auf eine ta-Infektion gilt immer als schwerwiegend.

Meldung an den pharmazeutischen Unternehmer: Schwerwiegende und nicht schwerwiegende Nebenwirkungen (= unerwünschte Reaktionen) einschließlich Verdachtsfälle sind an den PU zu melden. Viele Blutspendedienste halten gesonderte Meldebögen für Transfusionsreaktionen – also sowohl unerwünschte Ereignisse, als auch Reaktio-

nen – vor und empfehlen die Einsendung von Patientenblutproben und Restpräparaten zur aufklärenden Labordiagnostik. Die Kommunikation über Transfusionsreaktionen sollte zwischen der Einrichtung der Krankenversorgung und dem versorgenden Blutspendedienst eindeutig geregelt sein.

Meldung an das Paul-Ehrlich-Institut: Das PEI hält für Meldungen Formulare und ein Online-Meldemodul zur Verfügung. Auf der Homepage des PEI sind umfangreiche Informationen zum Thema Hämovigilanz eingestellt.

Die **Meldung an die Arzneimittelkommission** (► www.akdae.de) kann online mit dem hinterlegten Berichtsbogen zur Meldung unerwünschter Arzneimittelwirkungen erfolgen. Das PEI und die Arzneimittelkommission kommunizieren über die Meldungen.

Abb. 3.1 stellt Meldepflichten und Meldewege im Überblick dar.

3.7.1   Vorgehen beim pharmazeutischen Unternehmer

Für die Bearbeitung eingehender Meldungen hat der PU gemäß AMG einen Stufenplanbeauftragten zu bestellen, der für die Entgegennahme der Meldungen, deren Bewertung, Sammlung und Weitermeldung an das PEI verantwortlich ist. Die Verpflichtungen des PU sind im § 63 AMG umfänglich geregelt.

Mit der letzten Novellierung des Arzneimittelgesetzes im März 2013 wurden die Meldeverpflichtungen der pharmazeutischen Unternehmer geändert und wesentlich erweitert. Danach besteht eine Meldeverpflichtung auch bei schwerwiegenden Ereignissen. Somit sind für die Blutspendedienste (nicht für die Anwender) auch Fehltransfusionen meldepflichtige Ereignisse. Ferner müssen dem PEI periodische Sicherheitsberichte über Verdachtsfälle schwerwiegender Transfusionsreaktionen und Zwischenfälle (= unerwünschte Ereignisse) in tabellarischer Form jährlich vorgelegt werden.

Nicht-schwerwiegende Reaktionen, die gemäß § 16 TFG, Absatz 2 von Anwendern an PU gemeldet werden, sind in Form des sog. »line listings« periodisch an das PEI zu berichten.

Abschließend wird auf die zentrale Bedeutung der behandelnden Ärzte bei der Risikokommunikation und der Weiterentwicklung der Arzneimittelsicherheit hingewiesen.

3.7.2 Rückverfolgungsverfahren bei Verdacht auf transfusionsassoziierte Infektionen

> Rückverfolgungsverfahren sollen Infektionen durch noch nicht angewandte Blutprodukte verhindern und tatsächlich Infektionen aufklären. Die Verfahren sind in § 19 des Transfusionsgesetzes geregelt.

Ein vom Empfänger ausgehendes Rückverfolgungsverfahren (»look back«) beginnt mit dem begründeten Verdacht einer Infektion eines Patienten durch Blutprodukte und ist vom behandelnden Arzt im Interesse der Arzneimittelsicherheit unabhängig davon einzuleiten, wo der Patient mit Blutprodukten behandelt wurde. Die Einrichtung der Krankenversorgung muss der Ursache der Infektion unverzüglich nachgehen. Adressat für die Meldung sind der pharmazeutische Unternehmer, das PEI und die Arzneimittelkommission der

Deutschen Ärzteschaft. Bei Blutkomponenten wird der die Meldung bearbeitende PU nach Vorgaben durch Voten des Arbeitskreises Blut die Nachuntersuchung der involvierten Blutspender durchführen, um die Kausalität zu prüfen.

Auch für den Ablauf des Spender-bezogenen Rückverfolgungsverfahrens gibt es Vorgaben durch den Arbeitskreis Blut. Dieses »look back« dient der Aufklärung der Frage, ob bei einem aktuell serokonvertierten Spender durch dessen frühere seronegative Spende eine Infektionsübertragung erfolgte. Hier gilt es, in der Einrichtung der Krankenversorgung unverzüglich den Patienten zu ermitteln, diesen zu beraten und mit dessen schriftlichem Einverständnis zu untersuchen, ob durch die benannten Blutprodukte eine Infektion übertragen wurde.

Auf die besondere Verantwortung des Transfusionsverantwortlichen im Hinblick auf eine unverzügliche und umfassende Bearbeitung von Rückverfolgungsverfahren wird hingewiesen.

Rückverfolgungsverfahren sind sorgfältig zu dokumentieren. Voraussetzung für die sachgerechte Durchführung ist die Beachtung der umfangreichen Dokumentationspflichten bei der Anwendung von Blutprodukten und die Einhaltung der Aufbewahrungspflichten (▶ Kap. 4).

3.8 Transfusion, Immunmodulation und Outcome

Neben der Alloantikörperbildung gegen fremde Erythrozytenmerkmale ist der sog. **TRIM-Effekt** (»transfusion related immunomodulation«) von möglicher Bedeutung für den Outcome von Transfusionsempfängern.

In den 1970er Jahren zeigten Studien den günstigen Einfluss von Fremdbluttransfusionen auf die Überlebenszeit von **Nierentransplantaten** (Opelz et al. 1973).

Ausgehend von einer möglichen negativen immunmodulatorischen Wirkung der Fremdbluttransfusion auf Blutempfänger wurde in zahlreichen retrospektiven und prospektiven Studien der Einfluss der Fremdbluttransfusion auf die **Tumorrezidivrate** nach der Resektion von Karzinomen untersucht. Bereits zu Beginn der 1990er Jahre waren die Ergebnisse aus randomisierten klinischen Studien hierzu kontrovers. Exemplarisch sind im folgenden die Studien der Arbeitsgruppe um Heiss und Busch gegenübergestellt. Heiss et al. (1997) beschreiben bei Patienten mit kolorektalem Karzinom einen negativen Einfluss der allogenen Transfusion auf die Rate postoperativer Infektionen im Vergleich zu Patienten mit autologer Transfusion. Bei Patienten mit autologer Transfusion beschreiben die Autoren einen Trend zu einem längeren tumorfreien Intervall im Vergleich zu Patienten mit allogener Transfusion und ein unterschiedliches immunmodulatorisches Potenzial der autologen und allogenen Transfusion.

Anhand einer weiteren Studie an Patienten mit kurativ operiertem Magenkarzinom erklärten Heiss et al. (1997) die nach allogener Transfusion divergierenden Ergebnisse mit Mikrometastasierung im Knochenmark der Patienten. Bei transfundierten Patienten ließ sich im weiteren postoperativen Verlauf eine statistisch signifikant höhere Anzahl von Tumorzellen im Knochenmark nachweisen.

Konträr zu diesen Ergebnissen stehen die Daten aus der Arbeitsgruppe um Busch et al. (1993). Diese Gruppe konnte bei Patienten mit kolorektalem Karzinom keinen Vorteil der autologen Transfusion im Vergleich zur Fremdbluttransfusion aufzeigen. Vielmehr war, unabhängig ob autologe oder allogene Transfusion, die Transfusion per se mit einem ungünstigen klinischen Outcome (Mortalitätsrate) assoziiert. Die karzinombezogene Überlebensrate nach 4 Jahren war in beiden Gruppen vergleichbar (67 vs. 62 %; p=0,39). Eine Subgruppenanalyse zeigte für die nicht transfundierten Patienten eine höhere Überlebensrate im Vergleich zur transfundierten Gruppe (73 vs. 59 %; p=0,001).

Des Weiteren lag die relative Rezidivrate für die transfundierten Patienten (allogen vs. autolog vs. beide Arten von Transfusionen) stets statistisch signifikant höher als für die Patientengruppe ohne Transfusion. Diese Daten belegen damit die Bluttransfusion per se als wesentliche Determinante für den Outcome – unabhängig, ob allogen oder autolog.

Die Langzeitergebnisse dieser Studie zeigen sowohl nach 10 als auch nach 20 Jahren für die Gruppe mit autologer Transfusion stets niedrigere Überlebensraten im Vergleich zur Gruppe mit allo-

gener Transfusion (10 Jahre: 48 vs. 60 %; p=0,020. 20 Jahre: 21 vs. 28 %; p=0,041).

Für Kliniker können in kontroversen Diskussionen Aussagen aus Metaanalysen hilfreich sein. In einer entsprechenden Cochrane-Analyse (1. Publikation 2006, ergänzt 2009) wird dazu ausgeführt: »The additional evidence published up to December 2009, when integrated with the previous data, confirms the previous conclusion of a moderate association between PBT (Perioperative Blood Transfusion) and an increased risk of recurrence in colorectal cancer patients operated for cure. This still proves valid in both colon and rectal cancers, for early and advanced tumor stages, and most likely occurs in a dose-dependent way, regardless the timing and type of the transfused blood. Because of the important implications of the implications, carefully restricted indications for PBT should be considered in colorectal cancer patients undergoing curative surgery. The above conclusion should represent the working hypothesis for future clinical trials, whose great challenge will be to control also for surgical procedures, quality and type of the blood to administer, target hematocrit, and concomitant use of immunomodulators or adjuvant chemotherapy.«

Bei Patienten mit Kolonkarzinomen wurde demnach eine positive Assoziation zwischen Bluttransfusion und Tumorrezidivrate gezeigt. Ob allerdings ein Kausalzusammenhang zwischen perioperativen Transfusionen und einer erhöhten Tumorrezidivrate besteht oder ob andere ungünstige Begleitfaktoren, die mit einem höheren Rezidivrisiko verbunden sind, zu Bluttransfusionen führen, bleibt unklar. Die Indikation zur Bluttransfusion ist an definierbare Kriterien gebunden. Deshalb unterscheiden sich Patienten mit bzw. ohne Transfusionsbedarf in einem wesentlichen Merkmal, das mit einem ungünstigeren Krankheitsverlauf assoziiert sein kann.

Auch die Zusammensetzung der angewandten Erythrozytenpräparate, insbesondere deren Leukozytengehalt, scheint von Relevanz zu sein. So zeigte eine prospektive randomisierte Studie von Jensen et al. (1996) an Patienten mit kolorektalen Operationen, dass Patienten, die Buffy-Coat-arme EK erhielten, eine höhere Rate **postoperativer Infektionen** aufwiesen als Patienten, die leukozytendepletierte EK erhielten. In einer weiteren multizentrischen, prospektiv randomisierten Studie von Houbiers et al. (1994) an Patienten mit kolorektalen Karzinomen konnte ein günstiger Effekt der Leukozytendepletion im Hinblick auf Überleben, Rezidivrate und postoperative Infektionen nicht gezeigt werden. Zwischen den Behandlungsgruppen mit Buffy-Coat-armen EK und leukozytendepletierten EK fand sich kein Unterschied. Allerdings war die Überlebensrate der nichttransfundierten Patienten höher als die der transfundierten Patienten. Bei herzchirurgischen Patienten wiederum konnte die Arbeitsgruppe von van de Watering (1998) einen günstigen Effekt der Leukozytendepletion zeigen. Die Transfusion leukozytendepletierter EK war im Vergleich zur Transfusion Buffy-Coat-armer EK mit einer signifikant niedrigeren postoperativen Mortalitätsrate assoziiert.

Zahlreiche Publikationen zu **immunmodulatorischen Effekten** der Bluttransfusion enthalten keine Angaben zur Zusammensetzung der Blutpräparate. Der heutige europäische Standard ist das leukozytendepletierte Erythrozytenkonzentrat in additiver Lösung mit geringen Plasmaresten, während beispielsweise in den USA dieser Standard nicht flächendeckend etabliert ist, sondern nach wie vor Buffy Coat-arme EK angewendet werden, die in Deutschland seit 2001 nicht mehr verfügbar sind.

In einer Metaanalyse zum Outcome von Patienten nach perioperativen Transfusionen zieht Strumper-Groves auch im Hinblick auf die Leukozytendepletion folgenden Schluss: »Although the results of a number of studies suggest a negative impact of allogenic blood transfusions on immune function and consequently outcome parameters, this has not been proven in rigorously controlled randomized trial, or in meta-analyses. Reduction of white blood cells might be beneficial in selected patient populations, but at the time does not appear warranted in the general surgical population.«

Vamvakas et al. publizierten 2006 eine Metaanalyse über Studien, die sich mit einem erhöhten Risiko postoperativer Infektionen als Folge eines immunmodulatorischen Effektes durch Mediatoren (allogene Leukozyten, lösliche Mediatoren aus Leukozyten, allogene Plasmabestandteile) in transfundierten allogenen Blutkomponenten befassten. Die Schlussfolgerung lautet: «No overwhelming clinical evidence has been presented to establish the existence of a TRIM effect that relates allogenic blood transfusion to postoperative infection.«

Diese Aussagen zur Transfusion per se und die zugrunde liegende Indikation zur Transfusion als wesentliche Determinante werden unterstrichen durch die Ergebnisse einer retrospektiven multivarianten Regressionsanalyse an 2599 herzchirurgischen Patienten. Dixon et al. (2013) analysierten Risikofaktoren, die mit der Mortalität der Patienten assoziiert waren. Im Gegensatz zu anderen Publikationen konnte die Arbeitsgruppe die Bluttransfusion nicht als einen unabhängigen Prädikator hinsichtlich der Mortalität aufzeigen. Vielmehr war der Blutverlust über die Thoraxdrainage der stärkste unabhängige Prädikator für Mortalität, auch für Patienten ohne Bluttransfusionen. Weiterhin fand sich hinsichtlich der Mortalität kein Unterschied zwischen den Patienten mit und ohne Transfusion. Das Ausmaß des Drainagenblutverlustes war signifikant assoziiert mit anderen klinischen »Outcome-Parametern« wie Aufenthaltsdauer auf der Intensivstation bzw. im Krankenhaus, Dauer der maschinellen Beatmung, Pneumonie-, Sepsis- sowie Hämofiltrationsrate.

Diese Ergebnisse der retrospektiven Kohortenanalyse stehen in Analogie zu den Ergebnissen der TRACS-Studie (»Transfusion Requirements In Cardiac Surgery«), in welcher sich weder hinsichtlich Mortalität noch sonstiger relevanter klinischer Parameter ein Unterschied zwischen restriktivem und liberalem Transfusionsregime (Hkt ≥24 % vs. Hkt ≥30 %/Transfusionsrate 47 vs. 78 %; p <0,001) aufzeigen ließ (Hajjar et al. 2010).

Zusammenfassend lässt sich feststellen:

- Der vermeintlich ungünstige klinische »Outcome« nach allogener Transfusion infolge der allogen-induzierten Immunmodulation lässt sich in verschiedenen Metaanalysen nicht bestätigen.
- Der klinische Benefit der autologen im Vergleich zur allogenen Transfusion bezüglich des klinischen »Outcome« lässt sich zumindest bei Patienten mit kolorektalem Karzinom nicht zweifelsfrei bestätigen.
- Unabhängig, ob autologe oder allogene Transfusion – die Transfusion per se bzw. die ihr zugrunde liegende Indikation ist mit einem

negativen »Outcome« assoziiert. Dieser Befund wurde bereits 1993 erhoben und in 2013 in einer retrospektiven Kohortenanalyse an über 2.500 kardiochirurgischen Patienten bestätigt.
- Offensichtlich kommt der Notwendigkeit zur Transfusion und damit auch der Indikation eine tiefer greifende Bedeutung zu.

In den letzten Jahren wird die klinische Bedeutung von **lagerungsbedingten Veränderungen** bei Erythrozytenkonzentraten kontrovers diskutiert. Dabei geht es um die Frage, ob die Anwendung länger gelagerter EK nachteilige Auswirkungen auf Transfusionsempfänger hat. Die derzeitige Studienlage erlaubt keine abschließende Wertung.

Liumbruno et al. (2010) führen aus: »Several retrospective studies have reported an increased rate of morbidity and mortality associated with the transfusion of »older« RBC. This increase has not been definitively proven by either recent in-depth analyses of the data from these studies or randomized prospective studies.«

Vamvakas kommt in einer Metaanalyse zu dem Ergebnis, dass die derzeit verfügbaren Daten den Verdacht nicht hinreichend stützen, dass »alte« Erythrozytenkonzentrate mit einem ungünstigen Outcome assoziiert sind.

Weitere Analysen von Studien zur Lagerungsdauer von Erythrozytenpräparationen und deren klinische Relevanz zeigen auf, dass Patientengruppen verglichen wurden, die sich in weit mehr Kriterien als nur der Lagerungsdauer der transfundierten Erythrozyten unterschieden. Suboptimales Studiendesign wird als Erklärung für die Heterogenität bisheriger Studien benannt, verbunden mit der Schlussfolgerung, dass die Datenlage keine Aussage über die Bedeutung der Lagerzeit von EK im Hinblick auf negative klinische Auswirkungen zulässt (van de Watering et al. 2011).

Derzeit sind umfangreiche prospektive randomisierte Studien in der Planung und Durchführung.

Literatur und Internetadressen

Amato A et al. (2011) Perioperative blood transfusions and recurrence of colorectal cancer (Review). The Cochrane Library Issue 2. Available at ▶ http://www.thecochrane-library.com

Busch O et al. (1993) Blood transfusions and prognosis in colorectal cancer. N Engl J Med 328:1372–6

Busch O et al. (1993) Prognostic impact of blood transfusions on disease-free survival in colorectal carcinoma. Scand J Gastroenterol Suppl 200:21–3

Deitenbeck R (2012) Der besondere Fall – Posttransfusionspurpura (PTP) als mögliche Nebenwirkung der Transfusion zellulärer Blutkomponenten: Eine Fallbeschreibung. Hämotherapie 18: 40–44. ▶ www.drk-haemotherapie.de

Dixon B et al. (2013) The association of blood transfusion with mortality after cardiac surgery: cause or confounding? Transfusion 53:19–27

Gatermann S (2011) Pathogenecity of bacteria contaminating blood products. Transfus Med Hemother 38:236–238

Haarlar JJ et al. (2012) Blood transfusions and prognosis in colorectal cancer: long-term results of a randomized controlled trial. Ann Surg 256:681–6

Hajjar LA et al. (2010) Transfusion requirements after cardiac surgery: the TRACS randomized controlled trial. JAMA 304:1559–67

Hämovigilanzbericht des Paul-Ehrlich-Instituts 2010: ▶ http://www.pei.de/SharedDocs/Downloads/fachkreise/haemovigilanz/publikationen/haemovigilanz-bericht2010,templateId=raw,property=publicationFile.pdf/haemovigillanz-bericht-2010.pdf

Heiss MM et al. (1993) Beneficial effect of autologous blood transfusion on infectious complications after colorectal cancer surgery. Lancet 342:1328–33. Erratum in: Lancet 343:64

Heiss MM et al. (1997) Modulation of immune response by blood transfusion: evidence for a differential effect of allogeneic and autologous blood in colorectal cancer surgery. Shock 8:402–8

Heiss MM et al. (1997) Prognostic influence of blood transfusion on minimal residual disease in resected gastric cancer patients. Anticancer Res 17:2657–61

Houbiers JG et al. (1994) Randomised controlled trial comparing transfusion of leucocyte-depleted or buffy-coat-depleted blood in sugery for colorectal cancer. Lancet 344:573–578

Hourfar MK et al. (2008) Experience of German Red Cross blood donor services with nucleic acid testing: results of screening more than 30 million blood donations for human immunodeficiency virus-1, hepatitis C virus, and hepatitis B virus. Transfusion 48:1558–1566

▶ http://www.akdae.de

▶ http://www.pei.de

▶ http://www.rki.de

▶ http://www.shotuk.org

ISBT Working Party on Haemovigilance. Proposed Standard definitions for surveillance of non infectious adverse transfusion reactions. ▶ http://www.ihn-org.com

Jensen LS et al. (1996) Randomised comparison of leucocyte-depletetd versus buffy-coat-poor blood transfusion and complications after colorectal surgery. Lancet 348:841–845

Juhl D et al. Parvovirus B19 infections and blood count in blood donors. Transfus Med Hemother 2014;41:52–59.

Liumbruno GM et al. (2010) Old blood, new blood or better stored blood? Editorial Blood Transfus 8:217–219

Offergeld R et al. (2010) Die Rolle des Robert-Koch-Instituts im Transfusionswesen. Hämotherapie 14:74–78. ► www. drk-haemotherapie.de

Opelz G et al. (1973) Effect of transfusions on subsequent kidney transplants. Transplant Proc 5:253–259

Pagelino JC et al. (2004) Reduction of febrile but not allergic reactions to RBCs and platelets after conversion to universal prestorage leukoreduction. Transfusion 44:16–24

Popovsky MA (ed) (2012) Transfusion Reactions, 4th Edition. AABB Press, Bethesda, Maryland

Querschnittsleitlinien zur Therapie mit Blutkomponenten und Plasmaderivaten. 4. überarbeitetet Auflage 2009. Deutscher Ärzteverlag Köln > http://baek.de

Querschnittsleitlinien (BÄK) zur Therapie mit Blutkomponenten und Plasmaderivaten, Bundesärztkammer

Reil A et al. (2007) Transfusionsassoziierte akute Lungeninsuffizienz: Eine unterschätzte Nebenwirkung von Bluttransfusionen. Dtsch Ärztebl 104(15):A-1018/B-904/C-860

Richtlinien zur Gewinnung von Blut und Blutbestandteilen, Bundesärztekammer, Paul-Ehrlich Institut

Savage WJ et al. (2013) Scratching the surface of allergic transfusion reactions. Transfusion 53:1361–1371

Schmidt M et al. (2011) Sicherheit der Blutprodukte – Update 2011. Transfusionsmedizin 1:28–50

Seitz R et al. Die Rolle des Paul-Ehrlich-Instituts im Transfusionswesen. Hämotherapie 2010;14:69–73. ► www. drk-haemotherapie.de

Strumper-Groves D (2006) Perioperative blood transfusion and outcome. Curr Opin Anesth 19:196–206

The Age of Blood Evaluation (ABLE) Study. Available from: ► http://www.controlled-trials.com

The Age of Red Blood Cells in Premature Infants (A RIPI). Available from: ► http://www.controlled-trials.com

The Red Cell Storage Duration Study (RECESS). Available from: ► http://clinicaltrials.gov

Tobian AA et al. (2011) Prevention of allergic transfusion reactions to platelets and red cells through plasma reduction. Transfusion 51:1676–1683

Vamvakas EC (2010) Meta-analysis of clinical studies of the purported deleterious effects of »old« (versus »fresh«) red blood cells: are we at equipoise? Transfusion 2010;50:600–610

Vamvakas EC et al. (2013) Pneumonia as a complication of blood product transfusion in the critically ill: Transfusion-related immunomodulation (TRIM). Crit Care Med 2006;34,No5(Suppl.):151–159

van de Watering (2010) Klinische Studien zur Untersuchung von Nebenwirkungen länger gelagerter Erythrozytenkonzentrate. Hämotherapie 15:33–35. ► www.drk-haemotherapie.de

van de Watering JL (2011) Red cell storage and prognosis. Vox Sang 100:36–45

van de Watering JL et al. (1998) Beneficial effects of leukocyte depletion of transfused blood on postoperative complications in patients undergoing cardiac surgery. Circulation 97(6):562–8

van de Watering JL for the Biomedical Excellence for safer Transfusion (BEST) Collaborative (2011) Pitfalls in the current published observational literature on the effects of red blood cell storage. Transfusion 51:1847–1854

Walther-Wenke G et al. (2011) Impact of bacterial contamination on blood supply. Transfus Med Hemother 38:229–230

Walther-Wenke G et al. (2011) Monitoring bacterial contamination of blood components in Germany: effect of contamination reduction measures. Vox Sang 100:356–366

Ziemann M et al. (2013) The impact of donor cytomegalovirus DNA on transfusion strategies for at-risk patients. Transfusion 53:2183–2189

Ziemann M et al. (2014) Prevention of transfusion-transmitted Cytomegalo-virus infections: Which is the optimal strategy. Transfus Med 41:40–44

Rechtskonforme Organisation und Durchführung hämotherapeutischer Maßnahmen

G. Walther-Wenke, E.K. Petershofen

4.1   Einleitung

Das deutsche Blutspende- und Transfusionswesen unterliegt einem dichten Geflecht von Gesetzen, Verordnungen, Richtlinien, Leitlinien, Empfehlungen und Stellungnahmen.

Aufgrund von Übertragungen des Humanen Immundefizienz-Virus (HIV) durch Blutprodukte in den 1980er und 1990er Jahren wurden die rechtlichen, strukturellen und fachlichen Vorgaben für alle Arbeitsschritte auf dem Weg vom Blutspender zum Empfänger neu geordnet. Insbesondere die 1990er Jahre waren von zahlreichen Initiativen und Aktivitäten geprägt, die Rahmenbedingungen für das Erreichen der Ziele Arzneimittelsicherheit und Anwendungssicherheit zu definieren und wirksame Kontrollmechanismen für deren Einhaltung zu schaffen.

Die Transfusionsmedizin mit ihren zwei Schwerpunkten – Arzneimittelherstellung und deren Anwendung – unterliegt wie kaum ein anderes Fachgebiet der Verrechtlichung. Gerade im Bereich der Anwendung von Arzneimitteln aus Blut ist die Herausforderung für Ärzte groß, den bis ins Detail gehenden Vorgaben gerecht zu werden. Eine wesentliche Konsequenz hieraus ist, dass jeder hämotherapeutisch tätige Arzt im Interesse der Rechtskonformität seines Handelns die erforderlichen Kenntnisse zu erwerben und auf dem Stand des Wissens zu halten hat. Besonders gilt diese Forderung für Transfusionsverantwortliche und Transfusionsbeauftragte als benannte Verantwortungsträger.

4.2   Rechtliche Vorgaben

4.2.1   Gesetz über den Verkehr mit Arzneimitteln

Das Arzneimittelgesetz (AMG) und mitgeltende Verordnungen und Durchführungsbestimmungen dienen dem Zweck, für die Sicherheit im Verkehr mit Arzneimitteln und insbesondere für deren Qualität, Wirksamkeit und Unbedenklichkeit zu sorgen. Das AMG gilt für die Herstellung, Prüfung, Lagerung, Abgabe und den Vertrieb.

Wesentliche Regelungsinhalte sind:
- Anforderungen an Arzneimittel wie Kennzeichnung, Gestaltung der Packungsbeilage bzw. Gebrauchs- und Fachinformation
- Bedingungen für die Erteilung der Herstellungserlaubnis und die Herstellung
- Arzneimittelzulassung bei der zuständigen Bundesoberbehörde
- Regelungen für die Abgabe und den Vertrieb
- Sicherung und Kontrolle der Qualität
- Pharmakovigilanz
- Überwachung der Vorschriften durch die zuständigen Behörden
- Haftung für Arzneimittelschäden
- Straf- und Bußgeldvorschriften

Das AMG definiert **Blutzubereitungen** als Arzneimittel, die aus Blut gewonnene Blut-, Plasma- oder Serumkonserven, Blutbestandteile oder Zubereitungen aus Blutbestandteilen sind oder als Wirkstoffe enthalten. Der Begriff **Blutprodukte** entstammt dem Transfusionsgesetz und umfasst Blutzubereitungen, Sera und Blutbestandteile. Aus praktischen Gesichtspunkten wird in der Transfusionsmedizin zwischen Blutkomponenten (zelluläre Präparate, therapeutisches Plasma) und Plasmaderivaten einschließlich der gentechnisch hergestellten Gerinnungsfaktoren unterschieden und unter dem Oberbegriff Blutprodukte zusammengefasst.

Blutspendedienste sind per definitionem pharmazeutische Unternehmer (PU) und unterliegen damit dem Arzneimittelrecht.

Blutkomponenten, die zur Abgabe an andere hergestellt werden, unterliegen als sog. Fertigarzneimittel der **Zulassungspflicht** bei der Bundesbehörde Paul-Ehrlich-Institut (PEI). Für die Zulassung sind umfangreiche Dokumente vorzulegen, unter anderem über die Herstellung, Prüfung, Zusammensetzung und das Pharmakovigilanzsystem. Ausgenommen von der Zulassungspflicht sind nur Blutkomponenten mit gerichteter Herstellung für einen bestimmten Patienten, auch als sogenannte Rezepturanforderung bezeichnet. Das AMG regelt auch die Abgabe und den Vertrieb von Arzneimitteln und erlaubt Blutspendediensten die Abgabe von Blutkomponenten direkt an Krankenhäuser und Ärzte. Das Arzneimittelrecht unterliegt permanenten Änderungen, Fortschreibungen und Ergänzungen insbesondere auch durch Richtlinien und Empfehlungen der EU, des Europarates und der WHO.

4.2.2 Gesetz zur Regelung des Transfusionswesens

Zweck des **Transfusionsgesetzes** (TFG) ist die sichere Gewinnung von Blut und Blutbestandteilen und die gesicherte und sichere Versorgung mit Blutprodukten.

In seinem Abschnitt 2 wendet sich das TFG mit Vorgaben zur Spenderauswahl und Blutgewinnung an Einrichtungen, die Blut und Blutbestandteile von Spendern gewinnen. Alle weiteren Herstellungsvorgänge für Blutprodukte unterliegen dem AMG.

Der 3. Abschnitt enthält grundlegende Regelungen zur Anwendung von Blutprodukten und beschreibt allgemeine Anforderungen an die Durchführung der Anwendung und detailliert die Dokumentation, den Datenschutz, die Qualitätssicherung und Unterrichtungspflichten. Zum Stand der medizinischen Wissenschaft und Technik sowohl zur Gewinnung von Blut und Blutbestandteilen als auch zur Anwendung von Blutprodukten weist das TFG der Bundesärztekammer die Aufgabe zu, diesen Stand im Einvernehmen mit dem PEI in Richtlinien festzustellen. Die herausragende Bedeutung dieser Richtlinien soll durch deren Bekanntgabe durch das PEI im Bundesanzeiger unterstrichen werden. Der Gesetzgeber hat im TFG die Vermutung formuliert, dass der allgemein anerkannte Standard eingehalten wird, sofern die Richtlinien beachtet werden.

In seinem 4. Abschnitt befasst sich das TFG mit Rückverfolgungsverfahren bei Infektionsverdacht. Im 5. Abschnitt wird das Meldewesen zu Herstellung und Verbrauch von Blutprodukten und epidemiologischen Daten von Blutspendern geregelt. Im 6. Abschnitt wird der Arbeitskreis Blut als Sachverständigengremium beschrieben. Das Transfusionsgesetz unterliegt der Fortschreibung, die es zu beobachten gilt und wurde zuletzt 2009 geändert.

4.2.3 Richtlinien zur Gewinnung von Blut- und Blutbestandteilen und zur Anwendung von Blutprodukten (Hämotherapie)

Die Richtlinien der Bundesärztekammer und des PEI gelten als Dokument von grundlegender Bedeutung für die Adressaten. Kurz **Hämotherapie-Richtlinien** genannt, beschreiben sie für Anwender sowohl allgemeine als auch detaillierte Vorgaben für die Qualifikation der Funktionsträger, das Qualitätssicherungssystem bei der Anwendung, einschließlich dessen Überwachung, die Aufgaben und Arbeitsschritte bei der Anwendung von Blutprodukten einschließlich der autologen Hämotherapie und die therapeutische Hämapherese. Derzeit befinden sich die Hämotherapie-Richtlinien in einer grundlegenden Novellierung. Mit der Publikation ist 2015/2016 zu rechnen.

4.2.4 Querschnitts-Leitlinien zur Therapie mit Blutkomponenten und Plasmaderivaten

Die von der Bundesärztekammer erarbeiteten Querschnitts-Leitlinien enthalten Empfehlungen zur Auswahl von Blutkomponenten und Plasmaderivaten, zu deren Indikationsstellung und zur Anwendung. Die letzte Überarbeitung 2009 verfolgte nach Angaben der Herausgeber insbesondere das Ziel, konkrete Handlungsempfehlungen zu formulieren und den jeweiligen Stand der wissenschaftlichen Evidenz hervorzuheben. Die Querschnitts-Leitlinien sollen für den hämotherapeutisch tätigen Arzt als Entscheidungshilfe für den kritisch reflektierten Einsatz von aus Blut gewonnenen Arzneimitteln dienen. Die Hämotherapie-Richtlinien formulieren: »Blutkomponenten und Plasmaderivate sind verschreibungspflichtige Arzneimittel und dürfen nur auf ärztliche Anordnung abgegeben werden. Die Indikation ist streng und individuell differenziert zu stellen. Auf die Querschnitts-Leitlinien zur Therapie mit Blutkomponenten und Plasmaderivaten der Bundesärztekammer in der jeweils gültigen Fassung wird hingewiesen«.

In ihrer Verbindlichkeit sind die Querschnitts-Leitlinien geringer einzuordnen als die Hämotherapie-Richtlinien.

> **Tipp**
>
> Für die klinische Praxis bieten die Querschnitts-Leitlinien umfangreiche Informationen und Hinweise zur Indikation und Anwendung, zu unerwünschten Wirkungen und zu weiterführender Literatur. Auch dieses Dokument unterliegt der Fortschreibung.

4.2.5 Voten und Empfehlungen des Arbeitskreises Blut

Der beim Robert-Koch-Institut (RKI) in Berlin angesiedelte Arbeitskreis Blut berät nach § 24 TFG die Bundesregierung in Fragen der Sicherheit bei der Gewinnung und Anwendung von Blutprodukten. Als nationales Expertengremium befasst sich der Arbeitskreis Blut sachverständig und unabhängig mit Fragestellungen und Problemen aus dem Blutspende- und Transfusionswesen vornehmlich unter Sicherheitsaspekten. Seine Voten und Empfehlungen sind als Präzisierung und Ergänzung anderer Regularien zu verstehen, insbesondere da der Arbeitskreis relativ kurzfristig auf aktuelle Entwicklungen eingehen kann.

Weitaus überwiegend widmen sich die bisher publizierten Voten verschiedenen Themen, die der Arzneimittelsicherheit zuzuordnen sind. Aber auch für hämotherapeutisch tätige Ärzte sind einige Voten von Bedeutung. Beispielsweise werden Maßnahmen und Meldeverpflichtungen bei spender- und patientenbezogenen Rückverfolgungsverfahren zu transfusionsrelevanten Infektionserregern beschrieben. Aufgrund der fundierten fachlichen Aussage eines nationalen Expertengremiums werden die Voten des Arbeitskreises Blut in den Rang von antizipierten Sachverständigengutachten gestellt. Deren Kenntnis und Umsetzung in die Praxis ist bedeutsam und erfordert die sorgfältige Verfolgung der Aktivitäten des Arbeitskreises Blut.

4.2.6 Gesetz über technische Assistenten in der Medizin

Das so genannte MTA-Gesetz ordnet die Durchführung von Untersuchungsgängen u. a. in der Immunhämatologie einschließlich der Ergebniserstellung sowie der Qualitäts- und Plausibilitätskontrolle als vorbehaltene Tätigkeit den MTA zu. Dazu zählen zweifelsfrei die Feststellung der Patientenblutgruppe oder die Ablesung der Untersuchungsansätze bei der serologischen Verträglichkeitsprobe.

> ❯ **Für die Forderung nach Ablesung durch einen Arzt gibt es keine Rechtgrundlage.**

Der Arbeitskreis Blut bestätigt im Votum 10, dass MTA die Erlaubnis zur selbständigen und eigenverantwortlichen Durchführung von Untersuchungsgängen in der Immunhämatologie haben. Bei Problemfällen mit immunhämatologischen Besonderheiten ist allerdings ärztliche Kompetenz gefordert, insbesondere wenn dringlicher Transfusionsbedarf besteht.

4.2.7 Gebrauchs- und Fachinformationen

Bei vom PEI zugelassenen Blutprodukten hat der pharmazeutische Unternehmer den Anwendern eine Gebrauchs- und Fachinformation zur Verfügung zu stellen, die alle wesentlichen Informationen enthält. Dazu zählen:

- Bezeichnung des Arzneimittels
- Arzneimittelstatus, wobei Blutprodukte ausnahmslos verschreibungspflichtig sind
- Arzneilich wirksame Bestandteile nach Art und Menge
- Sonstige Bestandteile
- Packungsgrößen, Darreichungsform und Art der Anwendung
- Wirkungsweise, pharmakologische Eigenschaften
- Angaben zum Hersteller und zum pharmazeutischen Unternehmer, Zulassungsnummer
- Anwendungsgebiete
- Gegenanzeigen
- Vorsichtsmaßnahmen bei der Anwendung
- Wechselwirkungen und Inkompatibilitäten
- Warnhinweise
- Dosierung, Überdosierung
- Nebenwirkungen
- Notfallmaßnahmen

- Angaben zur Haltbarkeit, besondere Lager- und Aufbewahrungshinweise
- Sonstige Hinweise

Die Aufzählung macht deutlich, dass alle wesentlichen Informationen zum jeweiligen Arzneimittel aus Blut enthalten sind, die für den Arzt von Bedeutung sind. Nur bei Rezepturpräparaten, die nicht auf Vorrat sondern auf ärztliche Anforderung für einen speziellen Patienten hergestellt werden, gibt es keine Gebrauchs- und Fachinformation.

4.3 Struktur- und Prozessqualität bei der Anwendung

Das Transfusionsgesetz verpflichtet Einrichtungen der Krankenversorgung, die Blutprodukte anwenden, ein System der Qualitätssicherung nach dem Stand der medizinischen Wissenschaft und Technik einzurichten. Danach sind festzulegen:

- Qualifikation und Aufgaben der handelnden Personen
- Grundsätze der patientenbezogenen Qualitätssicherung in der Anwendung
- Dokumentation einschließlich der Dokumentation der Indikation
- Fachübergreifender Informationsaustausch
- Überwachung der Anwendung
- Anwendungsbezogene Wirkungen und Nebenwirkungen sowie zusätzlich erforderliche therapeutische Maßnahmen

Die Richtlinien zur Gewinnung von Blut und Blutbestandteilen und zur Anwendung von Blutprodukten, in denen der Stand der medizinischen Wissenschaft und Technik zur Anwendung von Blutprodukten dargestellt ist, geben die Erstellung eines **Qualitätsmanagement-Handbuches** vor. Hierin sind die Qualitätsmerkmale und Qualitätssicherungsmaßnahmen zusammenfassend darzustellen. Darüber hinaus ist die Funktionsfähigkeit des Qualitätssicherungssystems durch regelmäßigen Soll-Ist-Abgleich – beispielsweise in Form interner Audits – zu überprüfen.

4.3.1 Organisation und Verantwortlichkeiten

Für die Bewältigung der überwiegend ärztlich-medizinischen Tätigkeiten ist es für die üblicherweise nicht-ärztliche Leitung/Geschäftsführung der Einrichtung erforderlich, die Delegation der Aufgaben an qualifizierte Funktionsträger vorzunehmen.

Regelung der Verantwortlichkeiten durch die Leitung

Nachstehend ist, orientiert an den einschlägigen Vorgaben, die Regelung der Verantwortlichkeiten in einem Krankenhaus beispielhaft beschrieben.

Krankenhausleitung Die Krankenhausleitung stellt sicher:

- Ein angemessenes, leistungsgerechtes Budget für transfusionsmedizinische Aufgaben und Blutprodukte
- Eine den Erfordernissen entsprechende räumliche, personelle und technische Ausstattung

Die Krankhausleitung regelt:

- Kompetenzen und Aufgaben der verantwortlichen Personen
- Kompetenzen und Aufgaben der Transfusionskommission einschließlich deren innerer Ordnung im Rahmen einer Geschäftsordnung
- Schriftliche Bestellung des Transfusionsverantwortlichen, der Transfusionsbeauftragten, des Leiters Blutdepot und Labor, der sonstigen Mitglieder der Transfusionskommission und des Qualitätsbeauftragten Hämotherapie unter Beachtung der Qualifikationsvorgaben in den Richtlinien zur Gewinnung von Blut und Blutbestandteilen und zur Anwendung von Blutprodukten

Chefärzte der klinischen Abteilungen Die Chefärzte nehmen folgende Aufgaben wahr:

- Benennung des Transfusionsbeauftragten mit der erforderlichen Qualifikation gegenüber der Krankenhausleitung
- Einräumen der für die Aufgabenerfüllung erforderlichen Weisungsbefugnis, der Mittel und der Zeit
- Unterstützung des internen Audits

Transfusionsverantwortlicher (TV)   Die Aufgaben des Transfusionsverantwortlichen sind:

- Beratung der Krankenhausleitung in transfusionsmedizinischen Fragestellungen
- Sicherstellen der Einhaltung der einschlägigen Gesetze, Verordnungen, Richtlinien, Leitlinien und Empfehlungen
- Gewährleistung einer einheitlichen Organisation bei der Vorbereitung und Durchführung hämotherapeutischer Maßnahmen
- Fortentwicklung des Qualitätssicherungssystems
- Konsiliarische Tätigkeit bei der Behandlung von Patienten mit Blutprodukten
- Leitung der Transfusionskommission
- Wahrnehmung der Meldepflichten gemäß Transfusionsgesetz
- Teilnahme am Arbeitskreis Hämotherapie des versorgenden Blutspendedienstes
- Bewertung von unerwünschten Ereignissen und unerwünschten Reaktionen, Festlegung der Maßnahmen zur Ursachenklärung und ggf. Entwicklung von Fehlervermeidungsstrategien
- Durchführung von Rückverfolgungsverfahren gemeinsam mit dem jeweiligen Transfusionsbeauftragten
- Erarbeitung und Aktualisierung des Qualitätsmanagement-Handbuches einschließlich Abstimmung bezüglich der Inhalte mit der Transfusionskommission
- Erarbeitung und Aktualisierung der Verfahrensanweisung zur Vorbereitung und Durchführung von Transfusionen
- Regelmäßiges internes Audit in seinem Verantwortungsbereich gemeinsam mit dem jeweiligen Transfusionsbeauftragten, dem Leiter des Labors, dem Leiter des Blutdepots, dem Verantwortlichen des Eigenblutprogramms, dem Leiter der Apotheke und dem Qualitätsbeauftragten
- Erstellen eines Jahresberichtes über das Transfusionswesen des Hauses bis zum März des Folgejahres
- Planung und Durchführung von Fortbildungs- und Schulungsmaßnahmen gemeinsam mit den Mitgliedern der Transfusionskommission

Transfusionsbeauftragter (TB)   Die Aufgaben der Transfusionsbeauftragten sind:

- Sicherstellen der Durchführung der festgelegten Maßnahmen in der Abteilung
- Beratung in Fragen der Indikation, Organisation, Dokumentation und Qualitätssicherung in der Hämotherapie
- Wahrnehmung der klinikinternen Meldepflichten bei unerwünschten Ereignissen und Reaktionen bei der Anwendung von Blutprodukten
- Mitwirkung bei Rückverfolgungsverfahren
- Sicherstellen der Meldepflichten nach dem Infektionsschutzgesetz
- Einweisung der Ärzte und des Pflegepersonals in der Abteilung in das Qualitätssicherungssystem und die Verfahrensanweisungen/SOP einschließlich Dokumentation der Einweisung, insbesondere auch bei Personalwechsel
- Mitwirkung bei der Erstellung von Verfahrensanweisungen (VA) und Standardarbeitsanweisungen (SOP)

Leiter des Blutdepots und des Labors   Der Leiter des Blutdepots und des Labors ist verantwortlich für:

- Sicherstellen der zeitgerechten Beschaffung der Blutkomponenten, der kontrollierten Lagerung und Abgabe zum Verbrauch
- Sicherstellen der produktbezogenen und patientenbezogenen Dokumentation
- Sicherstellen der angemessenen personellen, räumlichen und technischen Ausrüstung des Blutdepots und des Labors
- Zusammenstellung der Daten zum Verbrauch für die Meldung gemäß Transfusionsgesetz
- Mitwirkung bei Rückverfolgungsverfahren
- Festlegung des immunhämatologischen Untersuchungsspektrums gemäß den Erfordernissen des Hauses
- Methodenwahl –qualitätsgesicherte Vorbereitung und Durchführung der Untersuchungen und Befundmitteilung
- Beratung zu Laboratoriumsbefunden
- Erstellung und Aktualisierung der SOP für das Blutdepot und die Untersuchungsverfahren im Labor
- Schulung der Mitarbeiter einschließlich Schulungsdokumentation

Leitende MTA   Die leitende MTA stellt sicher:
- Einhaltung der SOP und sonstiger Vorgaben für das Blutdepot
- Vorbereitung, Durchführung und Auswertung der Untersuchungen gemäß den SOP
- Kontrolle der lückenlosen produkt- und patientenbezogenen Dokumentation
- Unterrichtung des Leiters über alle wesentlichen Vorgänge

Apotheker   Der Apotheker ist verantwortlich für:
- Sicherstellen der zeitgerechten Beschaffung, kontrollierten Lagerung und Bereitstellung der Plasmaderivate, gentechnisch hergestellter Plasmaproteine und sonstiger Präparate aus Blut zum Gebrauch
- Festlegung und Kontrolle der Lagerungsbedingungen auf den Stationen und sonstigen Behandlungseinrichtungen
- Sicherstellen der produktbezogenen Dokumentation
- Zusammenstellung der Daten zum Verbrauch für die Meldung gemäß Transfusionsgesetz
- Mitwirkung bei Rückverfolgungsverfahren
- Beratung zu pharmazeutischen Fragestellungen

Verantwortlicher Arzt für das Eigenblutprogramm Der für das Eigenblutprogramm verantwortliche Arzt stellt sicher:
- Information der Ärzte über die einsetzbaren Eigenblutverfahren mit Hinweisen zur Indikation und Effizienz
- Organisations- und Ablaufplan für die präoperative Eigenblutgewinnung und maschinelle Autotransfusion zur Information der operativen Abteilungen
- Qualitätsgesicherte Durchführung der Eigenblutverfahren unter Beachtung der einschlägigen gesetzlichen Vorgaben (TFG, AMG) und sonstigen relevanten Vorschriften
- Sachgerechte Lagerung, Transfusion und Dokumentation autologer Präparate über entsprechende SOPs für die beteiligten Ärzte und das Assistenzpersonal
- Schulung und Fortbildung der Ärzte und des Assistenzpersonals zu Eigenblutverfahren
- Erstellung einer Leistungsstatistik bis März des Folgejahres und Weiterleitung an den Transfusionsverantwortlichen

- Mitwirkung bei der Selbstinspektion und Behördeninspektion

Hämotherapeutisch tätiger Arzt   Jeder Arzt, der eigenverantwortlich Blutprodukte indiziert und anwendet, ist verpflichtet, den allgemein anerkannten Stand der medizinischen Wissenschaft und Technik zu beachten und sich die erforderlichen Kenntnisse und Erfahrungen anzueignen. Insbesondere hat der Arzt zu beachten:
- Richtlinien zur Gewinnung von Blut und Blutbestandteilen und zur Anwendung von Blutprodukten
- Querschnitts-Leitlinien zur Therapie mit Blutkomponenten und Plasmaderivaten
- Gebrauchs- und Fachinformationen der pharmazeutischen Unternehmer
- Verfahrensanweisung zur Vorbereitung und Durchführung von Transfusionen
- Sonstige SOP und Anweisungen für seinen Tätigkeitsbereich

Pflegedienstleitung   Die Pflegedienstleitung stellt sicher:
- Qualifikation des Pflegepersonals für die Assistenz bei hämotherapeutischen Maßnahmen in Zusammenarbeit mit dem Transfusionsverantwortlichen
- Schulung und Einweisung von Pflegekräften in die hausinternen Vorgaben einschließlich Schulungsdokumentation

Hygienebeauftragter   Der Hygienebeauftragte erfüllt folgende Aufgaben:
- Erstellung von Hygieneplänen für die Arbeitsbereiche, in denen Blutprodukte gelagert, zur Anwendung vorbereitet und Restbehältnisse gelagert und entsorgt werden.
- Überwachung der Umsetzung von Hygieneplänen einschließlich der Dokumentation auf Reinigungsprotokollen.

Leiter Medizintechnik   Der Leiter des technischen Dienstes ist verantwortlich für:
- Wartung und Reparatur der Kühl- und Lagerungseinrichtungen für Blutprodukte
- Einwandfreie Funktion der Temperaturüberwachung und der Alarmeinrichtungen

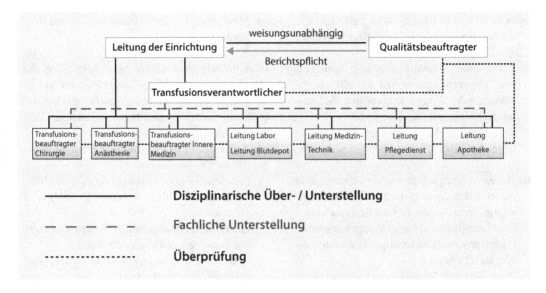

Abb. 4.1   Stellung der Verantwortungsträger

— Wartung und Reparatur der Plasmaauftaugeräte und Erythrozytenkonzentrat-Erwärmungsgeräte
— Gerätebezogene Dokumentation der Wartungs- und Reparaturarbeiten

Qualitätsbeauftragter Hämotherapie   Der Qualitätsbeauftragte hat folgende Aufgaben:
— Beratung bei der Entwicklung und Fortschreibung des Qualitätssicherungssystems in der Hämotherapie
— Beratung bei der Erarbeitung von Dokumenten wie QM-Handbuch, VA, SOP
— Überprüfung, ob die Funktionsträger Transfusionsverantwortlicher, Transfusionsbeauftragte, Leiter Blutdepot, Leiter Labor vom Träger bestellt werden und die erforderliche Qualifikation besitzen.
— Überprüfung, ob eine Transfusionskommission gebildet wurde
— Überprüfung, ob die erforderlichen schriftlichen Anweisungen vorliegen, umgesetzt werden und jeweils auf dem aktuellen Stand sind.
— Überprüfung, ob die Hämotherapie-Richtlinien und Querschnitts-Leitlinien zur Therapie in der jeweils gültigen Fassung den Mitarbeitern zugänglich sind.

— Überprüfung, ob die Statistik zum Verbrauch von Blutprodukten vorliegt und ob die Meldung gemäß § 21 TFG an das PEI erfolgt.
— Überprüfung, ob Bedarfslisten bezogen auf »Standard-Operationen« geführt werden.
— Überprüfung, ob ein System zur Einweisung neuer Mitarbeiter etabliert ist.
— Überprüfung, ob vom Transfusionsverantwortlichen eine Liste mit Verbesserungsvorschlägen geführt wird, die zur Optimierung des Systems dienen.
— Überprüfung der Dokumentationsqualität
— Überwachung und Bewertung der transfusionsmedizinischen Leistungen im Rahmen interner Audits.
— Integration des Qualitätssicherungs-Systems Hämotherapie in das QM-System der Einrichtung
— Nachweis über das Qualitätssicherungssystem in der Transfusionsmedizin gegenüber der Ärztekammer gemeinsam mit dem Transfusionsverantwortlichen und der Krankenhausleitung
— Unterstützung bei Fortbildungs- und Schulungsmaßnahmen

Abb. 4.1 bildet die Stellung der Verantwortungsträger ab

Transfusionskommission Die abteilungsübergreifende Organisation transfusionsmedizinischer Aufgaben obliegt den Mitgliedern der Transfusionskommission. Aufgaben und Bestellung der Mitglieder sowie die innere Ordnung der Transfusionskommission sind in einer Geschäftsordnung niedergelegt.

Arbeitskreis Hämotherapie Der Arbeitskreis Hämotherapie, beispielsweise eingerichtet vom versorgenden Blutspendedienst, dient dem regelmäßigen Informationsaustausch auf dem Gebiet der Transfusionsmedizin. Der Transfusionsverantwortliche sollte am Arbeitskreis teilnehmen, bei Verhinderung benennt er einen Transfusionsbeauftragten zwecks Vertretung.

> ❯ **Angesichts der Vielfalt von Organisationsformen und Kooperationen im Gesundheitswesen sind Zuständigkeiten eindeutig zu definieren.**

Dazu **Beispiele**:

- Einrichtung mit nur einer ärztlichen Person, hier niedergelassener Praxisinhaber: Werden Blutprodukte zur Therapie eingesetzt, ist der Leiter der Einrichtung gleichzeitig auch TV. Bei Einhaltung bestimmter Bedingungen kann auf die Einsetzung eines QB Hämotherapie verzichtet werden.
- Einrichtung mit mehreren ärztlichen Personen, z. B. Gemeinschaftspraxis, Medizinisches Versorgungszentrum (MVZ): Wenn in dieser Einrichtung mehrere Mitarbeiter transfundieren, ist die Leitung verpflichtet, einen TV und einen QB Hämotherapie zu benennen.
- Einrichtung der Krankenversorgung mit vielen transfundierenden Ärztinnen und Ärzten, die Blut- und Plasmaprodukte anwenden: hier ist die Bestellung eines TV, eines QB Hämotherapie und von Transfusionsbeauftragten für die klinischen Abteilungen erforderlich. Handelt es sich um eine Einrichtung mit Akutversorgung, so ist zusätzlich eine Transfusionskommission zu etablieren.
- Werden Blutprodukte in einer Einrichtung bevorratet, so ist eine Blutdepotleitung zu besetzen.

- Kassenärztliche Einrichtungen oder Ambulanzen, die mit einem Krankenhaus assoziiert sind, wie z. B. MVZ, Praxen für Dialyse oder für Hämatologie/Onkologie: Grundsätzlich sind diese Einrichtungen als selbstständige Einrichtungen zu betrachten und werden nicht über das QM-System der Krankenhauseinrichtung abgedeckt. Diese Bereiche müssen über ein eigenes Qualitätssicherungs-System in der Hämotherapie verfügen.
- Belegärzte, die über ein Bettenkontingent innerhalb einer Einrichtung eigenverantwortlich Patienten mit Blutprodukten behandeln, sind ebenfalls verpflichtet, ein Qualitätssicherungssystem-System für die Hämotherapie zu etablieren. Alternativ ist eine vertraglich geregelte Aufgabenteilung mit dem Krankenhaus möglich.

Transfusionsverantwortlicher

Transfusionsverantwortliche (TV) sind ärztliche Personen mit einer hohen Qualifikation und Kompetenzausstattung durch die Leitung der Einrichtung. Angaben zur Qualifikation finden sich in den Richtlinien zur Hämotherapie. In der Regel handelt es sich um Fachärzte mit transfusionsmedizinischer Erfahrung, die zusätzlich fachspezifisch fortgebildet wurden (16 Stunden Curriculum Transfusionsmedizin und 2 Wochen Hospitation in einer zur Weiterbildung befugten transfusionsmedizinischen Einrichtung). Neben Erfahrungen in der klinischen Hämotherapie sollen sie auch über Grundkenntnisse der Hämostaseologie verfügen.

Am **Beispiel eines neu ernannten TV** können die einzelnen Aufgaben exemplarisch gut dargestellt werden: Zunächst würde sich diese Person einen Überblick darüber verschaffen, was in der Einrichtung bereits etabliert ist: QM-Handbuch, Protokolle der Transfusionskommission, benannte Funktionsträger, letztes Auditprotokoll, letzte Meldung nach § 21 Transfusionsgesetz an das Paul-Ehrlich-Institut, Eigenblutprogramm der Einrichtung; Protokolle zu Transfusionsreaktionen und Look-back-Verfahren:

- Anhand des bestehenden QM-Handbuchs ist die Grundstrukturierung in der Einrichtung erkennbar. Neben einer Überprüfung, ob dieses vollständig ist, würde auch der Bedarf für eine Aktualisierung geklärt werden.

- Über die Protokolle der Transfusionskommissions-Sitzungen kann festgestellt werden, wann bzw. wie oft zuletzt getagt wurde und welche Probleme in der Einrichtung existieren.
- Anhand der Liste der Funktionsträger kann überprüft werden, ob alle Stellen besetzt sind oder nachnominiert werden müssen; es empfiehlt sich ferner abzuklären, welche Personen noch den 16-Stunden-Kurs absolvieren müssen.
- Seitens der Geschäftsführung wäre zu überprüfen, ob die Personen offiziell bestellt sind und über welche nachweisbaren Qualifikationen diese verfügen (insbesondere bei der Laborleitung, dem Leiter Blutdepot und dem Qualitätsbeauftragten).
- Über das letzte Auditprotokoll kann eingesehen werden, ob die Aufgaben von TV und QB wahrgenommen wurden und Berichte für die Ärztekammer bzw. die Leitung der Einrichtung vorliegen; ferner sollte kontrolliert werden, ob der Qualitätsbeauftragte weisungsunabhängig und ohne Interessenkonflikt arbeiten kann.
- Anhand des letzten Meldeprotokolls kann überprüft werden, ob ein System zur Erfassung von bezogenen, applizierten und verworfenen Blutprodukten existiert, über die der TV jährlich schriftliche Meldungen bis zum 1. März an das PEI abgeben muss
- Über das Eigenblutprogramm inkl. eingesetzter Autotransfusionsverfahren sollte der TV informiert sein, da hier Verantwortlichkeiten, z. B. die Benennung von Personen oder die Meldung an Behörden, geklärt sein müssen.
- TV sollten sich über Art und Menge von unerwünschten Ereignissen und Reaktionen und die Einhaltung der damit zusammenhängenden Meldepflichten informieren.

Transfusionsverantwortliche Personen arbeiten fächerübergreifend, d. h. in allen transfusionsmedizinisch relevanten Disziplinen. Sie sollen für eine einheitliche Organisation bei der Vorbereitung und Durchführung von hämotherapeutischen Maßnahmen und für eine qualitätsgesicherte Bereitstellung von Blutprodukten sorgen. Sie sollen im Verlauf ihrer Tätigkeiten die Einhaltung von Gesetzen, Verordnungen und Richtlinien sicherstellen sowie über Inhalte der Querschnitts-Leitlinien und anderer Empfehlungen in der Einrichtung informieren. Konsiliarisch stehen sie für die Behandlung von Patienten mit Blutprodukten zur Verfügung.

Zur Erfüllung dieser Aufgaben ist es erforderlich, dass sich Transfusionsverantwortliche durch Literatur, Besuch von Kursen, Besuch des Arbeitskreises Hämotherapie sowie Kongressbesuche selbstständig fortbilden, um sich auf dem aktuellen Stand informiert zu halten.

Für wichtige Besprechungen und lokale Absprachen berufen die TV regelmäßig eine **Transfusionskommissions-Sitzung** ein. An dieser Sitzung sollen alle Funktionsträger und diejenigen teilnehmen, die im relevanten Umfang an hämotherapeutischen Aufgaben beteiligt sind. Nach Einigung in der Kommission werden die Beschlüsse protokolliert und zu einem späteren Zeitpunkt in das Qualitätsmanagement-Handbuch (QMH) aufgenommen. Die getroffenen Entscheidungen sind danach für alle bindend.

TV besitzen eine Verantwortung für die Schaffung und Kontrolle geeigneter Rahmenbedingungen. Die Verantwortung für die Behandlung der Patienten liegt beim behandelnden Arzt bzw. der Leitung der Abteilung.

Da TV neben ihrer eigentlichen medizinischen Tätigkeit nicht ständig in allen Bereichen der Einrichtung präsent sein können, werden ihnen »**Stellvertreter vor Ort**« zur Verfügung gestellt, die Transfusionsbeauftragten, an die die Umsetzung der Vorgaben delegiert wird.

Um Interessenkonflikten vorzubeugen, dürfen TV **nicht** gleichzeitig als QB tätig sein. In Einzelfällen wäre es möglich, die Position des Transfusionsverantwortlichen an eine qualifizierte externe Person zu vergeben.

> **Tipp**
>
> Nach bisheriger Erfahrung sollte die Nutzung dieser Option möglichst auf wenige Einrichtungen, in denen es als sinnvoll erscheint, begrenzt bleiben: tendenziell ist es als nachteilig anzusehen, wenn der TV nicht regelmäßig und direkt vor Ort tätig ist.

Transfusionsbeauftragter

Für die Umsetzung der vorgegebenen Maßnahmen innerhalb der einzelnen Behandlungseinheiten werden transfusionsbeauftragte Personen (TB) bestellt. TB sind ebenfalls mit einer hohen Qualifikation ausgestattet und in der Krankenversorgung tätig. Exakte Angaben zur Qualifikation finden sich in den Richtlinien zur Hämotherapie.

Sie beraten in Fragen der Indikation, Qualitätssicherung, Organisation und Dokumentation. Ferner sorgen sie innerhalb der Behandlungseinheit für den ordnungsgemäßen Umgang mit den Blutprodukten, z. B. bei der einheitlichen Dokumentation in der Patientenakte oder dem Vorgehen beim geregelten Anwärmen von Blutkomponenten.

Da TB die Vorgaben des QM-Handbuchs in ihrer Behandlungseinheit mit umsetzen sollen, besitzen sie eine eingeschränkte Weisungsbefugnis. Wenn erforderlich, werden die Mitarbeiter der Behandlungseinheit vom TB geschult. Im Zusammenhang mit Rückverfolgungsverfahren oder unerwünschten Ereignissen und Reaktionen sind TB an den Aufgaben beteiligt.

Im Rahmen ihrer direkten praktischen Tätigkeit und der Präsenz vor Ort, kommt den TB eine wichtige organisatorische Aufgabe zu, die mancherorts eher unterschätzt wird. Eine Besetzung dieser Funktion mit externem Personal ist prinzipiell **nicht** möglich. Transfusionsbeauftragte sind wichtige ständige Mitglieder der Transfusionskommission.

Transfundierender Arzt

Die Hämotherapie-Richtlinien führen aus, dass jeder hämotherapeutische Maßnahmen durchführende Arzt die dafür erforderlichen Kenntnisse und ausreichende Erfahrungen besitzen muss. Da diese Forderung nicht durch die Approbation für Ärzte abgedeckt ist, muss sie de facto im Anschluss an das Studium der Medizin erworben werden. Die Inhalte der Querschnitts-Leitlinien sind bei der Therapie zu beachten. Vor jeder Transfusion sollte überlegt werden, ob diese tatsächlich erforderlich ist. Denn jedes Blutprodukt kann eine Nebenwirkung mit kritischen Folgen auslösen. Dieses wäre umso kritischer, wenn es sich dabei um eine »nicht-erforderliche« Transfusion handeln würde.

Das Transfusionsgesetz hat für Ärzte **verpflichtende Maßnahmen** formuliert:

- **Indikationsstellung:** Sie ist integraler Bestandteil des jeweiligen Behandlungsplans. Sie sollte daher in der Patientenakte nachvollziehbar aufgeführt werden (Hinweis: Der Indikationsgrund »Anämie« ist nicht ausreichend; ein Präzisierung, wie z. B. hämodynamisch wirksame Blutungsanämie o. ä., wäre aussagekräftiger).
- **Relevante Parameterangaben:** Die Angabe von klinisch-chemischen Messwerten, wie z. B. dem Hämoglobin-Wert oder der Hämatokrit, werden häufig als Parameter herangezogen. Der Sinn der Bestimmung wird darin gesehen, dass nicht-zwingend erforderliche Transfusionen vermieden werden sollen. Sollte in Einzelfällen ein höherer Hb-Wert erforderlich sein, muss eine Begründung dazu in der Akte erkennbar sein (Empfehlung: die Indikationsstellung erweitern).

Nach erfolgter Transfusion ist die Kontrolle des Transfusionserfolges erforderlich. Die Ergebnisse sind ebenfalls zu dokumentieren.

Je nach Arbeitsteilung in der Einrichtung dürfen bestimmte Aufgaben an andere Personengruppen delegiert werden, z. B. eine Blutprobenentnahme an dafür geschultes Pflegepersonal. Ärzte, die von dieser Vorgehensweise Gebrauch machen, sollten sich darüber im Klaren sein, dass die Verantwortung für die Durchführungen **nicht delegierbar** ist. Dazu gehört insbesondere die Identitätssicherung eines Patienten bei vorbereitenden oder therapeutischen Maßnahmen.

Für einige Aufgaben wird in den Richtlinien der Bundesärztekammer explizit darauf hingewiesen, dass ärztliches Personal Tätigkeiten **persönlich** durchzuführen hat. Dazu gehören:

- Die in der Akte begründete Indikationsstellung
- Die Gespräche zur Aufklärung und zur Einwilligung
- Die Bestellung von Blutprodukten, die als ärztliche Rezeptierung zu sehen ist
- Der Bedside-Test zur Sicherung der Blutgruppenkompatibilität (persönlich oder unter direkter Aufsicht)

━ Die Kontrolle der Begleitpapiere mit Identitätssicherung
━ Die Einleitung der Transfusion von Blutkomponenten

In Notfällen dürfen ärztliche Personen von den Vorgaben der Hämotherapie-Richtlinien abweichen. Abschließend ist jedoch eine begründende Dokumentation erforderlich, warum von der regulären Vorgehensweise abgewichen wurde.

❯❯ Auch im Notfall ist es zwingend erforderlich, dass von Patienten vor der Transfusion eine Blutprobe abzunehmen ist, die Zuordnung von Blutkomponenten zu einem Patienten nachvollziehbar bleiben muss und vor der Gabe des ersten Erythrozytenkonzentrats einer Serie immer auch der Bedside-Test durchzuführen ist.

Seit den 1990er Jahren wurden in Deutschland Vorgaben eingeführt, die erheblichen Einfluss auf den Arbeitsalltag besitzen. Ärzte müssen darüber informiert sein, welche Mehrfachauswirkung beispielsweise die Unterschrift auf dem **Bestellschein für Blutprodukte** besitzt:

━ TFG: die begründete Indikationsstellung in der Patientenakte
━ Hämotherapie-Richtlinien: Laborkontrollen vor und nach der Transfusion
━ Patientenrechtegesetz: die Vorbereitungen zur medizinischen Aufklärung (mündlich und schriftlich) und die schriftliche Patienteneinwilligung
━ Hämotherapie-Richtlinien: die Verantwortung für die richtige Blutentnahme bei dem betreffenden Patienten und die korrekte Beschriftung des Blutprobenröhrchens, auch wenn dieses delegiert wurde!
━ Arzneimittel-Verschreibungs-Verordnung: die ärztliche Rezeptierung von Blutprodukten

❯❯ Die oben aufgeführten Bedingungen gelten sowohl für festangestellte als auch für Honorar- oder Gastärzte.

Qualitätsbeauftragter Hämotherapie

Entsprechend den Hämotherapie-Richtlinien liegt die Überwachung des Qualitätssicherungssystems für Blutprodukte in der Verantwortung der Ärzteschaft. Für diese Aufgabe wurde zusätzlich die Funktion des Qualitätsbeauftragten Hämotherapie (QB) im Jahr 2005 geschaffen.

Ausnahmen: Unter der Voraussetzung, dass in der Einrichtung (üblicherweise Praxen) weniger als 50 Erythrozytenkonzentrate pro Jahr transfundiert und weitere Bedingungen eingehalten werden, kann auf die Bestellung eines QB verzichtet werden (▶ Abschn. 4.2, »Richtlinien zur Hämotherapie«). Werden in einer Einrichtung ausschließlich Fibrinkleber und Plasmaprodukte eingesetzt, die nicht in die Hämostase eingreifen, ist die Funktion des QB ebenfalls nicht erforderlich.

Qualitätsbeauftragte werden von der Leitung der Einrichtung bestellt. Dieses erfolgt im Benehmen mit der regionalen Ärztekammer. Die QB Hämotherapie sind innerhalb der Einrichtung weisungsunabhängig. Zur Wahrung der Unabhängigkeit dürfen Qualitätsbeauftragte nicht gleichzeitig als TV oder TB derselben Einrichtung tätig sein.

Ärztliche Personen mit einer mindestens 3-jährigen ärztlichen Erfahrung und der Zusatzbezeichnung »Ärztliches Qualitätsmanagement« oder einer 40-Stunden-Fortbildung zum Qualitätsbeauftragten Hämotherapie können die Funktion ausüben.

Die Tätigkeit des QB umfasst in der Regel ein Kalenderjahr. Der QB kann nicht rückwirkend für Zeiträume aus den Vorjahren tätig werden.

Da ein QB das Qualitätssicherungs-System überprüfen soll, ist es nicht vorgesehen, dass ein QB die Inhalte des Systems selbst schriftlich für die eigene Einrichtung erstellt.

Die **Hauptaufgabe** eines QB besteht darin, die wesentlichen Bestandteile des QS-Systems der Einrichtung im Bereich der Anwendung von Blutprodukten zu überprüfen. Der QB sendet jährlich bis zum 1. März einen Bericht über die Ergebnisse seiner Überprüfungen für den Zeitraum des jeweils vorausgegangenen Kalenderjahres zeitgleich an die zuständige Ärztekammer und den Träger der Einrichtung. Werden der Ärztekammer Mängel bei der Anwendung von Blutprodukten bekannt, wirkt sie gegenüber dem Träger der Einrichtung auf die Beseitigung hin.

Die Qualitätsbeauftragten-Funktion kann auch durch die Heranziehung von externem, entsprechend qualifiziertem Sachverstand gewährleistet werden. Die Heranziehung externen Sachverstandes ist hier durchaus empfehlenswert, da die Tätigkeit frei von lokalen Einflüssen oder etablierten Routinemechanismen wahrgenommen werden kann.

4.3.2 Dokumente des Qualitätssicherungssystems

Ein Qualitätssicherungssystem bedarf der systematischen Dokumentation in einem **Qualitätsmanagement-Handbuch** (QMH) und damit verbundenen mitgeltenden Anweisungen. Der Zweck des Qualitätsmanagement-Handbuches besteht in der Beschreibung des Qualitätssicherungssystems in der klinischen Anwendung von Blutprodukten.

Es werden Verantwortlichkeiten, Zuständigkeiten, Verfahrens- und Arbeitsabläufe beschrieben, die eine sichere, effiziente und Kosten sparende Therapie mit Blutprodukten ermöglichen und die Einhaltung der einschlägigen Vorschriften sicherstellen. Darüber hinaus soll das QMH eine einheitliche, abgestimmte Vorgehensweise abteilungsübergreifend ermöglichen und für Transparenz sorgen.

Das Qualitätsmanagement-Handbuch kann seinen Zweck nur erfüllen, wenn es zum einen als verbindlich betrachtet wird, zum anderen ständig auf dem anerkannten Stand von Wissenschaft und Technik gehalten wird und den Erfordernissen in der Einrichtung entspricht. Es wird deshalb regelmäßig auf seine Gültigkeit und Funktionsfähigkeit hin überprüft und angepasst. Es empfiehlt sich die Verantwortung hierfür dem TV zu übertragen.

Im Qualitätsmanagement-Handbuch werden alle Maßnahmen bei der Vorbereitung und Durchführung von Transfusionen und hämotherapeutischen Maßnahmen übergreifend dargestellt. Diese Form der Dokumentation dient der Absicherung aller an den Aufgaben Beteiligten, so dass die relevanten Gesetze, Richtlinien, Leitlinien und sonstigen Normen beachtet und eingehalten werden.

Darüber hinausgehende Einzelheiten zur konkreten Umsetzung in der Patientenbehandlung

sind in entsprechenden mitgeltenden Verfahrensanweisungen, Standardarbeitsanweisungen und Nachweisdokumenten niedergelegt, die den jeweils Durchführenden zur Verfügung gestellt werden (Papierform oder Intranet) und verbindlichen Charakter besitzen.

Die Dokumentation kann – wie in der ▶ Übersicht beispielhaft beschrieben – angelegt werden:

Dokumentation des Qualitätssicherungssystems

— **Qualitätsmanagement-Handbuch**
  – Für die Erstellung und Aktualisierung ist der Transfusionsverantwortliche gemeinsam mit dem Qualitätsbeauftragten zuständig.
  – Der Inhalt umfasst eine Beschreibung des Qualitätssicherungssystems, Qualitätsziele, Organisation, Aufgaben, Zuständigkeiten, Verantwortlichkeiten in den verschiedenen Arbeitsbereichen, Mitarbeiterschulung und Fortbildung, Meldepflichten, Dokumentationspflichten, interne und externe Kontrollvorgänge sowie die Festlegung, was inhaltlich von wem schriftlich in Form von VA/SOP zu regeln ist.
  – Autorisiert wird das Qualitätsmanagement-Handbuch von der Krankenhausleitung und dem Transfusionsverantwortlichen einschließlich einer Prüfung durch den Qualitätsbeauftragten.

— **Verfahrensanweisung zur Vorbereitung und Durchführung von Transfusionen einschließlich Plasmaderivate**
  – Für die Erstellung und Aktualisierung ist der Transfusionsverantwortliche zuständig, der die Inhalte mit den Mitgliedern der Transfusionskommission abstimmt.
  – Der Inhalt umfasst eine Beschreibung aller Arbeitsbereiche von der Beschaffung über die Anwendung bis zu den Meldepflichten. Die Vorbereitung und Durchführung der Transfusion von Blutkomponenten wird detailliert dargestellt und dient zur ausführlichen Information der transfundierenden Ärzte.

- Autorisiert wird die Verfahrensanweisung von der Krankenhausleitung und dem Transfusionsverantwortlichen.
- **Standardarbeitsanweisungen**
  - Für die Erstellung, Autorisierung und Aktualisierung ist der jeweils Verantwortliche zuständig, in dessen Bereich die zu regelnden Arbeiten durchgeführt werden.
  - Der Inhalt umfasst die detaillierte Beschreibung von Arbeitsabläufen an Arbeitsplätzen bzw. in bestimmten umschriebenen Arbeitsbereichen wie dem Labor und dem Blutdepot.
- **Berichtswesen**
  - Interne Audits zum Soll-Ist-Abgleich werden protokolliert und das Ergebnis wird, einschließlich einer Bewertung der Krankenhausleitung, den leitenden Ärzten und den Mitgliedern der Transfusionskommission vorgelegt. Dasselbe gilt für einen jährlich zu erstellenden Bericht, der die Leistungsdaten zur Hämotherapie zusammenfasst.

Die Dokumente sind idealerweise Teil eines EDV-gestützten Dokumentenmanagementsystems für die gesamte Einrichtung und über ein Intranet verfügbar für die Mitarbeiter. Gestaltung, Verteilung, Aktualisierung, Austausch und Archivierung sind zu regeln. Die Verbindlichkeit der Inhalte im Sinne von Anweisungen muss allen Mitarbeitern vermittelt werden.

◗ Abb. 4.2 stellt das Qualitätsmanagement-Handbuch und mitgeltende Dokumente dar.

4.3.3 Steuerungselemente, Audits

Die **Steuerung des Systems** erfolgt üblicherweise durch den TV der Einrichtung, der von der Leitung mit den entsprechenden Kompetenzen ausgestattet wurde. In der Transfusionskommission sollen alle relevanten Maßnahmen zur Qualitätssicherung in der klinischen Hämotherapie besprochen werden (personelle, technische, organisatorische und nor-

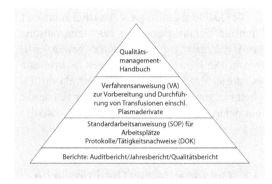

◗ **Abb. 4.2** Hierarchie der Dokumente eines Qualitätsmanagements: Qualitätsmanagement-Handbuch und mitgeltende Dokumente

mative Maßnahmen). Wenn Defizite erkannt werden, sollen diese beseitigt und für die Einrichtung ein verbesserter Vorgang definiert werden. Sofern gewünscht, kann externer Sachverstand zu diesen Sitzungen hinzugezogen werden.

TV bedienen sich zur Festlegung der Qualitätssicherung in der Einrichtung der Beschlüsse der Transfusionskommission und des Qualitätsmanagement-Handbuchs. An einer Transfusionskommissions-Sitzung sollten alle verantwortlichen Personen teilnehmen. Getroffene Beschlüsse werden protokolliert und sind nach Veröffentlichung für alle Bereiche und beteiligten Personen der Einrichtung verbindlich.

Die Funktionsfähigkeit des Qualitätsmanagement-Handbuchs und seine Umsetzung bei der Hämotherapie soll durch regelmäßigen Soll-/-Ist-Abgleich überprüft werden. Dieses wird üblicherweise einmal jährlich in Form eines **Audits** durchgeführt. Ziele des Audits sind:

- Überprüfung der Aufbau- und Ablauforganisation
- Überprüfung der Konformität mit den Vorgaben
- Überprüfung der Dokumentationsqualität
- Erfassung von Fehlerquellen und Mängeln
- Erarbeitung von Verbesserungsvorschlägen

Ausführende Personen sind TV und QB.

Anhand eines Auditprotokolls wird in den verschiedenen Bereichen in Stichproben überprüft, ob die Vorgaben des QMH umgesetzt wurden. Als

Ausgangspunkt dafür bietet sich das Blutdepot an. Zunächst wird überprüft, ob die allgemeinen Lagerungsbedingungen und Chargendokumentationspflichten erfüllt sind. Anschließend kann kontrolliert werden, ob die geforderten Bedingungen zur serologischen Verträglichkeitsprüfung/Kompatibilität von Konserven erfüllt sind. Danach bietet sich ein Übersichtsauszug aus dem Blutdepot an, um zu erkennen, welcher Patient kürzlich Konzentrate oder Plasmaderivate erhalten hat. Anschließend werden die betreffenden Stationen visitiert, das Personal befragt und in den Akten kontrolliert, ob die Durchführung und Dokumentation den Erfordernissen entspricht. Weitere Überprüfungen, beispielsweise zur Personalschulung und -qualifikation, sollen folgen.

Das Ergebnis wird in einem Auditprotokoll zusammen mit Verbesserungsmöglichkeiten festgehalten. Im Anschluss kann der TV weitere Maßnahmen ergreifen, um ggf. aufgedeckte Defizite zu beseitigen.

4.3.4 Fehlermanagement

❯ Fehlermanagement, also ein strukturiertes Verfahren zum Umgang mit Abweichungen, ist ein wichtiges Instrument des Qualitätsmanagements. Fehlermanagement zielt darauf ab, Fehler und möglichst auch Beinahe-Fehler zu erkennen, die Ursachen zu analysieren, daraus Maßnahmen zur Verbesserung der Organisation und Abläufe abzuleiten und zu implementieren.

Die Hämotherapie-Richtlinien ordnen dem Transfusionsverantwortlichen bei unerwünschten Ereignissen und Reaktionen die Gesamtverantwortung für die Ursachenklärung und die abzuleitenden Konsequenzen zu.

Damit ist aber nur ein Teilaspekt abgedeckt, denn Fehlermanagement ist als umfassendes Instrument für alle Arbeitsbereiche zu verstehen und in unterschiedlicher Form in vielen Einrichtungen etabliert.

Bei der Anwendung von Blutprodukten sind schwerwiegende und tödliche Zwischenfälle bekannt. Die Erfahrungen, die in diesem Zusammenhang gesammelt wurden, stellen einen wichtigen Anteil bei der Fort- und Weiterbildung dar.

Aus der Literatur ist erkennbar, dass der überwiegende Teil dieser »Zwischenfälle« aus Handhabungsfehlern resultierte, die über die Einzelschritte von der Bestellung bis zur Anwendung verteilt waren.

Von der Entscheidung zur Therapie mit Blut oder Blutbestandteilen bis zur tatsächlichen Transfusion der Produkte sind unterschiedliche Personengruppen beteiligt. Diese bilden sozusagen eine Vertrauenskette, wobei jedes Glied dieser Kette auf die korrekte Einhaltung und Durchführung der zugeordneten Aufgaben angewiesen ist. Beispiel: Das Personal im immunhämatologischen Labor vertraut darauf, dass die Blutentnahme adäquat erfolgte, die Identifikation der Patienten eindeutig geprüft wurde und der Transport der Probe ins Labor den Vorgaben entspricht. Die diagnostischen Untersuchungen erfolgen letztlich auf der Basis einer einwandfrei zugestellten Blutprobe. Ärztliches Personal ist wiederum darauf angewiesen, dass die Bestimmungen im Labor und der Transport des Arzneimittels ‚Blut' aus dem Blutdepot unter kontrollierten Bedingungen und ohne eine kritische Außeneinwirkungen erfolgt.

Wegen der Mannigfaltigkeit der Fehler, die in diesen Bereichen beobachtet wurden, bezieht sich die folgende Auflistung auf die häufigsten beobachteten Ereignisse.

Die typischen **Fehlerarten** können in drei Gruppen eingeteilt werden:

— **Versehen** aufgrund von Unachtsamkeit, Müdigkeit, Hektik bei Notfällen: In diesen Situationen sind Ärzte der Gefahr ausgesetzt, dass sie unter Stressbedingungen Aufgaben nicht komplett oder mit gewohnter Aufmerksamkeit ausführen: eingeübte Vorgänge werden leicht verändert oder abgekürzt und haben dann Auswirkungen an anderer Stelle (Beispiel: Ein Notarzt bestellt für eine Patientin Blut aufgrund des Ausweises in ihrer Handtasche; hinterher stellt sich heraus, dass es sich um den Ausweis des Ehemannes handelte).

— **Vertauschen**, **Verändern** oder **Übersehen** durch kurzzeitige Ablenkung während einer Tätigkeit, z. B. durch ein mobiles Telefon, Patienten etc. (Beispiel: Eine Ärztin führt gerade einen Bedside-Test durch. Mittendrin erhält sie einen Anruf über das Diensttelefon. Dabei gerät die Testdurchführung außer Kontrolle.)

- **Durchführung von Tätigkeiten ohne genaue Sachkenntnis** bzw. Einarbeitung oder bei irrtümlicher Annahme: Bei dieser Fehlerart werden z. B. Tests ausgeführt, obwohl entsprechende Kenntnisse fehlen oder von der betreffenden Person falsch eingesetzt werden (althergebrachtes Wissen, seltene Durchführung, Eigeninterpretation, Unkenntnis der hauseigenen Vorgaben). In einigen Fällen führte diese Fehlerart zu Fehlinterpretationen von Bedside-Tests, zur inkorrekten Entnahme von Blutprodukten aus dem Blutdepot oder zur Beimengung von Medikamenten zum Erythrozytenkonzentrat.

Bekannte **Fehlhandhabungen** sind:

- Probleme bei der **Identifikation** von Patienten: Im Vordergrund steht hier neben der Identifikationssicherung auf der Station insbesondere auch die Identifikation von Patienten im Labor. Im immunhämatologischen Labor müssen alle Patientendaten daraufhin kontrolliert werden, ob aus Voruntersuchungen relevante Informationen vorliegen, z. B. irreguläre erythrozytäre Antikörper. Diese Angaben sind für die Auswahl von kompatiblen Erythrozytenkonzentraten wichtig. Beispiel: während es im stationären Bereich gelegentlich vorkommt, dass 2 Patienten mit dem gleichen Nachnamen aufgenommen wurden, können im Vergleich dazu in der Labor-EDV identische Namen mehrfach existieren. Dabei ist insbesondere die Schreibweise relevant (Müller und Mueller wären zwei verschiedene Personen, ggf. mit unterschiedlichem Risikopotenzial!).

- Keine **Weitergabe von Fremdbefunden** an das Labor: Sofern in Begleitschreiben Blutgruppenmerkmale angegeben sind, insbesondere Angaben zu irregulären erythrozytären Antikörpern, müssen diese unbedingt an das immunhämatologische Labor weitergegeben werden, da diese Fremdinformationen für die korrekte Auswahl von Blutkomponenten benötigt werden. In einigen Fällen kann es vorkommen, dass vorbestimmte Antikörper

aktuell nicht mehr nachweisbar sind; trotzdem müssen diese Angaben beachtet werden.

- **Verwechslungsfehler**: sie gehören mit zu den häufigsten Fehlabläufen. Dazu zählen ein falsches Bekleben von Blutproben-Röhrchen, ein Vertauschen von Röhrchen während oder nach der Abnahme, ein inkorrektes Befragen von Patienten zur Identifikation (»Sie sind doch Frau …?« was eine falsche Antwort provozieren kann), ein irrtümliches Wiedererkennen von Patienten durch das ärztliche Personal ohne anschließende Befragung, eine ungenaue Beschreibung von Patienten (»im Zimmer 123, rechts am Fenster«), aber auch die fehlerhafte Aufnahme eines Patienten in das EDV-System bereits bei der Krankenhausaufnahme.

- **Ungeeignete Blutproben**: Dazu gehören Blutproben, die für die Laboruntersuchungen ungeeignet sind. In erster Linie sind dieses stark hämolytische Blutproben, inadäquat gefüllte Röhrchen mit eingeschränkter Gerinnung, für den Zweck ungeeignete Röhrchen, Blutplasmen mit starker Proteinadhäsion an Testzellen, z. B. beim Plasmozytom oder Medikamenten (HAES, Heparin, einige Antibiotika, i.v. Immunglobuline, Zytostatika).

- **Probleme während eines Transportes**: Sofern Blutproben nicht unter kontrollierten Bedingungen transportiert werden, kann es zu erheblichen Einbußen bei der Qualität der Probe kommen. Beispiele sind: Tablett mit Blutproben auf der Heizung zwischengelagert, Transportzeiten zu lang, Transport mit externen Diensten mit extremen Temperaturunterschieden.

- **Vorbereitungsfehler bei Blutkomponenten**: Das fehlerhafte Anwärmen von Erythrozytenkonzentraten stellt eine signifikante Quelle für Transfusionsreaktionen dar. In zahlreichen Fällen wurde beobachtet, dass Konzentrate nicht mit qualifizierten Geräten angewärmt wurden, sondern mit unerlaubten Alternativen (gefährlich sind z. B. Prozeduren auf der Heizung, in der Mikrowelle, zwischen Wärmflaschen oder unter fließendem Wasser). Es sollte darauf geachtet werden, dass nach Verlassen der Kühlkette die Konzentrate innerhalb von 6 Stunden transfundiert sind. Des Weiteren kann es zu Beschädigungen des Blutbeutels kommen, z. B. nach Durchstechen mit dem Transfusionsbesteck.

- **Fehler bei der Kontrolle der Dokumente**: Die Kontrolle der Begleitformulare bei einer Transfusion ist eine höchstpersönliche Aufgabe der transfundierenden ärztlichen Person. Dazu gehört die Überprüfung der Begleitscheine, die Gültigkeitsdaten für Antikörpersuchtest und Verträglichkeitsproben, das Haltbarkeitsdatum des Konzentrats und die Überprüfung der korrekten Auswahl der Konzentrate, auch bezüglich irregulärer Alloantikörper. Dazu vier praktische Fragen:
  - Sind die ausgewählten EK zu AB0-Blutgruppe und Rhesusfaktor D des Patienten kompatibel?
  - Ist eine Immunisierung von Frauen im gebärfähigen Alter bezüglich der Rhesusformel und des Kellfaktors K/k ausgeschlossen?
  - Sind die Konserven für bekannte Alloantikörper so getestet worden, dass die korrespondierenden Antigene nicht vorhanden sind?
  - Müssen bestimmte Konzentrateigenschaften beachtet werden, z. B. bestrahlt, gewaschen, CMV getestet?
- **Fehler bei der Einleitung der Transfusion**: Hier kommen insbesondere zwei Situationen in Betracht, nämlich die Kontrolle der Patientenblutgruppe und die Einleitung der Transfusion. Erster Fall: Der Bedside-Test soll transfundierenden Ärzten als letzte und ggf. lebensrettende Kontrollmaßnahme vor Beginn einer Transfusion vermitteln, welche Blutgruppe – und damit– welche regulären Alloantikörper des Patienten (Anti-A, Anti-B) wirksam werden können. Fehlinterpretationen oder das Weglassen des Bedside-Tests gehen zu Lasten des transfundierenden Arztes. Zweiter Fall: Bei der Einleitung der Transfusion soll innerhalb der ersten Minuten beobachtet werden, ob sich akut klinische Symptome entwickeln, wie z.B. allergische Reaktionen vom Soforttyp gegen Plasmaproteine.

4.4 Dokumentation

Bei der Vorbereitung und Durchführung von Transfusionen und Behandlungen mit Plasmaderivaten und gentechnisch hergestellten Plasmaproteinen gelten ausnahmslos umfangreiche patientenbezogene und produktbezogene Dokumentationspflichten. Die Aufbewahrungsfristen für die Dokumentation sind im Transfusionsgesetz geregelt.

Diese dienen folgen Zwecken:

- Sichere Zuordnung von Befunden und applizierten Präparaten zu Patienten
- Überprüfbarkeit und Kontrollierbarkeit der Arbeitsschritte, Arbeitsergebnisse und Behandlungsmaßnahmen, zum einen zur Fehlervermeidung, zum anderen zur Aufklärung und Ursachenklärung bei Fehlleistungen
- Rückverfolgbarkeit von Blutprodukten bis zum Blutspender und Klärung eines möglichen Kausalzusammenhangs bei Verdacht auf eine transfusionsassoziierte Patienteninfektion
- Rückverfolgbarkeit von Blutprodukten bei der Serokonversion von Blutspendern zur Identifizierung von Empfängern, die Blutprodukte aus früheren Blutspenden dieser Spender erhielten, bei deren Untersuchung die Serokonversion aufgrund des diagnostischen Fensters nicht erkennbar war
- Rückverfolgung zwecks Identifizierung von Empfängern, die Präparate aus einer bestimmten Charge von Plasmaderivaten oder sonstigen Präparaten aus Blut erhielten, weil der Verdacht auf eine infektiöse/nicht infektiöse Nebenwirkung dieser Charge besteht
- Bildung von so genannten Clustern, d. h. Häufung unerwünschter Nebenwirkungen bei Patienten, die Produkte aus einer bestimmten Charge erhielten
- »Gerichtsfeste« Dokumentation, um im Falle der Beweislastumkehr lückenlos belegen zu können, dass alle Arbeitsschritte bei der Therapie lege artis vollzogen wurden

> **Jeder hämotherapeutisch tätige Arzt ist verpflichtet, die Vorgaben zur vollständigen, zeitnahen und lesbaren Dokumen-**

◻ Tab. 4.1 Aufbewahrungspflichten und Fristen

Verpflichteter Adressat	Gegenstand der Aufzeichnung	Aufbewahrungs- zeitraum
Arzt	Ärztlich gemachte Feststellungen und getroffene Maßnahmen bezüglich des Patienten (allgemein)	10 Jahre
Arzt/Einrichtung der Krankenversorgung	Anwendung von Blutprodukten – **patientenbezogen** – Aufklärung des Patienten – Einwilligungserklärung – Ergebnis der Blutgruppenbestimmung – durchgeführte Untersuchungen – Indikation – Darstellung von Wirkungen – Unerwünschte Ereignisse und Reaktionen	15 Jahre
	Anwendung von Blutprodukten – **patienten- und produktbezogen** – Patientenidentifikationsnummer oder entsprechende eindeutige Angaben wie Name, Vorname, Geburtsdatum – Bezeichnung des Arzneimittels – Pharmazeutischer Unternehmer – Dosierung, Menge – Konservennummern, Chargenbezeichnung – Datum und Uhrzeit der Anwendung – Name des verantwortlichen und durchführenden Arztes	30 Jahre, bei mehr als 30 Jahren Anonymisierung
Leitung/Einrichtung der Krankenversorgung	Sicherstellung des unverzüglichen Zugangs zu den patienten- und produktbezogenen Daten, Auswahl und Betrieb eines langfristig geeigneten Archivierungssystems	

tation sorgfältig einzuhalten. Im Rahmen der systematischen Qualitätssicherung hat eine regelmäßige Überprüfung der Dokumentationsqualität und der Vollständigkeit der Daten zu erfolgen.

◻ Tab. 4.1 stellt die **Aufbewahrungspflichten** und **Fristen** dar.

Ziel ist die lückenlose Dokumentation für alle Blutprodukte von der Beschaffung über die Zwischenlagerung bis zur Anwendung am Patienten. Für jedes Blutprodukt muss nachvollziehbar sein, wann es in welcher Dosierung bei welchem Patienten angewendet wurde. Im Falle einer Rückverfolgung müssen die Daten zeitnah zur Verfügung stehen, um ggf. die Untersuchung von Patienten auf Infektionsmarker zu veranlassen oder um zu klären, ob ein kontaminiertes Plasmaderivat oder die nicht erkannte Infektion eines Blutspenders ursächlich war.

Um den Anforderungen zu genügen, ist ein Dokumentationssystem erforderlich, das sowohl für Patientenakten (Papier oder digitale Akte) als auch für sämtliche bezogenen Blutprodukte quasi parallel geführt wird und über mindestens 30 Jahre die Verfügbarkeit der Daten garantiert.

> **Tipp**
>
> Rückverfolgungsverfahren sollten in die Verantwortung des Transfusionsverantwortlichen gestellt werden. Sie sind unverzüglich durchzuführen und sorgfältig zu dokumentieren. Die langfristige Aufbewahrung der Dokumentation von Rückverfolgungsverfahren über 30 Jahre ist nicht ausdrücklich vorgeschrieben, aber anzuraten.

4.5   Patientenaufklärung und Einwilligung

Das Transfusionsgesetz legt in § 14 die Dokumentationspflichten der behandelnden ärztlichen Person bei jeder Anwendung von Blutprodukten dar. Danach sind auch die Patientenaufklärung und die Einwilligungserklärung dokumentationspflichtig.

Wegen der grundlegenden Bedeutung der Aufklärungspflicht ist in jeder Einrichtung, in der Blutprodukte angewendet werden, ein abgestimmtes Verfahren zur Aufklärung und Einwilligung von Patienten erforderlich, das von allen Beteiligten beachtet und eingehalten wird. Insbesondere bei der Behandlung von Patienten durch Ärzte mehrerer Fachgebiete und Abteilungen ist eine eindeutige Zuordnung der Aufklärungspflichten einschließlich der Dokumentation von Aufklärung und Einwilligung zu regeln und im Qualitätsmanagement-Handbuch verbindlich vorzuschreiben.

Folgende **Vorgaben** sind dabei zu beachten:

- Die Aufklärung des Patienten durch den Arzt muss zum frühestmöglichen Zeitpunkt erfolgen, um ausreichend Bedenkzeit für eine Entscheidung zu gewährleisten (Hämotherapie-Richtlinien).
- Der transfundierende Arzt hat sich über die Aufklärung und Einwilligung des Patienten vor Einleitung der Transfusion zu versichern (Hämotherapie-Richtlinien).
- Das Verfahren der Aufklärung, die Form, die Inhalte der Aufklärung, die Zuständigkeit der behandelnden Ärzte und der Zeitpunkt der Aufklärung sind festzulegen (Hämotherapie-Richtlinien).
- Bei der wiederholten Anwendung von Blutprodukten ist eine geeignete Regelung zur Aufklärung und Einwilligung zu treffen, die die mehrfache Anwendung berücksichtigt (Hämotherapie-Richtlinien).
- Wurden notfallmäßig Blutprodukte angewendet, ohne dass zuvor eine Aufklärung des Patienten möglich war, muss eine nachträgliche Sicherungsaufklärung erfolgen. Das Vorgehen ist festzulegen (Hämotherapie-Richtlinien).
- Die Aufklärung hat durch den zuständigen Arzt in einem persönlichen Gespräch mit dem Patienten zu erfolgen.
- Aufklärungspflichtig sind sämtliche Blutprodukte: zelluläre Blutkomponenten, therapeutisches Plasma, sämtliche Plasmaderivate, auch Fibrinkleber, Albumin, Hyperimmunglobuline beispielsweise zur prä- und postpartalen Rhesusprophylaxe oder Tetanusprophylaxe, Gerinnungsfaktoren, gentechnisch hergestellte Faktoren.

- Da das Transfusionsgesetz die Dokumentation von Aufklärung und Einwilligung fordert, ist eine schriftliche Einwilligungserklärung des Patienten erforderlich.
- Das Patientenrechtegesetz mit der Forderung nach der Überlassung einer Kopie der Aufklärungsunterlagen an den Patienten ist zu beachten und in geeigneter Weise umzusetzen.

Die Hämotherapie-Richtlinien führen aus, dass die Organisationsabläufe bei der Anwendung von Blutkomponenten und Plasmaderivaten vom Transfusionsverantwortlichen bzw. von der Transfusionskommission erarbeitet werden. Die Leitung der Einrichtung hat die Organisationsabläufe in einer schriftlichen Dienstanweisung verbindlich anzuordnen. Dies gilt selbstverständlich auch für die Patientenaufklärung und Einwilligung bei der Therapie mit Blutprodukten.

Aufgrund der besonderen rechtlichen Bedeutung der Patientenaufklärung wird ausdrücklich auf weiterführende Literatur verwiesen.

Literatur und Internetadressen

Arzneimittel und Wirkstoffherstellungsverordnung: ► www.bundesrecht.juris.de
Arzneimittelprüfrichtlinien: ► www.pei.de
Arzneimittelverschreibungsverordnung: ► www.bundesrecht.juris.de
Bakhschai B et al. (2013) Archivierung von Dokumenten im Bereich der Transfusionsmedizin. Transfus Med Hemother 40:285–288
Deutsch E, Bender AW, Eckstein R, Zimmermann R (2007) Transfusionsrecht. Ein Handbuch für Ärzte, Apotheker und Juristen. 2. Auflage. Wissenschaftliche Verlagsgesellschaft, Stuttgart
Deutsch E, Spickhoff A (2008) Medizinrecht. Arztrecht, Arzneimittelrecht, Medizinprodukterecht und Transfusionsrecht. 6. Auflage. Springe, Berlin Heidelberg New York
Gesetz über den Verkehr mit Arzneimitteln: ► www.bundesrecht.juris.de
Gesetz über technische Assistenten in der Medizin: ► www.bundesrecht.juris.de
Gesetz zur Regelung des Transfusionswesens: ► www.bundesrecht.juris.de
Hämotherapie 17:4–17. ► www.drk-haemotherapie.de
Hasskarl H (2010) Aufklärungspflicht und Pflicht zur Einholung einer Einwilligung bei der Verabreichung von Blutzubereitungen. Hämotherapie 15:36–47. ► www.drk-haemotherapie.de

Hasskarl H et al. (2010) Aufbewahrungsfristen für die Auf-
    zeichnungen im Zusammenhang mit der Gewinnung
    von Blut und Blutbestandteilen, der Herstellung von
    Blutprodukten und der Anwendung von Blutprodukten.
    Transfus Med Hemother 37:213–219
Informationen über die Zulassung von Blutkomponenten:
    ▶ www.pei.de
Koch BF (2013) Patientenrechtegesetz: das Wichtigste im
    Überblick, Westfälisches Ärzteblatt – Mitteilungsblatt
    der Ärztekammer Westfalen-Lippe 03:11–18
Lüder SR (2012) (Hrsg.) Das Recht des Blutspendewesens.
    Münsteraner Rotkreuz-Schriften zum humanitären
    Völkerrecht. Band 14. Verlag am See, Herdecke
(Muster-)Berufsordnung für die deutschen Ärztinnen und
    Ärzte: ▶ www.bundesaerztekammer.de
Patientenrechtegesetz: ▶ www.bundesrecht.juris.de
Petershofen EK (2011) Falsches Blut beim falschen Patienten:
    Risikopotentiale in der klinischen Hämotherapie.
Petershofen EK (2012) Bedeutung und Interpretation von
    Bedside-Tests. Transfusionsmedizin 2:31–33
Querschnitts-Leitlinien zur Therapie mit Blutkomponenten
    und Plasmaderivaten: ▶ www.bundesaerztekammer.de
Richtlinien zur Gewinnung von Blut und Blutbestandteilen
    und zur Anwendung von Blutprodukten (Hämothera-
    pie): ▶ www.bundesaerztekammer.de
Vereinbarung über die Zusammenarbeit bei der Bluttransfu-
    sion des Berufsverbandes Deutscher Anästhesisten und
    des Berufsverbandes Deutscher Chirurgen. Anästhesiol
    Intensivmed 1989;12:375–378
von Auer F (2013) Deutsches Transfusionsgesetz – 15 Jahre
    Transfusionsgesetz – eine Erfolgsgeschichte. Transfu-
    sionsmedizin 3:49–53
Voten und Empfehlungen des Arbeitskreises Blut:
    ▶ www.rki.de
Waeschle RM et al. (2014) Qualitätssicherung an der Schnitt-
    stelle zwischen Anästhesie und Transfusionsmedizin.
    Anaesthesist 63:154–162
Zu den Aufgaben und zur rechtlichen Einordnung des
    Qualitätsbeauftragten Hämotherapie nach den Hämo-
    therapie-Richtlinien nach §§ 12a und 18 TFG. abrufbar
    unter ▶ www.baek.de. Kurzfassung: Dtsch Ärztebl 108
    (2011):A-752. Heft 14

Perioperative Behandlung bei Hämostasestörungen

B. Kemkes-Matthes, K. Heidinger

5.1   Gerinnungsanamnese

Eine normale Hämostase wird durch das Zusammenspiel von plasmatischen Gerinnungsfaktoren, Thrombozyten, Von-Willebrand-Faktor, Endothel und Gerinnungsinhibitoren gewährleistet. Hereditäre wie erworbene Veränderungen des Gerinnungssystems können zu hämorrhagischen und/ oder thrombophilen Diathesen führen.

Eine ausführliche und gezielte Anamnese ist Voraussetzung, um Gerinnungs-Laboruntersuchungen sinnvoll durchführen zu können. Dies ist insbesondere bei der **Abklärung von Blutungsereignissen** wichtig, da durch die Globaltests der plasmatischen Gerinnung – Quick-Wert und aPTT – die häufigsten hämorrhagischen Diathesen nicht erfasst werden: Von-Willebrand-Syndrom und medikamentös induzierte Thrombopathien.

- Die Anamnese gibt hier wertvolle Hinweise auf das **Ausmaß der Blutungsneigung** sowie den **Blutungstyp**: Dabei sollte gefragt werden nach: Hämatomen (typisch für plasmatische Gerinnungsdefekte), Petechien (typisch für Thrombopenie), Epistaxis (oft bei thrombozytären Störungen, Von-Willebrand-Syndrom), Gelenkblutungen (klassisch für Hämophilie), Blutungen bei Operationen und zahnärztlichen Eingriffen (typisch bei Von-Willebrand-Syndrom), Stärke der Menstruationsblutung (verstärkt häufig bei Von-Willebrand-Syndrom), Blutung bei Entbindung (selten bei Von-Willebrand-Syndrom, eher bei plasmatisch bedingten Gerinnungsstörungen), Blutung einige Tage nach Verletzungen/Operationen (typisch für Faktor-XIII-Mangel).
- Die chronologische **Eigenanamnese** zeigt meist, ob eine (Gerinnungs-)Störung erworben ist oder bereits seit Geburt besteht.
- Die **Familienanamnese** kann den Verdacht auf hereditäre Störungen untermauern.
- Bei der **Medikamentenanamnese** ist bei Patienten mit Blutungsereignissen sowohl der Konsum von »klassischen« Antikoagulanzien (Vitamin-K-Antagonisten, direkte orale Antikoagulanzien, Heparin) und Aggregationshemmern (ASS, Clopidogrel, Prasugrel) als auch jegliche Analgetika- und Antibiotika-

Einnahme zu erfragen, darüber hinaus der Gebrauch von Nahrungsergänzungsmitteln (Ingwer, Knoblauch, Johanniskraut, …).

Im Gegensatz zu Patienten mit Blutungsereignissen sind bei Patienten mit **thromboembolischen Komplikationen** durch genaue Anamnese Informationen bezüglich der Art der zugrunde liegenden Gerinnungsstörung nur selten zu erwarten. Die Anamnese bei Thrombosepatienten zielt vielmehr darauf ab,

- ob es sich um eine **familiäre Häufung** thromboembolischer Komplikationen handelt;
- ob die Ereignisse **spontan** oder in **Risikosituationen** (Operation, Immobilisation, Tumorerkrankung, »Pille«, Schwangerschaft, Infekt, …) aufgetreten sind;
- in welchem **Alter** es zu ersten Thromboseereignissen kam.

5.2   Hereditäre und erworbene hämorrhagische Diathesen

5.2.1   Hereditäre hämorrhagische Diathesen

Patienten mit angeborener Blutungsneigung leiden abhängig von Art und Schwere der Erkrankung unter Blutungskomplikationen unterschiedlichster Art. Eine Behandlung ist im allgemeinen nur dann notwendig, wenn es akut zu Blutungen gekommen ist oder wenn die Patienten für einen operativen Eingriff vorbereitet bzw. nach einem Eingriff weiter betreut werden müssen.

> **Es gilt die Formel: 1 IE Konzentrat/kg Körpergewicht erhöht den Spiegel im Patienten um ca. 1 %.**

Damit ist die Menge des zu substituierenden Faktors abhängig
- vom Körpergewicht des Patienten, darüber hinaus
- von der Ausgangsaktivität und der angestrebten Aktivität des jeweiligen Faktors
- sowie von dessen Halbwertzeit.

■ Tab. 5.1 Hämorrhagische Diathesen

	Erbgang	Häufigkeit	Einzelfaktorkonzentrat	Gentechnisch hergestellte Konzentrate
A-/Dysfibrinogenämie	Autosomal-rezessiv	1:1 Mio.	Ja	–
Faktor-II-Mangel	Autosomal-rezessiv	1:2 Mio.	–	–
Faktor-V-Mangel	Autosomal-rezessiv	1:1 Mio.	–	–
Faktor-VII-Mangel	Autosomal-rezessiv	1:500.000	Ja	Faktor VIIa
Hämophilie A	X-chromosomal-rezessiv	1:10.000	Ja	Ja
Hämophilie B	X-chromosomal-rezessiv	1:30.000	Ja	Ja
Faktor-X-Mangel	Autosomal-rezessiv	1:1 Mio.	-	–
Faktor-XI-Mangel	Autosomal-rezessiv	1:1 Mio.	Ja	–
Faktor-XIII-Mangel	Autosomal-rezessiv	1:1 Mio.	Ja	–

Einige Autoren empfehlen, die mit der oben genannten Formel errechnete Dosis noch einmal mit dem Fehler 0,5 nach unten zu korrigieren. Aufgrund persönlicher Erfahrung ist die »goldene Mitte« zwischen beiden Dosismengen optimal um den gewünschten Spiegel zu erreichen.

Prinzipiell sollten, soweit möglich, Einzelfaktorenkonzentrate substituiert werden, um gezielt ausschließlich den fehlenden Faktor zu ersetzen. **Einzelfaktorenkonzentrate** sind für folgende Faktoren erhältlich:

- Fibrinogen
- Faktor VII
- Faktor VII a
- Faktor VIII:c
- Von-Willebrand-Faktor: Faktor VIII:c
- Faktor IX
- Faktor XI
- Faktor XIII

Die genannten Faktorenkonzentrate sind aus menschlichem Plasma (»plasma-derived«, »pd«) hergestellt, damit ist prinzipiell Infektionsübertragung möglich. Rekombinant hergestellte Präparate sind für die Faktoren VIII:c und IX verfügbar. Faktor VIIa steht ausschließlich als rekombinantes Konzentrat zur Verfügung.

Als so genanntes »Mischkonzentrat« ist **Prothrombinkomplexkonzentrat** (PPSB) von verschiedenen Firmen erhältlich. Es wird hauptsächlich bei schweren Blutungen unter oraler Antikoagulanzientherapie eingesetzt, kann darüber hinaus bei Patienten mit Faktor-II- oder Faktor-X-Mangel verwendet werden.

Aktiviertes Prothrombinkomplexkonzentrat (FEIBA) steht zur Therapie von Blutungskomplikationen bei Patienten mit Hemmkörperhämophilie zur Verfügung. ■ Tab. 5.1 gibt einen Überblick zu Erbgang und Häufigkeit von Gerinnungsdefekten sowie zu Konzentraten, die zur Substitution verwendet werden können.

> **Sowohl für Einzelfaktorenkonzentrate als auch für »Mischkonzentrate« besteht eine patienten- und produktbezogene Dokumentationspflicht gemäß Transfusionsgesetz.**

Hämophilie A und B

Die Hämophilie A bzw. B wird X-chromosomal vererbt, daher erkranken ausschließlich Männer. Frauen fungieren als Konduktorinnen, haben meist diskret verminderte bis normale Faktor-VIII:c-Spiegel und leiden mit ganz wenigen Ausnahmen nicht unter einer Blutungsneigung. Sowohl bei der Hämophilie A als auch bei der Hämophilie B werden verschiedene Schweregrade unterschieden.

◘ Tab. 5.2 Substitutionstherapie hereditärer hämorrhagischer Diathesen

Eingriff/Ereignis	Angestrebte Mindestaktivität	Dauer der Substitution
Muskel- oder Gelenkblutung	30–40 % der Norm	2–5 Tage
Schleimhautblutungen, Urogenitalblutungen	20–40 % der Norm	1–3 Tage
Kleinere Operationen (Zahnextraktion)	25–40 % der Norm	1–3 Tage
Operationen mit großen Wundflächen (TE)	50–80 % der Norm	~8 Tage
Lebensbedrohliche Blutung	50–80 % der Norm	Bis 14 Tage

Einteilung der Hämophilien
- Schwere Hämophilie: Faktor VIII:c/IX unter 1 % der Norm
- Mittelschwere Hämophilie: Faktor VIII:c/IX 1–5 % der Norm
- Leichte Hämophilie: Faktor VIII:c/IX 5–15 % der Norm
- Subhämophilie: Faktor VIII:c/IX 15–50 % der Norm

Patienten mit **Subhämophilie** sind klinisch häufig völlig unauffällig oder leiden lediglich unter einer diskreten Blutungsneigung. Patienten mit **leichter** oder **mittelschwerer Hämophilie** haben selten Spontanblutungen und bluten meist nur im Zusammenhang mit Traumata oder nach operativen Eingriffen, wenn sie nicht ausreichend substituiert wurden. Bei Patienten mit **schwerer Hämophilie** kommt es immer wieder zu erheblichen Spontanblutungen hauptsächlich in die großen Gelenke, wie Sprung- und Kniegelenke. Bei insuffizienter Substitutionstherapie werden als Folge rezidivierender Blutungen die Gelenke völlig destruiert. Es entwickelt sich eine Hämophilie-Osteopathie bzw. -Arthropathie.

Bei Patienten mit mittelschwerer, leichter oder Subhämophilie ist eine **Substitutionsbehandlung** mit Faktor-VIII- oder Faktor.IX-Konzentrat nur notwendig, wenn Blutungen bereits eingetreten sind oder wenn die Patienten perioperativ betreut werden müssen. Die jeweils anzustrebenden Mindestaktivitäten und die Dauer der Substitutionsbehandlung sind abhängig von der Art des Eingriffes (◘ Tab. 5.2). Dagegen ist es bei Patienten mit schwerer Hämophilie sinnvoll, frühzeitig eine Substitutionsbehandlung als **Blutungsprophylaxe** durchzuführen. Ziel ist es

dabei, Spontanblutungen bereits im frühen Kindesalter zu vermeiden, um die Gelenke zu schützen. Faktor VIII:c bzw. IX sollte sicher >1 % **der Norm** liegen. Dies kann durch 3-mal wöchentliche Gabe von Faktor-VIII: c- oder -IX-Konzentrat erreicht werden. Konzentrate mit verlängerter Halbwertszeit sind in klinischer Erprobung.

Bei der **perioperativen Betreuung** Hämophiler (◘ Abb. 5.1) erfolgt die 1. Gabe des benötigten Faktorenkonzentrates als Bolusgabe ca. 30–60 min präoperativ. Anschließend muss Faktor VIII: c bzw. IX und die aPTT kontrolliert werden um sicherzustellen, dass der angestrebte Faktor-VIII: c- oder -IX-Wert erreicht wurde. Darüber hinaus sind Bestimmungen des »Talspiegels« direkt vor nächster Substitution sinnvoll. Die weitere Substitution erfolgt ebenfalls per Bolusgabe 2- bis 3-mal pro Tag. Alternativ ist Dauerinfusion des benötigten Konzentrates möglich. Dauerinfusionsbehandlung von Faktorenkonzentraten ist jedoch ins Zwielicht geraten, da vermehrtes Auftreten von Inhibitoren beobachtet wurde. Daher wird diese Form der Substitution aktuell nicht empfohlen.

Von-Willebrand-Jürgens-Syndrom
Beim Von-Willebrand-Jürgens-Syndrom werden verschiedene Typen unterschieden (◘ Tab. 5.3).

Typ I Die mit Abstand häufigste Form des Von-Willebrand-Jürgens-Syndrom ist der Typ I, bei dem die Von-Willebrand-Faktor-Multimere in ihrer Struktur normal, aber auf ungefähr die Hälfte der Norm vermindert sind. Die Blutungsneigung der Von-Willebrand-Typ-I-Patienten ist sehr unterschiedlich ausgeprägt, kann von minimal bis sehr stark variieren. Die Ursache für die unterschiedlich starke Ausprägung der Blutungsneigung ist bisher

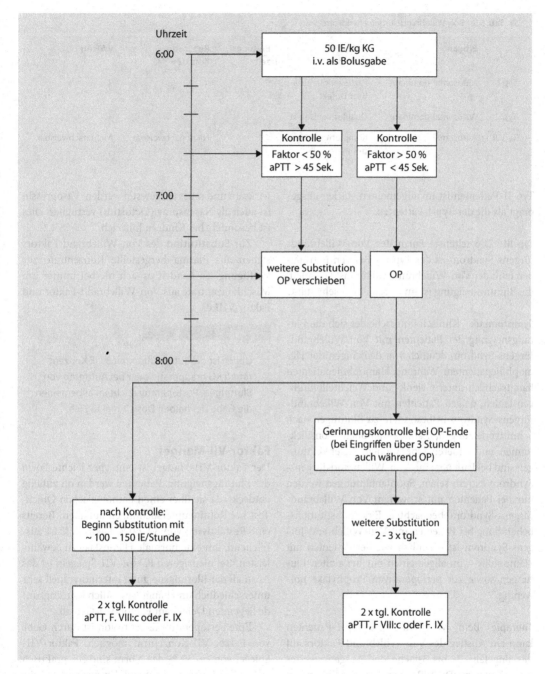

Abb. 5.1 Perioperative Substitution bei Hämophiliepatienten

nicht ausreichend geklärt. Zur Abschätzung des individuellen Blutungsrisiko ist die Durchführung einer normierten Blutungszeit hilfreich, während die Bestimmung des Von-Willebrand-Faktors im wesentlichen der Diagnosestellung dient.

Typ II Beim Von-Willebrand-Jürgens-Syndrom Typ II handelt es sich um Fehlbildungen des Von-Willebrand-Faktors, es werden diverse Untertypen unterschieden. Die Blutungsneigung der

	Erbgang	Defekt	Blutungs-zeit	Ristocetin-Kofaktor	vWF:Ag
Typ I	Autosomal-dominant	Partieller quantitativer Defekt	↑	↓	↓
Typ II	Autosomal-dominant	Qualitativer Defekt	↑	↓	↓
Typ III	Autosomal-rezessiv	Komplettes Fehlen des vWF	↑↑	Nicht nachweisbar	Nicht nachweisbar

◻ **Tab. 5.3** Von-Willebrand-Jürgens-Syndrom

Typ-II-Patienten ist im allgemeinen stärker ausgeprägt als die der Typ-I-Patienten.

Typ III Die seltenste Form des Von-Willebrand-Jürgens-Syndrom ist der Typ III. Bei den Betroffenen fehlt der Von-Willebrand-Faktor fast komplett, die Blutungsneigung ist im allgemeinen sehr stark.

Symptomatik Klinisch unterscheidet sich die Blutungsneigung der Patienten mit Von-Willebrand-Jürgens-Syndrom deutlich von denjenigen der Hämophiliepatienten: Während Hämophiliepatienten hauptsächlich unter Gelenk- und Weichteilblutungen leiden, neigen Patienten mit Von-Willebrand-Jürgens-Syndrom insbesondere zu Blutungen nach Schnittverletzungen, Zahnextraktionen, Tonsillektomien und anderen Operationen. Gelenkblutungen sind bei Patienten mit Von-Willebrand-Jürgens-Syndrom extrem selten, Spontanblutungen werden nur bei Patienten mit schwerem Von-Willebrand-Jürgens-Syndrom beobachtet. Eine Substitutionsbehandlung bei Patienten mit Von-Willebrand-Jürgens-Syndrom ist – ähnlich wie bei Patienten mit Hämophilie – im allgemeinen nur bei akuten Blutungen sowie zur perioperativen Prophylaxe notwendig.

Therapie Beim Von-Willebrand-Typ-I-Patienten kann ein Anstieg des Von-Willebrand-Faktors auf das ungefähr 2- bis 3-fache des Ausgangswertes durch Gabe von **DDAVP** (Vasopressin, Minirin) erreicht werden. DDAVP wird in einer Konzentration von 0,4 µg/kg KG als Kurzinfusion in 0,9 %iger NaCl über ca. ½ h verabreicht. Mit einem Anstieg des Von-Willebrand-Faktors wie auch des Faktor VIII:c kann nach ca. 1–3 h gerechnet werden. Das Präparat ist allerdings nicht bei allen Patienten

wirksam und muss ausgetestet werden. Vasopressin ist auch als Nasenspray (Octostim) verfügbar. Dies ist besonders bei Kindern hilfreich.

Zur **Substitution** des Von-Willebrand-Faktors stehen aus Plasma hergestellte Konzentrate zur Verfügung. Es handelt es sich hierbei immer um Mischkonzentrate aus Von-Willebrand-Faktor und Faktor VIII:c.

> **Tipp**
>
> Üblich ist die Substitution mit 30 IE Konzentrat/kg KG präoperativ oder bei Auftreten von Blutungen. Postoperativ reicht im allgemeinen die Gabe der halben Dosis 1-mal täglich.

Faktor-VII-Mangel

Der Faktor-VII-Mangel ist eine eher leichte Form der Blutungsneigung. Patienten werden oft zufällig entdeckt, da sie über einen pathologischen Quick-Test bei Routineuntersuchungen auffallen. Bereits eine Restaktivität von 30–40 % Faktor VII ist ausreichend, um eine normale Hämostase zu gewährleisten. Bei niedrigeren Faktor-VII-Spiegeln ist das Ausmaß der Blutungsneigung interindividuell sehr unterschiedlich und hängt wesentlich vom zugrunde liegenden Defekt am Faktor-VII-Gen ab.

Eine perioperative Substitution ist durch Gabe von Faktor-VII-Konzentrat möglich. Faktor-VII-Spiegel von ca. 50 % der Norm sind für praktisch alle Operationen ausreichend. Zu beachten ist die kurze Halbwertzeit des Faktor VII, so dass auf jeden Fall 3-mal/Tag substituiert werden muss. Alternativ kann rekombinantes Faktor VIIa Konzentrat in einer Dosierung von 15–30 µg/kg KG alle 4–6 h ohne Monitoring der Faktor-VII-Aktivität verabreicht werden.

A- bzw. Dysfibrinogenämie
Patienten mit A- oder Dysfibrinogenämie haben eine sehr unterschiedlich stark ausgeprägte Blutungsneigung, können sogar eine Thromboseneigung oder eine Kombination aus Blutungs- und Thromboseneigung aufweisen. Auffallend sind bei den Betroffenen hochpathologische Quick- und aPTT-Werte. Eine Substitutionsbehandlung mit Fibrinogenkonzentrat ist meist nur perioperativ erforderlich. Problematisch bei der Substitutionsbehandlung ist häufig, dass Patienten mit Dysfibrinogenämie das substituierte Fibrinogen als Fremdprotein identifizieren und unter Umständen bei wiederholter Gabe mit allergischen Reaktionen reagieren.

Seltene hereditäre hämorrhagische Diathesen
Hämorrhagische Diathesen aufgrund von hereditärem Mangel an Faktor V, Faktor X oder Faktor XI sind extrem selten und führen nur dann zu Blutungsproblemen, wenn es sich um homozygote bzw. doppel-heterozygote Mangelzustände mit erheblicher Aktivitätsverminderung handelt. Eine Substitution ist möglich über Einzelfaktorkonzentrat (Faktor XI – in Deutschland allerdings nicht zugelassen), PPSB (Faktor II und Faktor X) oder – wie bei Faktor-V-Mangel – nur über die Gabe von Frischplasma.

5.2.2 Erworbene hämorrhagische Diathesen

Erworbene hämorrhagische Diathesen sind ungleich häufiger als hereditäre Formen der Blutungsneigung und beruhen meist auf Einnahme gerinnungshemmender Medikamente, wie oraler Antikoagulanzien oder aggregationshemmender Substanzen. Darüber hinaus kann natürlich die Behandlung mit Thrombin- und/oder Faktor-Xa-hemmenden Substanzen, wie Heparin, Hirudin, Pentasaccharid oder der direkten oralen Antikoagulanzien Blutungen fördern. Sehr selten, aber sehr schwerwiegend ist die Blutungsneigung bei Patienten mit Hemmkörperhämophilie.

Orale Antikoagulanzien
Unter oralen Antikoagulanzien werden sowohl die herkömmlichen Vitamin-K-Antagonisten (VKA) als auch die »neuen« direkten Antikoagulanzien, die selektiv Thrombin oder den Faktor Xa hemmen, subsumiert.

Wirkungsweise Vitamin-K-Antagonisten wirken durch Blockade der Karboxylierung Vitamin-K-abhängiger Gerinnungsfaktoren. Dies betrifft die Faktoren II, VII, IX und X, Protein Z sowie die Gerinnungsinhibitoren Protein C und S. Bei der Karboxylierung wird Vitamin-K-Hydrochinon in Vitamin-K-Epoxid umgewandelt und im Nachhinein über verschiedene Zwischenschritte, an denen maßgeblich die Vitamin-K-Epoxidreduktase beteiligt ist, wieder in Vitamin-K-Hydrochinon umgewandelt. Vitamin-K-Epoxidreduktase wird von den oralen Antikoagulanzien vom Kumarin-Typ blockiert.

Präparate Die heute üblicherweise verwendeten oralen Antikoagulanzien vom VKA-Typ sind **Phenprocoumon** (Marcumar, Falithrom), **Warfarin** (Coumadin) sowie **Acenocoumarol** (Sintro). Die drei genannten Substanzen unterscheiden sich nicht in ihrer Wirkungsweise, jedoch erheblich in ihrer Pharmakokinetik. So wirkt Phenprocoumon am trägsten bezüglich Wirkungseintritt und Abklingdauer, Warfarin deutlich schneller, Acenocoumarol so schnell, dass es, um konstante Wirkspiegel zu gewährleisten, 2-mal täglich. eingenommen werden sollte.

Indikationen Indikation für eine orale Antikoagulanzientherapie ist im Wesentlichen die Sekundärprophylaxe nach Thromboembolien sowie kardiologische Erkrankungen (Vorhofflimmern, Zustand nach Herzklappenersatz), darüber hinaus in speziellen Fällen die periphere arterielle Verschlusskrankheit.

Loading dose Die Einleitung der oralen Antikoagulanzientherapie erfolgt bei Phenprocoumon mit einer so genannten »loading dose«. Diese kann nach einer einfachen Formel errechnet werden.

> **Tipp**
>
> Loading dose: Ausgangsquickwert/10 = Anzahl der in den ersten 3–4 Tagen zu verordnenden Tabletten

▣ Tab. 5.4 Direkte orale Antikoagulanzien (DOAC)			
	Dabigatran (Pradaxa)	Rivaroxaban (Xarelto)	Apixaban (Eliquis)
Zielmolekül	Thrombin	Faktor Xa	Faktor Xa
Orale Bioverfügbarkeit	6,5 %	80 %	50 %
$T_{1/2}$ (h)	12–14	5–13	8–13
T_{max} (h)	1,5	2–4	1,5–3,5
Renale Elimination	80 %	33 %	25 %
Monitoring	Nein	Nein	Nein
Antidot	Nein	Nein	Nein

Das bedeutet bei einem Ausgangsquickwert von 100, dass in den ersten 3–4 Therapietagen 10 Tabletten Phenprocoumon eingenommen werden sollten. Diese kann man z. B. auf 3-3-2-2 Tabletten verteilen. Tagesdosen über 3 Tabletten sind wegen der erhöhten Gefahr der Kumarinnekrose zu vermeiden.

Warfarin kann mit der Erhaltungsdosis eingeleitet werden, da der Wirkungseintritt erheblich schneller erfolgt. Hierzu sind im Allgemeinen 1½ Tabletten täglich (7,5 mg) ausreichend.

Nebenwirkungen Als Nebenwirkung der oralen Antikoagulanzientherapie sind insbesondere Blutungskomplikationen zu nennen. Bagatellblutungen wie Hämatome oder Epistaxis sind sehr häufig und betreffen bis zu 40 % der behandelten Patienten. Gefürchtet sind intrazerebrale Blutungen, deren Häufigkeit von der Güte der Patientenführung und der Therapieüberwachung abhängt. Es muss mit ca. 1 letalen intrazerebralen Blutung pro 400 Patienten-Behandlungsjahre gerechnet werden. Bei Bagatellblutungen oder leichteren Blutungen (z. B. Makrohämaturie) ist es im allgemeinen ausreichend, Quick/INR-Wert zu kontrollieren, evtl. die Therapie 12 Tage zu pausieren und dann mit der üblichen oder leicht reduzierter Dosis die Behandlung fortzusetzen. Bei schweren Blutungen muss die Therapie längere Zeit pausiert und evtl. durch Heparin ersetzt werden. Vitamin K-Gabe ist nur selten sinnvoll, da der Quick/INR-Wert sich frühestens nach 24 h verändert.

> ❯ **Bei schweren Blutungskomplikationen muss die orale Antikoagulanzientherapie sofort durch Gabe von PPSB antagonisiert werden, gleichzeitig muss Vitamin K gegeben werden, um dem Patienten wieder eine Eigensynthese von Gerinnungsfaktoren zu ermöglichen.**

Direkte orale Antikoagulanzien Die »neuen« direkten oralen Antikagulanzien hemmen selektiv entweder Thrombin (**Dabigatran**) oder Faktor Xa (**Rivaroxaban, Apixaban**). Sie ähneln in ihrer Pharmakokinetik dem niedermolekularen Heparin, dadurch ist perioperativ kein »Bridging« erforderlich. Alle 3 Präparate sind zugelassen zur Thromboseprophylaxe bei elektiver Hüft- und Kniegelenksendoprothetik sowie zur Schlaganfallprophylaxe bei Patienten mit Vorhofflimmern. Darüber hinaus besteht für Rivaroxaban Zulassung sowohl zur Akuttherapie als auch zur Sekundärprophylaxe thromboembolischer Erkrankungen sowie zur Behandlung des akuten Koronarsyndroms. Antidots sind nicht verfügbar. Im Falle schwerer Blutungen kann PPSB (30–50 IE/kg KG) oder FEIBA gegeben werden. Eine Übersicht über die direkten oralen Antikoagulanzien gibt ▣ Tab. 5.4.

Aggregationshemmende Substanzen

Aggregationshemmende Substanzen sind die häufigste Ursache für Blutungskomplikationen unter kleineren operativen Eingriffen, zumal die Patienten häufig nicht berichten, dass sie kurz vor dem Eingriff **Acetylsalicylsäure** (ASS) oder **nichtsteroi-**

dale **Antirheumatika** eingenommen haben. Nach Einnahme von 500 mg ASS sollte unbedingt eine Woche bis zu einem geplanten operativen Eingriff gewartet werden. Doch auch schon niedrigere Dosen ASS, Clopidogrel oder Prasugrel hemmen die Thrombozytenaggregation für ca. 1 Woche.

Bei Patienten mit koronarer Herzerkrankung oder peripherer AVK wird heute meist unter ASS (100)-Gabe operiert. Bei Doppel-Aggregationshemmung – z. B. nach STENT-Implantation – muss präoperativ sehr genau abgewogen werden, ob man das Blutungsrisiko bei Fortführung der Medikation eingehen kann, oder bei Pausieren der Medikation den Patienten dem Risiko eines Gefäßverschlusses aussetzt. Im Zweifelsfall muss der behandelnde Kardiologe oder Angiologe zugezogen werden. Ein Antidot zu aggregationshemmenden Substanzen ist nicht verfügbar. Im Notfall kann Substitution mit Thrombozytenkonzentraten erfolgen.

Heparin, Hirudin, Argatroban

Heparin trägt im Allgemeinen nur bei Überdosierung zu klinisch relevanten Blutungskomplikationen bei. In therapeutischer Dosierung eingesetzte niedermolekulare Heparine können jedoch bei Patienten mit Niereninsuffizienz leicht kumulieren, was, wenn nicht der Heptest bestimmt oder die Anti-Faktor-Xa-Aktivität gemessen wird, meist nicht auffällt. Das gleiche gilt für das Pentasaccharid Fondaparinux. Eine Antagonisierung von unfraktioniertem und prinzipiell auch von niedermolekularem Heparin ist mit Protamin möglich.

Blutungskomplikationen unter **Hirudin** sind gefürchtet und treten insbesondere dann auf, wenn Hirudin mit aggregationshemmenden Substanzen kombiniert wird. Ein Antidot ist nicht verfügbar und wegen der kurzen Halbwertszeit bei Nierengesunden auch nicht notwendig. Bei niereninsuffizienten Patienten kann versucht werden, per Hämodialyse den Hirudinspiegel zu senken.

Argatroban ist heute Mittel der Wahl bei Patienten mit akuter HIT Typ II. Es wird hepatisch eliminiert, ist daher bei Patienten mit Niereninsuffizient unproblematisch, nicht jedoch bei Patienten mit eingeschränkter Leberproteinsyntheseleistung. Die Applikation erfolgt ausschließlich i.v., das Monitoring über Messung der aPTT, ein Antidot existiert nicht.

Hemmkörperhämophilie

Hemmkörperhämophilien können sowohl spontan (ca. 50 % der Fälle) als auch im Zusammenhang mit schweren Grunderkrankungen, wie z. B. Malignomen, Kollagenosen und nach Schwangerschaften auftreten. Es handelt sich dabei um Autoantikörper, die meist gegen Faktor VIII:c gerichtet sind. Erheblich seltener sind Hemmkörper gegen andere plasmatische Gerinnungsfaktoren. Am häufigsten werden Hemmkörper als Alloantikörper bei Hämophiliepatienten diagnostiziert. Bei Patienten mit schwerer Hämophilie A muss in ca. 20 % der Fälle mit dem Auftreten von Hemmkörpern gerechnet werden. Für Hemmkörperhämophilien ist typisch, dass die Patienten schwerste Weichteilblutungen erleiden und die Substitution von Faktorenkonzentraten nicht den gewünschten Faktorenanstieg erbringt.

Bei der Therapie der Hemmkörperhämophilie muss unterschieden werden:
- Therapie der akuten Blutung
- Dauertherapie mit dem Ziel der Hemmkörperelimination

Akuttherapie Zur Akuttherapie von Blutungsereignissen steht porciner Faktor VIII (Hyate:C) zur Verfügung, der allerdings nur noch in Ausnahmefällen gegeben wird und die Gefahr der Allergisierung bei wiederholter Gabe in sich birgt. In Deutschland wird dieses Präparat nicht angewendet. Möglich ist die Gabe von aktiviertem Prothrombinkomplexkonzentrat (FEIBA) in Dosierungen von ca. $3 \times 3\,000$ IE/Tag. Problematisch dabei ist, dass kein Monitoring möglich ist und der Effekt rein am klinischen Erfolg gemessen werden muss. Das zur Zeit beste, wenn auch teuerste Präparat zur Behandlung der akuten Blutung beim Hemmkörperpatienten ist rekombinanter aktivierter Faktor VII (NovoSeven). NovoSeven wird in Dosierungen von 90 μg/kg KG in 2- bis 3-stündigen Abständen appliziert.

Dauertherapie Zur Dauertherapie mit dem Ziel der Hemmkörperelimination stehen sowohl immunsuppressive Therapieverfahren als auch der Versuch der Hemmkörperelimination mittels Immunabsorption zur Verfügung, darüber hinaus die so genannte Immuntoleranztherapie, bei der pro

Tab. 5.5 Hereditäre thrombophile Diathesen			
	Häufigkeit Normal-bevölkerung	Häufigkeit in Thrombo-sefamilien	Risikoerhöhung
Antithrombinmangel	0,02 %	5 %	>10-fach
Protein-C-Mangel	0,3 %	7 %	10-fach
Protein-S-Mangel	0,2 %	5 %	10-fach
Faktor-V-Leiden Mutation	5 %	50 %	Heterozygot: 5- bis 8-fach Homozygot: 50- bis 80-fach
Prothrombinpolymorphismus	2 %	18 %	3-fach

Tag zwischen 100 und 300 IE Faktorenkonzentrat/kg KG substituiert werden. Die Immuntoleranztherapie ist derzeit die gängigste, wenn auch die teuerste Therapie. Patienten mit Hemmkörperhämophilie gehören unbedingt in die Hand von Spezialisten.

5.3   Thrombophile Diathesen

Das Wissen um hereditäre thrombophile Diathesen hat in den letzten beiden Jahrzehnten explosiv zugenommen. Wir sind heute in der Lage, bei familiär gehäuften Thrombosen in über 60 % der Fälle einen Gerinnungsdefekt zu diagnostizieren. In ca. 15 % der Thrombosepatienten lassen sich sogar Mehrfachdefekte nachweisen. Schwerwiegende – allerdings seltene – thrombophile Diathesen sind Mangelzustände antikoagulatorisch aktiver Gerinnungsfaktoren wie Protein C, Protein S oder Antithrombin (Tab. 5.5).

Antithrombinmangel Der heterozygote Antithrombinmangel ist inzwischen seit mehr als 50 Jahren bekannt. Patienten mit Antithrombinmangel und Antithrombinaktivitäten um 50 % der Norm leiden im allgemeinen schon sehr früh unter thromboembolischen Komplikationen und es besteht bei den Betroffenen die Indikation zur dauerhaften oralen Antikoagulation bereits nach dem ersten thromboembolischen Ereignis.

Protein-C- und Protein-S-Mangel Bei Protein-C- und Protein-S-Mangel ist die Thromboseneigung im Allgemeinen weniger schwer ausgeprägt als beim Antithrombinmangel. Eine dauerhafte Anti-

koagulation wird im allgemeinen erst nach dem ersten spontanen thromboembolischen Ereignis empfohlen. Mit Protein-C-Mangel sind sogar einige homozygote Patienten mit extrem niedriger Protein-C-Aktivität bekannt. Die Betroffenen leiden bereits im Neugeborenenalter unter schwersten Komplikationen und müssen mit Protein-C-Konzentrat substituiert oder sehr früh oral antikoaguliert werden. Die orale Antikoagulanzienbehandlung mit Vitamin-K-Antagonisten bei Protein-C-Mangel sollte generell sehr langsam und vorsichtig eingeleitet werden, da die betroffenen Patienten ein erhöhtes Risiko haben, Kumarinnekrosen zu erleiden.

Faktor-V-Leiden-Mutation Die häufigste hereditäre thrombophile Diathese ist die Faktor-V-Leiden-Mutation. Die Prävalenz in Europa liegt bei 5 % in der Bevölkerung. Es handelt sich dabei um eine Punktmutation im Faktor-V-Gen, die dazu führt, dass der Faktor V durch aktiviertes Protein C nicht inaktiviert werden kann. Das Thromboserisiko bei heterozygoten Faktor-V-Leiden-Patienten ist im Vergleich zur gesunden Bevölkerung um das 5- bis 8-fache erhöht. Eine dauerhafte orale Antikoagulanzientherapie wird bei homozygoten Faktor-V-Leiden-Patienten bereits nach dem ersten thromboembolischen Ereignis empfohlen. Bei heterozygoten Mutationen hängt es entscheidend davon ab, ob die thrombembolische Komplikation spontan oder provoziert auftrat und ob die Thrombose distal oder proximal lokalisiert ist.

Prothrombinpolymorphismus Der so genannte Prothrombin (G20210A)-Polymorphismus ist ebenfalls ein klassischer hereditärer Risikofaktor für thromboembolische Komplikationen. Er erhöht als Einzeldefekt das Thromboserisiko nur leicht, wird aber gehäuft in Kombination mit anderen hereditären thrombophilen Diathesen diagnostiziert.

Therapie von thromboembolischen Ereignissen Bei der herkömmlichen Behandlung thromboembolischer Erkrankungen wird die initiale parenterale Antikoagulation – meist mit Heparin – für mindestens 5 Tage durchgeführt. Überlappend wird die orale Antikaogulation mit Vitamin-K-Antagonisten eingeleitet. Die parenterale Antikoagulation darf erst dann abgesetzt werden, wenn der angestrebte therapeutische Bereich unter VKA-Behandlung über mindestens 24 h erreicht wurde. Der übliche Ziel-INR liegt zwischen 2,0 und 3,0.

Alternativ ist seit kurzem sowohl eine Akuttherapie als auch eine langfristige Antikoagulation mit direkten oralen Antikoagulanzien möglich.

Bezüglich der Behandlungsdauer werden vor allem die Genese der Thrombembolie (spontan oder provoziert) und die Anzahl der abgelaufenen Thrombosen (Ersterereignis oder Rezidiv) berücksichtigt. Darüber hinaus spielen Persistenz von Risikofaktoren (Malignome, schwere Thrombophilie), Güte der Einstellung mit VKA sowie das individuelle Blutungsrisiko eine Rolle. Patienten mit thromboembolischem Erstereignis, welches durch eine transiente Risikosituation provoziert wurde oder idiopathisch entstand, aber nur distal lokalisiert ist, werden in der Regel für 3 Monate antikoaguliert. Für Patienten mit idiopathischer proximaler Thrombose oder Lungenembolie wird eine prolongierte (>3 Monate bis zeitlich unbegrenzt) Antikoagulation empfohlen. Bei idiopathischer Rezidivthrombose ist in der Regel eine dauerhafte Antikoagulation indiziert.

5.4 Vorgehen bei Elektiv-, Akut- und Notfalleingriffen

5.4.1 Unterbrechung der Antikoagulationstherapie vor elektiven Eingriffen

Unterbrechung der VKA-Therapie

In Deutschland wird überwiegend Phenprocoumon (Marcumar oder Falithrom)als Vitamin-K-Antagonist eingesetzt. Aufgrund der langen HWZ der Substanz ist eine Einnahme-Pause von 7–10 Tage vor dem geplanten Eingriff nötig. Nach Absetzen des VKA kommt es zu einem allmählichen Absinken des INR-Wertes. Nach Unterschreiten des Zielbereichs erfolgt eine überbrückende (»Bridging«) gerinnungshemmende Behandlung mit Heparin. Der Eingriff selbst wird während einer kurzen Unterbrechung der Heparin-Behandlung durchgeführt (24 h Pause bei therapeutischer NMH-Gabe, 4 h Pause bei der Gabe von UFH) und – je nach Blutungsrisiko und den patientenindividuellen Bedingungen – nach dem Eingriff wieder fortgesetzt. Postoperativ wird die orale Antikoagulation wieder gestartet und solange zusätzlich mit Heparin antikoaguliert, bis der INR-Zielbereich wieder erreicht ist.

Unterbrechung der Therapie mit direkten oralen Antikoagulanzien (DOAC)

Die DOAC ermöglichen durch ihre kurze Halbwertszeit und schnellen Wirkungseintritt ein vereinfachtes perioperatives Vorgehen ohne Bridging (■ Tab. 5.6).

Dabigatran Bezüglich der Therapie mit Dabigatran existieren detaillierte Empfehlungen zum periinterventionellem Management. Bei elektiven Eingriffen können folgende Zeitempfehlungen zum präoperativen Pausieren von Dabigatran gemacht werden: Bei Eingriffen mit normalem Blutungsrisiko kann die **1-2-3-Regel** angewandt werden, d. h., Dabigatran soll pausiert werden bei normaler Nierenfunktion 1 Tag, leicht eingeschränkter Nierenfunktion (CrCl 50–79 ml/min) 2 Tage, moderat eingeschränkter Nierenfunktion (CrCl 30–49 ml/min) 3 Tage vor dem Eingriff. Bei elektiven Eingriffen mit hohem Blutungsrisiko verlängern sich die Zeiten um jeweils einen Tag.

Rivaroxaban Bei Rivaroxaban sollte grundsätzlich vor elektiven Operationen bei normaler Leber- und Nierenfunktion ein Pausieren 24–30 h vor der Operation ausreichen, um keine Antikoagulanzien-induzierte Blutung zu riskieren. Bei einer Kreatininclearance >50 ml/min soll Rivaroxaban mindestens 24 h vor der Operation, bei größeren Operationen bzw. bei Eingriffen mit hohem Blutungsrisiko ggf. 36 h vor dem Eingriff pausiert werden. Bei

❑ Tab. 5.6 Perioperative Anwendung von direkten oralen Antikoagulanzien

Präparat in therapeutischer Dosierung	Nierenfunktion (eGFR [ml/min])	Einnahme Pause (Stunden präoperativ)		Einnahme fortsetzen* (Stunden postoperativ)	
		Niedriges Blutungsrisiko	Hohes Blutungsrisiko	Niedriges Blutungsrisiko	Hohes Blutungsrisiko
Pradaxa	>50	24	48	24	48
	30–50	48	72		
Xarelto	>50	24	48	24	48
	30–50	24	48		
	15–30	48	48		
Eliquis	>50	24	48	24	48
	30–50	48	48		

* in den ersten 24–48 h postoperativ evtl. nur halbe Therapiedosis

ZNS-nahen Eingriffen empfiehlt sich, die Antikoagulation mit Rivaroxaban bereits 48 h vor dem Eingriff zu pausieren.

Apixaban Apixaban sollte mindestens 24 h vor geplanten Operationen oder invasiven Eingriffen mit niedrigem Blutungsrisiko abgesetzt werden, bei Eingriffen mit mittlerem bis hohen Blutungsrisiko verlängert sich die Pause auf 48 h.

5.4.2   Vorgehen bei Akut- und Notfalleingriffen

Unterbrechung der VKA-Therapie Durch Gabe von Prothrombinkomplexkonzentrat (PPSB) in einer Dosierung von 25- 50 IE/kg KG kann die Wirkung von VKA antagonisiert werden (1E PPSB pro kg KG hebt den Quick-Wert um 1–2 % an). Parallel zu PPSB-Gabe wird i.v. Gabe von 10 mg Vitamin K empfohlen.

Unterbrechung der Therapie mit DOAC Prinzipiell ist zur Terminierung des Operationszeitpunkts und zur Abschätzung des Blutungsrisikos immer zu klären,
- wann die letzte Einnahme des DOAC war,
- wie die Nieren- und Leberfunktion ist,
- wie hoch das operative Blutungsrisiko ist.

Angesichts der kurzen Halbwertszeit ist zu erwarten, dass nach Erreichen der Spitzenspiegel (2–5 h nach Einnahme) mit jeder Stunde Zeitabstand zwischen letzter Medikamenteneinnahme und Operation das Blutungsrisiko sinkt. Eine generelle prophylaktische Substitution von Gerinnungsfaktorenkonzentraten vor Notfalloperationen wird aufgrund des schwer abzuschätzenden Thromboembolierisikos nicht empfohlen. Ein spezifisches Antidot steht zur Zeit nicht zur Verfügung. Im Falle von Blutungen ist die Verabreichung von prokoagulatorischen Faktorenkonzentraten in Erwägung zu ziehen, wobei es sich um Off-label-Indikationen handelt. PPSB wird in der Regel in etwas höherer Dosierung gegeben als bei der Antagonisierung von VKA (25–50 IE/kg KG). Alternativ stehen FEIBA (mögliche Dosierung 30–50 IE/kg KG) und aktivierter Faktor VII zur Verfügung.

5.4.3   Vorgehen bei Patienten mit Thrombozytopenie

Die häufigste Indikation zur Gabe von Thrombozytenkonzentraten (TK) ist die Thrombozytopenie bei Patienten mit einer Knochenmarkinsuffizienz. Thrombozytopenien können auch auftreten infolge starken Blutverlustes und/oder nach Massivtransfusion.

Literatur und Internetadressen

Bei Thrombozytenzahlen unter 50/nl stellt jede schwerwiegende Blutung eine zwingende Indikation zur Thrombozytentransfusion dar.

Die Indikation zur prophylaktischen Gabe von TK bei Patienten mit Thrombozytopenie ohne akute Blutung ist differenzierter zu betrachten:

- Bei hämostaseologisch stabilen Patienten ohne zusätzliche Risikofaktoren ist eine prophylaktische TK Gabe erst bei Thrombozytenwerten unter 10/nl sinnvoll.
- Bei Patienten mit zusätzlichen Risikofaktoren (z. B. Fieber, starker Thrombozytenabfall zu Beginn einer Chemotherapie, plasmatische Gerinnungsstörung) sollte die Thrombozytenzahl 20/nl nicht unterschreiten.
- Bei chirurgischen Eingriffen mit großer Wundfläche und/oder hoher Blutungsgefahr, Lumbal- oder Epiduralpunktion, Organbiopsie oder vor Blutstammzellspende soll die Thrombozytenzahl >50/nl liegen.
- Bei neurochirurgischen Operationen, Eingriffen am Auge oder nach Massivtransfusionen sind Thrombozytenwerte über 80/nl anzustreben.

Literatur und Internetadressen

Barthels M, von Depka M (2003) Das Gerinnungskompendium. Schnellorientierung, Befundinterpretation, klinische Konsequenzen. Thieme, Stuttgart

Bauersachs RM, Gogarten W, Hach- Wunderle V et al. (2012) Perioperatives Management der Antikoagulation mit Rivaroxaban. Konsensus einer interdisziplinären Arbeitsgruppe. Klinikarzt 41:424–31

Bundesärztekammer (2003) Leitlinien zur Therapie mit Blutkomponenten und Plasmaderivaten. Deutscher Ärzteverlag, Köln

Hach-Wunderle V (2010) Interdisziplinäre S2 Leitlinie. Diagnostik und Therapie der Venenthrombose und der Lungenembolie. Vasa 39: 78:

Hiller E, Riess H (2002) Hämorrhagische Diathese und Thrombose. Grundlagen, Klinik, Therapie – Ein praxisbezogener Leitfaden für Ärzte und Studierende. 3. Auflage. Wissenschaftliche Verlagsgesellschaft, Stuttgart

Kemkes-Matthes B, Heidinger K, Kirsch-Altena A, Fischer R (2012) Blutungsneigung. Der Internist 53: 833–43

Kemkes-Matthes B, Oehler G (unter Mitarbeit von Kujaht P, Uwe Spannagel U (2001) Blutgerinnung und Thrombose, 3. neu bearb. Auflage. Thieme, Stuttgart

Müller-Berghaus G, Pötzsch G (1999) Hämostaseologie. Molekulare und zelluläre Mechanismen, Pathophysiologie und Klinik. Springer, Berlin Heidelberg New York

Spannagl M, Bauersachs R, Debus ES et al. (2012) Dabigatran therapy – perioperative management and interpretation of coagulation tests. Hamostaseologie 32: 294–305

Transfusionsmanagement bei Notfall- und Massivtransfusionen

E. Strasser, H. Lier

6.1   Transfusionsmedizinische Aspekte in Traumazentren

E. Strasser

6.1.1   Aufgaben der lokalen, regionalen und überregionalen Traumazentren

Ungefähr 35.000–40.000 Patienten erleiden in Deutschland ein schweres Trauma mit einem hohen Verletzungsschweregrad (Injury Severity Score, ISS, ≥16) (Bundesanstalt für Arbeitsschutz und Arbeitsmedizin 2009; Kühne et al. 2006). Das Aufkommen der Verletzten zeigt saisonale und tageszeitliche Schwankungen mit einer Zunahme in den Sommermonaten (Reise und Freizeitverkehr) und am Nachmittag zwischen 15:00 Uhr und 18:00 Uhr. Diese Informationen sind für Kliniken im Zusammenhang mit der Bereitstellung von Blutprodukte wichtig.

Das Trauma Netzwerk DGU (▶ http://www.dgu-traumanetzwerk.de/) hat sich zum Ziel gesetzt, jedem Schwerverletzten in Deutschland die bestmögliche Versorgung unter standardisierten Qualitätsmaßstäben zu ermöglichen (Kühne et al. 2006; Ruchholtz et al. 2007). Dies setzt fachliche Kompetenz und die Bereitschaft aller beteiligten Leistungserbringer, Kosten- und Krankenhausträger voraus, bestehende Versorgungskonzepte gemeinsam weiter zu entwickeln. Die an diesem Netzwerk teilnehmenden Kliniken übernehmen entsprechend ihrer Ausstattung und Struktur unterschiedliche Aufgaben in diesem Netzwerk als lokale, regionale oder überregionale Traumazentren. Aktuell existieren 46 zertifizierte TraumaNetzwerke (Januar 2014) und es sind 581 Kliniken als Traumazentrum zertifiziert.

Lokale Traumazentren dienen der flächendeckenden Versorgung der häufigsten Einzelverletzungen und müssen im Bedarfsfall jeden Schwerverletzten aufnehmen. Als initiale Anlaufstelle sind sie für die adäquate Erstbehandlung und eine zielgerichtete Weiterleitung des Schwerverletzten in ein regionales oder überregionales Traumazentrum zuständig. Bei geeigneter Verletzungsform übernehmen sie die Weiterbehandlung auch in späteren Behandlungsphasen entsprechend den regionalen Gegebenheiten und dem individuellen Leistungsspektrum der Klinik. Gefordert wird eine 24-stündige Aufnahme- und Operationsbereitschaft für Schwerverletzte mit Verfügbarkeit für Fachärzte der Chirurgie oder Orthopädie und Unfallchirurgie sowie der Anästhesie. Außerdem muss eine Intensivversorgung des Patienten bis zur Weiterverlegung gewährleistet sein. Als Dokumentation liegt in der zentralen interdisziplinären Notaufnahme ein gemeinsam konzertiertes Protokoll vor. Die Zusammenstellung des Teams muss innerhalb von 20–30 min erfolgen. Es sind keine besonderen Ausstattungsmerkmale für den Schockraum definiert.

Regionale Traumazentren weisen ein erweitertes Profil auf, wobei zusätzlich eine Klinik für Unfallchirurgie vorhanden sein muss und das ärztliche Team noch einen Radiologen in 24-h-Bereitschaft und eine ständige Verfügbarkeit verletzungsrelevanter Fachrichtungen aufweisen muss. Neben den personellen Voraussetzungen müssen geeignete Methoden der Bildgebung verfügbar sein (z. B. Sonographie, Röntgen, CT). Die 24-stündige Operationsbereitschaft muss zur definitiven Versorgung mindestens eines Schwerverletzten ausreichen; dies gilt auch für die Intensivkapazitäten. Die neurotraumatologische Notfallversorgung muss regelhaft und uneingeschränkt gewährleistet sein. Der Telekommunikation kommt im Rahmen der kooperativen Absprache der Behandlungsschemata ein besonderer Stellenwert zu. Für die Schockraumausstattung sind eine spezielle Größe, die Nähe zum CT und eine telekommunikative Anbindung vorgeschrieben.

Überregionale Traumazentren sind in der Regel Kliniken der Maximalversorgung, wobei sie spezifische Aufgaben und Verpflichtungen im Rahmen der Behandlung besonders komplexer und seltener Verletzungsmuster aufweisen. Für überregionale Traumazentren gilt, dass ein Neurochirurg (24-h-Präsenz) und in Abhängigkeit des Verletzungsmusters auch Vertreter anderer Fachdisziplinen (Herz- und Thoraxchirurg, Mund-Gesichts und Kieferchirurg, etc.) ständig verfügbar sein sollten. Die personellen Voraussetzungen müssen die notfallmedizinische und operative Versorgung von mindestens zwei Schwerverletzten erlauben und die Leitung in der präklinischen Rettung des Patienten stellen (Siebert u. Weißbuch 2006; Deutsche Gesellschaft für Unfallchirurgie 2006; Kühne et al. 2004, 2009).

> ❯ Jede Einrichtung der Akutversorgung und jedes regionale Traumazentrum muss mit einem überregionalen Traumazentrum in einer lokalen Netzwerkstruktur verbunden sein (Grundprinzip). Die Initiierung und Aufrechterhaltung lokaler Netzwerkstrukturen geht von einem überregionalen Traumazentrum aus.

Wesentliche Bestandteile des Netzwerks sind beispielsweise definierte Kriterien zur Aufnahme und zur weiteren Verlegung eines Patienten vom Unfallort in ein Traumazentrum, die Einführung einheitlicher personeller, struktureller und organisatorischer Voraussetzungen (z. B. Schockraumausstattung), die Formulierung von standardisierten Behandlungsabläufen, und Verlegungskriterien für die Frühphase der Schwerverletztenversorgung auf Basis der evidenzbasierten Leitlinie (S3-Leitlinie Polytrauma-/Schwerverletztenbehandlung), die ärztliche Qualifizierung durch verpflichtende Teilnahme an speziellen Ausbildungsprogrammen (ATLS: Advanced Trauma Live Support), die Teilnahme an der internen und externen Qualitätssicherung, sowie den Abläufe auf Basis des TraumaRegistersQM der DGU (Deutsche Gesellschaft für Unfallchirurgie 2012; Kühne et al. 2004, 2009; Krotz 2002; Ruchholtz 2004; American College of Surgeons, Committee on Trauma 2008; Bouillon et al. 2004).

Mit der Gründung des Projekts Traumanetzwerk DGU wurde als Regelwerk für das Zertifizierungsverfahren, das **Weißbuch DGU Schwerverletztenversorgung**, eingeführt. Es enthält die Standards für Ausstattung, Organisation und Qualitätssicherung der interdisziplinären Schwerverletztenversorgung und liegt derzeit in der zweiten Auflage (2010, letzte Aktualisierung 2012) vor. Darin sind die Voraussetzungen für Kliniken geregelt, die sich als überregionale, regionale oder lokale Traumazentren zertifizieren lassen möchten. Die im Weißbuch enthaltenen Empfehlungen dienen der Optimierung der Versorgungskette vom Unfallort bis zur Wiedereingliederung des Patienten.

Hinsichtlich der apparativen Ausstattung des Traumazentrums enthält es außer dem Verweis auf einen Blutspendedienst oder ein Blutdepot keine näheren Angaben (Siebert u. Weißbuch 2006; Deutsche Gesellschaft für Unfallchirurgie 2012; Kühne et al. 2009)

Zur Verbesserung der Qualität der Schwerverletztenversorgung und der Zielsetzung einer prospektiven Erfassung der Daten wurde das **Traumaregister DGU** gegründet. Es basiert auf einer prospektiven und anonymisierten Dokumentation der Versorgung Schwerverletzter vom Unfallort bis zur Klinikentlassung und dient somit der Qualitätskontrolle und der Gewinnung von prospektiven Behandlungsdaten für epidemiologische und wissenschaftliche Fragestellungen der Polytraumaversorgung. Die darin registrierten Daten sollen Kliniken helfen, Fehler zu identifizieren und eine Verbesserung von Qualitätsmanagement und Behandlungskonzepten zu erzielen. Eine genaue Registrierung der im Notfall verwendeten Art und Anzahl der Blutprodukte wird nicht vorgenommen (Ruchholtz 2000, 2004, 2007).

6.1.2 Blutungsmindernde Maßnahmen in der Präklinik und im Schockraum

Das **Verletzungsmuster** eines Polytraumas entscheidet über die Verletzungsschwere und Letalität. Schwere Verletzungen befinden sich am häufigsten im Bereich des Schädels (ca. 55 %) und des Thorax (ca. 53 %). Verletzungen des Beckens finden sich häufig nach Kollisionen mit PKW, Verletzungen der unteren Extremitäten hingegen bei Motorradunfällen. Schwerverletzte mit einem »Injury Severity Score« ISS über 16 (20 %) weisen eine Letalität von 54 % innerhalb der ersten 24 h auf. In der frühen Phase (bis ca. 48 h) sind vor allem das schwere Schädel-Hirn-Trauma und der hämorrhagische Schock entscheidend für die Letalität. Nach Ablauf dieser Zeit sind die entscheidenden Prognosefaktoren das Multiorganversagen oder die Folgen des Hirnschadens (Arbeitsgemeinschaft »Scoring« der Deutschen Gesellschaft für Unfallchirurgie 1994; Lefering 2009; Lavoie et al. 2004).

Die Hämorrhagien sind für ungefähr ein Drittel der Todesfälle verantwortlich. Innerhalb der ersten 24 h nach Einweisung des Verletzten überschreitet die Mortalität bei massiver Blutung 50 % (Cosgriff et al. 1999). Die Koagulopathie nach einer schweren Blutungen entsteht aufgrund einer Verdünnung der Gerinnungsfaktoren, einer Azidose und eine Hypothermie (Cosgriff et al. 1999; Hewson et al. 1985). Daher spielen chirurgische Maßnahmen, die Blutung zu stillen, eine wichtige Rolle.

Ausgehend vom »abdominal packing« (Stone 1983) einer Methode zur Blutstillung bei Laparoskopien, wurde diese Technik für die Notfallversorgung blutender Patienten übernommen (Stone et al. 1983). Rotondo beschrieb 1993 den Begriff »damage control« und die Strategie der Blutstillung bei penetrierenden Abdominaltraumen (Rotondo et al. 1993; Marzi et al. 1996; Bouillon et al. 2009).

Grundmaßnahmen des »Damage-control«- Verfahrens (Schenarts et al. 2008)
- Rascher Transport zur klinischen Versorgung (Part 0)
- Rasche Kontrolle von Blutungen und Kontaminationen (Part 1)
- Stabilisierung des Patienten im Schockraum und auf Intensivstation vor Operation (Part 2)
- Operative Wundversorgung nach Stabilisierung des Patienten (Part 3)
- Chirurgischer Verschluss des Abdomens (Part 4)

6.1.3 Transfusionspraxis im Schockraum

Durch Verkürzung der Zeit zwischen Rettung des Schwerverletzten bis zur Einleitung der Schockraumtherapie und durch Verkürzung der Beatmungsdauer von 11 auf 9 Tage konnte zwischen 1993 und 2005 ein signifikanter Rückgang der Letalität von 22,8 auf 18,7 % (bei gleich bleibender Verletzungsschwere) erzielt werden (Ruchholtz et al. 2008). Die hämodynamische Stabilisierung des Patienten muss ab der Rettung innerhalb einer Stunde gelingen (»Goldene Stunde des Schocks«).

Die Ursachen der frühen traumabedingten Mortalität sind typischerweise das Schädel-Hirn-Trauma mit 40–50 % der Todesfälle und Hämorrhagien mit 20–40 % der Todesfälle. Daher ist neben dem Verletzungsmuster der **Blutverlust** entscheidend für die Dringlichkeit der Weiterbehandlung in einem Schockraum und für die Aufnahme des Patienten in das geeignete Traumazentrum. Die Massivtransfusion verursacht bei 65 % der Patienten eine Koagulopathie durch Verdünnung von Gerinnungsfaktoren und Blutzellen (v. a. Thrombozyten) und erhöht das Risiko für ein Multiorganversagen (Kauvar et al. 2006; Huber-Wagner et al. 2007).

Die unterschiedlichen **Definitionen der Massivtransfusion** weisen darauf hin, dass verschiedene Verletzungs- und Blutungsmuster eine Massivtransfusion erfordern können, wobei Schwere und Zeitraum der Blutung von Bedeutung sind. Patienten mit einem hohen Blutkonservenbedarf, die insgesamt zehn oder mehr EK während der Erstversorgung benötigen (ca. 2,6 % aller Patienten mit Trauma), weisen eine Mortalitätsrate von 39 % auf (Como et al. 2004). Patienten, die mehr als 50 EK in den ersten 24 h erhalten (ca. 0,6 % aller Patienten), zeigen eine Mortalitätsrate von 57 % (Vaslef et al. 2002). Bei Kindern wird die Anzahl der EK auf das Blutvolumen des Kindes bezogen. Das Blutvolumen des Kindes in Blutprodukten während 24 h entspricht hierbei einer Massivtransfusion. Ein vier Jahre altes Kind wird beispielsweise nach Erstversorgung mit vier EK als massiv transfundiert eingestuft (Strauss et al. 2004).

Weitere Definitionen einer Massivtransfusion sind: Transfusion von 10 oder mehr EK (entspricht dem totalen Blutvolumen eines erwachsenen Patienten) innerhalb von 24 h; 10 oder mehr EK innerhalb der ersten 6 h nach Klinikaufnahme, 6 oder mehr EK innerhalb von 12 h, oder 50 oder mehr Blutprodukte in den ersten 24 h (Como et al. 2004; Holcomb et al. 2008; Kashuk et al. 2008; Criddle et al. 2005).

Tipp

Gemäß der S3-Leitlinie Polytrauma-/Schwerverletztenbehandlung sollte ein spezifisches Massivtransfusionsprotokoll eingeführt und fortgeführt werden. Wird im Rahmen der

> Massivtransfusion eine Gerinnungstherapie mit gefrorenem Frischplasma durchgeführt, so sollte das Verhältnis von GFP zu EK im Bereich von 1:2 bis 1:1 angestrebt werden (Maegele et al. 2008).

Die Aufrechterhaltung eines adäquaten Blutflusses und arteriellen Blutdrucks durch Infusion eines ausreichenden Volumens kristalloide oder kolloidaler Infusionslösung ist für das Erreichen der **Normovolämie** und damit für eine optimale Gewebeperfusion lebenswichtig. Die Zirkulation ist hierbei abhängig vom Auswurfvolumen des Herzens und der verfügbaren Erythrozytenmasse als Sauerstoffträger. Die Verlässlichkeit und Möglichkeit der zeitnahen Bestimmung des Hämoglobin- oder Hämatokritwertes ist im Notfall und aufgrund vorliegender Verdünnung durch Infusionslösungen und Plasma eingeschränkt. Der Hämatokritwert und die Hämoglobinkonzentration können verdünnungsbedingt erniedrigt sein, ohne dass die Erythrozytenmasse kritisch vermindert sein muss, weshalb beide Werte hinsichtlich der Indikationsstellung zur Bluttransfusion kritisch bewertet werden. Die Indikationsstellung für die Bluttransfusion wird im Notfall meist anhand von klinisch-hämodynamischen Parametern gestellt (Jones et al. 1990; McIntyre et al. 2004; Meier et al. 2004).

Jede Einrichtung mit Akutversorgung, die im Rahmen einer Schwerverletztenversorgung Blut transfundiert, hat dies ebenso, wie jede andere Klinik, die im Notfall eine Bluttransfusion durchführt, nach den Vorgaben der Hämotherapie-Richtlinien der Bundesärztekammer durchzuführen 8 Richtlinien zur Gewinnung von Blut und Blutbestandteilen und zur Anwendung von Blutprodukten 2010). Im lebensbedrohlichen Notfall, bei fehlender Zeit für die regelrechte Vorbereitung der Transfusion gelten folgende **Vorschriften der Hämotherapie-Richtlinien:**

- **Notfalltransfusionen** sind Transfusionen in vitaler Indikation und setzen eine vitale Gefährdung des Patienten voraus, die eine sofortige Transfusion ohne die sonst notwendigen Voruntersuchungen bedingt.
- Notfälle und Abweichungen von den Richtlinien sind schriftlich zu dokumentieren.
- Wenn die Transfusion aus vitaler Indikation ohne Vortestung erfolgen muss, müssen die AB0-Blutgruppen- und Rh-Bestimmung sowie die serologische Verträglichkeitsprobe vollständig durchgeführt werden.
- Schnelltests zur Verträglichkeitsuntersuchung können für Notfälle herangezogen werden; das Ergebnis muss grundsätzlich durch das Regelverfahren bestätigt werden.
- Falls die regelhaft vorzunehmenden Voruntersuchungen nicht abgeschlossen sind, ist dies durch den transfundierenden Arzt zu dokumentieren.
- Im Notfall ist **besonders** auf die Gefahr von Verwechslungen und Fehlbestimmungen zu achten.
- Alle Blutproben, die zur transfusionsserologischen Untersuchung erforderlich sind, müssen stets – auch im Notfall – eindeutig beschriftet und bezüglich der Herkunft gesichert sein.
- Auch im Notfall ist der AB0-Identitätstest durchzuführen.
- Das Transfusionsrisiko ist erhöht, wobei die Risikoabwägung der transfundierende Arzt trifft
- Ist die Aufklärung des Patienten bei der Anwendung von Blutprodukten in einer Notfallsituation nicht möglich, dann ist der Patient nachträglich über die stattgefundene Anwendung von Blutprodukten und insbesondere die Infektionsrisiken, ggf. Immunisierungsrisiken aufzuklären.
- Solange das Ergebnis der AB0-Blutgruppenbestimmung des Empfängers nicht vorliegt, sind zur Erstversorgung Erythrozytenkonzentrate der Blutgruppe 0 und gefrorenes Frischplasma der Blutgruppe AB zu verwenden.
- Bei Massivtransfusionen und bei Neugeborenen sollten die Blutkomponenten warm (maximal +42°C) transfundiert werden.
- Nach Vorliegen des Ergebnisses der serologischen Verträglichkeitsprobe (Kreuzprobe) und des Antikörpersuchtests ist dies dem transfundierenden Arzt unverzüglich mitzuteilen.

6.2   Organisation und Verantwortlichkeit bei Notfall- und Massivtransfusion

E. Strasser

6.2.1   Bereitstellung von Blutprodukten und Plasmaderivaten im Schockraum

Bei einem **Patient in einer Notfallsituation** kann in der Regel keine Anamnese erhoben werden, wodurch wichtige Informationen fehlen, die für die Abschätzung der benötigten Anzahl der EKs und die Blutkonservenauswahl wichtig sein können (z. B. Vorliegen einer seltenen Blutgruppe, irregulärer Antikörper oder Gerinnungsstörung). Sollte eine Klinik über kein eigenes Blutdepot und immunhämatologisches Labor verfügen, ist eine sorgfältige Planung der Versorgung mit Blutkonserven und im Bedarfsfall eine Organisation der Nachuntersuchung des Notfallpatienten erforderlich, die zwischen den Fachgebieten des Schockraumteams, dem Blutdepot und dem Labor abzustimmen ist. Anhand des durchschnittlichen Verbrauchs von Blutkonserven im Notfall kann die Klinik eine ungefähre Abschätzung des Blutkonservenbedarfs vornehmen. Mithilfe vorab getroffener Absprachen mit dem Blutdepot kann im Notfall anhand erstellter Pläne und Algorithmen die zeitnahe Versorgung mit Blutprodukten gelingen.

> **Tipp**
>
> Die Abläufe sollten genau zwischen dem Schockraum- und dem Transfusionsverantwortlichen abgestimmt und in der transfusionsmedizinischen Dienstanweisung der Klinik beschrieben sein. Diese Dokumente sollten regelmäßig aktualisiert und die involvierten Mitarbeiter darin geschult werden.

Aktuell wird bei der Zertifizierung der Traumazentren eine Bereitstellung von fünf Notfallkonserven im Schockraum gefordert, die für die Erst-versorgung des Schwerverletzten vorgesehen sind. Die Versorgung im Fall einer Massivtransfusion muss durch den **Transfusionsverantwortlichen** der Klinik geregelt werden. Seine Aufgabe gemäß den Hämotherapie-Richtlinien (Punkt 1.4.3.1) ist in diesem Zusammenhang die Sorge um die qualitätsgesicherte Bereitstellung der Blutprodukte und die einheitliche Organisation der Vorbereitung und Durchführung der Bluttransfusion (Richtlinien zur Gewinnung von Blut und Blutbestandteilen und zur Anwendung von Blutprodukten 2010).

6.2.2   Organisation von Kontrolluntersuchungen

Die organisatorische Abstimmung muss sicherstellen, dass bei Patienten mit bekannten Alloantikörpern so rasch wie möglich hinsichtlich des korrespondierenden Antigens ausgetestete Blutkonserven für den Patienten bereitgestellt werden. Nach einer Antigen-inkompatiblen Transfusion sind immunhämatologische Kontrolluntersuchungen zu veranlassen. Frauen im gebärfähigen Alter sollten Erythrozytenkonzentrate der Blutgruppe Rhesus-negativ erhalten, falls ihre Blutgruppe unbekannt ist oder sie Rhesus-negativ sind. Diese Konservenauswahl ist wichtig, um das Formieren des Alloantikörpers Anti-D zu verhindern, der im Falle einer Schwangerschaft zu einer Rhesusinkompatibilität beim Feten und somit zur fetalen Anämie oder zum Morbus haemolyticus neonatorum führen kann. Falls eine junge Frau eine Rhesus-D-inkompatible Blutkonserve erhält, sind immunhämatologische Nachkontrollen zu veranlassen, um eine Sensibilisierung gegen das Antigen D mit Anti-D-Bildung zu erkennen. Auch wenn die Antikörperbildungsrate Rhesus-D-negativer Patienten, die im Notfall Rhesus-D-positives Blut erhalten, niedrig zu liegen scheint, wie eine Studie zeigte, die lediglich einen Anteil der Anti-D-Bildung von 22 % bei diesen Patienten ermittelte (bei gesunden Personen ca. 80 %), so ist organisatorisch bei diesen Patienten bei Bedarf für eine Rhesusprophylaxe und für immunhämatologische Nachuntersuchungen zu sorgen (Yazer et al. 2007).

6.2.3 Fazit für die Transfusionspraxis im Traumazentrum

Da Blutungen für einen wesentlichen Anteil der Letalität Schwerverletzter verantwortlich sind, hat neben den erfolgreichen Methoden der Damage-control-Verfahren die Sicherstellung der bedarfs-gerechten Versorgung mit Blutprodukten und die regelrechte Vorbereitung und Durchführung der Transfusion im Notfall höchste Priorität.

Für jede Einrichtung der Akutversorgung und damit für jedes Traumazentrum gilt, dass die in den Hämotherapie-Richtlinien vorgeschriebenen und interdisziplinär abgestimmten Regeln für die Notfalltransfusion einzuhalten sind. Für die be-darfsgerechte Bereitstellung der Blutkonserven ist zu sorgen und die Abläufe sind in der Transfusions-medizinischen Dienstanweisung zu regeln.

Entsprechend den Schulungsprogrammen des ATLS im Schockraum müssen die Beteiligten zur Vermeidung von Transfusionsfehlern auch in den Abläufen der richtliniengerechten Vorbereitung, Durchführung und Überwachung der Anwendung von Blutprodukten im Notfall trainiert sein.

6.3 Klinische Praxis

H. Lier

6.3.1 Einleitung

Wie bereits beide Weltkriege und die Auseinander-setzungen in Korea/Vietnam, so haben auch die aktuellen kriegerischen Konflikte im Nahen Osten unser Wissen über das Thema »traumatische Ge-rinnungsstörungen und Massivtransfusionen« er-heblich erweitert. Diese Kenntnisse aus dem mili-tärischen Umfeld wurden dann auf die Behandlung ziviler Polytraumata übertragen. Auch periopera-tive Gerinnungsstörungen sind ein unabhängiger Risikofaktor für die Sterblichkeit (Jakoi et al. 2013). In der aktuellen Literatur werden bei (poly-)trau-matischer und bei perioperativer Massivblutung sowohl die pathophysiologischen Hintergründe wie auch die daraus abgeleiteten Therapieoptionen

als vergleichbar angesehen (Johansson u. Stensballe 2010). Daher sollen die Erkenntnisse aus der Pa-thophysiologie und Therapie der Gerinnungsstö-rung bei Polytrauma, unter Berücksichtigung der hämostaseologischen Gegebenheiten in speziel-len klinischen Situationen (z. B. peripartal), auch für andere perioperative Blutungen übernommen werden. Ob die Übertragung der Pathophysiologie und Therapieoptionen von militärischen, penetrie-renden Traumen auf zivile, stumpfe Traumen und perioperative Massivblutungen grundsätzlich mög-lich ist, muss allerdings noch in weiteren Studien überprüft werden.

Auch im Zusammenhang mit dem neuen, zellbasierten Modell der Gerinnung (Hoffman u. Monroe 2001) haben sich in letzten 10 Jahre die pa-thophysiologischen Kenntnisse sowie das diagnos-tische und therapeutische Wissen über perioperati-ve Massivblutungen deutlich verändert. Dies führte auch zu einer Neuformulierung und Änderung der Empfehlungsgrade (»grade of recommendation (GoR)«) in »evidence-based« deutschen (AWMF 2011; Grottke et al. 2013) und europäischen (Kozek-Langenecker et al. 2013; Spahn et al. 2013) Leitlini-en. Im Folgenden werden diese aktuellen Optionen dargestellt.

6.3.2 Pathophysiologie

In Analogie zu der Bezeichnung »Nephropathie« für eine Störung des Organsystems Niere, wird der Begriff »**Koagulopathie**« im Folgenden für eine Störung des »Organsystems Gerinnung« benutzt.

Lange Zeit wurde die Gerinnungsstörung nach schwerer Verletzung als Folge der **tödlichen Triade** (»lethal triad«) aus Verlust/Verdünnung, Azidose und Hypothermie angesehen. Mittlerweile werden diese Faktoren, die zweifellos die Koagulopathie erheblich verstärken können, als sekundär angese-hen. Es sind im wesentlichen Folgen der Therapie, also eine **iatrogene, therapiebedingte Koagulo-pathie** (»resuscitation associated coagulopathy«) (Howard et al. 2012; Maegele et al. 2013). Eine phy-siologische Hämodilution bei Hypovolämie führt durch osmotische Verschiebung von Wasser in den Intravaskularraum zu einer Verdünnung der Plas-

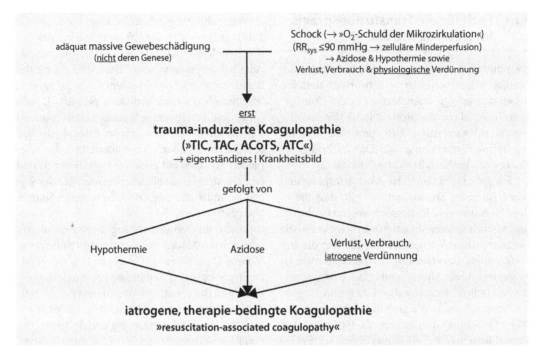

◨ Abb. 6.1   Aktuelle Vorstellung der traumainduzierten Koagulopathie. *TIC* »trauma-induced coagulopathy«, *TAC* »trauma-associated coagulopathy«, *ACoTS* »acute coagulopathy of trauma and shock«, *ATC* »acute traumatic coagulopathy«

maproteine. Da die plasmatische Gerinnung aber auf die Interaktion mehrere Proteine angewiesen ist (z. B. der »Tenase«-Komplex benötigt FIXa, FVIIIa, Phospholipide und Kalzium), kann eine 37 % Reduktion eines Faktors zu einer 75 % Reduktion der Komplexaktivität führen (Maegele et al. 2013). Die iatrogene Dilution erfolgt durch oft überschießende Volumengabe; Häufigkeit und Ausprägung der Koagulopathie korrelieren u. a. auch mit der Menge an infundierten Flüssigkeiten und deren Zusammensetzung (Maegele et al. 2013). Durch die Dilution wird aus der »lethal triad« ein »**lethal quartet**« (Maegele et al. 2013).

Die **traumainduzierte Koagulopathie** (TIK) wird aktuell als eigenständiges, multifaktorielles, primäres Krankheitsbild (Spahn et al. 2013) mit deutlichen Einflüssen auf das Überleben der Patienten betrachtet (GoR A; AWMF 2011). International werden verschiedene Bezeichnungen für die TIK benutzt: »acute traumatic coagulopathy (ATC), »early coagulopathy of trauma« (ECT), »acute coagulopathy of trauma-shock« (ACoTS),

»trauma-induced coagulopathy« (TIC) oder »trauma-associated coagulopathy« (TAC). Diese Entität tritt sehr schnell, d. h. innerhalb von 15–60 min nach dem Trauma in Erscheinung, so sind rund 30 % der Polytraumata bereits bei Ankunft in der Notaufnahme koagulopathisch. Stumpfe Traumata scheinen sich von penetrierenden zu unterscheiden – sowohl in der Pathophysiologie, als auch in der Effektivität der Therapie (Tapia et al. 2013).

❯ **Für die TIK gibt es zwei Voraussetzungen, die beide erfüllt sein müssen (◨ Abb. 6.1): eine adäquat massive Gewebeschädigung, wobei deren Genese nicht entscheidend ist, und eine zelluläre Minderperfusion mit dem klinischen Bild eines Schocks (systolischer Blutdruck ≤90 mmHg).**

Der angesprochene Schock führt zu einer Sauerstoffschuld der Mikrozirkulation. Diese ist definiert als Summe aller Sauerstoffmangelzustände über die Zeit (Maegele et al. 2012; Ward 2013). Daher führt auch die akute Beendigung der zellulären Mangelversorgung nicht zwangsläufig sofort zum Ende der Gerinnungsstörung. Die Minderperfusion und Hypoxie auf (mikrozirkulatorischer) zellulärer Ebene führt zu einer Vielzahl von **Veränderungen** (Gruen et al. 2012):

- Katecholamin-bedingte, arterioläre Vasokonstriktion mit der Folge einer weiteren Hypoperfusion und Hypoxie
- Kapilläre Endothelschwellung und Auflösung der »tight junctions« mit der Folge einer vermehrten intrazellulären Flüssigkeit
- Ein reduziertes Kapillarlumen mit Zelldebris und aktivierte Thrombozyten mit der Folge eines weiter reduzierten Blutflusses
- Durch Trauma und Inflammation bedingte Expression von Adhäsionsmolekülen auf Endothelzellen mit der Folge einer Adhäsion und Transmigration aktivierter Leukozyten
- Hyperosmolarität, Energieverbrauch und Komplementaktivierung mit der Folge von deformierten Erythrozyten
- Durch kritische Hypoxie der glatten Gefäßmuskulatur bedingte intrazelluläre Azidose, mitochondriale Dysfunktion und ATP-Verbrauch mit der Folge einer reduzierten Kontraktilität
- Gewebehypoxie, anaerober Stoffwechsel, Leukozytenaktivierung und Apoptose mit der Folge einer irreversiblen Zellschädigung

Das gegenwärtige Verständnis der TIK geht von einem endogenen Mechanismus aus und postuliert ein Ungleichgewicht der Dynamik zwischen pro- und antikoagulatorischen Faktoren, den Thrombozyten, dem Endothel und der Fibrinolyse (Frith u. Brohi 2012): Initiiert durch ein funktionell verändertes Endothel kommt es zur Freisetzung von großen Mengen »tissue plasminogen activator« (t-PA) aus den Endothelzellen und Expression von Thrombomodulin auf ihren Oberflächen. Die Schädigung der Glykokalyx scheint direkte Folge der schockbedingten sympathoadrenergen Aktivierung zu sein (Joahnsson et al. 2011) und führt über Freisetzung von Syndecan-1 (Proteoglykan, das die Glykokalyx am Endothel verankert) und dessen Heparansulfatketten zu einer »**Autoheparinisierung**« (Ostrowski et al. 2012).

Neben Syndecan-1 geben auch die Freisetzung von löslichem Thrombomodulin (»soluble thrombomodulin«, sTM) und endothelialem Wachstumsfaktor (»vascular endolelial growth factor«, VEGF) sowie dem Inhalt der Weibel-Palade-Körperchen (tPA, Angiopoetin-2) Hinweise für die Zerstörung der Glykokalyx (Maegele et al. 2013). Thrombomodulin (TM) bindet an Thrombin und besitzt einen eigenen Rezeptor auf der Endothelzelle (»endothelial protein C receptor«, EPCR) (Maegele et al. 2013). Es aktiviert Protein C durch Bindung an den EPCR. Hypoxie stimuliert die Expression von TM und EPCR.

Aktiviertes Protein C (aPC) ist die eine Schlüsselsubstanz der TIK (Davenport et al. 2013) und führt erstens, in Verbindung mit dem Kofaktor Protein S, zu einer Verlangsamung der plasmatischen Gerinnung durch proteolytische Inaktivierung der Faktoren (F) FVa und FVIIIa. Zweitens verbrauchen große Mengen an aPC viel »**Plasminogen-Aktivator-Inhibitor 1**« (PAI 1). PAI 1, die zweite Schlüsselsubstanz der TIK (Raza et al. 2013), ist der physiologische Hauptantagonist von t-PA und der wichtigste Kontrollmechanismus für die Fibrinolyse. Ein Mangel an PAI 1 bedingt somit eine überschießende Menge an t-PA und eine profibrinolytische Gerinnungslage. Diese **Hyperfibrinolyse** wird durch eine veränderte Plasminbildung der hypoperfundierten Leber verstärkt und bewirkt eine Zerstörung des Fibrinnetzwerkes und somit eine reduzierte Stabilität des Gerinnsels. Der Abbau des Fibrinogens führt zudem zu einer Hypofibrin(ogen)ämie (Schöchl 2013). Weiterhin hat aPC starke antiinflammatorische Wirkungen (Maegele et al. 2013).

Wichtig ist das Verständnis, dass die TIK von Anfang an mit einer reduzierten Gerinnbarkeit einhergeht (Davenport et al. 2011); dies unterscheidet sie von dem Krankheitsbild der »**disseminated intravascular coagulation**« (DIC), bei der es definitionsgemäß initial, u. a. durch eine Hemmung der Fibrinolyse, zu mikrovaskulären Thrombembolien kommt (Levi 2007). Pathologische und histochemische Untersuchungen innerhalb von 24 h nach Trauma fanden bei schwerverletzten Patienten keinen Hinweis auf mikrovaskuläre Thromben, intravaskuläre Fibrinablagerungen oder dadurch

Initial:
**traumatische
Blutung**

VS.

Initial:
Koagulopathie
(= Störung des »Organsystems
Gerinnung«)
→ bereits intial, d.h. ohne Kombination aus Schock +
massiver Gewebeschädigung

zum Beispiel:
Atonie
Damm- / Scheidenriss
Placenta praevia
Placenta ac- / in- / percreta

zum Beispiel:
(Prä-) Eklampsie / HELLP
vorzeitige Plazentalösung
Fruchtwasserembolie
Gerinnungsstörung + Hyotonie / Hypoxie innerhalb ~1h
postpartal
»Dead Fetus Syndrome«
Koagulopathie eher selten, da erst bei länger als 1 Monat

◨ **Abb. 6.2**   Weitere perioperative Blutungsursachen

bedingte Ischämien (Rizoli et al. 2011). Systemische Inflammation ist allerdings eine bekannte Ursache für eine DIC und ein schweres Trauma bedingt nach einigen Stunden einen proinflammatorischen Zustand. Damit kann die Differenzierung zwischen TIK und DIC auch eine Frage der Zeit sein (Holley u. Reade 2013).

Auch die Thrombozyten werden bei der TIK beeinflusst. Allerdings ist der genaue Mechanismus bisher nicht klar (Schöchl 2013); es gibt Hinweise für eine abgeschwächte Stimulierbarkeit der Plättchen durch ADP (Maegele et al. 2013; Solomon et al. 2011). Die Anzahl der Plättchen fällt bei der TIK in der Regel nur mäßig, während sich Hinweise auf eine funktionelle Änderung, u. a. im Bereich der Oberflächenrezeptoren, häufen (Frith u. Brohi 2012). Diese Thrombopathie manifestiert sich bereits vor Gabe von Flüssigkeits- oder Volumenersatz (Maegele et al. 2013). Aktuelle Forschungsergebnisse haben über sog. »**superaktivierte**« **Thrombozyten** berichtet, die primär an freiliegendem Kollagen bzw. der Thrombusoberfläche lokalisiert sind und eine höhere Thrombingeneration, d. h. höhere prokoagulatorische Aktivität besitzen. Das individuelle Potenzial an diesen »superactivated platelets« scheint über die individuelle Neigung zu einer traumabedingten Hämorrhagie zu entscheiden (Mazepa et al. 2013).

❯ Von entscheidender Bedeutung für perioperative Blutungen ist die Erkenntnis, dass eine überschießende t-PA-Aktivität auch unmittelbare Folge von Verletzungen von bzw. Manipulationen oder Operationen an Lunge, Pankreas, Plazenta, Prostata, Leber, Gehirn oder vielen Tumoren sein kann und auch bei zellulärer Hypoxie auftreten kann.

Die Hyperfibrinolyse, d. h. die frühzeitige und überschießende Auflösung des Gerinnsels, und der konsekutive Fibrinogenmangel sind somit die entscheidenden Charakteristika der TIK und können auch bei perioperativen Blutungen den Patienten gefährden.

Weiter Blutungsursachen, die perioperativ auftreten können, sind (◨ Abb. 6.2):

- Eine traumatische Blutung, die (zumindest initial) ohne Schock auftritt. Als Beispiel aus dem geburtshilflichen Bereich seien die Verletzungen des Geburtskanals genannt.
- Eine bereits initial, d. h. ohne Kombination aus Schock und massiver Gewebeschädigung auftretende Koagulopathie. Das klassische Beispiel aus der Geburtshilfe ist hier die vorzeitige Plazentalösung.

> Bei längerem Verlauf entwickelt sich aus jeder traumatischen Blutung eine Koagulopathie!

6.3.3 Diagnostik

Eine Koagulopathie, und auch die TIK, ist eine Störung des gesamten Gerinnungssystems. Somit gibt es keine einzelnen Laborwerte, die zur Diagnosesicherung genutzt werden können. Die klassischen Laborparameter **Prothrombinzeit** (PT, INR, Quick) und **aktivierte partielle Thromboplastinzeit** (aPTT) sind entwickelt worden, um die Therapie mit Kumarinen bzw. Heparin zu steuern. Auch werden die Routinetests der Gerinnung im Labor im Plasma, bei 37°C, gepuffert und im Kalziumüberschuss untersucht, somit werden dabei die erheblichen Einflüsse von Hypothermie, Azidose, Hypokalziämie und Anämie nicht berücksichtigt (Lier et al. 2008). Ein weiteres Problem ist der erhebliche Zeitverlust bis zum Vorliegen der Laborergebnisse im Operationssaal; auch in Industrienationen muss mit 70–80 min gerechnet werden, 45 min sind kaum zu unterschreiten (Schöchl et al. 2013).

Quick, PTT und Thrombozytenzahl können pathologisch sein und Anhalt für eine komplexe Gerinnungsstörung geben (Grottke et al. 2013). Die Ergebnisse korrelieren aber nur bedingt mit der Schwere der Blutung oder der Konzentration der Gerinnungsfaktoren (Kozek-Langenecker 2010) und sollten, ebenso wie der Hämoglobin- oder Hämatokritwert, alleine nicht zum Monitoring der Gerinnungslage benutzt werden (Grottke et al. 2013; Segal et al. 2005). **Laktat** (fehlerhafte Messung bei Alkoholabusus; Spahn et al. 2013) und **Basenüberschuss** (BE) sind sensitive Parameter zur Messung des Ausmaßes des Schocks und der Gewebehypoxie, somit indirekt auch der Blutungsmenge. Beide Parameter sollten repetitiv und zusammen gemessen und beurteilt werden. Ein BE unter –6 mmol/l gilt als Hinweis auf eine TIK (Spahn et al. 2013).

> Die primäre Diagnose einer Koagulopathie erfolgt somit visuell: nicht-chirurgische, diffuse Blutungen aus Schleimhaut, Serosa und Wundflächen. Typisch ist auch das

Auftreten von Blutungen aus den Einstichstellen intravasaler Katheter und aus liegenden Blasenkathetern oder Magensonden (AWWF 2011).

6.3.4 Therapie

Bereits 2010 in der »Helsinki Erklärung zur Patientensicherheit in der Anästhesiologie« (Mellin-Olsen et al. 2010) und spezifiziert 2013 in den Empfehlungen der deutschen und der europäischen Gesellschaft für Anästhesiologie (Grottke et al. 2013; Kozek-Langenecker et al. 2013) wurde ein eskalierender Algorithmus zur Behandlung von Patienten mit lebensbedrohlichen Blutungen gefordert, der an lokale Gegebenheiten, Räumlichkeiten, materielle und personelle Ressourcen etc. des einzelnen Krankenhauses im Detail angepasst werden und vordefinierte Interventionstrigger beinhalten soll (GoR 1B; Kozek-Langenecker et al. 2013).

> Eine chirurgische Blutung durch ein Loch in der Vena cava, ein Riss in der Leber, eine instabile Beckenringfraktur u. ä. muss chirurgisch saniert werden.

»Damage control« ist ein Begriff aus der Schifffahrt. Um zu verhindern, dass das Schiff untergeht, wird ggf. ein Bereich geflutet, durch Schotts vom übrigen Schiff abgetrennt und so der Schaden begrenzt. Dieses Prinzip hat Einzug in den Operationssaal gehalten. Im operativen Bereich bedeutet es, z. B. durch die Anwendung eines »Fixateur externe«, die definitive Sanierung von Verletzungen temporär zugunsten einer initialen Stabilisierung vitaler Funktionen zurückzustellen, um dem Körper die Zeit zu geben, ein Mindestmaß an Homöostase wieder zu erlangen. Für die Therapie massiver Blutungen stellt derzeit die »**damage control resuscitation**« den Schlüsselansatz dar. Dem schnellstmöglichen Therapiebeginn (GoR 1A; Spahn et al. 2013) folgen die vier Säulen »**permissive Hypotension**« (GoR 1C; Spahn et al. 2013), (Wieder-)Erwärmung (GoR 1C; Spahn et al. 2013), Normalisierung von pH und ionisiertem Kalzium (Ca^{2+}; GoR 1C; Kozek-Langenecker et al. 2013) sowie die eigentliche Therapie mit Gerinnungsprodukten (»**hae-**

mostatic resuscitation«). Dabei sind die ersten drei der genannten Punkte integrative Bestandteile der Gerinnungstherapie!

Permissive Hypotension

Bereits im ersten Weltkrieg wurde bemerkt, dass ein Verwundeter mit normalem Blutdruck mehr blutet als einer mit niedrigem Blutdruck. Nicht nur die Tolerierung, sondern das aktive Anstreben eines niedrigen systemischen Blutdrucks zur Reduktion des Blutverlustes ist somit eine eigentlich alte Erkenntnis.

> **Tipp**
>
> Bis zur chirurgischen Blutstillung gilt daher das Ziel eines mittleren arteriellen Druckes (MAP) von ≥65 mmHg bzw. eines systolischen Druckes von 80–90 mmHg (GoR 1B; Spahn et al. 2013).

Als Ausnahme von dieser Regelung gelten Patienten mit einem schweren Schädel-Hirn-Trauma (SHT; GCS <8) oder einem spinalen Trauma; hier scheinen höhere Perfusionsdrücke nötig zu sein (MAP ≥80 mmHg; GoR 1C; Spahn et al. 2013). Bei vor der Blutung gesunden Patienten ohne SHT und/oder koronarer Herzerkrankung (KHK) können ggf. sogar noch niedrigere Drücke (MAP 50 mmHg) sinnvoll sein (Morrison et al. 2011).

Dieses Ziel mit der klinischen Kenngröße eines **tastbaren Radialispulses** wird durch eine **restriktive Volumentherapie** erreicht. Zu Sicherstellung einer ausreichenden mikrozellulären Perfusion erfolgt die Steuerung der restriktiven Volumentherapie durch repetitive und gemeinsame Messungen von Laktat und BE (GoR 1B; Spahn et al. 2013), um einen BE von über −6 mmol/l zu gewährleisten.

(Wieder-)Erwärmung

Eine Absenkung der Körpertemperatur von 37°C auf 33°C bewirkt aufgrund einer gestörten Wechselwirkung zwischen dem Von-Willebrand-Faktor (vWF) und dem GPIb-IX-V-Komplex primär eine Störung der Thrombozytenadhäsion und -aggregation. Eine solche Absenkung führt zu einer 40 %igen Verkleinerung der Aggregatgröße und

33 %ig reduzierten Adhäsion. Die Bildung von FXa wird signifikant reduziert, die Thrombinbildung signifikant um 25 %. Unterhalb von 34°C halbiert sich die Anzahl der Thrombozyten (verstärktes Pooling in Milz und Leber). Unterhalb von 33°C wird zusätzlich die Aktivität der Faktoren durch Enzymhemmung um etwa 10 % pro°C signifikant reduziert: Eine Hypothermie kleiner 33°C bewirkt daher eine Koagulopathie, die funktionell einem Faktorenmangel von <50 % bei Normothermie entspricht, obwohl die gemessene Faktorenaktivität normwertig ist. Zusätzlich ist die Energie, die der Körper benötigt, um 1 Liter, bei 25°C gelagerte und in einer Stunde infundierte Kolloide zu erwärmen, größer als die Wärmezufuhr, die mit Wärmestrahlern, warmen Tüchern etc. innerhalb einer Stunde zugeführt werden kann (Lier et al. 2008). Die hypothermiebedingten Gerinnungsstörungen lassen sich nicht durch Gabe von Blut- und Gerinnungsprodukten, sondern ausschließlich durch Erwärmung therapieren (Lier 2008).

> ❯ Ab einer Kerntemperatur ≤34°C ist mit einer deutlichen Beeinträchtigung der Gerinnung zu rechnen. Auch die lokale Temperatur am Ort der Verletzung hat einen Einfluss.

Jeder, insbesondere jedoch der blutende Patient, muss frühestmöglich aktiv und passiv gewärmt werden. Dazu gehört ggf. auch eine Erhöhung der Raumtemperatur, da diese optimaler Weise im thermoneutralen Bereich, also bei 28–29°C liegt. Die initiale Flüssigkeitstherapie des blutenden Patienten erfolgt ausschließlich mit gewärmten Flüssigkeiten. Dabei ist zu beachten, dass ein Liter, 37°C warmer Flüssigkeit bei Raumtemperatur innerhalb von 15 min auf 32°C abkühlt. Jegliche Volumentherapie soll ausschließlich mittels Infusionswärmer (Gegenstromprinzip, Konduktion, Infusionstemperatur 40–42°C) durchgeführt werden. Das Ziel ist eine Normothermie (GoR 1C; Spahn et al. 2013), zumindest einer Kerntemperatur ≥34°C (GoR B; AWMF 2011). Die Gabe von **Desmopressin** (DDAVP) kann hypothermiebedingte Störung der Thrombozytenfunktion zumindest teilweise korrigieren (Hanke et al. 2010, 2011) (GoR 2C; Spahn et al. 2013).

Normalisierung von pH und ionisiertem Kalzium

Azidose

Der initiale pH in der Notaufnahme ist einer der stärksten Prädiktoren für die Krankenhaussterblichkeit. Die Azidose beeinträchtigt annähernd alle an der Gerinnung beteiligten Bestandteile (Lier 2008). Thrombozyten verändern unterhalb eines pH-Wertes von 7,4 sowohl ihre Form als auch ihre innere Struktur; unterhalb von 7,1 halbiert sich ihre Anzahl. Die meisten Gerinnungsfaktoren haben als Proteasen ein pH-Optimum im alkalischen Bereich bei 8,0–8,5. Verschiedene Gerinnungsfaktoren werden durch Azidose allerdings unterschiedlich stark gehemmt; bei Annäherung an den pH von 7 um bis zu 90 %. Eine Azidose beeinträchtigen die Ca^{2+}-abhängige Bindung der Vitamin-K-abhängigen, negativ geladenen Gerinnungsfaktoren (FII, FVII, FIX und FX) an die ebenfalls negativ-geladenen Phospolipide in der äußeren Zellmembran aktivierter Thrombozyten. Insbesondere der FVIIa, der Komplex aus FVIIa/Gewebefaktor sowie der Komplex FXa/FVa werden inaktiviert. Bei einem pH von 7,1 wird die Bildung von Thrombin um die Hälfte und die von Fibrin um ein Drittel reduziert; dies erfolgt durch einen verstärkten, irreversiblen Fibrinogenabbau (nicht durch eine -synthesehemmung) und durch ebenfalls irreversible Blockierung der Thrombinbildung in der Propagationsphase. Dabei spiegelt der Serum-pH meist nicht den pH in verletztem, stärker azidotischem Gewebe wider. Ein BE von ca. –6 mmol/l reduziert die Aktivität bzw. Aktivierung verschiedener Gerinnungsfaktoren auf ca. 75 %.

> **Tipp**
>
> Eine deutliche Beeinflussung der Hämostase tritt vermutlich ab einem pH ≤7,2 auf. Einen ähnlichen Effekt hat ein BE von –6 mmol/l. Der steigende Laktatspiegel im Blut korreliert mit der Sauerstoffschuld, der Hypoperfusion und dem Ausmaß des Schocks; daher sind wiederholte Messungen von pH, Laktat, BE nötig.

Die Azidose ist allerdings Folge der zellulären Hypoperfusion mit anaerobem Stoffwechsel. Eine endgültige Korrektur ist daher nur durch Wiederherstellung der (Mikro-)Perfusion, und nicht durch Gabe von Puffern zu erreichen. Somit scheint ein Ausgleich der Azidose durch eine Pufferung auf pH-Werte von ≥7,2 (GoR B; AWMF 2011) aus hämostaseologischer Sicht erst in Kombination mit der Applikation von Gerinnungspräparaten sinnvoll, da deren Wirkung deutlich pH-abhängig ist (GoR 1C; Kozek-Langenecker et al. 2013). Ob diese Pufferung mit Natriumbikarbonat (NaBi) oder Tris-hydroxymethyl-aminomethan (TRIS/THAM) erfolgen soll, ist derzeit nicht eindeutig zu beantworten (im Schweinemodell gibt es Vorteile für TRIS). Soll eine Blindpufferung vermieden werden, können folgende Dosierungen empfohlen werden [Martini WZ, US Army Institute of Surgical Research, Ft Sam Houston, TX, persönliche Mitteilung]:

- NaBi (ml 1-molare 8,4 % Infusionslösung) = 0,3 × Körpergewicht [kg] × Basendefizit [–BE, mmol]; vermutlich reicht ein Ziel-BE im Bereich von –4 bis –6 aus
- TRIS/THAM (ml 0,3-molare Lösung) = 0,3 × Körpergewicht [kg] × Basendefizit [–BE, mmol/l]; davon 25–50 % in 10 min

(Der Faktor 0,3 entspricht dem Anteil extrazellulärer Flüssigkeit im Verhältnis zur Gesamtflüssigkeit.)

Ionisiertes Ca^{2+}

Die normale Ca^{2+}-Konzentration beträgt alters-, geschlechts- und methodenabhängig 2,2–2,5 mmol/l (8,5–10,2 mg/dl). Die in den meisten BGA-Geräten bestimmte, biologisch aktive, ionisierte Form hat eine Normalkonzentration von 1,2–1,4 mmol/l (4,4–5,4 mg/dl). Neben multiplen anderen Funktionen (Muskelkontraktion, neuronale Aktivität, Vasomotorentonus, Hormonfreisetzung, kardiale Kontraktilität, …) ist Ca^{2+} der Gerinnungsfaktor IV. Es ermöglicht die Bindung von negativ geladenen, Vitamin K-abhängigen Faktoren (FII, FVII, FIX, FX) an negativ geladene Phospolipide in der äußeren Zellmembran aktivierter Thrombozyten und ist essenziell für die Umwandlung von Fibrinogen zu Fibrin. Auch die Funktion der Plättchen ist Ca^{2+}-abhängig. Die Konzentration von Ca^{2+} ist invers mit dem Blut-pH-Wert korreliert: Ein Anstieg des pH-Werts um 0,1 führt zu einer Abnahme des Ca^{2+} um 0,05 mmol/l bzw. um 0,36 mmol/l je pH-Einheit. Somit bewirkt auch ein steigendes Laktat einen linearen Abfall des ionisierten Kalziums. Eine Hypokalziämie ist häufig bei kritisch-kranken Patienten, korreliert mit der Schwere der Erkrankung und ist mit erhöhter Sterblichkeit assoziiert. Klinisch ist die Hypokalzämie selten ein isoliertes Ereignis, sondern tritt i. d. R. zusammen mit Azidose, Hypothermie, Verdünnung auf (Lier et al. 2012; Lier et al. 2008).

Zitrat wird bei den meisten Blutprodukten als Antikoagulanz für die Lagerung zugegeben. Die höchsten Konzentrationen sind dabei in gefrorenem Frischplasma (GFP) und Thrombozytenkonzentraten (TK) zu finden. Insbesondere bei Massiv- und schnellen Transfusionen (>50 ml/min bzw. 2,5 ml/kg/min) sowie bei Leberfunktionsstörungen, Azidose, Hypothermie oder Schock kann es zu einer **Zitratintoxikation** mit deutlich reduzierten Ca^{2+}-Spiegeln kommen (Lier et al. 2012).

Tipp

Gegenwärtig werden eine Normokalzämie angestrebt und eine ionisierte Ca^{2+}-Konzentration ≤0,9 mmol/l (3,60 mg/dl) als Untergrenze für die Substitution angesehen (GoR 1C; Spahn et al. 2013).

Für die Substitution auf Werte >0,9 mmol/l ist auf die unterschiedlichen Inhaltsmengen der verschiedenen pharmakologischen Präparationen zu achten. Die Therapie sollte durch repetitive BGA-Messungen gesteuert werden (Lier et al. 2012; Lier et al. 2008).

Therapie mit Gerinnungsprodukten (»haemostatic resuscitation«).

In zunehmendem Maße werden Publikationen veröffentlicht, die die Risiken von Fremdblut(-bestandteilen) bei der Therapie von Blutungen beweisen. Dies hat zu einem sog. »**restriktiven Transfusionstrigger**« geführt. Diese Restriktion gilt für alle Blutpräparate und auch bei Massivtransfusionen! Der alte Leitsatz »Eine Konserve ist keine Konserve«, ist aus heutiger Sicht obsolet.

> Jedes einzelne EK, jedes einzelne TK und besonders jedes einzelne GFP muss neu und kritisch indiziert werden. Transfundiert werden darf nur das, was wirklich notwendig ist und nur dann, wenn es notwendig ist (GoR 1A; Kozek-Langenecker et al. 2013).

Während häufig Empfehlungen zur Substitution von Blutbestandteilen in Abhängigkeit von dem Verlust einer bestimmten Prozentzahl des Gesamtblutvolumens gemacht werden, wird dies im folgenden Text vermieden. Solche Angaben sind immer problematisch, da hierfür die Ausgangswerte im Normbereich oder zumindest dem Therapeuten bekannt sein müssen. Beides ist oft nicht der Fall (Meissner u. Schlenke 2012).

Erythrozytenkonzentrate (EK)

Bereits in der 4. Auflage der Querschnittsleitlinien der Bundesärztekammer zur Therapie mit Blutkomponenten und Plasmaderivaten wurde als therapeutische Ziel der Transfusion von Erythrozyten die Vermeidung einer manifesten anämischen Hypoxie definiert (BÄK 2011). Somit ist vor jeder EK-Gabe das Vorhandensein zweier Voraussetzungen zu prüfen:

- Erstens ein zellulärer Sauerstoffmangel, der durch sog. klinische Marker (u. a.: neu auftretende, regionale myokardiale Kontraktionsstörungen im Echokardiogramm [rWBS], Abfall der zentralvenösen O_2-Sättigung [$SzvO_2$] <60 % oder gemischt-venösen O_2-Sättigung [SvO_2] <50 % oder gemischt-venösen O_2-Partialdruck [PvO_2] <32 mmHg; Laktazidose, d. h. Laktat >2 mmol/l + Azidose) nachweisbar ist.
- Zweitens ein als kritisch bewerteter Hämoglobinwert.

Damit wird auch eindeutig festgelegt, dass aufgrund der geringen Sensitivität und Spezifität Hb und Hkt nicht als alleinige Kriterien für die Transfusionsentscheidung genommen werden sollen (Kozek-Langenecker et al. 2013). Eine Vielzahl von Studien konnte nachweisen, dass bereits die Gabe von 1–2 EK zu einem signifikanten Anstieg von Wundinfektionen, Thrombembolien, Lungenversagen und auch Sterblichkeit führt (z. B. Glance et al. 2011). Zweifellos muss bei Massivblutungen in diesem Kontext auch die Art der Verletzungen und der zu erwartende, weitere Blutverlust berücksichtigt werden. Dennoch muss auch bei Polytraumatisierten jede einzelne EK-Gabe kritisch indiziert werden.

Die Betonung dieses **restriktiven Transfusionstrigger** (GoR 1A; Kozek-Langenecker et al. 2013) hat in den letzten Jahren zu einer Reduktion des Ziel-Hb bei Hämorrhagien geführt: Während 2011 die S3-Leitlinie noch ein Zielwert für das Hb um 10 g/dl (6,2 mmol/l) (GoR 0; AWMF 2011) nannte, ist 2013 der Wert während der aktiven, perioperativen oder traumatischen Blutungen auf 7–9 g/dl (4,3–5,5 mmol/l) gesunken (GoR 1C; Kozek-Langenecker et al. 2013; Spahn et al. 2013). Dies gilt auch für Patienten mit SHT. Gerade bei Massivtransfusionen sollen EK nach Möglichkeit AB0-identisch transfundiert werden.

Gefrorenes Frischplasma (GFP) und Alternativen

Frischplasma ist kein standardisiertes Produkt. Hinsichtlich Menge und Inhalt weisen die einzelnen Präparate deutliche Unterschiede auf (Theusinger et al. 2011). Auch gibt es Unterschiede in den Faktorenkonzentrationen zwischen den verschiedenen Blutgruppen. Durch Dilution, Frieren und Tauen werden bei klassischem GFP alle Faktorenkonzentrationen um 5–15 % reduziert. Bei pathogeninaktiviertem Plasma (Solvent/Detergens, Methylenblau/Licht u. ä.) ist diese Absenkung aller Faktoren im Bereich von 10–25 %; zusätzlich führt die Abtötung möglicher Pathogene zu teilweise erheblichen Reduktionen einzelner Faktoren um bis zu über 30 % (Solheim et al. 2010).

Lyophilisiertes Plasma ist als Trockensubstanz einfacher zu lagern und kann, da das Auftauen wegfällt, ggf. schneller angewandt werden. Auch hier sind durch die Herstellung jedoch teilweise deutliche Abfälle der Aktivitäten feststellbar (Lyophilisierung: Abfall vWF um 25 %, FVIII um 22 %, sonstige Faktoren um 10 %; Auflösen mit 200 ml Aqua: Abfall aller Faktoren um 6 %; 2 Jahre Lagerung gekühlt/bei Raumtemperatur: Abfall vWF auf 71 %/53 %, FVIII auf 77 %/55 %, FV auf 81 %/67 %) (Bux et al. 2013). Da während der Produktion von

Frischplasma also ein Teil der Gerinnungsfaktoraktivität verloren geht, kann mit GFP alleine bei anzustrebender Isovolämie keine gegenüber dem Normalzustand isoaktive Konzentration an Gerinnungsfaktoren erreicht werden (BÄK 2011; Jambor et al. 2009). Dies gilt umso mehr für die deutlich erhöhten Faktoren-Normwerte am Ende der Schwangerschaft. Die Faktoren FV, FXI und vWF:CP (ADAMTS13) sind die einzigen Faktoren, die nur mit GFP und nicht durch Konzentrate ersetzt werden können (Lier et al. 2013).

Seit einem halben Jahrhundert wird mit Plasmapräparaten versucht, eine Verbesserung der Gerinnungslage bei blutenden Patienten zu erzielen. Trotz über 50-jähriger Anwendung ergibt die Analyse randomisierter, kontrollierter Studien in diesem Zusammenhang weiterhin ein völliges Fehlen des Nachweises einer Wirksamkeit von GFP in prophylaktischer oder therapeutischer Anwendung für eine Vielzahl klinischer Indikationen (Yang et al. 2012). Die einzige Ausnahme, die wenigstens mäßig »evidence based« ist, ist die Massivtransfusion (BÄK 2011) wird bei Massivblutungen i. d. R. nicht ausreichen; hier liegt der Bereich bei ≥30 ml/kg (Chowdhury et al. 2004), das entspricht bei einem 70 kg Patienten über 2100 ml GFP. Auch mit großen Volumina GFP allein kann eine ausreichende Hämostase jedoch nicht erreicht werden (BÄK 2011). Lange konnte die, aus dem militärischen Bereich stammende, dann auf zivile Patienten übertragene Empfehlung, ein GFP:EK-Verhältnis von mindestens 1:2 anzustreben, nur durch statistisch bedenkliche, retrospektive Studien belegt werden. Mit der 2013 publizierten PROMMTT-Studie (»Prospective, Observational, Multicenter, Major Trauma Transfusion«) konnte die Forderung erstmals prospektiv nachweisen werden. In den ersten 6 h hatten die Patienten mit GFP:EK <1:2 eine 3- bis 4-fach erhöhte Sterbewahrscheinlichkeit im Vergleich zu ≥1:1. Aber auch die erhebliche Zeitverzögerung durch das Auftauen gefrorener Präparate wurde deutlich: Zum Zeitpunkt des Median der Sterbewahrscheinlichkeit nach 2,6 h hatten nur rund 40 % der Patienten ein Verhältnis von FFP:EK ≥1:2 erhalten (Holcomb et al. 2013).

Die **Nebenwirkungsrate** von GFP ist bemerkenswert. Berichtet werden deutlich erhöhte Raten

von Multiorganversagen, Lungenversagen und Infektionen, deren Häufigkeit mit zunehmender Anzahl an transfundiertem Plasma steigt (Spahn et
al. 2013). Zum Beispiel fand eine multizentrische,
prospektive Kohortenstudie an 1.175 Patienten mit
stumpfen Traumata bei hämorrhagischem Schock
pro GFP einen unabhängigen Anstieg an Multiorganversagen um 2,1 % und an Lungenversagen
um 2,5 % (Watson et al. 2009). Eine andere Studie
notierte eine Verdreifachung der Inzidenz perioperativer Infektionen bei operativen Intensivpatienten durch GFP (Sarani et al. 2008).

2009 wurde auch in der Bundesrepublik der
Ausschluss von GFP-Spenderinnen mit Geburten
in der Anamnese eingeführt; dies bewirkte einen
deutlichen Rückgang der Inzidenz an transfusionsbedingter akuter Lungenschädigung (»**transfusion related acute lung injury**«, TRALI). Die Vo-
lumenüberlastung in Abhängigkeit von kardialer
Belastbarkeit (»**transfusion associated cardio-cir-
culatory overload**«, TACO) bleibt ein erhebliches
Problem einer GFP-basierten Gerinnungstherapie.
Dessen Inzidenz liegt zwischen 1 % und 8 %; die
Prävalenz betrug in einer prospektiven Studie 1 in
68 (95 % CI 1,250–1,27) (Natrick et al. 2012). Diese
Organversagen sind i. d. R. nicht bakteriell bedingt,
sondern durch eine transfusionsbedingte Immunmodulation (»**transfusion-related immunomodulation**«, TRIMM) (Jackmann 2013).

In diesem Zusammenhang muss die derzeitige
Empfehlung, Plasmatransfusionen AB0-kompa-
tibel zu geben, vor allem bei Massivtransfusionen
kritisch hinterfragt und wohl durch AB0-identisch
ersetzt werden (Grottke et al. 2013), da in großen
Observationsstudien (>80.000 Patienten) gezeigt
werden konnte, dass die Transfusion von AB0-
kompatiblem aber nicht AB0-identischen GFP mit
einer Inzidenz von Lungen-/Multiorganversagen
von bis zu 70 % und mit einer um 15 % signifikant erhöhten Mortalität verbunden ist (Inaba et
al. 2010; Shanwell et al. 2009). Bei Patienten, die
keine Massivtransfusion benötigen, sollte die
Transfusion von GFP besonders kritisch überdacht
und möglichst vermieden werden, da unter diesen
Bedingungen in der Regel keine positiven Effekte,
wohl aber schwere Komplikationen erwartet werden können (Borgman et al. 2011; Inaba et al. 2010;
Spahn et al. 2013).

> **Aktuell ist die Indikation zur Gabe von
> GFP »evidence based« nur bei (erwarteter)
> Massivtransfusion gegeben. Dann aber
> frühzeitig, viel (d. h. mindestens 6 GFP für
> Erwachsene bzw. >30 ml/kg und GFP:EK
> ≥1:2) und schnell (d. h. ~50 ml/min).**

Die Querschnittsleitlinie formuliert eindeutig, dass
GFP kein Volumenersatzmittel ist (BÄK 2011);
zweifelsfrei hat GFP jedoch einen Volumeneffekt.
Die zunehmend reduzierte Indikation für kolloidalen Volumenersatz mittels **Hydroxy-Aethyl-Stär-
ke** (HAES), auch bei Verdacht auf Koagulopathie
(Arzneimittelkommission der deutschen Ärzteschaft 2013) und die fehlende Alternative in Gelatine (Rehm 2013) deuten auf einen Stoffklasseneffekt
für Kolloide bei gestörter Endothelfunktion hin. Im
Vergleich mit HAES und Gelatine hat GFP am wenigsten negativen Einfluss auf die Gerinnung. Als
integrierter Bestandteil eines eskalierenden, multi-
modalen Therapiekonzeptes für Massivblutungen
kann GFP trotz der geschilderten Probleme weiterhin ein klinisch sinnvolles Medikament sein.

Thrombozytenkonzentrate (TK)

Bei akuter Blutung werden Thrombozyten aus dem
Knochenmark und der Milz freigesetzt (Spahn et
al. 2019. Eine Substitution ist bei erstmaliger Blutung i. d. R. daher erst spät notwendig, wenn initial
eine normwertige Anzahl vorlag. Bei längerfristi-
gen Blutungen sollte die Substitution mit Thrombozyten frühzeitig erfolgen. Nach Transfusion verteilen sich die übertragenen vitalen Thrombozyten
im Blut und in der Milz. Die Wiederfindungsra-
te im peripheren Blut liegt deshalb nur bei etwa
60–70 %. Eine verringerte Rate findet man ebenfalls bei erhöhtem Thrombozytenverbrauch (z. B.
bei Sepsis, disseminierter intravasaler Gerinnung,
Antikörperbildung gegen thrombozytäre Antigene) (BÄK 2011).

Die aktuellen Leitlinien unterscheiden deutlich
zwischen blutenden und massiv-blutenden Patienten. Für die erste Gruppe soll die Mindestanzahl
>50.000/µl sein (GoR 1C; Spahn et al. 2013). Bei
transfusionspflichtigen (Massiv-)Blutungen und
Polytraumata jedoch hat 2009 bereits die BÄK
100.000/µl empfohlen (BÄK 2011). Dieser Wert
wird in den Empfehlungen des Jahres 2013 bestä-

tigt und auf Patienten mit SHT erweitert (GoR 2C; Spahn et al. 2013).

Die, nach Transfusion aller Blutprodukte feststellbare, zunehmende Freisetzung inflammatorischer Mediatoren (u. a. Interleukine: IL-6, IL-8; »tissue factor: transforming-growth-factor-β«, TGF-β; Chemokine) ist nach TK-Transfusion am ausgeprägtesten; insbesondere, wenn die Endothelien vorgeschädigt sind (Urner et al. 2012).

Von mindestens ebenso entscheidender Bedeutung wie die Thrombozytenzahl ist jedoch deren Funktion (Spahn et al. 2013), die im Operationssaal ohne POC-Diagnostik nicht zeitnah überprüft werden kann.

Medikamentöse Gerinnungstherapie

Aus den oben genannten Fakten geht eindeutig hervor, dass die Gabe von EK, GFP und TK mit deutlichen Nebenwirkungen einhergeht. Zweifelsfrei kann jedoch durch Gabe von EK die Anzahl der Sauerstoffträger und durch TK die der Plättchen im Blut erhöht werden. Dem gegenüber steht die nicht wissenschaftlich nachgewiesene Wirksamkeit von GFP bezüglich einer Verbesserung der Gerinnungssituation (Roback et al. 2010; Yang et al. 2012). In Situationen in denen ein Anstieg der Faktorenkonzentration als notwendig erachtet wird, ist die Applikation von pathogeninaktivierten Konzentraten in kleinem Volumen mit definiertem Inhalt mit einer schnelleren und insbesondere vorhersehbaren Korrektur der erniedrigten Gerinnungsfähigkeit sowie geringeren immunologischen/infektiösen Nebenwirkungen und auch geringeren Folge- bzw. Behandlungskosten verbunden.

Tranexamsäure (TxA)

Das pathophysiologische Verständnis sowohl der traumainduzierten wie auch vieler perioperativer Massivblutungen fokussiert sich auf die überschießende t-PA-Aktivität mit folgender Hyperfibrinolyse. Eine Blockierung dieses gesteigerten Fibrin(ogen)abbaus durch Antifibrinolytika erscheint daher theoretisch als sinnvoll.

Der Serin-Proteasen-Inhibitor **Aprotinin** blockiert die Aufspaltung von Fibrin durch Plasmin. Die Zulassung des jahrelang am häufigsten genutzten Antifibrinolytikum ist aufgrund von Hinweisen für eine erhöhte Sterblichkeit seit 2008 weltweit zurückgezogen. Ob dieses Anwendungsverbot bestehen bleibt ist zurzeit in Diskussion (EMA 2013). TxA, erstmals 1966 beschrieben (Cap et al. 2011), ist ein synthetisches Lysin-Analogon (ebenso wie die deutlich weniger wirksame **ε-Aminokapronsäure** (Cap et al. 2011), das die Umwandlung von Plasminogen in Plasmin hemmt, indem es die Bindung von Plasminogen an das Fibrinmolekül blockiert. Zusätzlich wird durch TxA die Bindung von α2-Antiplasmin geblockt und inflammatorische Reaktionen gehemmt. Der Wirkungseintritt von TxA ist im Vergleich zu Aprotinin verzögert, da freies Plasmin weiterhin wirksam ist (AWMF 2011). TxA wird praktisch nicht metabolisiert, nur 3 % sind an Plasmaproteine gebunden, und sie wird vollständig über den Urin ausgeschieden.

In einer doppelt-blinden, prospektiven, randomisierten, placebokontrollierten Studie an 274 Krankenhäusern in 40 Ländern wurden 20.211 Patienten untersucht, die eine signifikante Blutung (bzw. das Risiko für eine solche) hatten (Clinical Randomisation of an Antifibrinolytic in Significant Haemorrhage, CRASH-2; Shakuri et al. 2010). Innerhalb von 8 h nach Unfall erhielten 10.060 Patienten 1 g TxA in 10 min und 1 g über 8 h; 10.067 Patienten erhielten 0,9 % NaCl. Die Gesamtsterblichkeit war in der TxA-Gruppe signifikant im Vergleich zu Placebo reduziert (»risk ratio« [RR]=0,91; 95 % Konfidenzintervall [CI] 0,85–0,97; p=0,004). Die blutungsbedingte Sterblichkeit war in der TxA-Gruppe ebenfalls signifikant reduziert (RR=0,85; 95 % CI 0,76–0,96; p=0,008), insbesondere am ersten Tag (RR=0,80; 95 % CI 0,68–0,93; p=0,004). Es gab keine erhöhte Rate an Thrombembolien, Multiorganversagen o. ä. Die Analyse der Patienten, die verblutet waren (35 % aller Gestorbenen), ergab eine zeitabhängige Korrelation zwischen der Gabe von TxA und der Sterblichkeit: innerhalb von 3 h nach Trauma senkte TxA signifikant die Wahrscheinlichkeit zu Verbluten (RR=0,72; 95 % CI 0,63–0,83); p<0,001); später als 3 h kam es zu einer gesteigerten Sterblichkeit (RR=1,44; 95 % CI 1,12–1,84; p=0,004) (Roberts et al. 2011).

Eine Folgeanalyse der CRASH-2-Daten verglich die Sterblichkeit der Patienten, die innerhalb von 3 h TxA bekamen, mit einem validierten Model der traumabedingten Sterblichkeit (Roberts et al. 2012). Für jede der vier Risikogruppen wurden eine geringere Gesamt- und blutungsbedingte Sterblichkeit nach TxA registriert. In der Subgruppe der am schwersten verletzten Patienten war der Effekt am größte; nur für die Gruppe mit dem niedrigsten Sterberisiko war dieses Ergebnis nicht signifikant. Die Betrachtung unterschiedlicher Patientenkollektive erbrachte eine absolute Senkung des Sterberisikos im Bereich von 1,5 % mit einer »number needed to treat (NTT)« von 67 % (Shakuri et al. 2010) bis zu 13,7 % mit einer NTT von 7 (Morrison et al. 2012). Auch für peripartale Blutungen konnte eine signifikante Reduktion des Blutverlustes, der Zahl an Patientinnen mit einem Hämoglobinabfall >4 g/dl und der Menge an transfundierten EK sowie eine kürzere Blutungsdauer ohne erhöhte Thrombembolierate notiert werden (Ducloy et al. 2011). Die perioperative Gabe von TxA reduziert die Wahrscheinlichkeit eine Bluttransfusion um ein knappes Drittel (RR=0,68; 95 % CI 0,62–0,74; p<0,001) (Ker et al. 2012; Perel et al. 2013). Für subarachnoidale Blutungen gab es uneinheitliche Ergebnisse (McCormack 2012).

TxA ist somit das einzige Medikament mit prospektiver Grad-1-Evidenz zur Reduktion nicht nur trauma-bedingter Blutungen, sondern auch der (Cap et al. 2011). Daher gelten folgende aktuelle Empfehlungen für die Gabe von TxA:

- Bei Traumapatienten in einer Dosierung von 1 g in 10 min und 1 g über 8 h möglichst frühzeitig (GoR 1A; Spahn et al. 2013), jedenfalls innerhalb von 3 h (GoR 1B; Spahn et al. 2013)
- Bei Traumapatienten bereits prähospital (GoR 2C; Spahn et al. 2013)
- Bei allen perioperativen Blutungen in einer Dosierung von 20–25 mg/kg, ggf. wiederholt oder gefolgt von 1–2 mg/kg/h (GoR 1A; Kozek-Langenecker et al. 2013)

> **Tipp**
>
> - Eine zu schnelle Gabe kann ggf. zu Hypotension führen, daher sollte die i.v. Applikation langsam erfolgen (Cap et al. 2011; McCormack 2012).

Trotz theoretischer Bedenken gibt es in dem o. a. Dosierungsbereich weiterhin keinen Hinweis auf kritische Nebenwirkungen wie thrombembolischen Ereignissen (Myokardinfarkt, Myokardischämie, Apoplex, Lungenembolie, venöse Thrombose) oder Multiorganversagen (Spahn et al. 2013). Die geschilderten Nebenwirkungen beschränken sich auf temporäre Sehstörungen, Übelkeit, Kopfschmerz oder Schwindel (Ducloy-Bouthors et al. 2011). Postoperative Krampfanfälle sind nur im Hochdosisbereich bei kardiochirurgischen Eingriffen mit Herz-Lungen-Maschine oder bei direkter intrathekaler Anwendung berichtet worden (McCormack 2012; Pusateri et al. 2013).

Bei einem Preis von derzeit ~12 €/g wird TxA bei großen operativen Eingriffen und Traumata als höchst kosteneffektiv angesehen (GoR A; Kozek-Langenecker et al. 2013).

> ⟩ **Bei Verdacht auf oder Nachweis einer Hyperfibrinolyse muss TxA immer vor Fibrinogen gegeben werden (Grottke et al. 2013).**

Fibrinogen (Faktor I)

Der Faktor I der Gerinnung ist ein Glykoprotein, wird in der Leber gebildet und hat eine Halbwertzeit von rund 3 Tagen. Die normale Plasmakonzentration beträgt 1,5–3,5 g/l; in der Schwangerschaft sind die Fibrinogenspiegel deutlich erhöht und können sich physiologischerweise auf Werte bis 6 g/l verdoppeln. Fibrinogen wird als Substrat der Gerinnung durch Thrombin zu Fibrinmonomeren gespalten, die die Basis des Gerinnsels bilden und durch Faktor XIIIa quervernetzt werden. Weiterhin werden die GPIIb/IIIa-Oberflächenrezeptoren (Fibrinogenrezeptoren) der Thrombozyten mit hoher Affinität durch Fibrinogen verbunden und so die thrombozytäre Aggregation ermöglicht. Als »Akut-Phase-Protein« moduliert FI nach einer Verletzung/ Entzündung mit steigender Konzentration bis zum 20-fachen bei einem Maximalwert am 3. bis 5. Tag (Maung u. Kaplan 2013) die Immunlage (Schlimp u. Schöchl 2013). Im Falle massiver Blutungen ist FI der erste Faktor, der in substitutionspflichtige Bereiche fällt (Levy et al. 2012); dies tritt deutlich vor allen anderen Gerinnungsfaktoren ein (Schlimp u.

Schöchl 2013)und ist besonders bei Dilution ausgeprägt (He et al. 2013). In sehr unterschiedlicher Konzentration von im Mittel etwa 2 mg/ml (Levy et al. 2012; Solheim et al. 2010) ist Fibrinogen als Plasmaprotein auch in GFP enthalten; eine Therapie mit EK, GFP und TK alleine ist jedoch nicht geeignet, einen ausreichenden Fibrinogenspiegel zu erzielen (Rourke et al. 2012).

Quick/INR und aPTT sind zwar auch Fibrinogen-abhängig, aber nicht nutzbar um den aktuellen Spiegel zu bestimmen (Inaba et al. 2013). Die beiden häufigsten Methoden der FI-Bestimmung im Labor sind das »abgeleitete (»derived«) Fibrinogen« (abgeleitet aus der Änderung der optischen Dichte im Verlauf der PT-Messung) und das sog »Fibrinogen nach Clauss« (indirekte Berechnung der Fibrinogenkonzentration aus einer modifizierten Thrombinzeitmessung; sehr viele Varianten beschrieben). In modernen Großgeräten der Zentrallabore sind beide Methoden meist foto-optisch (nach Clauss auch mechanisch möglich). Das »abgeleitete Fibrinogen« ist bei pathologischem Quick unzuverlässig und überschätzt im Vergleich zur Methode nach Clauss den Wert. Bei starken Blutungen wird daher von der BÄK die Methode nach Clauss empfohlen, welche bei, mit Kolloiden versetztem Plasma ebenfalls signifikant falsch erhöhte Fibrinogenwerte angeben kann (BÄK 2011).

Der Stoffwechsel des FI wird durch ein Trauma auf unterschiedliche Weise beeinflusst: die Blutung bedingt einen verstärkten Fibrinogenverbrauch, die Hypothermie eine reduzierte Fibrinogensynthese, die Azidose einen beschleunigten Fibrinogenabbau (Martini 2009). Volumentherapie mit Kristalloiden führt zu einer Dilution, mit Kolloiden zu mehr oder minder ausgeprägten Fibrinpolymerisationsstörungen (Schlimp u. Schöchl 2013). Für den akuten, erworbenen Fibrinogenmangel gibt es eine direkte Korrelation zum 24-Stunden- und 7-Tage-Überleben (Farriols et al. 2008). Ein Fibrinogen ≤1 g/l bei Patienten mit Massivtransfusionen ist der bedeutsamste unabhängige Prädiktor für Sterblichkeit (Inaba et al. 2013; Rourke et al. 2012).

Die für eine optimale Gerinnung beim blutenden Patienten notwendige Fibrinogenkonzentration ist weiterhin nicht durch rezente Studien belegt. In den letzten Jahren stieg jedoch der empfohlene Wert konstant an. Werte unter 1 g/l werden für Massivblutungen als unzureichend angesehen (Inaba et al. 2013; Schlimp u. Schöchl 2013); die Indikation zu einer Substitution wird derzeit bei 1,5–2 g/l mit initial 2–4 g (25–75 mg/kg KG) Konzentrat gestellt (GoR 1C; Kozek-Langenecker et al. 2013; Spahn et al. 2013).

❯❯ **Entscheidend ist jedoch nicht der Erhalt einer bestimmten Plasmakonzentration, sondern die schnellstmögliche Sicherstellung einer ausreichenden hämostatischen Kapazität und stabilen Blutungskontrolle.**

Als Fibrinogenkonzentrat ist in der Bundesrepublik derzeit nur Haemocomplettan P (CSLBehring, Marburg) zugelassen. Auftauen und Kreuzprobe entfallen. Aufgrund der Herstellung werden mögliche infektiöse, immunologische oder allergische Reaktionen weitestgehend ausgeschlossen. Die Auswertung von Tierversuchen, klinischen Untersuchungen, einer Pharmakovigilanzstudie und kleiner randomisierter Studien zeigt bei guter Wirksamkeit kein signifikantes thrombogenes Risiko (Levy et al. 2012; Maung et al. 2013). Nachweisbar steigert Fibrinogen die Festigkeit des Gerinnsels (Kozek-Langenecker et al. 2013). Die Substitution führt zwar zu einem schnellen und berechenbaren Anstieg in der Akutsituation, nicht aber zu erhöhten Fibrinogenspiegeln in den Folgetagen (Lier et al. 2013).

Prothrombinkomplexkonzentrate (PPSB)
Prothrombinkomplexpräparate enthalten in **inaktiver Form** die Vitamin-K-abhängigen, prokoagulatorischen Proenzyme des Prothrombinkomplexes (FII = Prothrombin, FVII = Proconvertin, FIX = Stuart-Faktor und FX = antihämophiler Faktor B). Weiterhin sind Protein C, Protein S (beide antikoagulatorisch) und Protein Z (Kofaktor für die Inaktivierung von FX) beinhaltet. Das sind, in konzentrierter Form, die Faktoren, die benötigt werden, wenn bei endothelialer Schädigung durch ein Trauma Gewebefaktor freigelegt wird und Thrombin generiert werden soll. Bedeutsam ist, dass aktivierte Gerinnungsfaktoren und aktiviertes Protein C oder Plasmin in den heute in der Bundesrepublik Deutschland zur Verfügung stehenden PPSB-Präparaten praktisch nicht mehr enthalten sind,

sodass unerwünschte Wirkungen wie thrombembolische Ereignisse, DIC und/oder hyperfibrinolytische Blutungen auch bei Gabe größerer Mengen sehr unwahrscheinlich sind. Daher wird auch die gleichzeitige Gabe von Antithrombin und PPSB bei akuten Blutungen nicht empfohlen. Die enthaltenen Faktoren haben eine deutlich unterschiedliche Halbwertzeit (FII: 48–60 h, FVII: 1,5–6 h, FIX: 20–24 h, FX: 24–48 h, Protein C: 1,5–6 h, Protein S: 24–48 h, Protein Z: 24–48 h) (BÄK 2011; Meissner u. Schlenke 2012). Die Vitamin-K-abhängigen Faktoren in zum Teil aktivierter Form (insbesondere FVIIa) sind in **FEIBA** (Factor Eight Inhibitor Bypassing Activity, Baxter GmbH, Unterschleißheim) zu finden, das zur Therapie der Hemmkörperhämophilie eingesetzt werden kann.

> ❯ **Zur Substitution einer verminderten Aktivität der Vitamin-K-abhängigen Faktoren ist FEIBA nicht indiziert.**

Standardisiert ist PPSB hinsichtlich des FIX-Gehaltes (BÄK 2012). Während die o. a. Zusammensetzung von PPSB für die in der Bundesrepublik und den meisten europäischen Staaten zugelassenen »4 factor PCC« zutrifft, ist in den meisten US-amerikanischen und australischen »**prothrombin complex concentrates**« (PCC) kein oder kaum FVII enthalten (»3 factor PCC«, »factor IX complex«). Allerdings ist auch in Europa die Zusammensetzung der PPSB-Präparate von Firma zu Firma bezüglich der Konzentration der einzelnen Faktoren sowie von Zusatzstoffen (Heparin, Antithrombin, Protein C, S und Z) unterschiedlich. Somit sind Vergleiche internationaler Studien sehr erschwert und oft nicht ohne Weiteres (Patanwala et al. 2011).

> ❯ **Eindeutig sind die Empfehlungen zur Anwendung von PPSB zur Stillung schwerer Blutungen unter Vitamin-K-Antagonisten (GoR 1B; Kozek-Langenecker et al. 2013).**

Nur mit schwacher »evidence« hingegen sind die Vorschläge zur Anwendung von PPSB bei Patienten ohne orale Antikoagulanzien. Liegt eine erhöhte Blutungsneigung und eine verlängerte Gerinnungszeit vor, kann PPSB in einer Dosis von 20–30 IE/kg KG gegeben werden. Dabei ist eine verlängerte INR alleine keine Indikation (GoR 2C; Kozek-Langenecker et al. 2013).

Die BÄK formuliert, dass bei Koagulopathien der Mangel an Prothrombinkomplex so ausgeprägt sein kann, dass trotz Gabe von GFP zusätzlich eine Substitution mit PPSB erforderlich ist (BÄK 2011). Die Anwendung bei perioperativer Blutung beruht auf Tierstudien sowie wenigen, meist retrospektiven und teilweise widersprüchlichen Studien am Menschen (Kozek-Langenecker et al. 2013). Insbesondere bei kardiovaskulären Risikopatienten ist ein thrombembolisches Risiko nicht vollständig auszuschließen. Eine individuelle Nutzen-Risiko-Analyse ist daher empfehlenswert (Meissner u. Schlenke 2012). Allerdings zeigten retrospektive und prospektive Studien zum Thromboelastometrie-gesteuerten Blutungsmanagement in der Herzchirurgie unter Verwendung von Fibrinogen- und PPSB-Konzentraten sogar eine Reduktion der Inzidenz thrombembolischer Ereignisse im Vergleich zur Kontrollgruppe (Görlinger et al. 2011; Weber et al. 2012).

Faktor XIII

FXIII, der sog. **fibrinstabilisierende Faktor**, ist eine Transglutaminase. Es ist ein Tetramer aus je 2 A- und B-Untereinheiten, der in Knochenmark (A-Untereinheit) und Leber (beide Untereinheiten) synthetisiert wird und vor allem im Plasma aber auch intrazellulär in Megakaryozyten/Thrombozyten, Monozyten/Makrophagen sowie der schwangeren Plazenta vorkommt. Thrombin wandelt das Proenzym in die aktivierte Form um. FXIIIa stabilisiert kalziumabhängig das Gerinnsel durch Bildung von kovalenten, belastungsstabilen, dreidimensionalen Bindungen zwischen den Fibrinmonomeren sowie die Querverbindung des Fibrin mit mehreren Proteinen (u. a. α2-Antiplasmin, Fibrinogen, Fibronectin). FXIII ist sowohl für die endgültige Festigkeit des Gerinnsels, als auch für die Wundheilung essenziell (Ichinose 2011). Ein Mangel an FXIII wird durch die Übersichtstests der Gerinnung (Quick und aPTT) nicht erfasst, da diese Tests nur den Zeitpunkt des Beginns der Fibrinbildung, aber nicht die Fibrinvernetzung messen (BÄK 2011; Ichinose 2011).

Ein erworbener Mangel an FXIII ist nicht (Meissner u. Schlenke 2012). Er kann durch erhöhten Umsatz (z. B. infolge intravasaler Gerinnung, Sepsis, entzündlicher Darmerkrankungen, hämatologischer Systemerkrankungen, erhöhten Blutverlusts, Hyperfibrinolyse), durch erhöhten Verbrauch (z. B. bei großen Operationen) oder durch verminderte Synthese (z. B. bei Lebererkrankungen) auftreten. Bei Patienten mit präoperativ bestehender Gerinnungsaktivierung kann es intraoperativ zu einem schweren FXIII-Mangel und dadurch bedingten massiven Blutungen noch während der Operation kommen (BÄK 2011). Derzeit ist weder eine zeitnahe Aktivitätsbestimmung möglich, noch ist ein kritischer Grenzwert zur Substitution oder eine initiale Dosis eindeutig festgelegt (Meissner u. Schlenke 2012).

> Bei anhaltender, diffuser Blutungsneigung und niedriger Gerinnselfestigkeit trotz ausreichendem Fibrinogenspiegel scheint es wahrscheinlich, dass die Aktivität des FXIII zu gering ist. In einem solchen Fall (d. h. FXIII <60 % bei diffuser Blutungsneigung, ggf. auch blind ohne Konzentrationsbestimmung (AWMF 2011) wird die Gabe von 20–30 IE/kg KG FXIII vorgeschlagen (GoR 2C; Kozek-Langenecker et al. 2013).

In der Bundesrepublik Deutschland ist als FXIII-Konzentrat derzeit nur Fibrogammin P (CSL Behring, Marburg) erhältlich.

Desmopressin (1-Desamino-8-D-Arginin-Vasopressin, DDAVP)

Desmopressin (Minirin, Ferring GmbH, Kiel) ist ein synthetisches Analogon des körpereigenen, antidiuretischen Hormons Arginin-Vasopressin (ADH). Es wurde ursprünglich zur Hemmung der, beim zentralen Diabetes insipidus auftretenden, massiven Wasserausscheidung angewandt. ADH wirkt sowohl am Vasopression-1-Rezeptor wie auch am V2-Rezeptor, DDAVP praktisch ausschließlich am V2-Rezeptor; neben der antidiuretischen Wirkung ist somit kaum ein Effekt auf die Muskulatur von Gefäßen oder die Organdurchblutung zu erwarten. Bezüglich der Gerinnung bewirkt DDAVP eine unspezifische Thrombozytenaktivierung (vermehrte Expression des thrombozytären GPIb-Rezeptors), eine verstärkte Thrombozytenadhäsion an das Endothel, eine Thrombozytenfreisetzung

aus dem Knochenmark sowie die Freisetzung des Komplexes aus »von Willebrand Faktor« und FVIII aus den Lebersinusoiden (AWMF 2011; Meissner u. Schlenke 2012).

Perioperativ liegt die Hauptindikation für DDAVP in der Therapie der gestörten Thrombozytenfunktion aufgrund eines **Von-Willebrand-Syndroms** (vWS). Dies gilt auch für erworbene Funktionsstörungen der Plättchen aufgrund von Medikamenten (ASS, ADP-Rezeptorantagonisten/Thienopyridinderivaten), bei Urämie, bei Lebererkrankungen, bei Hypothermie und/oder Azidose. Da Desmopressin zusätzlich eine Ausschüttung von endothelialem t-PA und damit eine initiale profibrinolytische Wirkung bedingen kann, wird bei mehrfacher Gabe in kurzen Zeitabständen eine vorherige Gabe von TxA empfohlen. TxA selbst besitzt ebenfalls einen positiven Effekt auf Thrombozytenfunktionsstörungen im Rahmen einer dualen antithrombozytären Therapie (Weber et al. 2011; Shi et al. 2013. Hier kann der synergistische Effekt von Desmopressin und TxA therapeutisch genutzt werden (Weber et al. 2010). Eine mäßige Hypotonie mit kompensatorischer Tachykardie sowie, bei längerem Gebrauch und bei Kindern, Wasserretention mit Hyponatriämie sind als Nebenwirkungen beschrieben. Bedenken bezüglich thrombembolischer Komplikationen haben sich nicht bestätigt (Spahn et al. 2013).

> **Tipp**
>
> Im Falle diffuser Blutungen aufgrund einer thrombozytären Funktionsstörung durch ein erworbenes vWS infolge von Medikamenten, Hypothermie oder Azidose, wird die Gabe von DDAVP vorgeschlagen (GoR 2B; Kozek-Langenecker et al. 2013; GoR 2C; Spahn et al. 2013). Die initiale Dosis beträgt 0,3 µg/kg KG (Faustregel: eine Ampulle pro 10 kg KG) über 30 min (AMWF 2011; Spahn et al. 2013).

Rekombinanter aktivierter Faktor VII (rFVIIa)

Der rekombinante Faktor VIIa (rFVIIa) wird durch rekombinante DNA-Technologie in Babyhamster-Nieren-Zellen hergestellt. In supraphysiologischer Dosierung kann rFVIIa auf aktivierten Thrombozyten auch TF-unabhängig einen »thrombin burst«

bewirken, welcher zur Bildung eines äußerst stabilen Fibringerinnsels führt (AWMF 2011). Die Zulassung des Medikaments beschränkt sich auf Patienten mit kongenitaler Hämophilie mit Hemmkörpern, bei Patienten mit erworbener Hemmkörperhämophilie A und B, kongenitalem FVII-Mangel und Glanzmann-Thrombasthenie (Defekt der Membranproteine GPIIb/IIIa mit verminderter Plättchenaggregation).

Bedauerlicherweise bleibt die 2005 von Boffard et al. publizierte Veröffentlichung die einzige hochwertige, randomisierte und kontrollierte Studie, die jemals einen Benefit durch die »Off-label«-Anwendung von rFVIIa nachweisen konnte. Signifikant war dies nur für stumpfe Traumata und mit der hohen Dosis von 400 µg/kg (Boffard et al. 2005). Neben dieser Arbeit gibt es für perioperative Blutungen in keinem Fach prospektive Klasse-1-Evidenz für die Anwendung von rFVIIa außerhalb der Zulassung. Dem gegenüber stehen wiederholt Berichte und kleine Fallserien erfolgreicher Therapie in verschiedenen Settings, die eine Anwendung im Einzelfall zwar rechtfertigen können, rFVIIa jedoch nicht als Standardbestandteil der Therapie massiver perioperativer Blutungen empfehlenswert erscheinen lassen (Lau et al. 2012). Beim »off label use« deuten die Ergebnisse kontrollierter Studien und Metaanalysen auf ein dosis- und alter-abhängiges, erhöhtes Risiko für insbesondere arterielle thrombembolische Ereignisse hin (Levy et al. 2010; Meissner u. Schlenke 2012; Simpson et al. 2012).

Die Wirksamkeit von rFVIIa bzw. der dadurch indizierten Gerinnungsabläufe ist an eine Reihe von Voraussetzungen gebunden, welche vor der Applikation erreicht werden sollten: ein Fibrinogenwert von >1,5 g/dl, eine ausreichend hohe Prothrombinkonzentration, ein Hb ≥7 g/dl, eine Thrombozytenzahl ≥50.000 (besser ≥100.000)/µl), ein ionisiertes Kalzium ≥0,9 mmol/l, eine Kerntemperatur ≥34°C, ein pH-Wert ≥7,2 sowie der Ausschluss einer Hyperfibrinolyse oder eines Heparineffektes (AWMF 2011; Kozek-Langenecker et al. 2013; Meissner u. Schlenke 2012; Spahn et al. 2013).

International wird empfohlen, die Anwendung von rFVIIa auf die zugelassenen Indikationen zu beschränken (GoR 1A; Kozek-Langenecker et al. 2013). Perioperativ wird die »Off-label«-Nutzung als ultima ratio vorgeschlagen, wenn die Blutung durch chirurgische und optimale, konventionelle Gerinnungstherapie sowie interventionelle Maßnahmen nicht gestoppt werden kann (GoR 2C; Kozek-Langenecker et al. 2013; Spahn et al. 2013). Als initiale Dosis können 90 µg/kg KG erwogen werden (AWMF 2011; Meissner u. Schlenke 2012).

◻ Tab. 6.1 fasst die eskalierenden, therapeutischen Optionen bei massiver Blutung ohne Anwendung von POC-Methoden und die derzeitige Bewertung zusammen. Wichtig ist dabei das schrittweise Vorgehen: Wenn Schritt 1 nicht ausreichend ist, erfolgt Schritt 2 usw.

Das Ergebnis der Therapie einer TIK ohne Nutzung von POC-basierter und damit zeitnah erzielbarer, objektivierbarer Diagnostik ist sehr von der Erfahrung des jeweiligen Anwenders abhängig. Von entscheidender Bedeutung sind dabei die frühestmögliche Applikation von TxA und ein schnellstmöglicher Therapiebeginn.

> ❯ Ein vollständiger Ausfall des »Organsystems Gerinnung« zusätzlich zu der trauma-bedingten Schädigungen des Organismus muss vermieden werden.

»Point-of-care«-Diagnostik

Theoretisch liegen die Vorteile einer faktorenbasierten Gerinnungstherapie in den geringeren immunologischen und infektiösen Nebenwirkungen, damit auch geringeren Folge- und Behandlungskosten sowie in einer schnelleren, vor allem aber vorhersehbaren Korrektur der erniedrigten Gerinnungsfähigkeit durch definierten Inhalt. Alle Studien, die Vorteile einer solchen Therapie nachweisen konnten, zeigten dies jedoch immer nur in Verbindung mit einem ROTEM-/-TEG- bzw. Multiplate-gesteuerten Algorithmus. Somit ist ein einfacher Ersatz von z. B. GFP durch Faktorenkonzentrate ohne POC-Diagnostik bisher nicht »evidence-based«.

Quick und aPTT messen nur die initiale Phase der plasmatischen Gerinnung, d. h. die Zeit bis zum Beginn der Bildung eines Gerinnsels. Damit fehlen Aussagen zur Wechselwirkung der Thrombozyten untereinander und mit dem Endothel, der Dauer bis zur und die Stärke der maximalen Gerinnselfestigkeit sowie die Auflösung des Gerinnsels vollständig. Eine zeitnahe Beurteilung des aktuellen

◨ **Tab. 6.1** Eskalierende, therapeutische Optionen bei massiver Blutung ohne Anwendung von POC-Methoden und die derzeitige Bewertung. (Adaptiert nach AWMF 2011; Kozek-Langenecker et al. 2013; Spahn et al. 2013)

Schritt	Ziel	Therapie	Empfehlungsgrad
1.	Stabilisierung der Rahmenbedingungen (Prophylaxe und Therapie!)	Kerntemperatur ≥34°C (möglichst Normothermie) pH-Wert ≥7,2 Ionisierte Ca^{++}-Konzentration >0,9 mmol/l (möglichst Normokalzämie)	GoR B/1C GoR B GoR 0/1C
2.	Substitution von Sauerstoffträgern	EK-Gabe (funktionelles Ziel: Hb 6[–8] g/dl, aber hämostaseologisches Ziel bei massiver Blutung: Hkt ~30 % bzw. Hb 7–9 g/dl [4,3–5,5 mmol/l])	GoR 0/1C
3.	Frühestmögliche Hemmung einer potenziellen (Hyper-)Fibrinolyse (immer vor Gabe von Fibrinogen!)	Tranexamsäure (Cyklokapron) initial 2(–4) g (20–25 mg/kg KG) oder 1 g in 10 min + 1 g über 8 h	(GoR B)/1A
4.	Substitution von Gerinnungsfaktoren (bei fortbestehender schwerer Blutungsneigung) Patienten, die Massivtransfusionen benötigen (werden) oder einen blutungsbedingten, lebensbedrohlichen Schock haben, können von einem hohen Verhältnis FFP:EK im Bereich von ≥1:2 profitieren (GoR B/2C)	FFP (20 (eher 30) ml/kg KG	(GoR 0)
		und Fibrinogen (Haemocomplettan) (2–)4(–8) g (25–50 mg/kg KG; Ziel: (1,5–2 g/l; ggf. z. B. peripartal höher)	GoR B/1C
		und ggf. PPSB initial 1.000–2.500 IE (20–30 IE/kg KG)	(GoR 0)/2C
		ggf. 1–2x FXIII (Fibrogammin P) 1.250 IE (30 IE/kg KG)	(GoR 0)/2C
	und (bei Verdacht auf Thrombozytopathie) verstärkte Thrombozytenadhäsion an das Endothel + Freisetzung von »Von-Willebrand-Faktor« und FVIII aus Lebersinusoiden (→ Agonist für Vasopressin-Rezeptor Typ 2)	DDAVP = Desmopressin (Minirin) 0,3 µg/kg KG über 30 min (»1 Ampulle pro 10 kg KG über 30 min)	(GoR 0)
5.	Substitution von Thrombozyten für die primäre Hämostase	Thrombozytenkonzentrate (Ziel bei transfusionspflichtigen Blutungen und/oder SHT: 100.000/µl)	(GoR 0)/2C
6.	Ggf. Thrombinburst mit Thrombozyten- und Gerinnungsaktivierung (»Rahmenbedingungen« beachten!!)	Im Einzelfall und bei Erfolglosigkeit aller anderen Therapieoptionen ggf. rFVIIa (NovoSeven) Initial 90 µg/kg KG	2C
	Bei aktiver Blutung	Kein Antithrombin (ATIII), fragliche Ausnahme laut BÄK 2009: DIC (keine (Letalität nachgewiesen; empfohlen bei nachgewiesener DIC und nachgewiesenem ATIII-Mangel [Evidenzgrad 1C+])	(GoR B)

Die Angaben des »grade of recommendation (GoR)« beziehen sich auf die AWMF S3-Leitlinie aus 2011/die aktuellen europäischen Empfehlungen aus 2013.

Gerinnungsstatus und Aussagen bezüglich Thrombozytenfunktion, Fibrinpolymerisation, Gerinnselfestigkeit und -auflösung im Vollblut sind mit sog. **»Point-of-care(POC)«-Verfahren** möglich. Für die Analyse der Thrombozyten ist das in erster Linie die **Impedanzaggregometrie** (Multiplate, Roche Diagnostics International Ltd.; ROTEM platelet, Tem International GmbH, München), für die des Gerinnsels selbst die viskoelastischen Tests (VET) mittels **Thrombelastographie** (TEG, Haemoscope Inc., Niles, IL, USA) bzw. **Thromboelastometrie** (ROTEM, Tem International GmbH, München).

Eine effektive Bestimmung der »primären Hämostase«, also der Wechselwirkung der Thrombozyten untereinander und mit dem Endothel, ist mittels VET nicht oder nur bedingt möglich. Dies kann durch die **Vollblut-Impedanzaggregometrie** (Multiplate; ROTEM platelet) untersucht werden (◘ Abb. 6.3). Zwei bis fünf Messpositionen für die simultane Testung verschiedener Proben ermöglichen bei hoher Sensitivität die Bestimmung der thrombozytären Funktion. Die Parallelbestimmung durch 2 Sensorenpaare gestattet beim Multiplate-System gleichzeitig eine Qualitätskontrolle. Selbst eine geringgradig reduzierte Plättchenfunktion scheint ein Zeichen für eine Koagulopathie bei Trauma und Sepsis zu sein und korreliert mit einer erhöhten Sterblichkeit (Kutcher et al. 2012; Solomon et al. 2011).

Die 1948 von Hartert entwickelte Thrombelastographie ist die Grundlage für beide heute angewandten viskoelastischen Geräte. Meist wird Zitratblut benutzt. In einer kleinen, blutgefüllten Küvette steckt ein Stift. Beim ROTEM dreht sich der Stift langsam hin und zurück, beim TEG die Küvette. Die Bewegung wird über einen Draht (TEG) bzw. optisch (ROTEM) registriert, um so die viskoelastischen Änderungen während der Verfestigung des Gerinnsels zu messen (Lier et al. 2013). Beim ROTEM wird der Stift durch ein Kugellager stabilisiert, was das Gerät erschütterungsunempfindlich macht und den mobilen Einsatz des ROTEM-Gerätes »point of care« im Schockraum, Operationssaal und auf der Intensivstation ermöglicht. Außerdem kann die maximale Gerinnselfestigkeit (MCF) im ROTEM bereits sehr genau (r=0,93–0,96) durch frühe Festigkeitsparameter (Amplitude 5 (A5) bzw. 10 min (A10) nach der CT) abgeschätzt werden, was

die »turnaround-time« der ROTEM-Analyse auf 10–15 min verkürzt und eine zeitnahe Therapieentscheidung ermöglicht (Görlinger et al. 2012; Haas et al. 2012). Für beide Geräte sind Tests mit unterschiedlichen Aktivatoren, Inhibitoren und Zusätzen zugelassen. Mit einer Sensitivität und Spezifität zwischen 74 und 100 % entdeckt beispielsweise das ROTEM sehr frühzeitig und schnell systemische Veränderungen der Gerinnung in vivo, vor allem bei traumatischer Hyperfibrinolyse (Rugeri et al. 2007). Der vollständige Verzicht auf GFP und deren Nebenwirkungen ist bei konsequenter Nutzung von ROTEM und Faktorenkonzentraten möglich (Lier et al. 2013). In mehreren Kohortenstudien war das POC-basierte Management mit reduzierten Transfusionsbedarf, weniger transfusionsbedingten Nebenwirkungen und einem besseren Outcome verbunden (Lier et al. 2013). Die Nutzung eines ROTEM-gesteuerten Therapiealgorithmus konnte in einer randomisiert, kontrollierten Studie in der Kardiochirurgie einen reduzierten Transfusionsbedarf und ein Überlebensvorteil aufzeigen (Weber et al. 2012).

Das Ziel des sog. »**theragnostischen Konzepts**« der Gerinnungstherapie ist die möglichst schnelle Beurteilung der individuellen Gerinnungsfähigkeit zum aktuellen Zeitpunkt. Ein solcher Algorithmus ermöglicht eine zielgerichtete, d. h. eine auf den individuellen Defekt im Gerinnungssystem des Patienten fokussierte Therapie massiver Blutungen (Schöchl u. Schlimp 2013). Dazu werden drei Aussagen geprüft:

-   **Stabilität des Gerinnsels**: Eine Vielzahl von Publikationen hat gezeigt, dass eine vorzeitige Auflösung des Gerinnsels mit einer verstärkten Blutungsneigung und schlechterem Outcome vergesellschaftet ist. Eine Verringerung der MA/MCF >15 % (innerhalb von 30 min nach MA [LY30] oder 60 min nach CT [LI 60]) gestattet die Definition einer Hyperfibrinolyse durch VET (Schöchl et al. 2013); evtl. kann bei Traumapatienten die Hyperfibrinolyse bei einer LY30 (30 min nach MA) von ≥3 % auch schon deutlich früher diagnostiziert werden (Chapman et al. 2013). Diese Hyperfibrinolyse ist verbunden mit niedrigen Fibrinogenspiegeln, einer erhöhten Rate an Massivtransfusionen und mit hoher Sterblichkeit. Mittels VET lässt sich bei 5–20 % der Traumapatienten

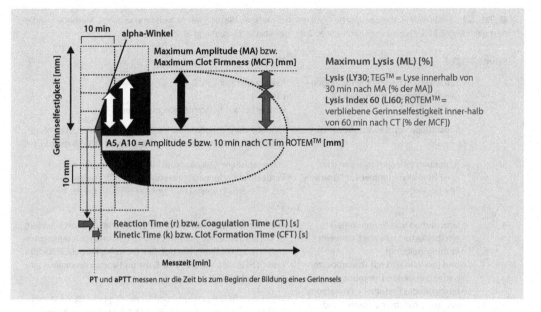

Abb. 6.3 Graphische Darstellung der Gerinnung mittels TEG/ROTEM: Jedes horizontale Kästchen entspricht 10 min. Alpha-Winkel: Steigung der Gerade bei einer Amplitude von 20 mm. Gerinnungszeit (r/CT): Zeit bis zum Beginn des Gerinnsels (Amplitude von 2 mm). Gerinnselbildungszeit (k/CFT): zunehmende Fibrinpolymerisation und beginnende Wechselwirkung zwischen Fibrin(-ogen) und den Plättchen (Zeit zwischen einer Amplitude von 2 und 20 mm). Maximale Festigkeit (MA/MCF): Wechselwirkung zwischen Fibrin(-ogen), den Plättchen und dem FXIIIa. Fibrinolyse (LY/LI): physiologische Lyse <15 % der MA/MCF innerhalb von 30 min nach MA bzw. 60 min nach CT. (Adaptiert nach Lier et al. 2013 und Schöchl et al. 2013)

eine Hyperfibrinolyse nachweisen (je nach verwendetem Cut-off-Wert). Wichtig ist, dass die VET nur eine deutliche systemische Lyse nachweisen; eine wesentlich häufigere, lokale, mäßige Hyperfibrinolyse ist auch bei unauffälligem TEG/ROTEM möglich (Nachweis von Plasmin-Antiplasmin-Komplexen) (Maegele et al. 2012). Deshalb wird bei Traumapatienten eine Beendigung einer potenziellen Lyse durch Gabe von TxA innerhalb eines Zeitfensters von 3 h nach dem Trauma unabhängig vom Ergebnis des VET empfohlen an (Schöchl et al. 2013).

— **Stärke des Gerinnsels**: Die reduzierte Stärke des Gerinnsels deutet auf eine veränderte Anzahl oder Funktion der Plättchen und/oder eine beeinträchtigte Fibrinpolymerisation hin. Bei dem **funktionellen Fibrinogen** (FF) des TEG und dem **FIBTEM** des ROTEM wird pharmakologisch der Einfluss der Plättchen für die MA/MCF ausgeschlossen und so eine Aussage über die alleinige Beteiligung des Fibrin(-ogen) getroffen. Eine reduzierte MA/MCF

korreliert mit erhöhtem Blutverlust, erhöhtem Transfusionsbedarf und erhöhter Sterblichkeit (Rourke et al. 2012). Einige Studien konnten dem FIBTEM eine entscheidende Bedeutung für das Management koagulopathischer Blutungen zuteilen. Das Ziel einer Substitution von Fibrinogen ist z. B. eine FIBTEM MCF von 10–12(–15) mm (Lier et al. 2013; Schöchl et al. 2013).

— **Initiation der Gerinnung**: Eine verzögerte Thrombingeneration scheint keine wichtige Einflussgröße in den frühen Stadien der TIK zu sein. Eine infolge von Dilution verlängerte CT im ROTEM deutet weniger auf eine reduzierte Thrombinaktivität als vielmehr auf eine gestörte Fibrinbildung (He et al. 2013). Die Substitution von z. B. PPSB sollte daher erst nach Normalisierung der MCF im FIBTEM und EXTEM und trotzdem weiterbestehender Blutungsneigung stattfinden und hat als Ziel eine CT_{EXTEM} <80 s zu erreichen (Schöchl et al. 2013).

◘ Tab. 6.2 Eskalierende, therapeutische Optionen bei massiver Blutung mit Anwendung von POC-Methoden. (Adaptiert nach AWMF 2011, Kozek-Langenecker et al. 2013, Lier et al. 2013, Spahn et al. 2013)

Schritt	Ziel	Therapie
1.	Stabilisierung der Rahmenbedingungen (Prophylaxe und Therapie!)	Kerntemperatur ≥34°C pH-Wert ≥7,2 Ionisierte Ca^{++}-Konzentration ≥0,9 mmol/l
2.	Substitution von Sauerstoffträgern	EK-Gabe (funktionelles Ziel: Hb 6–8 g/dl, aber hämostaseologisches Ziel bei massiver Blutung: Hb 7–9 g/dl [4,3–5,5 mmol/l])
3.	Hemmung einer potenziellen (Hyper-) Fibrinolyse (immer vor Gabe von Fibrinogen!)	Tranexamsäure (Cyklokapron) initial 2 g (25 mg/kg KG) bei Verdacht auf oder nachgewiesener Hyperfibrinolyse: MLEX >15 % innerhalb von 60 min (ggf. bei TIK auch bereits bei ≥3 % sinnvoll)
4.	Substitution von Gerinnungsfaktoren (bei fortbestehender, schwerer Blutungsneigung) **und** (bei Verdacht auf Thrombozytopathie) verstärkte Thrombozytenadhäsion an das Endothel + Freisetzung von »Von-Willebrand-Faktor« und FVIII aus Lebersinusoiden	Der vollständige Verzicht auf GFP (und deren Nebenwirkungen) ist bei konsequenter Nutzung von ROTEM und Faktorenkonzentraten möglich! Daher nur ggf. GFP (30 ml/kg KG bei CTEX <80 s und CTHEP >280 s (trotz PPSB-Gabe und vorher normalisierter A10EX und A10FIB) Fibrinogen (Haemocomplettan) (2–)4(–6) g bei A10EX <45 mm und A10FIB <15 mm; gewünschter A10EX-Anstieg um 4 mm (25 mg/kg KG, um 8 mm (50 mg/kg KG, um 16 mm (100 mg/kg KG PPSB initial 25 IE/kg KG bei CTEX >80 s Ggf. 1–2× FXIII (Fibrogammin P) 1.250 IE (15–20 IE/kg KG) bei CLI60EX >12 % und CLI60AP >10 % und CLI60XIII <10 % DDAVP = Desmopressin (Minirin) 0,3 µg/kg KG über 30 min bei AUC-ASPI <200 oder AUC-ADP <300 AU × min (Multiplate)
5.	Substitution von Thrombozyten für die primäre Hämostase	Thrombozytenkonzentrate 1–3 Einheiten bei A10EX <45 mm und A10FIB >15 mm
6.	Ggf. Thrombinburst mit Thrombozyten- und Gerinnungsaktivierung (»Rahmenbedingungen« beachten!!)	Im Einzelfall und bei Erfolglosigkeit aller anderen Therapieoptionen (bei CTEX <80 s und A10EX >50 mm und A10FIB >18 mm und Multiplate in Ordnung und keine chirurgische Blutungsursache) Ggf. rFVIIa (NovoSeven) initial 90 µg/kg KG
	Bei aktiver Blutung	Kein Antithrombin (ATIII), kein Heparin

Diese Tabelle ist nicht »evidence-based«.

Tipp

Die europäischen Leitlinien empfehlen die Nutzung der viskoelastischen Methoden (RO-TEM/TEG), um die Koagulopathie zu charakterisieren und die hämostatische Therapie zu leiten (GoR 1C; Spahn et al. 2013).

Wie alle diagnostischen Geräte, so haben auch diese durchaus ihre Limitationen und ihre Nutzung wird nicht sämtliche Gerinnungsprobleme lösen können. Die VET bleiben artifizielle Umgebungen, die beispielsweise die Flussdynamik, den Einfluss von Scherkräften oder die Wechselwirkungen zwischen Endothel und Thrombozyten nicht berücksichtigen (Schöchl et al. 2013).

◨ Tab. 6.2 fasst die eskalierenden, therapeutischen Optionen bei massiver Blutung mit Anwendung von POC-Methoden zusammen.

6.3.5 Ausblick

Die letzten Jahre sind durch ein vollständig neues Verständnis perioperativer und traumatischer Blutungen gekennzeichnet. Konzepte, die lange als Basis der Therapie angesehen wurden, sind durch neuere Erkenntnisse und »wiederentdecktes« altes Wissen ersetzt worden. Die frühzeitige Gabe pharmakologischer Reinpräparate stellt eine weitere, vielversprechende Option zur Therapie perioperativer Blutungen dar. TxA und Reinfaktorkonzentrate sind sehr schnell in Notaufnahme, Operationssaal und Intensivstation verfügbar und hochwirksam. In zunehmenden Maße wird die Anwendung von Gerinnungsfaktorkonzentraten als Reaktion auf die Ergebnisse zeit- und patientennaher »bedside«-Verfahren (TEG, ROTEM, Multiplate) als die schnellste und effektivste Möglichkeit zur und damit die Zukunft der Therapie perioperativer Blutungen angesehen. Prospektive, randomisierte Studien zur Therapie perioperativer Blutungen sind schwierig zu konzipieren und durchzuführen, da es sich oft um ein sehr heterogenes Patientengut handelt. Dennoch sind solche Studien zukünftig nötig, um zu zeigen, ob unsere derzeitige Therapie tatsächlich »evidence-based« ist.

Auch wenn diese Kapitel die Notfall- und Massivtransfusion zum Thema hat, so muss betont werden, dass die betroffenen Patienten, nachdem die aktive Blutung gestillt und sowohl die Homöo- wie auch die Hämostase stabilisiert ist, wie alle Intensivpatienten ein erhebliches Thromboserisiko haben (Holley et al. 2013). Daher wird eine pharmakologische Thromboseprophylaxe spätestens 24 h nach Beendigung der Blutung empfohlen (GoR 1B; Spahn et al. 2013).

Literatur und Internetadressen

Zu ▶ Kap. 6.1 und 6.2

American College of Surgeons, Committee on Trauma (2008) ATLS: Advanced Trauma Life Support for Doctors. 8th Edition. American College of Surgeon, Chicago, USA

Arbeitsgemeinschaft »Scoring« der Deutschen Gesellschaft für Unfallchirurgie (1994) Das Traumaregister der Deutschen Gesellschaft für Unfallchirurgie 97:230–237

Bouillon B, Kanz KG, Lackner CK, et al. (2004) Die Bedeutung des Advanced Trauma Life Support (ATLS) im Schockraum. Unfallchirurg 107:844–850

Bouillon B, Rixen D, Maegele M, et al. (2009) Damage control orthopedics – was ist der aktuelle Stand? Unfallchirurg 112:860–869

Bundesanstalt für Arbeitsschutz und Arbeitsmedizin. Unfallstatistik – Unfalltote und Unfallverletzte 2009 in Deutschland. ▶ http://www.baua.de

Como JJ, Dutton RP, Scalea TM, et al. (2004) Blood transfusion rates in the care of acute trauma. Transfusion 44: 809–813

Cosgriff N, Moore EE, Sauaia A, et al. (1997) Predicting life-threatening coagulopathy in the massively transfused trauma patient: hypothermia and acidosis revisited. J Trauma 42:857–862

Criddle LM, Eldredge DH, Walker J (2005) Variables predicting trauma patient survival following massive transfusion. J Emerg Nurs 31:236–242

Deutsche Gesellschaft für Unfallchirurgie (2012) Weißbuch der Schwerverletzten-Versorgung, 2. erweiterte Auflage, Supplement 1. Juni 2012. Thieme, Stuttgart

Hewson JR, Neame PB, Kumar N, et al. (1985) Coagulopathy related to dilution and hypotension during massive transfusion. Crit Care Med 13:387–391

Holcomb JB, Wade CE, Michalek JE, et al. (2008) Increased plasma and platelet to red cell ratio improves outcome in 446 massively transfused civilian trauma patients. Ann Surg 248:447–458

Huber-Wagner S, Qvick M, Mussack T, et al. (2007) Massive blood transfusion and outcome in 1062 polytrauma patients: a prospective study based on the Trauma Registry of the German Trauma Society. Vox Sang 1: 69–78

Jones JG, Holland BM, Wardrop CAJ (1990) Total circulating red cells versus hematocrit as a primary descriptor of oxygen transport by the blood. Br J Hematol 76:228–232

Kashuk JL, Moore EE, Johnson JL, et al. (2008) Postinjury life threatening coagulopathy: is 1:1 fresh frozen plasma:packed red blood cells the answer? J Trauma 65:261–271

Kauvar DS, Levering R, Wade CE (2006) Impact of hemorrhage on trauma outcome: an overview of epidemiology, clinical presentation, and therapeutic considerations. J Trauma 60:S3–S11

Krotz M (2002) Interdisziplinäre Schockraumversorgung: Personelle, apparative und räumlich-logistische Konzepte in 3 Traumakrankenhäusern in Europa. Radiologe 42:S22–S32

Kühne CA, Mand C, Sturm J, et al. (2009) Arbeitskreis Umsetzung Weißbuch/Traumanetzwerk in der DGU, Ruchholtz S. Das TraumaNetzwerk der DGU 2009. Unfallchirurg 112:878–84

Kühne CA, Ruchholtz S, Buschmann C, et al. (2006) Polytraumaversorgung in Deutschland. Eine Standortbestimmung. Unfallchirurg 109:357–366

Kühne CA, Ruchholtz S, Sauerland S, et al. (2004) Personelle und strukturelle Voraussetzungen der Schockraumbehandlung Polytraumatisierter. Unfallchirurg 107:851–861

Lavoie A, Moore L, LeSage M, et al. (2004) The new Injury Severity Score: a more accurate predictor of in-hospital mortality the Injury Severity Score. J Trauma 56:1312–1320

Lefering R (2009) Development and Validation of the Revised Injury Severity Classification Score for severely injured patients. Eur J Trauma Emerg Surg 35:437–447

Maegele M, Lefering R, Paffrath T, et al. (2008) Red-blood-cell to plasma ratios transfused during massive transfusion are associated with mortality in severe multiple injury: a retrospective analysis from the Trauma Registry of the Deutsche Gesellschaft für Unfallchirurgie. Vox Sang 95:112–119

Marzi I, Mutschler W (1996) Operative Strategie in der Klinischen Versorgung des Polytraumas. Zentralbl Chir 121: 950–962

McIntyre I, Hebert PC, Wells G, et al. (2004) Is a restrictive transfusion strategy safe for resusciated and critically ill trauma patients? J Trauma 3:563–568

Meier J, Kemming GI, Kisch-Wedel H, et al. (2004) Hyperoxic ventilation reduces 6-hour mortality at the critical hemoglobin concentration. Anesthesiology 100:70–76

Richtlinien zur Gewinnung von Blut und Blutbestandteilen und zur Anwendung von Blutprodukten (Hämotherapie), zweite Richtlinienanpassung 2010. In: Bundesanzeiger Nr. 101a vom 09.07.2010

Rotondo MF, Schwab CW, McGonigal MD, et al. (1993) »Damage control«: An approach for improved survival in exsanguinating penetrating abdominal injury. J Trauma 3: 375–382

Ruchholtz S (2000) Das Traumaregister der DGU als Grundlage des interklinischen Qualitätsmanagements in der Schwerverletztenversorgung. Eine Multicenterstudie. Unfallchirurg 103:30–37

Ruchholtz S (2004) Das externe Qualitätsmanagement in der klinischen Schwerverletztenversorgung. Unfallchirurg 107:835–843

Ruchholtz S (2007) TraumaRegister der Deutschen Gesellschaft für Unfallchirurgie. Trauma und Berufskrankheiten 9:271–278

Ruchholtz S (2008) Rückgang der Traumaletalität. Dtsch Ärztebl Int 105

Ruchholtz S, Kühne CA, Siebert H (2007) Das Traumanetzwerk der Deutschen Gesellschaft für Unfallchirurgie. Zur Einrichtung, Organisation und Qualitätssicherung eines regionalen Tramanetzwerkes der DGU. Unfallchirurg 110:373–379

Schenarts PJ, Phade SV, Goettler CE, et al. (2008) Impact of acute care general surgery coverage by trauma surgeons on the trauma patient. Am Surg 494–502

Shapiro M, Jenkins DH, Schwab CW, et al. (2000) Damage Control: Collective Review. J Trauma 49:969–978

Siebert H (2006) Weißbuch Schwerverletzten-Versorgung der DGU. Empfehlungen zur Struktur, Organisation und Ausstattung stationärer Einrichtungen zur Schwerverletzten-Versorgung in der Bundesrepublik Deutschland. Unfallchirurg 109:815–820

Stone HH, Strom PR, Mullins RJ (1983) Management of the major coagulopathy with onset during laparotomy. Ann Surg 197:532–535

Strauss RG, Hillyer CD, Luban NLC (2004) Handbook of pediatric transfusion medicine. Academic Press, San Diego

Vaslef SN, Knudsen NW, Neligan PJ, et al. (2002) Massive transfusion exceeding 50 units of blood products in trauma patients. J Trauma 53:291–296

Yazer MH, Triulzi DJ (2007) Detection of anti-D in D-recipients transfused with D+ red blood cells. Transfusion 47:2197–2201

Zu ▶ Kap. 6.3

Arzneimittelkommission der deutschen Ärzteschaft (2013) Drug Safety Mail 2013–62. Rote-Hand-Brief zu HES-haltigen Arzneimitteln: neue Anwendungsbeschränkungen und Kontraindikationen. Erreichbar unter: ▶ http://www.akdae.de/Arzneimittelsicherheit/DSM/Archiv/2013-62.html. Zugriff am 23.11.2013.

AWMF (Arbeitsgemeinschaft der Wissenschaftlichen Medizinischen Fachgesellschaften e.V.). (2011) S3-Leitlinie 012/019 »Polytrauma/Schwerverletztenbehandlung«. Erreichbar unter: ▶ http://www.awmf.org/uploads/tx_szleitlinien/012-019l_S3_Polytrauma_Schwerverletzten-Behandlung_2011-07.pdf. Zugriff am 6.2.2012.

Boffard KD, Riou B, Warren B et al. (2005) Recombinant factor VIIa as adjunctive therapy for bleeding control in severely injured trauma patients: two parallel randomized, placebo-controlled, double-blind clinical trials. J Trauma 59:8–15

Borgman MA, Spinella PC, Holcomb JB et al. (2011) The effect of FFP/RBC ratio on morbidity and mortality in trauma patients based on transfusion prediction score. Vox Sang 101:44–54

Bundesärztekammer (BÄK). (2011) Querschnitts-Leitlinien zur Therapie mit Blutkomponenten und Plasmaderivaten, 4. Auflage 2008, zuletzt geändert Januar 2011. Erreichbar unter: ▶ http://www.bundesaerztekammer.de/page.asp?his=0.6.3288.8906. Zugriff am 8.1.2011

Bux J, Dickhorner D, Scheel E (2013) Quality of freeze-dried (lyophilized) quarantine single-donor plasma. Transfusion Epub ahead of print:doi: 10.1111/trf.12191

Cap AP, Baer DG, Orman JA et al. (2011) Tranexamic acid for trauma patients: a critical review of the literature. J Trauma 71:S9–14

Chapman MP, Moore EE, Ramos CR et al. (2013) Fibrinolysis greater than 3 % is the critical value for initiation of antifibrinolytic therapy. J Trauma Acute Care Surg 75:961–967

Chowdhury P, Saayman AG, Paulus U et al. (2004) Efficacy of standard dose and 30 ml/kg fresh frozen plasma in correcting laboratory parameters of haemostasis in critically ill patients. Br J Haematol 125:69–73

Davenport R, Frith D, Geurreiro M et al. (2013) Proceedings of the 15th conference of the European Shock Society. Vienna, September 12-14, 2013: Activated Protein C is central to systemic fibrinolysis but not anticoagulation in Acute Traumatic Coagulopathy. Shock 40(S1):S24

Davenport R, Manson J, De'Ath H et al. (2011) Functional definition and characterization of acute traumatic coagulopathy. Crit Care Med 39:2652–2658

Ducloy-Bouthors AS, Jude B, Duhamel A et al. (2011) High-dose tranexamic acid reduces blood loss in post-partum haemorrhage. Crit Care 15:R117

European Medicines Agency (EMA) (2013) Questions and answers on the review of antifibrinolytic medicines (aprotinin, aminocaproic acid and tranexamic acid). Erreichbar unter: ▶ http://www.ema.europa.eu/docs/en_GB/document_library/Referrals_document/Antifibrinolytic_medicines/WC500122924.pdf. Zugriff am 6.11.2013

Farriols Danés A, Gallur Cuenca L, Rodríguez Bueno S et al. (2008) Efficacy and tolerability of human fibrinogen concentrate administration to patients with acquired fibrinogen deficiency and active or in high-risk severe bleeding. Vox Sang 94:221–226

Frith D, Brohi K (2012) The pathophysiology of trauma-induced coagulopathy. Curr Opin Crit Care 18:631–636

Glance LG, Dick AW, Mukamel DB et al. (2011) Association between intraoperative blood transfusion and mortality and morbidity in patients undergoing noncardiac surgery. Anesthesiology 114:283–292

Görlinger K, Dirkmann D, Hanke AA et al. (2011) First-line therapy with coagulation factor concentrates combined with point-of-care coagulation testing is associated with decreased allogeneic blood transfusion in cardiovascular surgery: a retrospective, single-center cohort study. Anesthesiology 115:1179–1191

Görlinger K, Dirkmann D, Solomon C et al. (2013) Fast interpretation of thromboelastometry in non-cardiac surgery: reliability in patients with hypo-, normo-, and hypercoagulability. Br J Anaesth 110(2):222–230

Grottke O, Frietsch T, Maas M et al. (2013) Umgang mit Massivblutungen und assoziierten perioperativen Gerinnungsstörungen. Handlungsempfehlung der Deutschen Gesellschaft für Anästhesiologie und Intensivmedizin. Anaesthesist 62:213–224

Gruen R, Brohi K, Schreiber M et al. (2012) Haemorrhage control in severely injured patients. Lancet 380:1099–1108

Haas T, Spielmann N, Mauch J et al. (2012) Reproducibility of thrombelastometry (ROTEM(R)): point-of-care versus hospital laboratory performance. Scand J Clin Lab Invest 72:313–317

Hanke AA, Dellweg C, Kienbaum P et al. (2010) Effects of desmopressin on platelet function under conditions of hypothermia and acidosis: an in vitro study using multiple electrode aggregometry*. Anaesthesia 65:688–691

Hanke AA, Dellweg C, Schochl H et al. (2011) Potential of whole blood coagulation reconstitution by desmopressin and fibrinogen under conditions of hypothermia

and acidosis–an in vitro study using rotation thrombelastometry. Scand J Clin Lab Invest 71:292–298

He S, Johnsson H, Zabczyk M et al. (2014) Fibrinogen depletion after plasma-dilution: impairment of proteolytic resistance and reversal via clotting factor concentrates. Thromb Haemost 111(3):417–428

Hoffman M, Monroe D3 (2001) A Cell-based Model of Hemostasis. Thromb Haemost 85:958–965

Holcomb JB, Del Junco DJ, Fox EE et al. (2013) The prospective, observational, multicenter, major trauma transfusion (PROMMTT) study: comparative effectiveness of a time-varying treatment with competing risks. JAMA Surg 148:127–136

Holley AD, Reade MC (2013) The 'procoagulopathy' of trauma: too much, too late? Curr Opin Crit Care 19:578–586

Howard BM, Daley AT, Cohen MJ (2012) Prohemostatic interventions in trauma: resuscitation-associated coagulopathy, acute traumatic coagulopathy, hemostatic resuscitation, and other hemostatic interventions. Semin Thromb Hemost 38:250–258

Ichinose A (2011) Hemorrhagic acquired factor XIII (13) deficiency and acquired hemorrhaphilia 13 revisited. Semin Thromb Hemost 37:382–388

Inaba K, Branco BC, Rhee P et al. (2010) Impact of plasma transfusion in trauma patients who do not require massive transfusion. J Am Coll Surg 210:957–965

Inaba K, Branco BC, Rhee P et al. (2010) Impact of ABO-identical vs ABO-compatible nonidentical plasma transfusion in trauma patients. Arch Surg 145:899–906

Inaba K, Karamanos E, Lustenberger T et al. (2013) Impact of fibrinogen levels on outcomes after acute injury in patients requiring a massive transfusion. J Am Coll Surg 216:290–297

Jackman RP (2013) Immunomodulation in transfused trauma patients. Curr Opin Anaesthesiol 26:196–203

Jakoi A, Kumar N, Vaccaro A et al. (2013) Perioperative coagulopathy monitoring. Musculoskelet Surg [Epub ahead of print]

Jambor C, Lesch V, Schnider T et al. (2009) Fresh frozen plasma is ineffective for reversal of coagulation factor dilution in an in vitro model. Appl Cardiopulm Pathophysiol 13:130–133

Johansson PI, Stensballe J (2010) Hemostatic resuscitation for massive bleeding: the paradigm of plasma and platelets – a review of the current literature. Transfusion 50:701–710

Johansson PI, Stensballe J, Rasmussen LS et al. (2011) A high admission syndecan-1 level, a marker of endothelial glycocalyx degradation, is associated with inflammation, protein C depletion, fibrinolysis, and increased mortality in trauma patients. Ann Surg 254:194–200

Ker K, Edwards P, Perel P et al. (2012) Effect of tranexamic acid on surgical bleeding: systematic review and cumulative meta-analysis. BMJ 344:e3054

Kozek-Langenecker SA (2010) Perioperative coagulation monitoring. Best Pract Res Clin Anaesthesiol 24:27–40

Kozek-Langenecker SA, Afshari A, Albaladejo P et al. (2013) Management of severe perioperative bleeding: Guidelines from the European Society of Anaesthesiology. Eur J Anaesthesiol 30:270–382

Kutcher ME, Redick BJ, McCreery RC et al. (2012) Characterization of platelet dysfunction after trauma. J Trauma Acute Care Surg 73:13–19

Lau P, Ong V, Tan WT et al. (2012) Use of Activated Recombinant Factor VII in Severe Bleeding - Evidence for Efficacy and Safety in Trauma, Postpartum Hemorrhage, Cardiac Surgery, and Gastrointestinal Bleeding. Transfus Med Hemother 39:139–150

Levi M (2007) Disseminated intravascular coagulation. Crit Care Med 35:2191–2195

Levi M, Levy JH, Andersen HF et al. (2010) Safety of recombinant activated factor VII in randomized clinical trials. N Engl J Med 363:1791–1800

Levy JH, Szlam F, Tanaka KA et al. (2012) Fibrinogen and hemostasis: a primary hemostatic target for the management of acquired bleeding. Anesth Analg 114:261–274

Lier H (2008) Hypothermie und die tödliche Triade. Vermeidung und Therapie in der Präklinik und im Schockraum. Notfall Rettungsmed 11:377–380

Lier H, Maegele M (2012) Incidence and significance of reduced ionised calcium in massive transfusion. Int J Intensive Care Winter 2012:130–133

Lier H, Krep H, Schroeder S et al. (2008) Preconditions of hemostasis in trauma: a review. The influence of acidosis, hypocalcemia, anemia, and hypothermia on functional hemostasis in trauma. J Trauma 65:951–960

Lier H, Vorweg M, Hanke A et al. (2013) Thromboelastometry guided therapy of severe bleeding. Essener Runde algorithm. Hamostaseologie 33:51–61

Maegele M, Schochl H, Cohen MJ (2013) An Up-date on the Coagulopathy of Trauma. Shock [Epub ahead of print]:DOI: 10.1097/SHK.0000000000000088

Maegele M, Spinella PC, Schochl H (2012) The acute coagulopathy of trauma: mechanisms and tools for risk stratification. Shock 38:450–458

Martini WZ (2009) Fibrinogen metabolic responses to trauma. Scand J Trauma Resusc Emerg Med 17:2

Maung AA, Kaplan LJ (2013) The role of fibrinogen in massive injury. Minerva Anestesiol [Epub ahead of print]:

Mazepa M, Hoffman M, Monroe D (2013) Superactivated platelets: thrombus regulators, thrombin generators, and potential clinical targets. Arterioscler Thromb Vasc Biol 33:1747–1752

McCormack PL (2012) Tranexamic acid: a review of its use in the treatment of hyperfibrinolysis. Drugs 72:585–617

Meissner A, Schlenke P (2012) Massive Bleeding and Massive Transfusion. Transfus Med Hemother 39:73–84

Mellin-Olsen J, Staender S, Whitaker DK et al. (2010) The Helsinki Declaration on Patient Safety in Anaesthesiology. Eur J Anaesthesiol 27:592–597

Morrison CA, Carrick MM, Norman MA et al. (2011) Hypotensive resuscitation strategy reduces transfusion requirements and severe postoperative coagulopathy in trauma patients with hemorrhagic shock: preliminary results of a randomized controlled trial. J Trauma 70:652–663

Morrison JJ, Dubose JJ, Rasmussen TE et al. (2012) Military Application of Tranexamic Acid in Trauma Emergency Resuscitation (MATTERs) Study. Arch Surg 147:113–119

Narick C, Triulzi DJ, Yazer MH (2012) Transfusion-associated circulatory overload after plasma transfusion. Transfusion 52:160–165

Ostrowski SR, Johansson PI (2012) Endothelial glycocalyx degradation induces endogenous heparinization in patients with severe injury and early traumatic coagulopathy. J Trauma Acute Care Surg 73:60–66

Patanwala AE, Acquisto NM, Erstad BL (2011) Prothrombin complex concentrate for critical bleeding. Ann Pharmacother 45:990–999

Perel P, Ker K, Morales Uribe CH et al. (2013) Tranexamic acid for reducing mortality in emergency and urgent surgery. Cochrane Database Syst Rev 1:CD010245

Pusateri AE, Weiskopf RB, Bebarta V et al. (2013) Tranexamic acid and trauma: current status and knowledge gaps with recommended research priorities. Shock 39:121–126

Raza I, Khan S, Rourke C et al. (2013) Proceedings of the 15th conference of the European Shock Society. Vienna, September 12–14, 2013: The relative contribution of PAI-1, TAFI, and Factor XI in Acute Traumatic Coagulopathy. Shock 40(S1):S22

Rehm M (2013) Anwendungsbeschränkung für Hydroxyäthylstärke. Hintergründe und alternative Konzepte. Anaesthesist 62:644–655

Rizoli S, Nascimento B, Jr., Key N et al. (2011) Disseminated intravascular coagulopathy in the first 24 hours after trauma: the association between ISTH score and anatomopathologic evidence. J Trauma 71:S441–S447

Roback JD, Caldwell S, Carson J et al. (2010) Evidence-based practice guidelines for plasma transfusion. Transfusion 50:1227–1239

Roberts I, Perel P, Prieto-Merino D et al. (2012) Effect of tranexamic acid on mortality in patients with traumatic bleeding: prespecified analysis of data from randomised controlled trial. BMJ 345:e5839

Roberts I, Shakur H, Afolabi A et al. (2011) The importance of early treatment with tranexamic acid in bleeding trauma patients: an exploratory analysis of the CRASH-2 randomised controlled trial. Lancet 377:1096–101, 1101

Rourke C, Curry N, Khan S et al. (2012) Fibrinogen levels during trauma hemorrhage, response to replacement therapy and association with patient outcomes. J Thromb Haemost

Rugeri L, Levrat A, David JS et al. (2007) Diagnosis of early coagulation abnormalities in trauma patients by rotation thrombelastography. J Thromb Haemost 5:289–295

Sarani B, Dunkman WJ, Dean L et al. (2008) Transfusion of fresh frozen plasma in critically ill surgical patients is associated with an increased risk of infection. Crit Care Med 36:1114–1118

Schlimp CJ, Schochl H (2013) The role of fibrinogen in trauma-induced coagulopathy. Hamostaseologie 34:DOI:10.5482/HAMO-13-07-0038

Schöchl H (2013) Proceedings of the 15th conference of the European Shock Society. Vienna, September 12–14, 2013: TIC in trauma. Shock 40(S1):S14

Schöchl H, Schlimp CJ (2013) Trauma Bleeding Management: The Concept of Goal-Directed Primary Care. Anesth Analg [Epub ahead of print]:DOI:10.1213/ANE.0b013e318270a6f7

Schöchl H, Schlimp CJ, Voelckel W (2013) Potential value of pharmacological protocols in trauma. Curr Opin Anaesthesiol 26:221–229

Schöchl H, Voelckel W, Grassetto A et al. (2013) Practical application of point-of-care coagulation testing to guide treatment decisions in trauma. J Trauma Acute Care Surg 74:1587–1598

Segal JB, Dzik WH (2005) Paucity of studies to support that abnormal coagulation test results predict bleeding in the setting of invasive procedures: an evidence-based review. Transfusion 45:1413–1425

Shakur H, Roberts I, Bautista R et al. (2010) Effects of tranexamic acid on death, vascular occlusive events, and blood transfusion in trauma patients with significant haemorrhage (CRASH-2): a randomised, placebo-controlled trial. Lancet 376:23–32

Shanwell A, Andersson TM, Rostgaard K et al. (2009) Post-transfusion mortality among recipients of ABO-compatible but non-identical plasma. Vox Sang 96:316–323

Shi J, Ji H, Ren F et al. (2013) Protective effects of tranexamic acid on clopidogrel before coronary artery bypass grafting: a multicenter randomized trial. JAMA Surg 148:538–547

Simpson E, Lin Y, Stanworth S et al. (2012) Recombinant factor VIIa for the prevention and treatment of bleeding in patients without haemophilia. Cochrane Database Syst Rev 3:CD005011

Solheim, B, Hellstern, P. Pathogen Inactivation of Plasma and Cryoprecipitate. In: AuBuchon, J, Prowse, C (eds.). 5. Pathogen Inactivation: The Penultimale Paradigm Shift. Bethesda, MO. AABB Press. 2010

Solomon C, Traintinger S, Ziegler B et al. (2011) Platelet function following trauma. A multiple electrode aggregometry study. Thromb Haemost 106:322–330

Spahn DR, Bouillon B, Cerny V et al. (2013) Management of bleeding and coagulopathy following major trauma: an updated European guideline. Crit Care 17:R76

Tapia NM, Chang A, Norman M et al. (2013) TEG-guided resuscitation is superior to standardized MTP resuscitation in massively transfused penetrating trauma patients. J Trauma Acute Care Surg 74:378–385

Theusinger OM, Baulig W, Seifert B et al. (2011) Relative concentrations of haemostatic factors and cytokines in solvent/detergent-treated and fresh-frozen plasma. Br J Anaesth 106:505–511

Urner M, Herrmann IK, Buddeberg F et al. (2012) Effects of blood products on inflammatory response in endothelial cells in vitro. PLoS One 7:e33403

Ward KR (2013) The microcirculation: linking trauma and coagulopathy. Transfusion 53 Suppl 1:38S-47S

Watson GA, Sperry JL, Rosengart MR et al. (2009) Fresh frozen plasma is independently associated with a higher risk of multiple organ failure and acute respiratory distress syndrome. J Trauma 67:221–227

Weber CF, Dietrich W, Spannagl M et al. (2010) A point-of-care assessment of the effects of desmopressin on impaired platelet function using multiple electrode whole-blood aggregometry in patients after cardiac surgery. Anesth Analg 110:702–707

Weber CF, Gorlinger K, Byhahn C et al. (2011) Tranexamic acid partially improves platelet function in patients treated with dual antiplatelet therapy. Eur J Anaesthesiol 28:57–62

Weber CF, Görlinger K, Meininger D et al. (2012) Point-of-Care Testing: A Prospective, Randomized Clinical Trial of Efficacy in Coagulopathic Cardiac Surgery Patients. Anesthesiology 117:531–547

Yang L, Stanworth S, Hopewell S et al. (2012) Is fresh-frozen plasma clinically effective? An update of a systematic review of randomized controlled trials. Transfusion 52:1673–1686

Perioperative Hämotherapie bei Neugeborenen und Kindern

J. Strauß

7.1 Grundlagen der Herz-Kreislauf-Physiologie, Unterschiede zum Erwachsenen

7.1.1 Plazentarer Sauerstofftransfer

Sauerstoff gelangt während der Schwangerschaft ausschließlich über die Plazenta zum Föten. Die Plazenta übernimmt damit die Rolle der Lunge, der Sauerstofftransfer über die Plazenta ist aber wesentlich schwieriger als über die Lunge. Der Gasaustausch erfolgt zwischen mütterlichem (sauerstoffreichem) Blut und dem kindlichen Blut der A. umbilicalis, die eine Mischung von arteriellem und venösem Blut führt. Durch Diffusion tritt der Sauerstoff vom mütterlichen in den fetalen Kreislauf über. Fetales, sauerstoffgesättigtes Blut gelangt über die Nabelvene wieder zum Fetus, während mütterliches, sauerstoffarmes Blut in die Uterusvenen zurück fließt.

Die Sauerstoffzufuhr zum Feten wird hauptsächlich durch drei Faktoren bestimmt:

- Differenz des Sauerstoffpartialdruckes zwischen maternalem und fetalem Blut
- Größere O_2-Affinität von HbF (erleichtert die O_2-Aufnahme in der Plazenta)
- Bohr-Effekt (die Verlagerung der Dissoziationskurve im Gewebe des Feten erleichtert die Sauerstoffabgabe)

Die arterielle Sättigung des Föten beträgt intrauterin aufgrund physiologischer Shunts in der unteren Körperhälfte nur etwa 70%. Dem erhöhten Sauerstoffbedarf des ungeborenen Kindes und der geringen Sättigung des Blutes trägt die Natur durch mehrere Anpassungen Rechnung.

Während der ersten Schwangerschaftswochen werden im Dottersack zunächst **embryonale Hämoglobine** gebildet. Etwa ab der 9. Woche nehmen Leber und Milz die Synthese eines speziellen Hämoglobins, des **fetalen Hämoglobins** HbF, auf. HbF hat eine höhere Affinität für Sauerstoff als das adulte Hämoglobin HbA und kann damit in der Plazenta Sauerstoff besser aus dem mütterlichen Blut aufnehmen. Um die 30. SSW beginnt die Bildung von adultem Hämoglobin HbA im Knochenmark, kurze Zeit nach der Geburt sistiert die Bildung von HbF.

> Durch eine höhere Hämoglobinkonzentration wird das Sauerstoffangebot gesteigert und stellt damit trotz einer geringeren O_2-Sättigung ausreichend Sauerstoff zur Verfügung, um dem erhöhten O_2-Bedarf des ungeborenen Kindes gerecht zu werden.

Nach der Geburt muss das Kind seinen Sauerstoffbedarf über die Lunge decken.

Sauerstoffaufnahme und -umsatz sind bei Neugeborenen, Säuglingen und Kindern physiologisch erhöht. Herz und Lunge arbeiten bei Neugeborenen und Säuglingen an ihrer oberen Leistungsgrenze und verfügen über keine Reserven: eine eingeschränkte O_2-Transportkapazität kann das Neugeborene nicht durch eine Steigerung des HZV, einen Sauerstoffmehrbedarf nicht durch eine Hyperventilation kompensieren! Das Myokard des Neugeborenen ist gegenüber einem Sauerstoffmangel sehr empfindlich: intraoperativ auftretende, kardiale Ischämien durch eine Anämie wurden bei Neugeborenen beschrieben! Die optimale Hb-Konzentration liegt deshalb aus physiologischen Gründen bei NG höher als bei Säuglingen und Kindern.

Höhere Hb-Konzentrationen erhöhen die Sauerstofftransportkapazität und tragen bei FG zu einer verminderten Inzidenz postoperativer Apnoen bei. Allerdings resultiert daraus allein noch keine Indikation zur Transfusion.

7.1.2 Fetales Hämoglobin

HbF hat aufgrund seiner strukturellen Unterschiede eine höhere Sauerstoffaffinität als HbA (adultes Hämoglobin). Durch die höhere Affinität zu O_2 nimmt HbF Sauerstoff leichter in der Plazenta auf. Die O_2-Abgabe ins Gewebe wird bei HbF nicht durch 2,3-Disphosphoglycerat (2,3-DPG) beeinflusst.

Die erhöhte Affinität für Sauerstoff findet ihren Grund in der schwächeren Bindung der für HbF spezifischen γ-Kette an das 2,3-DPG. An die Stelle der γ-Kette des HbF tritt später im HbA die β-Kette. 2,3-DPG entsteht aus einem Zwischenprodukt der im Erythrozyten ablaufenden Glykolyse 2,3-DPG bindet an die β-Kette von HbA, setzt

○ **Tab. 7.1** Normale Hb-Werte (in g/dl) für reife und frühgeborene Neugeborene sowie Säuglinge. Der raschere Abfall der Hb-Konzentration bei FG beruht auf dem höheren Anteil von HbF

	Reifgeborene	Frühgeborene
Geburt	19,3	18–19
2 Wochen	16,6	15,4
1 Monat	13,9	11,6
3 Monate	11,2	9,4
4 Monate	12,2	11,7
6 Monate	12,5	12,4

dessen Sauerstoffaffinität herunter (damit wird O_2 im Gewebe abgegeben) und stabilisiert Desoxyhämoglobin. HbF kann kein 2,3-DPG binden. Der p50, also derjenige pO_2, bei dem das Hämoglobin zu 50% mit Sauerstoff gesättigt ist, ist bei HbF mit 19 mmHg sehr viel kleiner als bei adultem HbA (26 mmHg). Die dadurch bedingte Linksverschiebung der Sauerstoffdissoziationskurve hat zur Folge, dass Sauerstoff schlechter im Gewebe abgegeben werden kann. Über einen pH Abfall im Blut während der Passage durch das Gewebe (erhöhter CO_2-Partialdruck!) kommt es im Gewebe aber zu einer Verlagerung der O_2-Dissoziationskurve nach rechts. Dadurch reduziert sich die Affinität von Hämoglobin für Sauerstoff und begünstigt dessen Dissoziation im Blut und die Abgabe ins Gewebe. Dieses Phänomen wird **Bohr-Effekt** genannt.

Neugeborene haben einen Anteil von 70–90% HbF. Der Anteil an HbF ist bei Frühgeborenen höher als bei Reifgeborenen, weil die Synthese von HbA noch nicht vollständig angelaufen ist. Darüber hinaus ist die Konzentration von HbF vom Lebensalter abhängig: nach dem 15. Lebenstag nimmt der Anteil an HbF ab und erreicht im Alter von 1–2 Monaten ca. 50%. Im Alter von 6 Monaten ist HbF kaum noch nachweisbar.

> **Grundsätzlich gilt: Je jünger das Kind, um so höher ist die Konzentration von HbF und um so geringer ist die Sauerstofftransportkapazität des Blutes.**

Erythrozyten mit HbF haben eine geringere Lebensdauer als HbA und werden rascher abgebaut

als die Synthese von HbA anläuft. Daraus resultiert eine physiologische Anämie, die etwa um den dritten Lebensmonat ihren Tiefpunkt erreicht und deshalb **Trimenon-Anämie** genannt wird. Die Hb-Werte liegen zwischen 9 und 11 g/dl (○ Tab. 7.1). Aus dieser physiologischen Anämie resultiert keine Indikation zur Transfusion von Blut.

7.1.3 Sauerstoffgehalt und Sauerstoffangebot

Es ist durchaus sinnvoll und für das Verständnis der Physiologie hilfreich sich mit den Begriffen Sauerstoffgehalt und Sauerstoffangebot zu befassen.

Mit dem Sauerstoffgehalt, CO_2 (C für »content«), wird das im Blut befindliche Volumen von Sauerstoff (in ml) bezeichnet. Es wird der arterielle Sauerstoffgehalt CaO_2 vom venösen Sauerstoffgehalt CvO_2 unterschieden:

Die **Formel für den Sauerstoffgehalt im Blut** lautet (Hb in g/dl, Hüfnersche Zahl in ml/g, Sättigung in %, PaO_2 in mmHg):

$$CaO_2 \ (ml \ O_2/100 \ ml \ Blut)$$
$$= (Hb \times 1,34 \times SaO_2) + (0,0031 \times PaO_2)$$

Die Hüfnersche Zahl gibt an, wie viel Sauerstoff maximal an Hämoglobin gebunden werden kann (in vivo 1,34 ml O_2/g Blut, in vitro 1,39 ml O_2/g Blut).

Der Sauerstoffgehalt ist die Summe aus an Hämoglobin gebundenem Sauerstoff (erste Klammer) und physikalisch gelöstem (zweite Klammer) Sauerstoff. Normalwerte liegen arteriell um 18–20 ml O_2/100 ml Blut (oder 18–20 Vol% O_2) bzw. 14–15 ml O_2/100 ml Blut (14–15 Vol% O_2)

Der Sauerstoffgehalt hängt ab vom Hb, der Sauerstoffsättigung der Erythrozyten und dem physikalisch gelösten Sauerstoff. Weil sich unter atmosphärischem Druck nur sehr wenig Sauerstoff physikalisch gelöst im Blut befindet, wird der Faktor $0,0031 \times pO_2$ häufig weg gelassen.

Mit Hilfe der Formel für den Sauerstoffgehalt kann man sich rasch klar machen, dass ein zyanotisches Kind mit einem Herzfehler oder einer fortgeschrittenen Erkrankung der Lunge mehr Sauerstoff

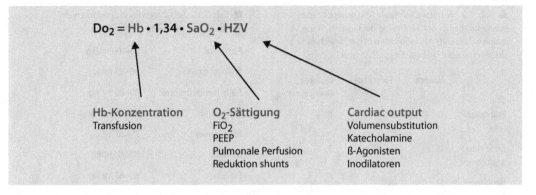

$$DO_2 = Hb \cdot 1{,}34 \cdot SaO_2 \cdot HZV$$

Hb-Konzentration	O$_2$-Sättigung	Cardiac output
Transfusion	FiO$_2$	Volumensubstitution
	PEEP	Katecholamine
	Pulmonale Perfusion	ß-Agonisten
	Reduktion shunts	Inodilatoren

▢ **Abb. 7.1** Das Sauerstoffangebot DO$_2$ kann durch Transfusion, Optimierung der Oxygenierung und des HZV gesteigert werden. Vor einer Transfusion sollten die beiden anderen Möglichkeiten ausgeschöpft werden

im Blut hat als ein anämisches Kind. Die überschlägige Berechnung ist rasch durchgeführt:

— Ein 4 Jahre altes Kind mit einer tiefen Zyanose bei Vitium cordis, Raumluft atmend, habe eine Hb-Konzentration von 21 g/dl und eine O$_2$-Sättigung von 82%. Sein arterieller O$_2$-Gehalt beträgt $C_aO_2 = (21 \times 1{,}34 \times 0{,}82) + (0{,}0031 \times 56) = 23$ ml O$_2$/100 ml Blut – und ist damit trotz der geringen Sättigung normal!

— Ein 2½ Jahre altes Kind mit akuter lymphatischer Leukämie wird wegen Spielunlust in die Klinik gebracht. Es atmet spontan Raumluft, hat eine Hb-Konzentration von 4,1 g/dl und eine O$_2$-Sättigung von 98%. Sein arterieller O$_2$-Gehalt beträgt $C_aO_2 = (4{,}1 \times 1{,}34 \times 0{,}98) + (0{,}0031 \times 100) = 5{,}4$ ml O$_2$/100 ml Blut.

— Dem 2½ Jahre alten Kind kann durch Vorlage von reinem Sauerstoff (pO$_2$=500) der Sauerstoffgehalt auf $C_aO_2 = (4{,}1 \times 1{,}34 \times 1) + (0{,}0031 \times 500)$ 7,1 ml O$_2$/100 ml Blut oder um 25% gesteigert werden. Der physikalisch gelöste Anteil spielt dabei eine wichtige Rolle!

— Nach Transfusion auf eine Hb-Konzentration von 7 g/dl würde das 2½-jährige Kind bereits unter Atmung von Raumluft über einen Sauerstoffgehalt von $C_aO_2 = (7 \times 1{,}34 \times 0{,}98) + (0{,}0031 \times 100) = 9{,}5$ ml O$_2$/100 ml verfügen.

Nun ist der **Sauerstoffgehalt** eine statische Größe, die über das Sauerstoffangebot an die Gewebe noch nicht viel aussagt: sauerstoffgesättigtes Blut muss erst einmal an die Organe geliefert werden. Damit kommt dem Herzzeitvolumen eine wichtige Rolle zu.

Das **Sauerstoffangebot** (»delivery«) DO$_2$ bezeichnet die Menge Sauerstoff, die pro Zeiteinheit den Geweben zur Verfügung gestellt wird und ergibt sich aus der Multiplikation des Sauerstoffgehaltes CaO$_2$ mit dem Herzzeitvolumen HZV:

Die Formel für das Sauerstoffangebot lautet (Hb in g/dl, Hüfnersche Zahl in ml/g, Sättigung in%, PaO$_2$ in mmHg, HZV in l/min):

$$DO_2 \ (ml\ O_2/min) = [(Hb \times 1{,}34 \times SaO_2) + (0{,}0031 \times PaO_2) \times HZV$$

Weil Hb in den Sauerstoffgehalt als g/dl eingeht, muss er mit einem Korrekturfaktor von 10 dl/l multipliziert werden, damit dl auf l hochgerechnet wird.

Bei gesunden Erwachsenen beträgt die DO$_2$ etwa 950–1150 ml O$_2$/min. Dem steht eine Sauerstoffaufnahme V;˙ O$_2$ (»Verbrauch«) von 200–250 ml O$_2$/min gegenüber. Auf die Körperoberfläche (KOF) bezogen beträgt die DO$_2$ normalerweise 570–670 ml O$_2$/min/m^2 KOF und die Sauerstoffaufnahme V;˙ O$_2$ etwa 120–200 ml O$_2$/min/m^2 KOF.

Aus der Formel für das Sauerstoffangebot lässt sich sehr anschaulich ableiten, wie das Sauerstoffangebot erhöht werden kann: durch Steigerung der Hb-Konzentration, der Sättigung und des HZV (▢ Abb. 7.1).

◘ **Tab. 7.2** Normale, tolerable und untere Grenzwerte für die Hb-Konzentration bei Kindern. Diese
empirischen Daten ermöglichen in der täglichen
Praxis eine gute Orientierung. Hb in g/dl

	Normal	Tolerabel	Unterer Grenzwert
Frühgebo-rene	15	12	10
Reife Neu-geborene	18	10–12	9
Säuglinge	12	8	5
Kleinkinder	13	7–8	5

◘ **Tab. 7.3** Zirkulierendes Blutvolumen in
Abhängigkeit vom Alter

Postnatal	65–100 ml/kg
Frühgeborene	90–95 ml/kg
Reife Neugeborene	80–85 ml/kg
Säuglinge	75–80 ml/kg
Kleinkinder	75–80 ml/kg
Männer	70–77 ml/kg
Frauen	60–67 ml/kg

> **Aus der Formel ist leicht nachvollziehbar, dass die DO_2 durch eine Steigerung des HZV schnell und wirkungsvoll gesteigert werden kann: Volumensubstitution und Katecholamine sind damit eine der wichtigsten (und effektivsten!) Erstmaßnahmen bei einer akuten Blutung oder Anämie.**

Anämie, ein erniedrigtes HZV und Schock führen zu einem **verminderten Sauerstoffangebot** DO_2. Unter Fieber, Sepsis und Schock ist die **Sauerstoffaufnahme** $\dot{V}O_2$ im Gewebe **erhöht**. Die venöse O_2-Sättigung SvO_2 reflektiert die Oxygenierung des zum Herzen zurückfließenden Blutes. Durch Messung der venösen O_2-Sättigung wird ermittelt, ob das Sauerstoffangebot an die Gewebe ausreicht (s. unten),

7.1.4 Kritische Hämoglobinkonzentrationen

Mit Hilfe der Fick'schen Beziehung lassen sich für jedes Lebensalter kritische Hämoglobinkonzentrationen errechnen, die den (rechnerisch) untersten akzeptablen Hb-Wert ergeben. Indem experimentelle Daten aus Tierversuchen um klinische Beobachtungen an Neonaten, Säuglingen und Kindern ergänzt wurden, ist man so für jedes Alter zu Hb-Konzentrationen gekommen, die nicht unterschritten werden sollten. Dabei handelt es sich um empirische Daten, die für sich allein noch keine Transfusionsindikation darstellen und im Einzelfall nach oben oder unten abweichen können (◘ Tab. 7.2).

7.1.5 Blutvolumina

Durch eine wechselnde Verteilung zwischen Plazenta und Frucht schwankt das zirkulierende Blutvolumen des Neugeborenen unmittelbar nach der Geburt innerhalb weiter Grenzen, wird aber durch Ausscheiden von Wasser sehr schnell reguliert (◘ Tab. 7.3).

Das Blutvolumen ist bei frühgeborenen Kindern mit 95 ml/kg KG größer als das reifer NG (85 ml/kg) oder von Kleinkindern (80 ml/kg, ◘ Tab. 7.3). Mit zunehmendem Alter nimmt das Blutvolumen infolge des kleiner werdenden Extrazellulärraums weiter ab.

7.1.6 Abschätzen von Blutverlusten

Die Kenntnis des zirkulierenden Blutvolumens ist für die Einschätzung intraoperativer Blutverluste von großer Bedeutung. Dabei ist weniger der absolute Verlust von Belang, als vielmehr sein Anteil am jeweiligen Soll-Blutvolumen:

10 ml Blutverlust sind für einen Erwachsenen eine vernachlässigbar geringe Menge, entsprechen aber bereits 3% des Soll-Blutvolumens eines reifen Säuglings. Bei einem Frühgeborenen von 600 g Gewicht bedeutet der Verlust von 10 ml Blut – 20% des zirkulierenden Blutvolumens! – einen lebensbedrohlichen Blutverlust! Iatrogene Blutverluste (Blutentnahmen für Labor) sind bei FG und NG die häufigste Ursache für Transfusionen.

Das vorstehende Rechenbeispiel zeigt nicht nur, welche Bedeutung die Betrachtung des **relativen**

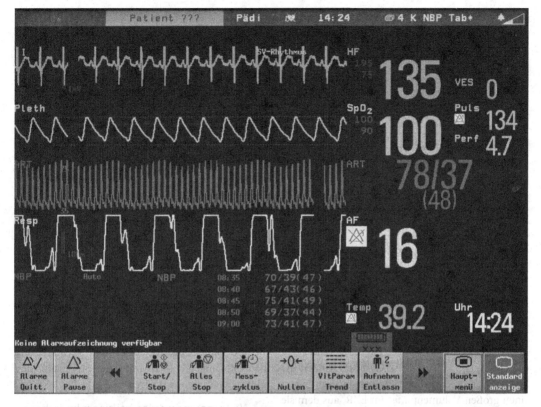

Abb. 7.2 Atemsynchrone Schwankungen der arteriellen Druckkurve bei einem 6 Monate alten Säugling während einer Bauchoperation. Beachte die Synchronizität zwischen der Atemkurve und den Schwankungen des systolischen Druckes

Blutverlustes hat, sondern auch, wie schwierig die quantitative Erfassung von Blutverlusten gerade bei kleinen Patienten sein kann. Sicht- und messbare Verluste im Operationssauger sind selten, kleine Mengen verschwinden in Tupfern und Tüchern und werden als Blutverlust u. U. nicht wahrgenommen. Das Auswiegen von Tupfern und Tüchern liefert nur einen sehr groben Anhalt für den Blutverlust und hat sich in der Praxis nicht bewährt.

> Die klinische Einschätzung des Volumenstatus bleibt deshalb eine der wichtigsten Aufgaben des Anästhesisten während einer Operation. Blutdruck und Herzfrequenz bleiben auch nach größeren Volumenverlusten lange normal.

Atemsynchrone Schwankungen der RR-Amplitude oder der plethysmographischen Kurve des Pulsoxymeters (sog. »arterial swing«) deuten früh auf ein Volumendefizit hin: dabei führt der erhöhte intrathorakale Druck während der Inspiration zu einer besseren kardialen Füllung und einer Zunahme des »cardiac output«. Während der Exspiration fällt der »cardiac output« infolge einer unzureichenden kardialen Füllung. Abb. 7.2 zeigt den Zusammenhang zwischen Atmung und Druckamplitude bei einem Säugling während einer Bauchoperation.

Steigt die Druckamplitude bei vorsichtigem Druck in den Oberbauch kurzfristig an (dabei wird Volumen aus der Leber und dem Magen-Darm-Gebiet rekrutiert), spricht das ebenfalls für ein Volumendefizit.

Tipp

Das Ausbleiben des pulsoxymetrischen Signals ist fast immer ein Hinweis auf eine Zentralisation infolge eines ausgeprägten Volumenmangels.

> **◻ Tab. 7.4** Die intraoperative Überwachung und Versorgung von Kindern orientiert sich am erwarteten Blutverlust und seinem Anteil am zirkulierenden Blutvolumen

Erwarteter Blutverlust	Monitoring, Zugänge, Ausrüstung
Weniger als 30% des zirkulierenden Blutvolumens	Standard-Monitoring (Pulsoxymeter, RR, EKG, etCO$_2$) und eine periphervenöse Kanüle sind ausreichend. Betrifft die überwiegende Anzahl der Eingriffe im Kindesalter
30–50% des zirkulierenden Volumens	Standard-Monitoring, Blasenkatheter, 2 periphervenöse Kanülen, Labor: Hb, Blutgase
50–100% des zirkulierenden Volumens	Standard-Monitoring, Blasenkatheter, 2 großlumige periphervenöse Kanülen, Labor: Hb, Blutgase und Gerinnung, Zentraler Venenkatheter, arterieller Zugang, Wärmemanagement
Mehr als 100% des zirkulierenden Volumens	Standard-Monitoring, Blasenkatheter, 2 großlumige periphervenöse Kanülen, Labor: Hb, Blutgase und Gerinnung, Zentraler Venenkatheter, arterieller Zugang, Wärmemanagement, Ausrüstung für Massiv- und Drucktransfusionen (z. B. Level-One)

Die Entscheidung zwischen Volumensubstitution und Transfusion erfolgt letztlich anhand der klinischen Einschätzung, dem Alter des Kindes und der gemessenen Hb-Werte. Dazu ist es sinnvoll einen Hb-Wert vor Beginn der Operation zu bestimmen und während der Operation die Veränderung des Hb-Wertes zu verfolgen. Gesunde Kinder, die bis zur Narkoseeinleitung trinken durften, haben einen großen Volumenpuffer im EZR, aus dem sie bei einer Blutung Flüssigkeit mobilisieren können. Dadurch sinkt die Hb-Konzentration.

7.2 Kompensationsmechanismen bei Anämie bzw. Blutverlust

Grundsätzlich verfügen Kinder über dieselben Möglichkeiten niedrige Hb-Konzentrationen zu kompensieren wie Erwachsene. Nur bei Neugeborenen und jungen Säuglingen ist die kardiale Kompensation akuter Blutverluste eingeschränkt.

7.2.1 Kardiale Kompensation

Bei einem verminderten Sauerstoffangebot infolge einer Blutung oder Anämie steigern erwachsene Menschen ihr Herzzeitvolumen über eine Zunahme von Frequenz und Schlagvolumen.

Neugeborene haben physiologisch eine hohe Ruhefrequenz und ein kleines SV. Sie können ihr HZV nur sehr eingeschränkt über eine Zunahme der – ohnehin schon hohen – Herzfrequenz steigern, eine Kompensation durch eine Zunahme des Schlagvolumens ist erst gegen Ende des ersten Lebensjahres möglich. Damit können Neugeborene und junge Säuglinge auf ein akut vermindertes Sauerstoffangebot nicht mit einer Steigerung des Herzzeitvolumens reagieren.

> ❯ Neugeborene werden bei einem kritischen Volumendefizit infolge eines verminderten Sauerstoffangebotes an das Myokard eher bradykard als tachykard.

Bei einem verminderten Sauerstoffangebot schöpfen auch Neugeborene, Säuglinge und Kinder verstärkt Sauerstoff aus, die Extraktionsrate steigt und die venöse Sättigung sinkt. Die venöse Sättigung als Maß für die Sauerstoffextraktion ist ein empfindlicher und leicht zu messender Parameter, der bei einem eingeschränkten Sauerstoffangebot (infolge eines akuten Blutverlustes oder einer Anämie, aber auch bei einem eingeschränkten »cardiac output«) verzögerungsfrei reagiert. Erwartete Blutverluste in der Größe des zirkulierenden Blutvolumens (◻ Tab. 7.4) oder darüber stellen deshalb eine Indikation für einen zentralen Venenkatheter dar.

Ältere Säuglinge und Kleinkinder verfügen bei einem eingeschränkten Sauerstoffangebot über die gleichen Kompensationsmechanismen wie Erwachsene.

7.2.2 Intraoperative Überwachung

Es ist sinnvoll Kindern vor Eingriffen mit erwarteten großen Blutverlusten einen zentralen Venenkatheter und eine arterielle Kanüle zu legen. Bei der Planung orientiert man sich am erwarteten Blutverlust und dem berechneten zirkulierenden Blutvolumen (⬛ Tab. 7.3). ⬛ Tab. 7.4 gibt Empfehlungen beruhend auf der klinischen Erfahrung des Autors.

Um abzuschätzen, ob das Sauerstoffangebot ausreichend ist, muss nicht zwingend die **gemischtvenöse Sättigung** (in der A. pulmonalis) bestimmt werden. Von wesentlich größerer Bedeutung sind in der Praxis die **relativen Veränderu**ngen der Sättigung in der oberen oder unteren Hohlvene gegenüber einem Ausgangswert. Vor Beginn der Operation sollten deshalb arterielle **und** venöse Blutgase als Referenzwerte für später auftretende Veränderungen bestimmt werden.

Mit einer **arteriellen** Analyse allein kann nicht ermittelt werden, ob das Sauerstoffangebot ausreicht. Mit einer arteriellen Analyse wird der arterielle Sauerstoffgehalt sowie (unter Berücksichtigung der FiO_2) die Qualität der pulmonalen Diffusion von O_2 und CO_2 ermittelt. Auf der **ve-nösen**Seite interessiert vor allem die O_2-Sättigung, die bei knapper werdendem Sauerstoffangebot infolge der zunehmenden Sauerstoffextraktion sinkt.

7.3 Transfusionstrigger, Transfusionskriterien

Es gibt im Wesentlichen nur zwei Gründe, Kindern Blut zu transfundieren:

- Die Vermeidung oder Korrektur einer eingeschränkten Sauerstofftransportkapazität, die durch eine unzureichende Menge roter Blutkörperchen verursacht ist. Sie stellt mit Abstand die häufigste Indikation für eine Transfusion im Kindesalter dar.
- Die Transfusion von Blut, um die Erythropoese eigener, pathologischer Erythrozyten zu unterdrücken, etwa bei der Sichelzellanämie oder der Thalassämie, ist eher selten eine Indikation zur Transfusion.

Die charakteristischen »großen« Eingriffe bei Neugeborenen und jungen Säuglingen, wie beispielsweise die Operation der Pylorusstenose, Zwerchfellhernie, Neuralrohr- und Bauchwanddefekte, Ösophagus- und Rektumatresie, gehen ohne Blutverlust einher. Mit bedeutenden intraoperativen Blutverlusten bei Operationen im Kindesalter muss vor allem in der Neurochirurgie (Schädelkorrekturen), der Kardiochirurgie (Korrektur angeborener Herzfehler), der Orthopädie (Korrekturen der Wirbelsäule) und der Tumorchirurgie gerechnet werden. Weil Blutverluste oftmals vom Operateur abhängig sind, müssen Empfehlungen immer an die lokalen Verhältnisse angepasst und von Zeit zu Zeit überprüft werden. Mit erheblichen, meist nicht vorhersagbaren Blutverlusten muss nach Traumata gerechnet werden.

Gesunde Erwachsene und Kinder sind in der Lage, das Sauerstoffangebot an die zu versorgenden Gewebe beeindruckend zu steigern. So tolerieren gesunde Erwachsene im Rahmen einer normovolämischen Hämodilution ohne erkennbare Nebenwirkungen Hb-Werte bis zu 5 g/dl. Kleinkinder und ältere Kinder mit einer akuten Leukämie kommen nicht selten mit Hb-Werten zwischen 2 und 5 g/dl wegen »Spielunlust« in die Klinik, sind bis auf eine rasche Ermüdbarkeit oder eingeschränkte Belastbarkeit sonst aber kardial unauffällig. Aus der klinischen Erfahrung ergibt damit sich ein ganz wichtiger Grundsatz, der bei Neugeborenen, Kindern und Erwachsenen Gültigkeit hat:

> ❯ **Es gibt keinen einzigen Hb-Wert, mit dem allein eine Transfusion begründet werden könnte!**

In der Praxis steht man häufig vor der Frage, wann transfundiert werden soll. Weil die Entscheidung zu einer Transfusion immer von mehreren Kriterien abhängt, ist es sinnvoll sich an einem klaren Algorithmus zu orientieren. Eine Transfusion wird damit auch zu einer begründeten und nachvollziehbaren Entscheidung.

Physiologische Transfusionstrigger hängen bei Kindern vor allem vom Alter ab. Für Kinder unter 4 Monaten gelten andere Trigger als für ältere Kinder.

- **Säuglinge unter 4 Monaten**sowie Kinder mit zyanotischen Herzfehlern, chronischer Pneumonie, Bronchopulmonaler Dysplasie

◻ Tab. 7.5 Indikationen für eine Bluttransfusion bei Kindern unter 4 Monaten Alter sowie Säuglinge mit einem erhöhtem Sauerstoffbedarf

Klinische Situation	Transfusionstrigger (g/dl)
Anämie in den ersten 24 Lebensstunden	12
Neugeborene, die nicht von einer Beatmung entwöhnt werden können	12
Säuglinge, die auf eine FiO$_2$ >0,35 angewiesen sind	12
Säuglinge, die auf Sauerstoff angewiesen sind, aber mit weniger als 35% O$_2$ auskommen	10
Säuglinge mit schwerer Pneumonie, zyanotischen Herzfehlern, Herzinsuffizienz	12
Blutverlust von mehr als 10% des zirkulierenden Blutvolumens	

und pathologischen Hämoglobinketten benötigen aus unterschiedlichen Gründen eine höhere Sauerstofftransportkapazität, obwohl ihre Sauerstoffaufnahme normal ist und haben dementsprechend einen höheren Transfusionstrigger (◻ Tab. 7.5):

– Bei einem (ansonsten gesunden) **Säugling von mehr als 4 Monaten** kann die Hb-Konzentration ohne weiteres bis auf 7 g/dl absinken, wenn das Kind dabei nicht hypovolämisch wird oder ist. Das verminderte Sauerstoffangebot kompensiert das Kind über eine Steigerung des HZV (vor allem der Frequenz, bei älteren Säuglingen auch des Schlagvolumens) und eine vermehrte Sauerstoffextraktion. Wenn so ein Kind hämodynamisch stabil bleibt und keine Zeichen einer unzureichenden Gewebeoxygenierung zeigt, ist eine Transfusion nicht indiziert. Klinische Zeichen, aus denen die Indikation zu einer Transfusion gestellt werden kann, können sein: Hyperventilation, nicht mögliches Weaning von einer Beatmung, Laktatazidose, venöse Sättigung um oder unter 30%, Erschöpfung beim Stillen oder Trinken.

7.3.1 Bestimmung des vertretbaren Blutverlustes

Während es bei Erwachsenen aufgrund des großen zirkulierenden Blutvolumens relativ einfach ist EK, FFP und TK in jeweils ganzen Einheiten zu transfundieren, müssen bei Kindern oft sehr kleine Volumina, die auf das zirkulierende Blutvolumen abgestimmt werden müssen, transfundiert werden. Die Transfusion nur eines EK entspricht beispielsweise bereits dem gesamten zirkulierenden Blutvolumen eines 3 kg schweren Neugeborenen.

Umgekehrt ist ein Verlust von 50 ml Blut für einen Erwachsenen vollkommen irrelevant, entsprechen bei einem reifen NG aber bereits 15% und bei einem Frühgeborenen von 1000 g fast 60% des zirkulierenden Blutvolumens!

Vor Operationen mit einem relevanten Blutungsrisiko muss man sich bei Kindern deshalb unbedingt über die Größe des zirkulierenden Blutvolumens (◻ Tab. 7.3) und den maximal vertretbaren Blutverlust Klarheit verschaffen. Indem man beide Größen berechnet, kann der Zeitpunkt, bis zu dem Blutverluste kristallin oder kolloidal ersetzt werden oder zu dem mit einer Transfusion begonnen wird, bestimmt werden. Auch wenn es sich dabei um Schätzwerte handelt, an denen nicht starr festgehalten werden kann, ergibt sich aus diesem Vorgehen eine rationale und nachvollziehbare Grundlage für eine Transfusion.

Für die Berechnung wird der Hämatokrit (HK) verwendet, der sich (bei normalen Leukozytenzahlen) mit sehr guter Näherung aus der Beziehung HK = Hb (in g/dl) × 3 schätzen lässt. Die Formel für die Berechnung des maximal vertretbaren Blutverlustes, bevor transfundiert werden muss, lautet:

$$MVB\,(ml) = \frac{(HK_{Ausgang} - HK_{Ziel})}{HK_{Ausgang}} \times BV\,(ml)$$

MVB = maximal vertretbarer Blutverlust (ml), $HK_{Ausgang}$ = Hämatokrit vor Beginn der Operation, HK_{Ziel} = angestrebter Hämatokrit, BV = berechnetes zirkulierendes Blutvolumen (ml).

Zwei Beispiele mögen die Berechnung nach der oben gezeigten Formel illustrieren. Weil es sich bei den Werten der ◘ Tab. 7.2 um empirisch gewonnene Daten handelt, arbeitet man sicherheitshalber mit den tolerablen und nicht den unteren Grenzwerten für die Hb-Konzentration:

- Ein Neugeborenes wiegt 3,5 kg. Sein Blutvolumen beträgt damit (◘ Tab. 7.3) $3,5 \times 85$ ml = 298 ml. Der Säugling habe eine Hb-Konzentration von 15 g/dl (entspricht einem HK von 45). Er darf bis auf ein Hb von 12 g/dl (entspricht einem HK von 36) fallen (◘ Tab. 7.2). Der maximal vertretbare Blutverlust ohne Transfusion betrüge somit $(45-36)/45 \times 298 = 49$ ml.
- Ein älteres Kind wiegt 25 kg und hat damit ein zirkulierendes Blutvolumen um $25 \times 75 = 1875$ ml. Der Hämatokrit beträgt zu Beginn der Operation 36 (entsprechend einem Hb von 12 g/dl). Das Kind toleriert einen Hb-Abfall bis auf 7 g/dl (◘ Tab. 7.2), also bis auf einen HK von 21%. Damit ergibt sich der maximal vertretbare Blutverlust zu $(36-21)/36 \times 1750 = 780$ ml.

Im Beispiel des Neugeborenen ergibt sich das Problem, wie kleine Mengen Blut, die bei einer Operation verloren gehen, gemessen werden können. 50 ml Blut verschwinden in Tupfern und Tüchern, ohne dass etwas im Sauger ankommt.

❯ In der Praxis müssen sich Operateur und Anästhesist deshalb immer wieder abstimmen und gemeinsam versuchen den Blutverlust abzuschätzen.

Bis zum berechneten Transfusionstrigger erfolgt die Kompensation von Blutverlusten mit Vollelektrolytlösungen (VEL) im Verhältnis 3:1 (also dreimal so viel von der VEL wie Blut verloren ging) oder – nachdem HAES in die Kritik geraten ist – mit 5% Albumin im Verhältnis 1:1. Dem oben vorgerechneten Beispiel folgend bekäme das Neugeborene 150 ml VEL oder 50 ml 5% Albumin und das ältere Kind 2300 ml VEL oder 800 ml (!) 5% Albumin.

Bei einem akuten Blutverlust und anderweitig nicht beherrschbarer Kreislaufdekompensation darf man derzeit statt Albumin HAES einsetzen. Wegen der großen Volumina kommt für Kinder nur eine in VEL suspendierte, acetatgepufferte Stärke in Frage. Weil sich hier der Gedanke aufdrängt, Frischplasma für den Volumenersatz einzusetzen, sei an dieser Stelle angemerkt, dass FFP nicht zum Volumenersatz eingesetzt werden darf. Mit dem Hinweis auf die Formel für die Berechnung des Sauerstoffangebotes (◘ Abb. 7.2) sei daran erinnert, dass bei einem verminderten Sauerstoffangebot infolge einer akuten Blutung neben der Volumensubstitution auch bei Kindern die Steigerung des HZV durch Katecholamine eine sinnvolle Therapiestrategie darstellt.

Unter der Substitution mit VEL und Albumin bzw. HAES fällt die Hb-Konzentration während einer Blutung natürlich ab. Spätestens mit dem Erreichen des berechneten Transfusionstriggers wird man mit der Transfusion von Blut beginnen müssen. In der Praxis beginnt man in Kenntnis des Operationsverlaufes, ggf. noch zu erwartender Blutverluste bereits vor Erreichen des Triggers mit der Transfusion. Die Transfusion muss durch regelmäßige Hb-Kontrollen hinsichtlich ihrer Effizienz überwacht werden.

Die Bestimmung der Hämoglobinkonzentration (oder des Hämatokrits) gibt leider überhaupt keinen Aufschluss über die Größe des **zirkulierenden Blutvolumens**. Bei Kindern ist die Abschätzung des Volumenstatus etwas einfacher als bei Erwachsenen, weil die Gefäße noch sehr elastisch sind und das Herz kräftig pumpt:

- Bei einem ausgeglichenem Volumenstatus (und ausreichend vorhandenem ionisiertem Kalzium und Magnesium, s. unten) brauchen die Kinder kein Katecholamin und haben eine gut durchblutete Peripherie. Atemsynchrone Schwankungen der Druck- oder Pulsoxymeterkurve sind diskret oder fehlen.
- Hypotonie und Tachykardie sind Zeichen eines absoluten oder relativen Volumenmangels (Neugeborene können bei kritischem Volumenmangel infolge des eingeschränkten Sauerstoffangebotes bradykard werden). Wenn es zu einer Abnahme der peripheren Zirkulation kommt, fällt als erster Monitor oft das Pulsoxymeter aus: es ist auf ein deutliches,

pulsatiles Signal angewiesen. Die gemischt-venöse Sauerstoffsättigung fällt, wenn – bei vermindertem Angebot – mehr Sauerstoff aus dem Blut extrahiert werden muss. Kinder mit einem Volumendefizit brauchen häufig einen Vasopressor um adäquate Drucke aufrecht zu halten. Bei einem Bedarf für ein Katecholamin sollte deshalb immer an einen Volumenmangel gedacht werden.

━ Ein Vasopressor wie Noradrenalin erhöht den systemischen Blutdruck ohne das Sauerstoffangebot zu erhöhen.

━ Erst sehr spät kommt es infolge einer Mangelversorgung der Gewebe mit Sauerstoff zu einem Anstieg von Laktat. Brauchbare Transfusionskriterien für den klinischen Alltag lassen sich daraus nicht ableiten.

Während Operation und Narkose nimmt die **Urinproduktion** häufig ab. Aus der Urinproduktion lassen sich intraoperativ deshalb wie bei Erwachsenen keine sicheren Rückschlüsse auf den Volumenstatus ziehen.

> **Tipp**
>
> In der Praxis hat es sich bewährt, bei Verdacht auf ein Volumendefizit 10–20 ml/kg KG einer VEL rasch zu injizieren. Die Normalisierung der Vitalparameter unter der Injektion spricht für ein Volumendefizit (das mit der einmaligen Injektion meist nicht ausgeglichen ist).

Auch für Neugeborene und Kinder ist in den letzten Jahren gezeigt worden, dass sie von einem restriktiven Transfusionsregime hinsichtlich Mortalität und Morbidität profitieren. Nach Erreichen der in ◘ Tab. 7.2 genannten tolerablen Werte sollte die weitere Transfusion deshalb von der klinischen Situation abhängig gemacht werden.

Transfundiertes Blut hat einen erniedrigten 2,3-DPG-Gehalt und trägt deshalb zunächst wenig zur Gewebe-Oxygenierung bei. Bei präoperativ bestehender Anämie und einem intraoperativ zu erwartendem Blutverlust kann es deshalb sinnvoll sein, das Blut bereits 1–2 Tage präoperativ zu transfundieren, damit sich der intraerythrozytäre Gehalt von 2,3-DPG normalisieren kann.

7.4 Blutgruppen und Transfusion bei Früh- und Neugeborenen

Bei Neugeborenen sind die Antigene A und B serologisch schwächer ausgeprägt, die Alloagglutinine Anti-A und Anti-B fehlen oder stammen von der Mutter. Daher gelten Blutgruppenbestimmungen bis zum Ende des 1. Lebensjahres als vorläufig.

Postpartal nimmt die Ausprägung der AB0-Antigene schnell zu. Deshalb sollte die AB0-Blutgruppe der Mutter bei der Auswahl vom Erythrozytenkonzentrat mit berücksichtigt werden.

❯ Vor der Transfusion von Früh- und Neugeborenen wird eine Blutgruppenbestimmung und ein Suchtest auf irreguläre Alloantikörper bei der Mutter durchgeführt.

Die Auswahl des Erythrozytenkonzentrats orientiert sich damit am mütterlichen Blutgruppenbefund und muss die regulären Alloantikörper Anti-A, B der Mutter und ggf. nachgewiesene irreguläre Alloantikörper (z. B. Anti-D, Anti-C) berücksichtigen.

Erythrozytenkonzentrate der Blutgruppe 0 Rhesus-negativ ccddee haben den Vorteil, dass sie für die meisten Blutgruppenkonstellationen geeignet sind.

Es hat sich bewährt, die Transfusion von Früh- und Neugeborenen mit dem Pädiater oder Transfusionsmediziner im Vorfeld abzusprechen und vorzubereiten Bei bestimmten Indikationen wird der Neonatologe weitere Bedingungen an die Beschaffenheit des zu transfundierenden Blutes (CMV, Bestrahlung u. a.) stellen, die aufzuführen hier den Rahmen sprengen würde.

7.5 Blutsparende Maßnahmen, autologe Transfusion

Es gibt mehrere Verfahren den Einsatz von homologen Blutprodukten zu reduzieren. Bei Neugeborenen, Säuglingen und kleinen Kindern können die meisten Verfahren aufgrund der kleinen Volumina, die verloren gehen oder ersetzt werden müssen, nicht sinnvoll eingesetzt werden.

7.5.1 Baby-Beutel

In der Neonatologie können viele Fremdspenden vermieden werden, indem eine Konserve nach der Herstellung auf mehrere »Baby-Beutel« aufgeteilt wird. Die kleinen Beutel können ebenfalls mehrere Wochen gelagert werden. Damit kann ein Kind mehrfach mit Blut vom gleichen Spender transfundiert werden. Die wiederholte Transfusion von Erythrozyten aus der gleichen Ursprungskonserve soll das Risiko transfusionsbedingter Infektionskrankheiten und die Belastung mit Fremdantigenen für die Kinder verringern.

7.5.2 Eigenblutspende

Für elektive Eingriffe mit großen Blutverlusten kann den Patienten eine bis mehrere Wochen vor der Operation Blut abgenommen und gelagert werden. Das Prozedere unterscheidet sich nicht von dem bei erwachsenen Patienten. Eine präoperative Blutspende bei einem Säugling oder Kleinkind ist einerseits eine ziemliche Herausforderung für alle Beteiligten. Andererseits benötigt man spezielle Konservenbeutel, damit gewonnenes Blut und Zitratanteil in einem ausgewogenen Verhältnis zueinander stehen.

Das Verfahren eignet sich deshalb vor allem für ältere Kinder und wird mit Erfolg vor der Wirbelsäulenchirurgie jugendlicher Patienten durchgeführt. Die metabolischen Konsequenzen einer Eigenblut-Retransfusion sind dieselben wie bei einer Fremdblutübertragung (siehe unten).

7.5.3 Akute normovoläme Hämodilution

Aus vorgenannten Überlegungen müssen bei kleinen Kindern spezielle – kleine – Beutel mit einem angepassten Zitratanteil zur Verfügung stehen. Entnommenes Blut wird mit dem dreifachen Volumen einer VEL ersetzt um Normovolämie sicherzustellen. Das Verfahren der ANH wird bei Jugendlichen durchgeführt und entspricht dem Vorgehen bei Erwachsenen.

7.5.4 Verwandtenblutspende

Nachdem die Verwandtenblutspende eine Zeitlang sehr populär gewesen ist, wird sie in jüngerer Zeit kaum noch durchgeführt. Blut von entfernten Verwandten oder engen Familienmitgliedern ist nicht sicherer als das Blut regelmäßiger Blutspender.

Als problematisch erwies sich das Überleben übertragener Leukozyten, die bei immunsupprimierten Kindern eine transfusionsbedingte Graft-versus-Host-Reaktion, die auch heute meist noch tödlich verläuft, auslösen können. Verwandtenblut muss deshalb bestrahlt werden um Leukozyten an der Vermehrung zu hemmen. Damit hat die Transfusion von Verwandtenblut keine erkennbaren Vorteile mehr.

7.5.5 Cell saver

Bei Eingriffen mit großen Blutverlusten stellen »cell saver« eine probate Möglichkeit dar Blut zu sammeln und aufzubereiten. Bei sehr großen Blutverlusten, beispielsweise in der Neurochirurgie oder der Kardiochirurgie (Aufbereitung des Blutes aus dem HLM) wird das Verfahren erfolgreich schon bei Neugeborenen und Säuglingen eingesetzt. Einige Hersteller bieten spezielle Zentrifugen für kleine Volumina an.

Cell saver wurden auch bei Kindern mit Tumorerkrankungen eingesetzt, ohne dass es zu einer Tumoraussaat oder Metastasierung gekommen ist. Ob die Aufbereitung von Wundblut aus Tumoroperationen gegenüber dem Einsatz von Fremdblut einen Vorteil bringt, ist aufgrund der Studienlage derzeit nicht zu sagen: bei Kindern muss trotz eines »cell savers« meistens zusätzlich Fremdblut transfundiert werden.

Sinnvoll ist der Einsatz bei blutreichen Operationen an Kindern ab einem Gewicht von 25 kg, etwa für Lebertransplantationen oder Korrekturen der Wirbelsäule.

7.6 Praktisch-technisches Procedere bei der Transfusion kleiner (Erythrozyten-)Volumina

Bei Kindern werden nicht wie bei Erwachsenen ganze Konservenbeutel, sondern wesentlich kleinere Mengen transfundiert. Es hat sich bewährt, bei

Erreichen des berechneten Transfusionstriggers in Schritten von 10 ml EK/kg KG zu transfundieren. Diese Menge führt zu einem Hb-Anstieg um etwa 2–3 g/dl.

Man mache sich noch einmal die Mengenverhältnisse klar: Ein Frühgeborenes mit einem Gewicht von 800 g hat ein zirkulierendes Blutvolumen von nur 72 ml. Transfundiert werden 10 ml/kg KG, das entspricht 7 ml. Auf der Intensivstation soll die Transfusionsgeschwindigkeit 2,5 ml/kg KG/h betragen – das wären bei 7 ml Blut 3 h. In dieser Zeit sedimentiert das Blut bereits in der Spritze.

Im Operationssaal ergibt sich der Blutbedarf meist akut und muss umgehend ausgeglichen werden. Die Transfusion erfolgt deshalb mit 10-ml-Spritzen aus der Hand oder mit 50-ml-Spritzen über eine (rasch laufende) Spritzenpumpe unter Kontrolle von Kreislauf (Blutdruck, Herzfrequenz), peripherer Zirkulation (Pulsoxymeter, Rekapillarisierungszeit, »arterial swing«) und der Hb-Konzentration.

Das beschriebene Vorgehen ist unter hygienischen Gesichtspunkten keineswegs unproblematisch: Der Konservenbeutel wird mit einem Transfusionssystem angestochen; über einen Drei-Wege-Hahn werden die benötigten 10-ml Spritzen gefüllt. Man darf jede Spritze nur ein Mal verwenden, um eine bakterielle Kontamination zu vermeiden. Das Arbeiten mit sterilen Handschuhen sowie eine sorgfältige Desinfektion der Hände und Arbeitsgeräte sind obligat. Nach einer Massivtransfusion kann man schließlich alle Spritzen zählen und kommt so zu einer recht genauen Bilanz.

7.7   Probleme während und nach der Transfusion

Die Transfusion von Blut und FFP hat einige metabolische Veränderungen zur Folge, die dem Anästhesisten wegen ihrer teilweise erheblichen klinischen Relevanz bekannt sein müssen. Relativ häufig treten bei Kindern auf:
- Hypokalziämie
- Hyperkaliämie
- Hypomagnesiämie
- Hypothermie
- Azidose, Alkalose

7.7.1   Hypokalziämie

Ionisiertes Kalzium ist essenziell für die initiale Aktivierung der Gerinnungskaskade. Durch einen Zitratzusatz in EK und FFP wird Kalzium gebunden und die Konserve somit ungerinnbar gemacht. Zitrat liegt in der Konserve im Überschuss vor. FFP enthält mehr Zitrat als EK.

Mit der Transfusion wird also auch Zitrat übertragen. Normalerweise wird Zitrat in der Leber unter Verbrauch von H^+ zu Bikarbonat verstoffwechselt. Das benötigte H^+ kommt aus der Carboanhydrase-Reaktion. Nach Verstoffwechselung von Zitrat (oder anderen metabolisierbaren Anionen wie Laktat, Malat, Azetat, Glukonat) bleibt je mol umgesetzten Zitrates ein mol Bikarbonat übrig:

$$H_2O + CO_2 \rightarrow H^+ + HCO_{3^-}$$

$$Zitrat + H^+ \rightarrow Krebszyklus$$

Der Vorgang ist von der Leberperfusion und der Körpertemperatur abhängig. Bei Kindern mit pathologischer Leberfunktion (z. B. Mukoviszidose) und bei Neugeborenen kann es zu einer klinisch relevanten Bindung von ionisiertem Kalzium durch Zitrat kommen. Das Myokard des Neugeborenen reagiert auf einen Mangel an ionisiertem Kalzium sehr empfindlich mit einem Pumpversagen! Eine Hypotonie in Zusammenhang mit einer Transfusion ist bei Neugeborenen und jungen Säuglingen häufig Folge einer Hypokalziämie und nicht immer eines Volumenmangels. Aus diesem Grund muss Kalzium bei Transfusion von EK und FFP regelmäßig kontrolliert und substituiert werden.

> **Dosierung von Kalziumchlorid bzw. Kalziumglukonat für die Therapie einer durch Zitrat verursachten Hypokalziämie:**
> - **Kalziumchlorid: 2,5 mg/kg KG i.v. oder**
> - **Kalziumglukonat: 7,5 mg/kg KG i.v.**
> - **Langsame (2–5 Minuten) Injektion unter Beobachtung des Monitors**

7.7.2   Azidose, Alkalose

Eine Konserve enthält je nach Alter eine CO_2-Spannung von 180–210 mmHg und infolge der

Alter Erythrozytenkonzentrat in Tagen	Konzentration von freiem Kalium (mmol/l zellfreier Überstand) Mittelwerte, n=20	Absolute Menge von freiem Kalium (mmol) in einem Erythrozytenkonzentrat (250 ml)
3	4,74	0,49
11	18,47	1,97
17	24,92	2,77
23	31,87	3,57
30	36,35	4,14
37	41,37	4,68
44	49,67	5,63
50	49,45	5,74

◻ Tab. 7.6 Freies Kalium in Erythrozytenkonzentrat mit der Additivlösung PAGGS-M. (Nach Haltbarkeitsuntersuchungen des Zentrums für Transfusionsmedizin Münster)

anaeroben Oxidation im Konservenbeutel eine Laktatkonzentration bis zu 25 mmol/l. Nach Transfusion wird CO_2 abgeatmet, während die geringe Menge Laktat ausreichend gepuffert wird. Eine Azidose unter oder nach Massivtransfusion hat ihre Ursache fast immer in einer Minderperfusion der Gewebe, die unter Umständen vor der Transfusion bestanden hat und erst nach Korrektur des Kreislaufes ausgeschwemmt wird. Weil das transfundierte Zitrat (über Stunden) intrahepatisch zu Bikarbonat umgesetzt wird, sollte die Azidose nicht zu aggressiv gepuffert werden. Nicht selten kommt es Stunden nach der Transfusion von Blut oder FFP zu einer metabolischen Alkalose.

7.7.3 Hyperkaliämie

Die Hyperkaliämie ist eine Komplikation der Massivtransfusion und wird vor allem bei Früh- und Neugeborenen nach Transfusion großer Volumina innerhalb sehr kurzer Zeit beobachtet. Der Hyperkaliämie können mehrere **Ursachen** zugrunde liegen:

— Weil die in der Zellmembran der Erythrozyten lokalisierte ATP-abhängige Na/K-Pumpe während der Lagerung nach Aufbrauchen von ATP inaktiviert wird, tritt Kalium aus intakten Erythrozyten (in den Erythrozyten beträgt die Kaliumkonzentration etwa 100 mmol/l) in die extrazelluläre Flüssigkeit der Konserve aus. Je

älter Konserven sind, um so höher kann die enthaltene Kaliumkonzentration im Überstand der Konserve sein (◻ Tab. 7.6).

— Nach der Bestrahlung von EK mit ionisierenden Strahlen kommt es zu einem verstärkten K^+-Ausstrom aus den Erythrozyten mit der Folge relativ hoher Kaliumkonzentrationen in der extrazellulären Flüssigkeit. Daher sollte die Bestrahlung in den ersten Tagen der Laufzeit von EK und zeitnah zur Transfusion (<12 h) erfolgen.

— Durch mechanische Alteration von Erythrozyten in Rollerpumpen, »cell savern« und langen Infusionsleitungen können Erythrozyten direkt zerstört werden.

— Durch osmotische Gradienten, beispielweise während einer Transfusion gemeinsam mit einer Na-hypotonen Infusion über dieselbe Kanüle können Erythrozyten während der Transfusion hämolysiert werden.

— Eine thermische Schädigung durch Überwärmen führt ebenfalls zu einer Zerstörung von Eryhrozytenmembranen und Freisetzung von Kalium.

— Erythrozyten sind gegenüber starkem Unterdruck empfindlich und platzen. Das Ansaugen mit einer Spritze aus dem Konservenbeutel zur Steigerung der Transfusionsgeschwindigkeit sollte deshalb unterbleiben. Weil Erythrozyten dagegen Druck (innerhalb physiologischer Bereiche) gut tolerieren können, stellen Druckbeutel die bessere Lösung für eine rasche Transfusion dar.

– Schließlich sei auf eine weniger bekannte Ursache der Hyperkaliämie hingewiesen: die rasche Injektion von Erythrozyten mittels einer Injektionsspritze durch englumige Kanülen (23 G oder kleiner) führt durch die (extreme!) Beschleunigung der Erythrozyten in der Kanüle zu einer Hämolyse und damit zur Freisetzung von Kalium **während der Transfusion**.

❯❯ **Die Kontrolle der Kaliumkonzentration des Erythrozytenkonzentrates vor einer Transfusion (im Blutgasautomaten) sowie die Kontrolle der Serumkonzentration von Kalium während und nach einer Transfusion sollte aus den oben genannten Gründen (bei Massivtransfusionen) zur Routine gehören.**

Freilich gibt es keinen Grund, eine Konserve mit einer Kaliumkonzentration von 30 mmol/l oder mehr gleich zu verwerfen, wie nachfolgende Überlegung zeigt:

– 100 ml Transfusionsblut mit einem Hkt von 60% enthalten 40 ml freie Flüssigkeit.
– Bei einer K^+-Konzentration von 30 mmol/l in der zellfreien Flüssigkeit beträgt die Kalium**konzentration** 0,03 mmol/ml ≙ einem Kalium**gehalt** von 1,2 mmol Kalium in 100 ml Transfusionsblut.

Transfundiert man einem Kind von 6 kg aus einer Konserve mit einer Kaliumkonzentration mit 30 mmol/l zweimal 50 ml Blut, hat es insgesamt nur 1,2 mmol Kalium erhalten. Für die Klinik ist die K^+-Infusionsrate entscheidend. Bei einer langsamen Transfusion bleibt eine erhöhte Kaliumkonzentration ohne Wirkung. Transfusionsgeschwindigkeiten von 2–5 ml EK/kg KG/h stellen selbst bei Erythrozytenkonzentraten mit extrem hohen Kaliumkonzentrationen kein Problem dar.

Wie vorgerechnet ist die absolute, transfundierte Kaliummenge einerseits relativ gering. Andererseits erlangt die Na/K-Pumpe nach der Transfusion durch Synthese von ATP (nach Aufnahme von Glukose in die transfundierten Erythrozyten) ihre Funktion wieder zurück. Die transfundierten (hypokaliämischen) Erythrozyten sind damit in der Lage, Kalium aus dem Serum wieder aufzunehmen.

Erhöhte Kaliumkonzentrationen wurden vor allem in CPDA-1-Konserven, die in Deutschland seit 2001 nicht mehr hergestellt werden, beobachtet.

Intraoperativ werden häufig große Volumina innerhalb sehr kurzer Zeit transfundiert. Bei manueller Transfusion aus Injektionsspritzen werden nicht selten 10–20 ml EK/kg KG in wenigen Minuten transfundiert: bei einer so raschen Transfusion oder Massivtransfusion verursacht eine hohe Kaliumkonzentration in der Konserve bei Neugeborenen und Kleinkindern sehr schnell auch einen Anstieg der Serum-Kaliumkonzentration, weil die kompensatorischen Effekte (Anlaufen der Na/K-Pumpe, Umverteilung des überschüssigen Kaliums in andere Zellen) verzögert anlaufen. In diesen Fällen muss mit fatalen kardialen Rhythmusstörungen (Tachykardie, Bradykardie, breite QRS-Komplexe) gerechnet werden. Die Empfehlung für die Transfusion bei Früh- und Neugeborenen möglichst frische Konserven zu verwenden hat darin ihren Grund.

Tipp	

Aus den genannten Gründen sind einige Zentren dazu übergegangen, nach Sedimentation den sichtbaren Flüssigkeitsüberstand aus den Erythrozytenkonzentraten vor der Transfusion zu entfernen. Eine andere Möglichkeit zur Reduktion des Kaliumgehaltes in der Konserve wäre das Waschen der Konzentrate vor der Transfusion in einem »cell saver«.

Sollte es unter rascher Transfusion zu Rhythmusstörungen kommen, darf nicht gezögert werden das elektrische Gleichgewicht an der Zellmembran durch Injektion von Kalzium wieder herzustellen. Dazu sind wesentlich höhere Dosen als für die Therapie einer durch Zitrat verursachten Hypokalziämie erforderlich!

❯❯ **Dosierung von Kalziumchlorid bzw. Kalziumglukonat bei Tachykardie durch Hyperkaliämie:**
– **Kalziumchlorid: 15–20 mg/kg KG langsam i.v. oder**
– **Kalziumgukonat: 45–60 mg/kg KG langsam i.v.**

Die Injektion von Kalziumchlorid oder -glukonat führt nicht zu einer Umverteilung oder Reduktion von Kalium, ihr Effekt hält auch nicht länger als 30–60 min an. Deshalb muss das kurze Fenster genutzt werden um die Kaliumkonzentration im Serum möglichst rasch zu senken: eine Umverteilung nach intrazellulär wird am schnellsten durch Zufuhr von Na-Bikarbonat erreicht. Auch eine Infusion von Glukose-Insulin führt zu einer – aber langsameren – Umverteilung von Kalium nach intrazellulär. Eine Reduktion sowohl des gesamten Körperpools als auch der Serumkonzentration von Kalium kann mit einem Schleifendiuretikum (Furosemid) oder einer Dialyse erreicht werden.

7.7.4 Hypomagnesiämie

In Analogie zu Kalzium führt die Zufuhr von Zitrat auch zu einem Absinken der Serumkonzentration von Magnesium. Magnesium wird benötigt um das Ruhepotenzial von Membranen zu stabilisieren. Wenn lebensbedrohliche Rhythmusstörungen während oder nach einer Massivtransfusion ihre Ursache nicht in einer hohen Kaliumkonzentration haben oder die Therapie mit Kalzium erfolglos bleibt, sollte Magnesiumsulfat injiziert werden.

> **Dosierung von Magnesiumsulfat bei Hypomagnesiämie:**
> — **Magnesiumsulfat: 25–50 mg/kg KG**
> — **Daran kann eine Infusion mit 30–60 mg/ kg KG/24 h angeschlossen werden**

7.7.5 Hypothermie

Massivtransfusionen müssen bei Kindern so angewärmt werden, dass das ins Kind gelangende Blut auch noch warm ist. Das ist eine technische Herausforderung, die mit den kleinen Kanülen, relativ langen Infusionsleitungen und geringen Flussraten kaum gelingt.

Sind Massivtransfusionen zu erwarten, erhalten Kinder in Narkose großlumige Zugänge, die eine hohe Fließgeschwindigkeit gewährleisten. Gängige Infusionswärmer wie ein Level-One können erst eingesetzt werden, wenn das zu transfundierende Volumen mindestens einem EK entspricht.

> **Kinder müssen während Massivtransfusionen fast immer extern gewärmt werden. Im Hinblick auf die Homöostase der Blutgerinnung darf das auf keinen Fall unterlassen werden!**

In der Praxis transfundiert man kleine Kinder während Massivtransfusionen mit graduierten Spritzen aus der Hand direkt in eine Kanüle oder Katheter. Das zügig injizierte Blut kühlt während der kurzen Zeit der Injektion nicht ab.

7.8 Korrektur der Blutgerinnung, Gabe von GFP, Thrombozyten und Einzelfaktoren

> **Unter Massivtransfusionen versteht man den mindestens einmaligen Austausch des zirkulierenden Blutvolumens. Wie erwähnt sind das bei Neugeborenen und Säuglingen keine großen Volumina.**

Die Beeinträchtigung der Blutgerinnung während einer Massivtransfusion hat mehrere Ursachen. Durch kristalline und kolloidale Infusion, aber auch durch Transfusion von Erythrozyten und Frischplasma kommt es zu einer Verdünnung von Thrombozyten und Gerinnungsfaktoren. Gerinnungsfaktoren, vor allen Fibrinogen, und Thrombozyten werden bei Blutungen auch verbraucht. Und schließlich tragen Hypothermie und Zitrat zu einer erheblichen Beeinträchtigung der Blutgerinnung bei.

7.8.1 Überwachung der Gerinnung

Während der Operation sollte die Gerinnung wie ein Vitalparameter überwacht werden. Wenn erst eine diffuse Blutung aufgrund des Verbrauchs von Gerinnungsfaktoren vorliegt, wird die Situation unüberschaubar. Es blutet dann scheinbar immer »plötzlich« – nämlich dann, wenn der erste kritische Gerinnungsfaktor verbraucht ist. Ohne Kenntnis der zugrunde liegenden Störung ist eine kausale Therapie dann kaum möglich.

Das intra- und postoperative Monitoring der Gerinnung umfasst die Bestimmung der Globaltests Quick (Faktoren VII, X, V, Prothrombin, Fibrinogen) und aPTT (Faktoren XII, XI, IX, VIII, X, V, Prothrombin, Fibrinogen) sowie die Analyse von Fibrinogen und Thrombozyten. Bei allen großen Eingriffen bestimmen wir diese Parameter an der eigenen Klinik alle zwei Stunden. Fast immer sind Fibrinogen und die Vitamin-K-abhängigen Faktoren als erste verbraucht und werden substituiert, **bevor** es blutet. »Plötzliche« oder diffuse Blutungen kommen bei uns seitdem nicht mehr vor.

> **Tipp**
>
> Bei Verdacht auf eine Hyperfibrinolyse werden D-Dimere bestimmt oder eine ROTEM-Analyse durchgeführt. Mit ROTEM kann ein Fibrinogenmangel ebenfalls detektiert werden.

Die Therapie mit Komponenten und ihre Nebenwirkungen unterscheidet sich nicht wesentlich von der bei erwachsenen Patienten. Die Dosis muss dem Körpergewicht angepasst werden.

7.8.2 Frischplasma

Frischplasma enthält Plasmaproteine, Gerinnungsfaktoren (auch die labilen Faktoren V und VII), und Inhibitoren der Gerinnung. Meist handelt es sich um CPD-Plasma, das neben dem Zitrat-Puffer noch Na-dihydrogenphosphat, Glukose und Adenin enthält. Damit ist FFP hyperosmolar, hyperglykämisch (Glukose 5,35 g/l), hypernatriämisch (Na 172 mmol/l) und hypochlorämisch (Cl 73 mmol/l). Die Massivtransfusion von FFP führt deshalb bei Kindern zu erheblichen metabolischen Störungen. Wegen des Zitrat-Überschusses muss Kalzium substituiert werden.

Der Gehalt an Gerinnungsfaktoren ist mit ~1 E/ml Plasma sehr gering. Der Einsatz von FFP erfolgt damit sinnvoll nur im Rahmen der **Prävention** eines Gerinnungsdefizites. Die **Korrektur** eingetretener Gerinnungsdefizite ist bei akuten Blutungen, während der weitere Faktoren verbraucht werden, mit Frischplasma kaum möglich und erfolgt am besten mit Konzentraten.

> **Die Dosierung beträgt 10–15 ml/kg KG.**

1 ml FFP/kg KG erhöht den Faktorengehalt um maximal 1%. Für den Ausgleich fortgeschrittener Gerinnungsdefizite ist Frischplasma aufgrund der großen erforderlichen Volumina nicht geeignet:

- Ein Frühgeborenes mit 1 kg KG hat ein zirkulierendes Blutvolumen um 80 ml. Es habe einen Quick von 15%, der mit FFP auf 60% angehoben werden soll. Das Kind benötigt 1 (kg) × 45 (Differenz) = 45 ml Frischplasma. Das entspricht mehr als 50% seines zirkulierenden Blutvolumens.
- Ein Kleinkind mit einem Gewicht von 25 kg (Blutvolumen 1700 ml) benötigt für die Korrektur des Quickwertes von 15% auf 60% 25 (kg) × 45 (Differenz) = 1125 ml Frischplasma. Diese Menge entspricht mehr als 60% seines zirkulierenden Blutvolumens.

Die beiden Beispiele illustrieren, dass unter Therapie mit FFP durchaus mit einem **TACO** (»transfusion associated circulatory overload«) gerechnet werden muss. Für den raschen Ausgleich ausgeprägter Gerinnungsdefizite sind deshalb Konzentrate zu bevorzugen.

Thrombozyten

Die meisten Kinder haben normale Thrombozytenzahlen. Thrombozyten-Aggregationshemmer sind praktisch kein Thema (Ausnahme: Korrektur bestimmter Herzfehler, etwas Schirmchen-Verschluss von ASD oder VSD). Kinder mit rheumatischen Erkrankungen oder nach Splenektomie können sehr hohe Thrombozytenzahlen aufweisen. Niedrige Thrombozyten finden sich bei Infektionen, myelosuppressiver Chemotherapie oder im Rahmen kongenitaler Syndrome (z. B. TAR-Syndrom).

Eine Substitution bei chirurgischen Eingriffen wird bei ansonsten gesunden Kindern erst erforderlich, wenn die Thrombozytenzahl unter 50.000/mm^3 fällt. Kinder mit einer chronischen Thrombopenie bluten oft erst, wenn die Thrombozyten unter 10.000–20.000/mm^3 fallen.

Die Indikationen für Thrombozyten ergibt sich aus dem Laborwert und der klinischen Blutung, nachdem andere Gerinnungsdefizite ausgeglichen wurden.

> **Die Dosierung beträgt 10–15 ml/kg KG.**

7.8.3   Einzelfaktoren

PPSB ist sofort verfügbar und muss nicht erst aufgetaut werden. Es führt zu einem raschen, effektiven und gut vorhersehbaren Anstieg der Gerinnungsfaktoraktivität. Das zu infundierende Volumen ist gering, mit einem TACO muss nicht gerechnet werden. Schließlich wird bei der Herstellung eine effektive Virusinaktivierung bzw. -elimination durchgeführt.

PPSB enthält die Faktoren II, VII, IX und X. 1 IE PPSB/kg KG erhöht den Quick um 1%. Bezogen auf den Anstieg der Einzelfaktoren kommt es bei Faktor VII und IX zu einer Aktivitätszunahme um 0,5–1% und bei den Faktoren II und X zu einer Zunahme der Aktivität um 1–2%

Die »blinde« Dosierung von PPSB beträgt 20–30 IE/kg KG, bei Vitamin-K-Mangelblutungen (praktisch nicht im Kindesalter) 60 IE/kg KG.

Fibrinogen wird als Substrat in großer Menge für die Gerinnselbildung benötigt und ist als erster Faktor verbraucht. Mit Blutungen muss bei einem Fibrinogen <100 mg/dl gerechnet werden. Bei Verbrauch wird Fibrinogen deshalb früh substituiert. Die Dosis berechnet sich in Kenntnis der Serumkonzentration:

Die Dosierung kann in Kenntnis der Serumkonzentration von Fibrinogen und des zirkulierenden Blutvolumens überschlagsmäßig berechnet werden:

$$\text{Fibrinogendosis (g)} = \text{erwünschter Anstieg (g/l)}$$
$$\times \text{Plasmavolumen (l)} \times 1,3$$

In der Praxis dosiert man entsprechend dem Körpergewicht und den klinischen Bedürfnissen. Die benötigte Dosis liegt bei 20–30 mg/kg KG.

7.8.4   Antifibrinolytika

Vor allem für orthopädische Eingriffe an der Wirbelsäule von Kindern liegt eine beeindruckende Evidenz für den Einsatz von Antifibrinolytika vor. Unter Therapie mit Tranexamsäure kommt es zu signifikant weniger Blutverlusten. Tranexamsäure wird für diese Eingriffe bereits präventiv eingesetzt.

Obwohl die Studienlage noch sehr überschaubar ist wird Tranexamsäure in jüngerer Zeit auch bei intraoperativen Blutungen in anderen operativen Fachbereichen eingesetzt. An vielen Kliniken gehört Tranexamsäure inzwischen auch in der Kinderchirurgie in den Algorithmus zum Management akuter, nicht vorhersehbarer intraoperativer Blutungen.

> **Die Dosierung beträgt 10–20 mg/kg KG Tranexamsäure (Cyclocapron, Anvitoff).**

7.9   Zusammenfassung

Kleine Kinder – kleine Volumina! Die Kenntnis des zirkulierendes Blutvolumen und der altersabhängigen Grenzwerte für die tolerable und unterste Hb-Konzentration sind für die Transfusion von Kindern Voraussetzung.

Kritische Hb-Konzentrationen sind altersabhängig. Die Indikation zur Transfusion wird auch bei Kindern anhand klinischer Befunde und nicht eines einzelnen Hb-Wertes gestellt. Vor einer Operation sollte berechnet werden, wie viel Blut ein Kind verlieren darf und bei welcher Hb-Konzentration man mit der Transfusion beginnt.

Bei Eingriffen mit erwartetem Blutverlust sollte die Gerinnung intraoperativ überwacht werden um rechtzeitig, vor einer Blutung, substituieren zu können. Für die Korrektur großer Gerinnungsdefizite eignen sich Konzentrate besser als FFP.

Literatur

Alkalay AL, Galvis S, Ferry DA, Simmons CF, Richard C (2006) Hemodynamic Changes in Anemic Premature Infants. doi:10.1542/peds.112.4.838

Azarow KS (2012) Use of fresh frozen plasma in children. The Journal of Pediatrics 160(2): 185–6. doi:10.1016/j.jpeds.2011.08.062

Barcelona SL, Thompson AA, Coté CJ (2005a) Intraoperative pediatric blood transfusion therapy: a review of common issues. Part I: hematologic and physiologic differences from adults; metabolic and infectious risks. Paediatric Anaesthesia 15(9): 716–26. doi:10.1111/j.1460-9592.2005.01548.x

Barcelona SL, Thompson AA, Coté CJ (2005b) Intraoperative pediatric blood transfusion therapy: a review of common issues. Part II: transfusion therapy, special considerations, and reduction of allogenic blood transfusions. Paediatric Anaesthesia 15(10): 814–30. doi:10.1111/j.1460-9592.2004.01549.x

Bell EF (2008) When to transfuse preterm babies When to transfuse preterm babies, (October). doi:10.1136/adc.2007.128819

Bell EF, Strauss RG, Widness et al. (2006) Cell Transfusion in Preterm Infants. doi:10.1542/peds.2004-1884

Bundesärztekammer (2008) Querschnitts-Leitlinien (BÄK) zur Therapie mit Blutkomponenten und Plasmaderivaten

Chidester SJ, Williams N, Wang W, Groner JI (2012) A pediatric massive transfusion protocol. The journal of trauma and acute care surgery 73(5): 1273–7. doi:10.1097/TA.0b013e318265d267

Dehmer JJ, Adamson WT (2010) Massive transfusion and blood product use in the pediatric trauma patient. Seminars in Pediatric Surgery 19(4): 286–91. doi:10.1053/j.sempedsurg.2010.07.002

Dinardo JA (2013) Blood Transfusions Might Be Bad For You; That Is Unless You Are Bleeding. Anesthesia and analgesia 116(6): 1201–1203. doi:10.1213/ANE.0b013e3182908e92

Dirkmann D, Burggraf M, Brendt P, Hu B, Peters J, Lendemans S (2013) Kontroversen im Gerinnungsmanagement 514–521. doi:10.1007/s10049-013-1713-y

Fasano M (2012) Hyperkalemia. In: Popovsky MA (Hrsg) Transfusion Reactions. Amer Assn of Blood Banks, 4. ed, pp 480–498

Fergusson DA, Hébert P, Hogan DL et al. (2012) Effect of fresh red blood cell transfusions on clinical outcomes in premature, very low-birth-weight infants: the ARIPI randomized trial. JAMA : the journal of the American Medical Association 308(14): 1443–51. doi:10.1001/2012.jama.11953

Fredrickson LK, Bell EF, Cress GA et al. (2011) Acute physiological effects of packed red blood cell transfusion in preterm infants with different degrees of anaemia. Archives of disease in childhood. Fetal and neonatal edition 96(4): F249–53. doi:10.1136/adc.2010.191023

Garby L, Sjolin S, Vuille JC (1962) Studies on erythro-kinetics in infancy. II. The relative rate of synthesis of haemoglobin F and haemoglobin A during the first months of life. Acta paediatrica 51: 245–54

Gibson B, Todd A, Roberts I et al. (2004) Transfusion guidelines for neonates and older children. British Journal of Haematology 124(4): 433–453. doi:10.1111/j.1365-2141.2004.04815.x

Giraldo MZ (2013) Revista Colombiana de Anestesiología Management of perioperative bleeding in children. Step by step review. Revista Colombiana de Anestesiología 1(7): 50–56

Howard-Quijano K, Schwarzenberger JC, Scovotti JC et al. (2013) Increased Red Blood Cell Transfusions Are Associated with Worsening Outcomes in Pediatric Heart Transplant Patients. Anesthesia and Analgesia 116(6): 1295–1308. doi:10.1213/ANE.0b013e31828d64ac

Hume HA, Limoges P (2002) Perioperative blood transfusion therapy in pediatric patients. American journal of therapeutics 9(5): 396–405. doi:10.1097/01.MJT.0000017424.97313.8C

Lacroix J, Hébert PC, Hutchison JS et al. (2007) Transfusion strategies for patients in pediatric intensive care units. New England Journal of Medicine 356(16): 1609–19. doi:10.1056/NEJMoa066240

Levi M (2012) Should antifibrinolytics be given in all patients with trauma? Current opinion in anaesthesiology, 25(3): 385–8. doi:10.1097/ACO.0b013e3283532b29

Murray NA., Roberts IAG (2004) Neonatal transfusion practice, (November 2006). doi:10.1136/adc.2002.019760

Roseff SD, Luban NLC, Manno CS (2002) Guidelines for assessing appropriateness of pediatric transfusion. Transfusion 42(11): 1398–413. Retrieved from ▶ http://www.ncbi.nlm.nih.gov/pubmed/12421212

Strauß JM, Sümpelmann R (2013) Infusionstherapie bei Säuglingen und Kleinkindern. Anästhesiologie, Intensivmedizin, Notfallmedizin, Schmerztherapie : AINS 48(4):264–71. doi:10.1055/s-0033-1343762

Sümpelmann R, Schürholz T, Thorns E, Hausdörfer J (2001) Acid-base, electrolyte and metabolite concentrations in packed red blood cells for major transfusion in infants. Paediatr Anaesth 11(2):169–73

Tien H, Nascimento B, Callum J, Rizoli S (2007) An approach to transfusion and hemorrhage in trauma: current perspectives on restrictive transfusion strategies. Canadian journal of surgery. Journal canadien de chirurgie 50(3):202–9

Toubekis E, Feldheiser A, Erb J et al. (2007) Monitoring der Volumentherapie bei Kindern. Anästhesiol Intensivmed Notfallmed Schmerzther 9:644–654

Tyrrell CT, Bateman ST (2012) Critically ill children: to transfuse or not to transfuse packed red blood cells, that is the question. Pediatric critical care medicine : a journal of the Society of Critical Care Medicine and the World Federation of Pediatric Intensive and Critical Care Societies 13(2), 204–9. doi:10.1097/PCC.0b013e318219291c

Van Hoften JCR, Verhagen, Keating P et al. (2010) Cerebral tissue oxygen saturation and extraction in preterm infants before and after blood transfusion. Archives of disease in childhood. Fetal and neonatal edition, 95(5), F352–8. doi:10.1136/adc.2009.163592

Walther-Wenke G, Pollmeier A, Horstmann E, Böcker W
   (2004) Extrazelluläres Kalium in filtrierten und bestrahlten Erythrozytenkonzentraten – Messwerte und
   ihre Bedeutung. Anasthesiol Intensivmed Notfallmed
   Schmerzther 2004 Sep;39(9):559–65
Zimmermann B (2011) Transfusionsmedizinische Versorgung
   von Früh- und Neugeborenen. Hämotherapie 17: 40–53

Autologe Transfusion

G. Singbartl, Th. Gierth, J. Biscoping, K. Singbartl

8.1 Einleitung

G. Singbartl

Die klinische Bedeutung der autologen Transfusion hat seit Ende der 1990er Jahre kontinuierlich und deutlich abgenommen. Für mehr als ein Jahrzehnt war in Deutschland »Eigenblutspende« gewissermaßen das Synonym für autologe Transfusion; im Gegensatz zu anderen europäischen Ländern, wie z. B. Großbritannien, Niederlande, Frankreich sowie den skandinavischen Ländern, in denen die Eigenblutspende bestenfalls nur eine untergeordnete Rolle, wenn überhaupt, gespielt hat. Lag in Deutschland die Einsatzhäufigkeit der präoperativen Eigenblutspende Ende der 1990er bzw. zu Beginn der 2000er Jahre bei ca. 5 %, so liegt deren Einsatzfrequenz heute bei deutlich unter 0,5 %. Für den drastisch gesunkenen klinisch-transfusionsmedizinischen Stellenwert der autologen Transfusion, insbesondere aber der Eigenblutspende, gibt es mehrere nachvollziehbare Gründe:

- Mit zunächst freiwilliger (1997), dann verpflichtender (1999, 2004) Einführung der PCR (»polymerase chain reaction«) in die transfusionsmedizinische Qualitätssicherung betreffend einer **transfusionsassoziierten Übertragung** bestimmter Viren (HAV, HBV, HCV, HIV 1 + 2, Parvovirus B19) neben dem AK-Nachweis von Lues und Zytomegalie sank das potenzielle viral-infektiöse Risiko der allogenen Transfusion um den Faktor 10–100; die diesbezügliche Sicherheit stieg in dem entsprechenden Ausmaß an (Übersicht bei Schmidt et al. 2011). Aktuell sind die allogenen Blutprodukte so sicher wie nie zuvor.
- Die **Eigenblutspende** ist ein personalintensives, organisatorisch, logistisch und z. T. auch apparativ kostenintensives Verfahren. Sie hat hinsichtlich der Fremdblut sparenden Effektivität nicht das gehalten, was viele sich von ihr versprochen haben bzw. was diesbezüglich insinuiert wurde. Unzulängliche zeitliche Konstellationen mit den jeweiligen Operationsterminen haben hierzu nicht unwesentlich beigetragen. Nicht in vollem Umfang, aber durch die Gesamtproblematik der Eigenblutspende gefördert, hat die **maschinelle Autotransfusion** klinisch an Bedeutung gewonnen.

- Mit zunehmender Bedeutung **ökonomischer Aspekte** im Gesundheitswesen insgesamt und somit auch im Krankenhaus, war die Eigenblutspende sehr oft eine der ersten Maßnahmen, welche unter diesen Gesichtspunkten und in Zusammenhang mit den o. g. Aspekten verlassen wurde.
- Eine zunehmend restriktivere, rationale und symptomorientierte Indikationsstellung zur **Erythrozytentransfusion** hat zumindest im operativen Klinikbetrieb wesentlich mit dazu beigetragen, den Erythrozytenbedarf insgesamt einzuschränken. In wie weit neben den immunologischen Risiken der allogenen Transfusion auch sonstige, aktuell mit der allogenen Transfusion in Verbindung gebrachten potenziellen Risiken tatsächlich transfusionsbedingt sind (erhöhte Morbidität und Mortalität, ungünstiger klinischer »outcome« in Abhängigkeit von der Lagerungsdauer), wird nach wie vor kontrovers diskutiert.

Demographischen Veränderungen mit insgesamt sinkender Bevölkerungszahl bei gleichzeitiger Überalterung lassen erwarten, dass es zukünftig auch zu quantitativen Auswirkungen auf die Blutversorgung kommen wird. So wird für Deutschland ein Rückgang der Gesamtbevölkerungszahl zwischen 2008 und 2050 um über 13 Millionen prognostiziert (von über 80 auf unter 70 Millionen) (DESTATIS). Damit einher geht zwangsläufig auch ein Rückgang der spendefähigen Bevölkerung um ca. 18 Millionen. Es wird geschätzt, dass dieser Rückgang der potenziellen Spenderpopulation bis zum Jahr 2050 eine Reduktion an verfügbaren allogenen Blutprodukten um bis zu über 30 % (bezogen auf die Ist-Situation) zur Folge haben wird (Katalinic et al. 2010). Diesem Rückgang steht aber ein altersbedingter, numerisch steigender Bedarf an allogenen Blutkomponenten/-produkten im operativen sowie insbesondere im onkologischen Bereich gegenüber (Ehling u. Pötsch 2010). Diese demographischen Veränderungen bieten eine rationale und somit reelle Chance zur »Wiederbelebung« der autologen Transfusion als Alternative bzw. zur Supplementierung der allogenen Transfusion.

Langfristig kann das aber nur mit wissenschaftlich harten Daten gelingen; nämlich die wirksamen und effektiven Fremdblut sparenden autologen Verfahren hinsichtlich Konzept, Effektivität und Indikation differenziert heraus zu arbeiten, um sie nach einem »Jahrzehnt der Euphorie« individuell differenziert, sinnvoll, effektiv und so ökonomisch wie möglich rational für den einzelnen Patienten zu nutzen: »Autologe Transfusion – praktisches Handeln aus wissenschaftlicher Erkenntnis«.

8.2   Juristische und arzneimittelrechtliche Aspekte autologer Transfusionsverfahren

J. Biscoping

8.2.1   Präoperative Eigenblutspende

Bereits in den Richtlinien zur Blutgruppenbestimmung und Bluttransfusion, aufgestellt vom Wissenschaftlichen Beirat der Bundesärztekammer und vom Bundesgesundheitsamt, findet sich in der überarbeiteten Fassung von 1991 ein eigenes Kapitel zur Eigenblutspende und Eigenbluttransfusion (▶ Kap. 8.3). Dabei wurden sowohl die Eigenblutspende als auch die Eigenbluttransfusion als Bestandteil der medizinischen Behandlung klassifiziert.

Der klinische Stellenwert, den die Eigenblutspende in den Folgejahren in Deutschland erlangt hat, fand dann auch seinen Niederschlag im **Gesetz zur Regelung des Transfusionswesens** (Transfusionsgesetz-TFG) vom 01.07.1998, in dem in § 5 Absatz 2 ausdrücklich auch die Gewinnung von Eigenblut Berücksichtigung fand und ihr insofern ein besonderer Stellenwert vom Gesetzgeber eingeräumt wurde, als ausdrücklich beschrieben wird, dass »die Tauglichkeit der spendenden Person auch nach den Besonderheiten dieser Blutprodukte zu beurteilen« ist. Auch § 5 Absatz 3 greift im Zusammenhang mit dem aktuellen Stand der medizinischen Wissenschaft und Technik bei der Testung auf Infektionsmarker nochmals Eigenblutentnahmen auf und erwähnt, dass »diese Untersuchungen nach den Besonderheiten dieser Entnahmen durchzuführen sind«. Näheres dazu wurde den Richtlinien zur Gewinnung von Blut und Blutbe-

standteilen und zur Anwendung von Blutprodukten zugeordnet, indem § 12 Absatz 2 TFG eine Vermutungswirkung auslöste »Es wird vermutet, dass der allgemein anerkannte Stand der medizinischen Wissenschaft und Technik zu den Anforderungen nach diesem Abschnitt eingehalten worden ist, wenn und soweit die Richtlinien der Bundesärztekammer nach Absatz 1 beachtet worden sind.«

In der unmittelbar dem Transfusionsgesetz von 1998 folgenden Fassung der **Hämotherapie-Richtlinien** im Jahr 2000 war zum Beispiel, im Gegensatz zum Vorgehen bei homologer Blutspende, bei Eigenblut noch nicht die Bestimmung der Blutgruppe vorgeschrieben, auch führten positive Virusmarker nicht zum Ausschluss des Verfahrens. Mit dem Verzicht auf die Blutgruppenbestimmung sollte die Transfusion dieser Produkte auf andere Empfänger zusätzlich erschwert werden, für Patienten mit positiven Transfusionsmarkern gilt bis heute eine besonders strenge Regelung dahingehend, dass erstens der transfundierende Arzt über den infektiösen Status des Produktes schriftlich zu informieren ist und zweitens die Transfusion dieser Produkte, einschließlich aller vorbereitenden Maßnahmen, vom Arzt persönlich durchzuführen ist (Kapitel 4.6.3 der aktuellen Hämotherapie-Richtlinien). Auch besteht nach Kapitel 2.8.13 der Hämotherapie-Richtlinien die Verpflichtung den Patienten mit gesichert festgestellten positiven Infektionsmarkern »eingehend aufzuklären und zu beraten«, wobei dies als die Aufgabe der verantwortlichen ärztlichen Person der Einrichtung beschrieben ist.

> ❯ Im Gegensatz zu den strengen Vorgaben bei Vorliegen positiver Infektionsmarker kann ansonsten die Vorbereitung und Einleitung einer Transfusion in engen Grenzen delegiert werden (»vom transfundierenden Arzt oder unter seiner direkten Aufsicht«).

Abweichend von den Vorschriften bei der homologen Transfusion umfasst bei der Eigenbluttransfusion die Identitätssicherung sowohl den AB0-Identitätstest mit dem Blut des Empfängers als auch im Falle von erythrozytenhaltigen Präparaten mit dem autologen Blut (Abschnitt 4.6.1 der Hämotherapie-Richtlinien). Die serologische Verträglichkeitsprobe

(Kreuzprobe) kann hingegen entfallen. Ebenso wie bei einer homologen Erythrozytentransfusion muss auch bei der Transfusion von Eigenblut nach Beendigung der Transfusion das Behältnis mit dem Restblut für 24 h aufbewahrt werden.

War es schon in § 13 TFG von 1998 eine Verpflichtung des zuständigen Arztes, die zu behandelnde Person in den nach dem Stand der medizinischen Wissenschaft vorgesehenen Fällen auf die Möglichkeit der Eigenblutspende aufmerksam zu machen (Umsetzung der BGH-Entscheidung vom 17.12.1992), so ist diese Verpflichtung auch in der **Neufassung des Transfusionsgesetzes vom 28. August 2007** weiterhin beibehalten worden (§ 13 Absatz 1). Hiermit hat der Gesetzgeber auch fast 10 Jahre nach dem ersten Inkrafttreten des Transfusionsgesetzes dem politischen Willen weiterhin Geltung verschafft, dass die Eigenblutspende und autologe Hämotherapieverfahren insgesamt ihre Bedeutung erhalten sollen.

In Analogie dazu hat der Arbeitskreis Blut das erste Votum zur autologen Hämotherapie (Votum V3 vom 14.03.1994) überarbeitet. Dieses überarbeitete Votum 32 »**Aktuelle Empfehlungen zur autologen Hämotherapie**« beschreibt die weiterhin bestehenden Anwendungsmöglichkeiten und Vorteile der Verfahren, nimmt aber auch eine notwendig kritische, abwägende Haltung ein, indem es auffordert, die Patienten nicht nur über die Vorteile sondern auch über mögliche Nachteile des Verfahrens aufzuklären.

Da es sich bei der präoperativen Eigenblutherstellung unstreitig um eine Arzneimittelherstellung handelt, war bereits in der ersten Fassung des Transfusionsgesetzes von 1998 eine Erleichterung für die Eigenblutherstellung derart geschaffen worden, dass § 34 Nr. 5 TFG den § 14 des **Arzneimittelgesetzes** (AMG) so geändert hat, dass hier der Herstellungsleiter zugleich Kontrollleiter sein konnte. Dies wurde als »Kleine Herstellungserlaubnis« bezeichnet. Diese Ausnahme galt jedoch nur eingeschränkt für den Bereich einer Krankenhausabteilung oder einer anderen ärztlichen Einrichtung, in deren Verantwortungsbereich Eigenblutspenden hergestellt, geprüft und angewendet wurden. Die Anwendung musste zwar nicht in derselben Abteilung erfolgen, in der hergestellt und geprüft wurde, aber unter ihrer Verantwortung.

Diese Regelung war seinerzeit notwendig geworden, weil Länderbehörden auch bei der präoperativen Eigenblutherstellung eine **Herstellungserlaubnis** nach AMG verlangten. Dies folgte aus der wörtlichen Auslegung von § 13 Absatz 1 Satz 3 des AMG. Danach liegt eine Abgabe von Arzneimitteln im Sinne des Satzes 1 dieser Vorschrift vor, wenn die Person, die das Arzneimittel herstellt eine andere ist als die, die es anwendet. Eine erlaubnisfreie Eigenblutherstellung war nur möglich, wenn bei Hersteller und Anwender Personenidentität bestand und auch zwischenzeitlich kein Wechsel der Verfügungsgewalt über das Produkt möglich war (»Offizinalrecht«). Die mit dem TFG intendierte so genannte »Kleine Herstellungserlaubnis« sollte dazu beitragen, dass die bis dahin geübte Praxis nicht aus personellen und organisatorischen Gründen unmöglich wurde. Andererseits war unter dem Gesichtspunkt der Qualitätssicherung nachvollziehbar, dass auch dieser Bereich der Herstellung von Blut und Blutprodukten in einem Umfang durch das AMG geregelt wird, der sinngemäß auch für homologe Blutzubereitungen gilt. Die auf die oben genannte Regelung abzielende Formulierung lautete wörtlich: »Werden ausschließlich autologe Blutzubereitungen hergestellt und geprüft und finden Herstellung, Prüfung und Anwendung im Verantwortungsbereich einer Abteilung eines Krankenhauses oder einer anderen ärztlichen Einrichtung statt, kann der Hersteller zugleich Kontrollleiter sein.«

Mit dem 14. Gesetz zur Änderung des Arzneimittelgesetzes (14. AMG-Novelle) vom 29. August 2005, die der Angleichung an EU-Recht diente, war eine Änderung eingetreten, die formal zum Entfall der »Kleinen Herstellungserlaubnis« geführt hat.

In § 14 Absatz 2 AMG (Entscheidung über die Herstellungserlaubnis) ist ausgeführt, dass die Erlaubnis nur versagt werden darf, wenn »ein Leiter der Herstellung und ein Leiter Qualitätskontrolle mit ausreichender fachlicher Qualifikation und praktischer Erfahrung nicht vorhanden ist«. Die Anforderungen an diese beiden Funktionen (Leiter der Herstellung, Leiter der Qualitätskontrolle) sind im Gesetzestext nicht mehr definiert. Daher ist die Ausübung dieser beiden Funktionen nicht mehr an eine spezifische Qualifikation gebunden. Auch eine akademische Ausbildung ist nicht mehr gefordert.

Also kann auch eine Anästhesie-Pflegekraft »mit ausreichender fachlicher Qualifikation und praktischer Erfahrung« oder eine medizinisch-technische Assistentin diese Funktion ausüben. Lediglich die sachkundige Person (§ 14 Absatz 1 AMG) muss nach § 15 Absatz 1 AMG ein abgeschlossenes Hochschulstudium z. B. der Humanmedizin und nach Absatz 3 Nr. 3 »für autologe Blutzubereitungen eine mindestens 6-monatige transfusionsmedizinische Erfahrung oder eine 1-jährige Tätigkeit in der Herstellung autologer Blutzubereitungen« besitzen. Die sachkundige Person ist allein verantwortlich für die Freigabe der Eigenblutkonserven. Demzufolge war ab diesem Zeitpunkt die Eigenblutherstellung (präoperative Eigenblutspende) unter den Bedingungen möglich, wie sie bis dahin für die so genannte »Kleine Herstellungserlaubnis« möglich war. De facto war damit jedoch die »Kleine Herstellungserlaubnis« auf den gesamten Bereich der Arzneimittelherstellung ausgedehnt worden.

Unter praktischen Erwägungen hat diese Änderung mit der 14. AMG-Novelle den Vorteil mit sich gebracht, dass die herstellende Abteilung dieses Produkt als Arzneimittel »in Verkehr« bringen kann.

> Somit ist es nunmehr möglich, autologes Blut, z. B. in der postoperativen Phase, zur Transfusion an die operative Abteilung auszugeben oder aber auch Eigenblut für andere Einrichtungen der Krankenversorgung herzustellen. Im Alltag wird von der letztgenannten Möglichkeit jedoch eher selten Gebrauch gemacht.

Da es bei der Schaffung des TFG nicht das Ziel war, einzelne Schritte bei der Gewinnung und Anwendung von Blut und Blutprodukten zu regeln, wird ganz ausdrücklich in den §§ 12 a (Richtlinien zum Stand der Erkenntnisse der medizinischen Wissenschaft und Technik zur Gewinnung von Blut und Blutbestandteilen) und 18 (Stand der medizinischen Wissenschaft und Technik zur Anwendung von Blutprodukten) im jeweiligen Absatz 2 dieser Paragraphen den Hämotherapie-Richtlinien der Bundesärztekammer eine besondere Bedeutung dahingehend zugeordnet, als dass dieser Absatz eine Vermutungswirkung auslöst. Diese Vermutungswirkung bezieht sich sowohl auf die Gewinnung von Blut und Blutbestandteilen als

auch die Anwendung von Blutprodukten. In Abschnitt 2.8 (Eigenblutentnahme) der Hämotherapie-Richtlinien sind daher die Voraussetzungen und Bedingungen näher ausgeführt, unter denen die präoperative Entnahme von Eigenblut durchgeführt werden darf und wie mit dem so gewonnenen Präparat zu verfahren ist (Kennzeichnung, Lagerung, Qualitätskontrolle). Ebenfalls sind in diesem Absatz Kontraindikationen genannt, die trotz des möglichen Abweichens beim autologen Spender von den Vorgaben der Eignung als Spender für homologe Konserven (Abschnitt 2.1.4 Untersuchung zur Eignung als Spender und zur Feststellung der Spendetauglichkeit) eingehalten werden müssen.

Dass von den Vorgaben, wie sie für Fremdblutspender gelten, abgewichen werden kann, leitet sich aus § 5 Absatz 2 TFG (Auswahl der spendenden Personen) ab, indem dort näher ausgeführt ist: »Bei der Gewinnung von Eigenblut … ist die Tauglichkeit der spendenden Personen auch nach den Besonderheiten dieser Blutprodukte zu beurteilen.«

Bezüglich der **Lagerung von Eigenblut** führen die aktuellen Hämotherapie-Richtlinien in 2.8.1.6 (Lagerung) aus, dass dieses sowohl als Vollblut oder in Blutkomponenten aufgetrennt (AEK und AFFP) gelagert werden kann. Bei Lagerung als Vollblut muss zuvor eine Leukozytendepletion durchgeführt werden. In jedem Falle müssen Eigenblut und Eigenblutbestandteile getrennt von homologen Blutprodukten gelagert werden. Diese getrennte Lagerung bedeutet nicht in jedem Falle einen eigenen Kühlschrank, sondern kann auch dadurch gewährleistet werden, dass klar definierte Fächer innerhalb einer Kühl- bzw. Gefriereinheit (bei AFFP) dafür genutzt werden können. Bei der Eigenblutherstellung für Patienten mit positiven Infektionsmarkern stellen die Hämotherapie-Richtlinien im gleichen Abschnitt besonders strenge Anforderungen an deren Lagerung. Diese sind so deutlich getrennt zu lagern, dass eine Verwechslung ausgeschlossen werden kann.

Da die **Spendetauglichkeit** von Patienten für Eigenblut zum Teil von den Kriterien zur Zulassung homologer Spender abweichen darf, erfüllen die Blutprodukte damit nicht immer die gleichen Kriterien, wie sie für homologe Spenden gelten (z. B. Medikamentenrückstände bei Dauermedikation). Dieses hat der Gesetzgeber insofern als Einschränkung berücksichtigt, als in § 17 Absatz 1 Satz

3 TFG eindeutig geregelt ist »Nicht angewendete Eigenblutentnahmen dürfen nicht an anderen Personen angewendet werden.«

In § 28, der Ausnahmen vom Anwendungsbereich des Transfusionsgesetzes nennt, wurde die noch in der ersten Fassung des Transfusionsgesetzes von 1998 enthaltene Privilegierung für Eigenblutprodukte zur Immuntherapie aufgehoben, weil heute derartige Produkte durch Apherese gewonnen, bearbeitet und dann am Patienten angewendet werden können (z. B. dentritische Zellen). Andererseits wurde die **Entnahme geringfügiger Mengen** (10–20 ml) autologen Blutes zur Herstellung von Füll- oder Dichtungsmaterial im Rahmen zahnärztlicher Behandlungen von den Regelungen des TFG freigestellt. Hier ist z. B. an das plättchenreiche Plasma (PRP) zu denken, das autolog in geringer Menge in der Zahnarztpraxis gewonnen und dort, vermischt mit chemischen Stoffen, als Dichtmasse bei der Zahnbehandlung angewendet wird. Diese Ausnahme vom Anwendungsbereich des TFG gilt nicht, wenn das Material außerhalb der Zahnarztpraxis gewerbsmäßig in Spezialeinrichtungen entnommen und zu Produkten verarbeitet wird. In derart gelagerten Fällen finden dann sowohl die arzneimittelrechtlichen als auch transfusionsrechtlichen Vorschriften Anwendung.

Mit dem ersten Gesetz zur Änderung des Transfusionsgesetzes vom 10.02.2005 waren auch arzneimittelrechtliche Vorschriften zu überarbeiten beziehungsweise anzupassen. Bei der autologen Hämotherapie betraf dies eine Änderung von § 14 AMG dahingehend, dass die Inanspruchnahme der seinerzeitigen »Kleinen Herstellungserlaubnis« auch für die Tätigkeit der Bestrahlung von Wundblutzubereitungen in den Einrichtungen der Krankenversorgung zur Erleichterung der Herstellung und Anwendung dieser Blutprodukte möglich wurde. Dieser Sachverhalt hat sich auch nicht geändert mit dem Entfall der Kleinen Herstellungserlaubnis (s. unten).

8.2.2 Maschinelle Autotransfusion

> Als maschinelle Autotransfusion (MAT) bezeichnet man das Verfahren, bei dem intra- und/oder postoperativ gewonnenes Wund-/Drainageblut gesammelt und nach maschineller Aufbereitung als gewaschene Erythrozytensuspension retransfundiert wird.

Dieses seit mehr als 20 Jahren in der klinischen Routine etablierte Verfahren ist in seiner Bedeutung durch explizite Erwähnung in dem überarbeiteten Votum zur autologen Hämotherapie (Votum 32 »Aktuelle Empfehlungen zur Autologen Hämotherapie«) nochmals hervorgehoben worden.

Bezüglich der arzneimittelrechtlichen Einordnung dieses Verfahrens bestehen derzeit divergierende Auffassungen. Im Rahmen der 15. Novelle des AMG hat mit dem Entfall des bisherigen § 4a Absatz 3 das so genannte »Offizinalrecht« keinen Bestand mehr. Danach waren vom Anwendungsbereich des AMG die Arzneimittel ausgenommen, die ein Arzt, ein Tierarzt oder eine andere Person, die zur Ausübung der Heilkunde befugt ist, bei Menschen oder Tieren anwendet, soweit die Arzneimittel ausschließlich zu diesem Zweck unter der unmittelbaren fachlichen Verantwortung des anwendenden Arztes hergestellt worden sind.

Die o. g. Änderung des AMG hat in der Folge dazu geführt, dass auch das mittels MAT gewonnene Blut als Arzneimittelherstellung gesehen werden kann. Eine bis dato diskutierte Auslegung der Regierung von Niederbayern vom 06.10.2010, wonach es sich bei Durchführung der MAT nicht um eine Arzneimittelherstellung, sondern »um einen Teil des ärztlichen Heileingriffs« handelt, wurde zwischenzeitlich von der gleichen Behörde mit Schreiben vom 07.03.2012 einer anderen Bewertung unterzogen. Darin wird nunmehr der Standpunkt vertreten, dass zwar für die MAT eine Herstellungserlaubnis nicht erforderlich ist, jedoch Anzeigepflicht gemäß § 67 Absatz 1 AMG besteht. Im Falle der Herstellung von Arzneimitteln durch angestellte Ärzte in Einrichtungen des Gesundheitswesens (z. B. Krankenhaus) kann die Anzeigepflicht auch von der jeweiligen Einrichtung erfüllt werden.

Auch die aktuellen Richtlinien zur Gewinnung von Blut und Blutbestandteilen und zur Anwendung von Blutprodukten (Hämotherapie) bestätigen diese Auffassung, indem sie die maschinelle Autotransfusion explizit als Verfahren erwähnen, welches als erlaubnisfreie Gewinnung beziehungsweise Herstellung zulässig ist, wenn der entnehmende mit dem transfundierenden Arzt personenidentisch ist. Verschiedene Überwachungsbehörden einzelner Bundesländer wollen jedoch nach der 15. AMG-Novelle grundsätzlich auf einer Herstellungserlaubnis nach § 13 AMG bestehen.

Eine grundsätzlich andere Auffassung vertreten Deutsch, Bender, Eckstein, Zimmermann (Transfusionsrecht, 2. Aufl., Rd. Nr. 1145): »Die Rückgewinnung des perioperativ anfallenden Blutes ist deshalb keine Arzneimittelherstellung, weil die verwendeten Verfahren … dem ärztlichen Eingriff in sachlicher und zeitlicher Hinsicht unmittelbar untergeordnet sind und in diesem aufgehen.«

Bereits mit Datum vom 19.05.2010 hat die Bundesärztekammer, unter anderem auf Initiative des Arbeitskreises »Richtlinien Hämotherapie« und des »Arbeitsausschuss Bluttransfusion« von DGAI und BDA, eine Anfrage an das Bundesministerium für Gesundheit und die Arbeitsgemeinschaft der Obersten Landesgesundheitsbehörden (AOLG) gestellt und auf die mit der 15. AMG-Novelle verbundene Problematik bei der maschinellen Autotransfusion hingewiesen. Dabei wurden insbesondere 2 Punkte angesprochen:

- Falls die maschinelle Autotransfusion, ebenso wie die präoperative normovolämische Hämodilution, vom Begriff der »Spende« nach § 2 Nr. 1 TFG erfasst werden, so könnte aus § 5 Absatz 3 TFG die Notwendigkeit der Testung des Spenders auf HIV, HBV und HCV-Infektionsmarker abgeleitet werden (Deutsch, Bender, Eckstein, Zimmermann, Transfusionsrecht, 2.Aufl., Rd. Nrn. 628 u. 1147) Dieses wäre aus Gründen des methodischen Ablaufs bei gegebener medizinischer Indikation nicht möglich und würde damit die Anwendung des Verfahrens unmöglich machen.
- Im Rahmen des Gewebegesetzes wurde mit § 4a Satz 1 Nr. 3 AMG eine Sonderregelung geschaffen für Gewebe, die innerhalb eines Behandlungsvorgangs einer Person entnommen werden, um auf diese rückübertragen zu werden. Wenn damit der Gesetzgeber die Übertragung z. B. einer Schädelkalotte innerhalb einer Operationsserie gestattet, ohne Qualitätsdefizite bei der Versorgung von Patienten zu befürchten, sollte es dann nicht auch möglich sein, eine entsprechende Ausnahmeregelung

für die perioperative Eigenblutherstellung zu schaffen? Eine analoge kontroverse Diskussion zur arzneimittelrechtlichen Einordnung von gereinigtem Blut im Rahmen der Dialyse könnte im Übrigen auf der gleichen Argumentationsbasis aufkommen.

Die Problematik bei der grundsätzlichen Einordnung der MAT als Arzneimittelherstellung kann jedoch auch dadurch entstehen, dass man das dabei gewonnene Blut als Spende im Sinne von § 2 Nr. 1 TFG behandelt und dementsprechend Krankenhäuser, in denen MAT perioperativ durchgeführt wird, als Spendeeinrichtungen im Sinne von § 2 Nr. 2 TFG klassifiziert. Damit müssten alle die Einrichtungen der Krankenversorgung, die MAT durchführen, mit den Anforderungen konfrontiert werden, die kraft Gesetzes an eine Spendeeinrichtung zu stellen sind.

Alle bisherigen Versuche, im Rahmen einer anstehenden AMG-Novelle für das Verfahren der MAT eine Regelung zu erwirken, die eine Beibehaltung dieses auf hoher wissenschaftlicher Evidenz basierenden Verfahrens zum Wohle der Patienten mit vertretbarem Regelungsaufwand zu erhalten, sind bisher noch nicht abschließend erfolgreich gewesen. Zumindest haben die Initiativen von Klinikern innerhalb des Arbeitskreis Blut dazu geführt, dass auf Initiative eines Diskussionspapiers einer Unterarbeitsgruppe innerhalb der Arbeitsgemeinschaft der Obersten Landesgesundheitsbehörden (AOLG) der Zustand der Duldung besteht, wenn zumindest eine Anzeige der Einrichtung der Krankenversorgung nach § 67 AMG an die zuständige Aufsichtsbehörde erfolgt ist.

An der medizinischen Sinnhaftigkeit und Wirksamkeit der MAT besteht nach anerkanntem Stand von Wissenschaft und Technik kein Zweifel. Nicht nur im Votum 32 vom 17.03.2005 (»Aktuelle Empfehlungen zur Autologen Hämotherapie«) wurde das Verfahren der MAT ausdrücklich befürwortet. Auch in den nachfolgenden Überarbeitungen beziehungsweise Aktualisierungen der Hämotherapie-Richtlinien (zuletzt 2010) findet die MAT ausdrückliche Erwähnung im Sinne einer Positiv-Monographie. Ebenfalls mit einer starken Empfehlung (1C+, »soll«) wird das Verfahren der MAT mit eindeutigem Nutzen-Risiko-Verhältnis in den

Querschnitts-Leitlinien zur Therapie mit Blutkomponenten und Plasmaderivaten in der aktuellen Fassung bewertet.

Eindeutig klar geregelt ist hingegen die Möglichkeit der **Wundblutbestrahlung**, welches bei der MAT bei Tumoroperationen gesammelt wird und vor der Retransfusion zur Verhinderung der Übertragung von Tumorzellen im MAT-Blut zu bestrahlen ist.

Nach § 7 Abs.1 AMG ist es »verboten, radioaktive Arzneimittel oder Arzneimittel, bei deren Herstellung ionisierende Strahlen verwendet worden sind, in den Verkehr zu bringen, es sei denn, dass dies durch Rechtsverordnung nach Absatz 2 zugelassen ist.« Diese Rechtsverordnung ist die AMRadV vom 28.01.1987. Sie ist auch anwendbar auf Blutprodukte, die keine Fertigarzneimittel sind. Die AMRadV erklärt hierzu die Vorschriften des AMG über die Zulassung für entsprechend anwendbar. Danach gilt das Verkehrsverbot des § 7 Abs.1 AMG nicht, wenn bei der »Herstellung Elektronen-, Gamma- oder Röntgenstrahlen (…) zur Inaktivierung von Blutbestandteilen (…) verwendet worden sind.«

Durch das 1. TFG-Änderungsgesetz wurden Wundblutzubereitungen – unabhängig von § 1 Abs.2 AMRadV – von der Pflicht zur Zulassung nach der AMRadV ausgenommen, denn Wundblutzubereitungen sind »nicht standardisierungsfähig«, weshalb die ansonsten erforderliche modellhafte Zulassung in diesem Falle nicht möglich ist.

8.2.3 Akute, normovoläme Hämodilution

Eine mit der MAT vergleichbare rechtliche Problematik kann konstruiert werden, wenn man das bei der akuten normovolämen Hämodilution (ANH) dem Patienten unmittelbar präoperativ entnommene Blut als »Spende« im Sinne des § 2 Nr. 1 TFG behandelt. Aktivitäten in dieser Richtung von Seiten der Aufsichtsbehörden sind dazu jedoch bisher nicht bekannt.

In Analogie zu den in den aktuellen Hämotherapie-Richtlinien angeführten rechtlichen Rahmenbedingungen für MAT-Blut wäre allenfalls eine Anzeigepflicht nach § 67 AMG gerechtfertigt. Im Übrigen setzen sich auch die aktuellen Quer-

schnitts-Leitlinien zur Therapie mit Blutkomponenten und Plasmaderivaten mit dieser Methode auseinander und erwähnen sie als Verfahren, welches nur bei Patienten mit hochnormalen Hb-Werten als Methode mit limitiertem Effekt empfohlen werden kann. Diese einschränkende Indikation wird dann auch mit einem entsprechenden Evidenzlevel (»A«) klassifiziert. Auch wenn den Querschnitts-Leitlinien keine unmittelbar rechtlich bindende Wirkung zukommt, so können darin getroffene Aussagen und Empfehlungen im Sinne eines präformierten Gutachtens aufgefasst werden. Die im TFG in §§ 12a und 18 ausdrücklich erwähnten Richtlinien zur Gewinnung von Blut und Blutbestandteilen und zur Anwendung von Blutprodukten (Hämotherapie) führen in Abschnitt 1.4.3.6 (Der transfundierende Arzt) aus: … Die Indikationsstellung ist integraler Bestandteil des jeweiligen ärztlichen Behandlungsplans. Die Querschnitts-Leitlinien der Bundesärztekammer zur Therapie mit Blutkomponenten und Plasmaderivaten in der jeweils gültigen Fassung sind zu beachten.

8.2.4 Autologe Direkt-Retransfusion

Hinsichtlich der klinischen Wirkung und Sinnhaftigkeit haben Singbartl und Walther-Wencke bereits in Transfusionspraxis (1. Aufl.) im Rahmen der Nutzen-Risiko-Abwägung dieser Methode das hämotherapeutische Paradoxon aufgezeigt: je verzichtbarer diese Methode auf Grund geringer retransfundierter Volumina ist, desto risikoärmer – je größer das retransfundierte Volumen ist, desto größer das Potenzial und die Gefahr des Auftretens ernsthafter, zum Teil lebensbedrohlicher unerwünschter Wirkungen.

Diese Auffassung haben sich auch die aktuellen Hämotherapie-Richtlinien zu eigen gemacht und das Verfahren der autologen Direkt-Retransfusion in Abschnitt 2.8.3 (Retransfusion von intra- und/oder postoperativ gewonnenem Wund-/Drainageblut) im Sinne einer Negativ-Monographie beschrieben: »Die Transfusion von intra- oder postoperativ gesammeltem Wund- oder Drainageblut ohne vorherige Aufbereitung (waschen) kann auf Grund der Gefahr einer Gerinnungsaktivierung, Zytokin- und evtl. Endotoxineinschwemmung sowie Einschwemmung anderer biologisch aktiver Substanzen nicht empfohlen werden.« Diese Aussage hat auf Grund von § 12a besonderes Gewicht, da in Absatz 2 darauf hingewiesen wird, dass bei der Gewinnung von Blut und Blutbestandteilen den Richtlinien zur Einhaltung des Standes der Erkenntnisse der medizinischen Wissenschaft und Technik besondere Beachtung zukommt.

8.2.5 Dokumentation und Aufklärung

Eine mit dem Inkrafttreten des Transfusionsgesetzes regulatorische Besonderheit war die, dass erstmals auch die Aufklärung des Patienten in die vorgesehene Behandlung (hier die Transfusion) der Schriftform bedarf. Bis dahin musste nach allgemeinen Grundsätzen die Einwilligung des Patienten zwar auf einer Aufklärung aufbauen (»Selbstbestimmungsaufklärung«, § 630e BGB), doch bedurfte beides bisher nicht der Schriftform. Lediglich aus Gründen der Beweiserleichterung hatte sich schon zuvor in zahlreichen Feldern der Medizin die Schriftform durchgesetzt. Erstmals mit der Schaffung des Transfusionsgesetzes trat eine gesetzliche Sonderregelung mit § 14 Absatz 1 Satz 2 TFG in Kraft (»Die Dokumentation hat die Aufklärung (…) zu umfassen.«). In logischer Konsequenz setzt diese Bestimmung eine schriftliche Einwilligungserklärung voraus.

Auch mit der Novellierung des Transfusionsgesetzes hat der Gesetzgeber eine besondere Berücksichtigung der Eigenblutspende beibehalten, indem in § 13 Absatz 1 Satz 4 die Aufklärungsverpflichtung über die Möglichkeit der Anwendung von Eigenblut, soweit diese nach dem Stand der medizinischen Wissenschaft vorgesehen ist, besteht. Das bedeutet im Einzelfalle nicht, dass dann auch eine Eigenblutspende durchzuführen ist, wenn sie möglich wäre, es setzt jedoch den Patienten nach Aufklärung in den Stand, eine eigene Entscheidung zu treffen. Diese Vorschrift ist als Konsequenz aus dem BGH-Urteil vom 17.12.1991 zu sehen. Damals wurde entschieden, dass vor einer Operation eine Aufklärung des Patienten über das Risiko einer Infektion mit Hepatitis oder AIDS durch Transfusion von Fremdblut jedenfalls immer dann erforderlich ist, wenn es für den Arzt ernsthaft in Betracht kommt, dass bei diesem Patienten intra- oder postoperativ eine Bluttransfusion erforderlich werden

könnte. Wörtlich wurde seinerzeit ausgeführt: »Darüber hinaus ist in Fällen wie hier – jedenfalls nach heutigen Maßstäben – zu verlangen, dass der Patient, soweit diese Möglichkeit für ihn besteht, auf den Weg der eigenen Blutspende als Alternative zur Transfusion von fremdem Spenderblut hingewiesen wird.« Diese damalige Forderung ist mit § 13 TFG Gesetz geworden.

Da nach § 18 Absatz 2 den jeweils aktuellen Hämotherapie-Richtlinien die Bedeutung zukommt, den allgemein anerkannten Stand der medizinischen Wissenschaft und Technik zu den Anforderungen nach dem vorangegangenen Abschnitt (§§ 13–18 (Anwendung von Blutprodukten)) zu beschreiben, sind die Ausführungen in Abschnitt 4.3 (Anwendung von Blutkomponenten und Plasmaderivaten) zu beachten. Dort ist wörtlich ausgeführt: »Bei planbaren Eingriffen, bei denen bei regelhaftem Operationsverlauf eine Transfusion ernsthaft in Betracht kommt (Transfusionswahrscheinlichkeit von mindestens 10 %, z. B. definiert durch hauseigene Daten), ist der Patient über das Risiko allogener Bluttransfusionen aufzuklären und rechtzeitig auf die Möglichkeit der Anwendung autologer Hämotherapie-Verfahren hinzuweisen und über den Nutzen und das Risiko der Entnahme und Anwendung von Eigenblut individuell aufzuklären.« Mit dieser Ausführung ist auch der zunächst unbestimmte Begriff »ernsthaft in Betracht kommen« konkret zu verstehen, nämlich eine Transfusionswahrscheinlichkeit von mindestens 10 %. Der Verweis in diesem Abschnitt auf Abschnitt 2.8.1 derselben Richtlinien erwähnt dann nochmals im Kapitel zur Gewinnung von Blut und Blutbestandteilen den gleichen Sachverhalt mit abermaliger Benennung einer Transfusionswahrscheinlichkeit von mindestens 10 % als Grundlage einer individuellen Aufklärungsverpflichtung.

8.3   Präoperative Eigenblutspende

G. Singbartl

8.3.1   Prinzip

Die präoperative Eigenblutspende ist im Prinzip nichts anderes als der Transfer von Erythrozyten vom Patienten in einen Plastikbeutel. Das wiederum bedeutet, dass zum Operationstermin per se nicht zwangsläufig insgesamt mehr Erythrozyten zur Verfügung stehen müssen als vor der Eigenblutspende (nämlich die nach der Eigenblutentnahme in vivo verbliebenen plus die zusätzlich in-vivo neu gebildeten Erythrozyten plus die entnommene und ex vivo gelagerte Erythrozytenmenge). Ein mittels Eigenblutspende induzierter Erythrozytengewinn ist nur dann zu erwarten, wenn das jeweilige Eigenblutspendekonzept sich an den physiologischen Gegebenheiten der Erythropoese orientiert.

8.3.2 Physiologische Grundlagen

Im Wesentlichen bestimmen zwei Parameter die Wirksamkeit, d. h. den durch die Eigenblutspende induzierten Erythrozytengewinn infolge der dadurch stimulierten Erythropoese (Bunn et al. 1991; Erslev et al. 1980, 1987):

- Zeitintervall zwischen Eigenblutspende und Operation
- Hb- bzw. Hkt-Wert zur bzw. nach der Eigenblutspende

Zeitintervall zwischen Eigenblutspende und Operation Physiologischerweise beträgt der Zeitraum zwischen dem Auftreten der ersten erythroiden Vorläuferzellen im Knochenmark und dem Erscheinen funktionstüchtiger Erythrozyten im peripheren Blut 20–29 Tage (Bunn et al. 1991). In der Literatur werden für die äquivalente Neubildung von Erythrozyten nach Entnahme von einer Einheit ein Zeitraum von 40–90 Tagen (Coleman et al. 1953), bei männlichen Probanden für die Regeneration von ≥90 % der entnommenen Einheit 20–59 Tage (39±11 Tage) beschrieben (Pottgiesser et al. 2008). Diese Daten werden in einer aktuellen randomisierten Studie bei Fremdblutspendern ohne Eisensubstitution mit einer mittleren Dauer von 78 Tagen bis zum Erreichen von mindestens 80 % des Hb-Ausgangwertes erhärtet (Kiss et al. 2013).

Hb- bzw. Hkt-Wert zur bzw. nach der Eigenblutspende Physiologischerweise besteht ein negativer Zusammenhang zwischen dem Hkt-Wert und dem endogenen Erythropoetinspiegel im Plasma; d. h. je niedriger der Hkt-Wert, desto höher der endogene Erythropoetinspiegel und somit desto höher der erythropoetische Stimulus auf das Knochenmark. Es findet sich jedoch kein linear inverser Zusammenhang zwischen diesen beiden Parametern, sondern eine exponentiell inverse Beziehung mit einem sehr deutlichen und steilen Anstieg der endogenen Plasma-Erythropoetinkonzentration ab einem Hkt-Wert von ≤30 % (Erslev et al. 1980, 1987).

Für die klinische Praxis der Eigenblutspende bedeutet das, den jeweiligen Hb-/Hkt-Wert mittels Eigenblutspende so rasch wie möglich auf einen individuell vom Patienten ambulant tolerierten niedrigen/anämischen Hb-/Hk-Wert abzusenken, um dadurch den endogenen Erythropoetinspiegel und somit den erythropetischen Stimulus individuell so stark wie möglich zu erhöhen und die Erythrozytenneubildung zu steigern. Parallel zu der mit dem Eigenblut-Entnahmekonzept induzierten akuten Hb-/Hkt-Absenkung gilt es, ein möglichst langes Zeitintervall zwischen letzter Eigenblutentnahme und Operation anzustreben, um die Zeitspanne für die Erythrozytenneubildung so zu verlängern.

◘ Abb. 8.1 zeigt anhand von klinischen Daten aus einem regelhaft praktizierten Eigenblutspendekonzept an über 600 Patienten den **Erythrozytengewinn** nach einer sowie nach zwei Eigenblutspenden (Singbartl 2007). Bei den Patienten mit 1 Eigenblutspende werden im Mittel nur 64,4 % der entnommenen Erythrozytenmenge regeneriert, und weniger als 21 % der Spender (91/439 Patienten) erzielen einen Erythrozytengewinn von über 80 % (86,7 %). Nur bei 16 % der Spender (72/439 Patienten) wurde eine der entnommenen Erythrozytenmenge zumindest äquivalente Menge von ≥1 EK regeneriert. Bei den Patienten mit 2 Eigenblutspenden betrug der Erythrozytengewinn im Mittel 73,6 % der entnommenen Erythrozytenmenge; auch hier erzielten lediglich 21 % der Spender (56/265 Patienten) einen Zugewinn von über 80 % (87,5 %), und bei lediglich 4,5 % der Spender (12/265 Patienten) wurde der entsprechende Äquivalenzwert von ≥2 EK regeneriert.

Der Erythrozytengewinn ist bei Entnahme gleicher Volumina bei Frauen und Männern vergleichbar. Bei beiden Geschlechtern ist der Erythrozytenzuwachs nach der zweiten Eigenblutspende größer als nach der ersten Entnahme, trotz klinisch nicht

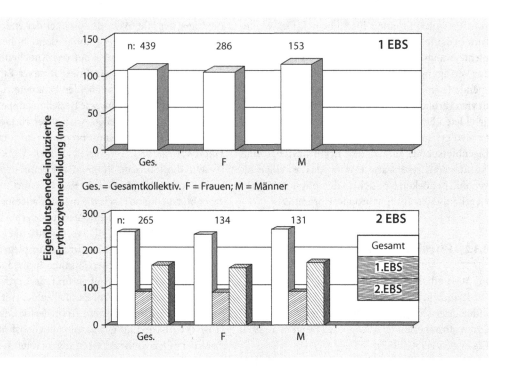

□ **Abb. 8.1**   Eigenblutspende-induzierte Erythrozytenneubildung nach 1 bzw. 2 Eigenblutspenden differenziert nach Geschlecht. (Adaptiert nach Singbartl 2007)

relevanter Unterschiede zwischen den jeweiligen Spendeintervallen. Das deutet neben dem Zeitintervall auf eine zweite Determinante des Erythrozytengewinns im Rahmen der Eigenblutspende hin.

□ Abb. 8.2 stellt aus den o. g. Daten den Zusammenhang zwischen der Dauer des **Zeitintervalls** und dem Erythrozytengewinn dar. Mit Zunahme des Zeitintervalls nimmt auch die Erythrozytenneubildung zu; es besteht ein direkter positiver Zusammenhang zwischen diesen beiden Parametern.

In □ Abb. 8.3 sind die entsprechenden Daten hinsichtlich des Zusammenhangs zwischen dem **Hkt-Wert** vor der Eigenblutspende und dem jeweiligen Erythrozytengewinn, differenziert nach Geschlecht sowie anämischen und nicht anämischen Hkt, dargestellt (Singbartl et al. 2007). Sowohl bei Frauen als auch bei Männern ist das Ausmaß der Erythrozytenneubildung in der anämischen Gruppe jeweils statistisch signifikant größer als im nicht-anämischen Vergleichskollektiv. Der jeweilige Unterschied im Erythrozytengewinn zwischen die-

sen beiden Gruppen ist in der anämischen Gruppe um 70–100 ml größer als in der nicht-anämischen; und somit ist er auch von klinischer Relevanz (30–50 % eines Erythrozytenkonzentrates). Klinische Studien an orthopädischen Patienten zeigen, dass nicht-anämische/nicht anämisierte Patienten keinen Fremdblut-sparenden Nutzen aus der Eigenblutspende ziehen (Boettner et al. 2010; Kim et al. 2011).

Die in den □ Abb. 8.1, □ Abb. 8.2 und □ Abb. 8.3 dargestellten Ergebnisse zeigen, dass für den mittels präoperativer Eigenblutspende induzierten Erythrozytengewinn die gleichen physiologischen Determinanten von Relevanz sind wie bei der physiologischen Erythropoese:

- Ein großes Zeitintervall zwischen letzter Eigenblutspende und Operationstermin
- Eine akute Eigenblutspende-induzierte Hb-/Hkt-Absenkung, um den endogenen Erythropoetinspiegel und damit den erythropetischen Stimulus auf die Erythrozytenneubildung im Knochenmark zu erhöhen

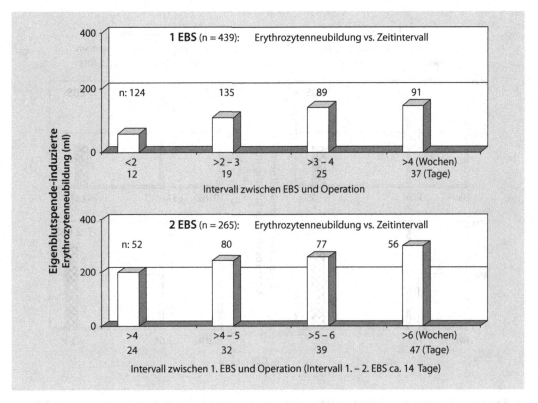

Abb. 8.2 Eigenblutspende-induzierte Erythrozytenneubildung in Abhängigkeit vom Zeitintervall nach der Eigenblutspende differenziert nach 1 und 2 Eigenblutspenden. (Adaptiert nach Singbartl 2007)

Abb. 8.4 zeigt die Erythrozytenneubildung pro Tag zu verschiedenen Zeitabständen nach der Eigenblutspende. Hierbei ist die Erythrozytenneubildung in der Initialphase nach Eigenblutspende statistisch signifikant größer als mit zeitlich zunehmendem Abstand. Auch diese Befunde lassen sich mit dem inversen Zusammenhang zwischen Hkt und dem erythropoetischen Stimulus sowie dem Ausmaß der Erythropoese erklären; mit zunehmender Erythrozytenneubildung (Hkt-Anstieg) sinkt der erythropoetische Stimulus und die Erythrozytenneubildung nimmt ab.

8.3.3 Physiologie-adaptiertes, »ideales« Eigenblutspendekonzept

Ein sog. »ideales« Eigenblutspendekonzept muss daher beide o. g. klinisch relevanten Determinanten der Erythropoese beinhalten, um eine möglichst große Neubildung funktionstüchtiger Erythrozyten zu gewährleisten. Klinische Daten zeigen, dass mittels eines konventionellen Eigenblutspendekonzeptes mit einem Spendeintervall von 1–2 Wochen keine entnahmeadäquate Erythrozytenneubildung zu erzielen ist (Singbartl 2007; Lorentz et al. 1989). Mit den bereits heute verfügbaren Stabilisatoren ist eine maximale Lagerungsdauer von bis zu 49 Tagen möglich. Der sog. Lagerungsschaden der Erythrozyten ist in seinem Ausmaß zwar u. a. von der Lagerungsdauer abhängig, dessen Bedeutung auf den klinischen »outcome« aber wird nach wie vor kontrovers diskutiert und erlaubt zum gegenwärtigen Zeitpunkt keine eindeutige Aussage. Entsprechende Meta-Analysen können bis dato einen negativen Einfluss auf den klinischen »outcome« hinsichtlich Mortalität, Morbidität sowie Dauer des Krankenhausaufenthaltes nicht belegen (Vamvakas 2010).

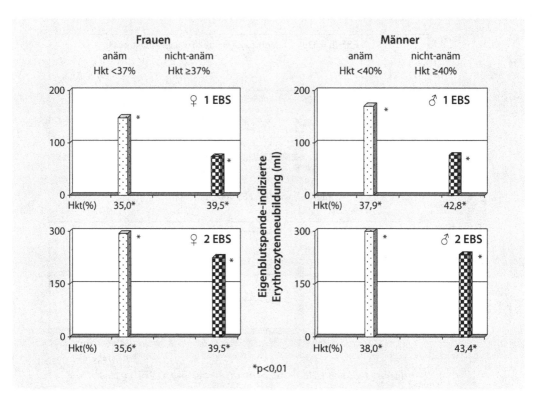

D **Abb. 8.3** Eigenblutspende-induzierte Erythrozytenneubildung nach 1 und 2 Eigenblutspenden differenziert nach anämi-schem und nicht-anämischem Hämatokrit vor der ersten Eigenblutspende sowie nach Geschlecht. (Adaptiert nach Singbartl 2007)

Verschiedene klinischen Studien haben das »ideale« Eigenblutspendekonzept mittels wiederholter Eigenblutspenden binnen weniger Tage simuliert (Kasper et al. 1997; Wittig et al. 1994). Der Erythrozytengewinn wurde zwar insgesamt gesteigert, aber dieses Konzept hat sich neben dem unbefriedigenden Erythrozytengewinn (3 E entnommen, 2 E gewonnen) u. a. auch wegen terminlich-logistischer Gründe nicht durchgesetzt.

> **Ein »ideales« Eigenblutspendekonzept sollte die beiden entscheidenden Determinanten der Erythropoese in einer Eigenblutspende zusammenfassen. Diese Vorgabe aber lässt nur mittels einer Doppelspende innerhalb einer Eigenblutspendesitzung erreichen.**

Mit diesem Eigenblutspendekonzept gelingt es, sowohl den Hkt akut und steil abzusenken, somit den erythropoetischen Stimulus deutlich zu er-

höhen, als auch ein möglichst großes Zeitintervall zwischen »letzter«/einziger Erythrozytenentnahme und Operationstermin zu erzielen.

Ein klinischer Vergleich von konventionellem Eigenblutspendekonzeptes (Entnahme von zwei Einheiten im Abstand von 10–14 Tagen) im Vergleich zu einer mittels maschineller Erythrozytapherese durchgeführten »Doppelspende« (Entnahme des Äquivalentes von zwei Erythrozytenkonzentraten in einer Sitzung) an orthopädischen Patienten zeigte, dass der Erythrozytengewinn mittels Doppelspende um ca. 100 ml größer ist als mit einem konventionellen Eigenblutspendekonzept (D Abb. 8.5) (Singbartl et al. 2007). Das in dieser Untersuchung aus den operativ vorgegebenen Abläufen resultierende Zeitintervall zwischen erster Entnahme und Operationstermin von 26 bzw. 27 Tagen lag deutlich unter den in der Literatur beschriebenen Daten für eine suffiziente Erythropoese (Pottgiesser et a. 2008; Kiss et al. 2013; Singbartl 2007) bzw. der stabilisator-

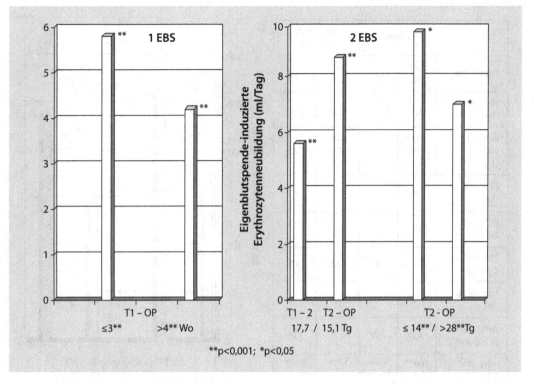

□ Abb. 8.4 Eigenblutspende-induzierte Erythrozytenneubildung pro Tag in Abhängigkeit vom Zeitintervall nach der Eigenblutspende. (Adaptiert nach Singbartl 2007)

abhängigen maximalen Lagerungsdauer von bis zu 49 Tagen.

Die bisher aufgezeigten Ergebnisse zeigen, dass – nicht unerwartet – nur unter optimalen, d. h. physiologischen Bedingungen, ein äquivalenter Erythrozytengewinn generiert werden kann. Eine quantitative Bewertung des mittels Eigenblutspende induzierten Erythrozytengewinns erscheint deswegen sinnvoll, da nur durch diese Vorgehensweise eine Überschätzung der mittels präoperativer Eigenblutspende möglichen Fremdbluteinsparung sicher auszuschließen ist (s. unten). Orientierend lässt sich die Wirkung (Erythrozytengewinn) der Eigenblutspende auch daran erkennen, in wie weit der Patient zum Operationstermin seinen ursprünglichen Hb-/Hkt-Ausgangswert wieder erreicht hat.

8.3.4 Eisensubstitution

Eisen ist essenzieller Bestandteil der Hämoglobinsynthese. Besteht ein Eisenmangel, dann wird an Stelle von Eisen Zink in den Protoporphyrin-Komplex eingebaut, und statt des Hämoglobins entsteht Zink-Protoporphyrin, welches für den Sauerstofftransport nicht geeignet ist. Obgleich die orale Eisensubstitution eine etablierte Maßnahme bei Eisenmangelanämieen darstellt (ca. 75 % aller Anämien basieren auf einem Eisenmangel), ist deren Bedeutung für den mittels Eigenblutspende induzierten Erythrozytengewinns nicht endgültig geklärt.

Positiven Befunden nach **oraler Gabe** (285,6 mg elementares Eisen/Tag) (Kasper et al. 1998) stehen negative Ergebnisse gegenüber (100 mg elementares Eisen/Tag) (Biesma et al. 1992). Die **i.v. Eisensubstitution** ist bei Männern nicht wirksamer als die orale Eisengabe; jedoch konnten nach i.v. Eisengabe mehr Frauen 4 Einheiten spenden als mit oraler Gabe (Gesemann et al. 1996). Eine aktuelle randomisierte Studie zeigt, dass eine orale Eisensubstitution (38 mg/Tag über 24 Wochen) zu einer schnelleren Hb-Regeneration von im Mittel 78 Tagen auf 31 bzw. 32 Tage führt (Kiss et al. 2013).

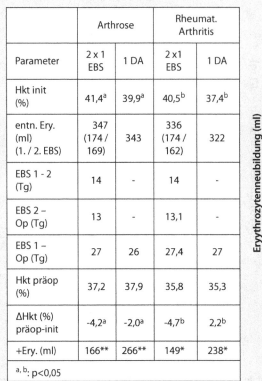

Parameter	Arthrose		Rheumat. Arthritis	
	2 x 1 EBS	1 DA	2 x 1 EBS	1 DA
Hkt init (%)	41,4[a]	39,9[a]	40,5[b]	37,4[b]
entn. Ery. (ml) (1. / 2. EBS)	347 (174 / 169)	343	336 (174 / 162)	322
EBS 1 - 2 (Tg)	14	-	14	-
EBS 2 – Op (Tg)	13	-	13,1	-
EBS 1 – Op (Tg)	27	26	27,4	27
Hkt präop (%)	37,2	37,9	35,8	35,3
ΔHkt (%) präop-init	-4,2[a]	-2,0[a]	-4,7[b]	2,2[b]
+Ery. (ml)	166**	266**	149*	238*
[a, b]: p<0,05				

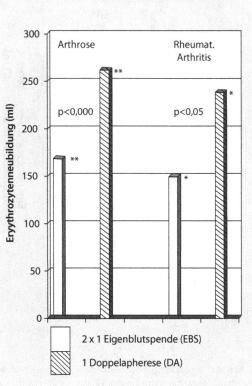

□ **Abb. 8.5** Eigenblutspende-induzierte Erythrozytenneubildung nach 2 × 1 Eigenblutspende im Vergleich zu 1 Doppelspende (mittels maschineller Erythrozytapherese) bei orthopädischen Patienten. (Adaptiert nach Singbartl et al. 2007)

Tipp

Aus physiologischen Gründen erscheint im Rahmen der Eigenblutspende eine Eisensubstitution insbesondere bei Patienten mit einem niedrigen Hb-Wert sinnvoll. Bei oraler Gabe wird idealerweise schon vor Beginn der Eigenblutspende damit begonnen und diese noch einige Zeit über den Operationstermin hinaus beibehalten (Hb-Kontrollen).

Die Resorption von Eisen kann durch die zusätzliche Gabe von **Vitamin C** gesteigert werden. Bei oraler Eisenzufuhr sollte der Genuss von Kaffee und schwarzem Tee eingeschränkt werden, da diese Getränke die Eisenresorption hemmen. Die gastrointestinale Verträglichkeit des jeweiligen oralen Eisenpräparates wird letztendlich beim Patienten

darüber entscheiden, ob er diese Medikation regelmäßig weiterführt oder nicht.

Entsprechend der Physiologie der Erythropoese bestimmen zwei Determinanten das **Ausmaß der Erythrozytenneubildung** im Rahmen der Eigenblutspende:

- Ein langes Zeitintervall zwischen letzter Entnahme und Operationstermin (≥4 Wochen).
- Eine Entnahme-induzierte steile Absenkung des Hb/Hkt in einen individuell akzeptierten »anämischen« Bereich.

Diese beiden Determinanten sind ansatzweise gegeben mit der sog. »intensivierten Eigenblutspende« (Entnahme mehrerer Einheiten binnen weniger Tage), in idealer Weise aber mit der **Doppelspende**, d. h. der Entnahme von zwei Einheiten im Rahmen einer Sitzung.

8.3.5 Klinische Effektivität

Bevor auf die klinische Effektivität der Eigenblutspende eingegangen wird, sollen zwei Begriffe definiert werden; nämlich »Wirkung« und Wirksamkeit«. Nach Kienle ist **Wirkung** definiert als »der kurzfristig im Zusammenhang mit einer Maßnahme eintretende Effekt« und **Wirksamkeit** als »die längerfristig erreichbare Zustandsveränderung (Outcome)« (Kienle 1974). Diese Unterscheidung ist deswegen wichtig, weil »Wirkung« in unserer Interpretation den durch die Eigenblutspende induzierten Erythrozytengewinn meint; »Wirksamkeit« aber die Verminderung des Fremdblutbedarfs (Effektivität). Letztere aber kann durch »**Störfaktoren**« (sog. confounders), z. B. einen niedrigen Transfusionstrigger, beeinflusst werden.

Die Tatsache einer unzureichenden Erythrozytenneubildung nach Eigenblutspende zeigt sich darin, dass ein Großteil der Patienten (z. T. bis zu 50 %) mit einem niedrigeren Hb-/Hkt-Wert in die Operation geht als vor Einleiten der Eigenblutspende. Meta-Analysen (s. unten) errechnen im Mittel einen Hb-Abfall um 1,23 g/dl. Weiterhin erklärt sich daraus auch die Tatsache, dass alle Meta-Analysen hinsichtlich der Effektivität der Eigenblutspende übereinstimmend belegen, dass bei diesem Kollektiv der gesamte Transfusionsbedarf aus autologen plus allogenen Einheiten größer ist als im Vergleichskollektiv ohne Eigenblutspende.

Eine in 2009 aktualisierte Meta-Analyse errechnet hierfür einen insgesamt erhöhten Transfusionsbedarf von 24 %. Vor diesem Hintergrund verwundert nicht die Aussage in den ESA-Guidelines zum »Management of severe perioperative bleeding« hinsichtlich der Eigenblutspende (Kozek-Langenecker et al. 2013): »If autologous blood donation is performed, we suggest treatment with erythropoietin-stimulating agents in order to avoid preoperative anaemia and increased overall transfusion rates. 2B« (2B: Schwache Empfehlung. Mäßiger Qualitätsnachweis). Diese Feststellung sollte aber nicht dazu dienen, ein nicht an den physiologischen Gegebenheiten der Erythropoese basiertes Eigenblutspendekonzept zu praktizieren und dieses mittels Erythropoetin zu optimieren. Eine Erythropoetin-supplementierte Eigenblutspende sollte immer besonderen patientenbezogenen

Konstellationen mit unabdingbarer Notwendigkeit dieses autologen Verfahrens vorbehalten bleiben.

Die Verminderung des relativen Risikos einer allogenen Transfusion liegt bei 68 % bzw. absolut bei 44 % (Henry et al. 2001). In klinischen Studien mit einem Transfusionsprotokoll ist die Fremdblut sparende Effektivität der Eigenblutspende deutlich geringer als in den Studien ohne Transfusionsprotokoll. Weiterhin übereinstimmend ist die kritische Bewertung der Studienqualität. Die Autoren schlussfolgern »… the methodological quality of the trials was poor and the overall transfusion rates (allogeneic and/or autologous) in these trials were high, and were increased by recruitment into the PAD (gemeint ist Eigenblutspende) arms of the trials. … it is not possible to say whether the benefits of PAD outweigh the harms.« … »Not certain that people are better off giving their own blood before surgery in case they need transfusion, when there is a safe blood bank.« (Henry et al. 2001).

Eine kritische Publikation bezüglich der präoperativen Eigenblutspende mit dem Titel »Do we need autologous blood donation?« (Schved 2004) beantwortet diese Frage in einer nachfolgenden Publikation mit dem Titel: »Preoperative autologous blood donation: a therapy that needs to be scientifically evaluated« (Schved 2005). Ein Kommentar in »Transfusion« Mitte der 90er Jahre rundet dieses kritische Gesamtbild ab: »The best place to store a patient's blood is his/her body and not a plastic bag.«

> **Diese Wertungen der Eigenblutspende zwingen, die Indikation zur Eigenblutspende sorgfältig und individuell differenziert zu stellen, und das Konzept sehr stringent den physiologischen Vorgaben einer suffizienten Erythropoese anzupassen.**

Insbesondere, da mögliche entscheidende Vorteile der Eigenblutspende für den klinischen »outcome« durchaus nicht (immer) zu erkennen sind bzw. sogar in Frage gestellt werden; und das bei derjenigen Indikation, für welche die Eigenblutspende gewissermaßen eine »conditio sine qua non« darstellt(e), nämlich die kolorektale Tumorchirurgie. Eine niederländische Arbeitsgruppe folgerte anhand der operativen Kurzzeitergebnisse bei Patienten mit kolorektalem Karzinom in 1993 nach primär (4-Jahres-Analyse) nicht erkennbarem Vorteil von autologer vs. allogener Transfusion (»The use of autologous blood as compared with allogeneic blood … does not improve the prognosis in patients with colorectal cancer.«) (Busch et al. 1993) aus der Langzeitanalyse dieser Studienergebnisse über einen Zeitraum von 20 Jahren sogar auf einen negativen Effekt der präoperativen Eigenblutspende auf den klinischen »outcome«; »At long-term follow-up colorectal cancer patients did not benefit from autologous transfusion compared with standard allogeneic transfusion. … the overall and colorectal cancer-specific survival rates were worse in the patients in the autologous transfusion group.« (Harlaar et al. 2012).

> **Fazit**
> — Die Eigenblutspende hat die in sie gesetzten Erwartungen bezüglich der Fremdblut sparenden Effektivität bisher nicht erfüllt. Die Ursache hierfür sind u. a. unzulängliche, d. h. nicht an die Physiologie der Erythropoese angepasste Entnahmekonzepte; ggf. auch eine unzureichende Eisensubstitution.
> — Ein Großteil der Patienten mit Eigenblutspende geht anämisiert in die Operation.
> — Die Eigenblutspende führt in ihrer bisherigen, unzureichenden Konzipierung zu einer insgesamt erhöhten Transfusionsrate aus autologen plus allogenen Einheiten.

8.3.6 Eignungskriterien, Indikationen und Kontraindikationen, Risiken

Eignungskriterien, Indikationen und Kontraindikationen

»Besteht bei planbaren operativen Maßnahmen und bei regelhaftem Operationsverlauf eine Transfusionswahrscheinlichkeit von mindestens 10 % (definiert durch hauseigene Daten), ist der Patient über das Risiko homologer Bluttransfusionen, die Möglichkeiten der Anwendung von Eigenblut sowie den Nutzen und das Risiko der Eigenblutentnahme und -anwendung individuell und rechtzeitig aufzuklären. Die Indikationsstellung zur Eigenblutentnahme und die Vorgabe der Anzahl der herzu-

stellenden Blutprodukte werden unter Beachtung der geltenden Richtlinien durch die behandelnden Ärzte vorgenommen. Voraussetzung jeder autologen Hämotherapie sind eine exakte Indikationsstellung unter Berücksichtigung der Kontraindikationen und eine möglichst frühe Planung anhand der notwendigen Basisdaten (Blutbild und Hämatokrit, minimal akzeptabler intra- und post-operativer Hämatokrit/Hb, Blutvolumen, voraussichtlicher Blutverlust bei der vorgesehenen Operation anhand aktueller krankenhauseigener Bedarfslisten)« (BÄK 2011). Diese Aussagen in den Querschnittsleitlinien sind ausführlich, differenziert und hausintern operations- und patientenspezifisch umzusetzen.

Die Pflicht zur Aufklärung wurde in der Vergangenheit sehr oft mit der Pflicht zur Durchführung der Eigenblutspende gleichgestellt, sehr oft (gezielt?) aber wenig sinnvoll fehl interpretiert; mit der Folge einer unkritischen Indikationsstellung, konzeptionell unphysiologischer Abläufe und einem z. T. nur sehr geringem Erythrozytengewinn (»Präoperative Eigenblutspende – rote Zellen oder rote Zahlen«?). Die Eigenblutspende erfordert einen hohen organisatorischen, logistischen, personellen und finanziellen Aufwand, der sich unter der Voraussetzung einer rationalen Indikationsstellung betriebswirtschaftlich ggf. nur dann rechnen kann, wenn aus dieser Maßnahme ein hoher Erythrozytengewinn resultiert, der zu einer effektiven Verminderung des allogenen Transfusionsbedarfes führt und nicht durch einen niedrigen »Transfusionstrigger« lediglich vorgetäuscht wird. ◘ Tab. 8.1 fasst die operations- und patientenspezifischen Eignungskriterien, die klinische Indikationsstellung sowie die Kontraindikationen für die präoperative Eigenblutspende zusammen.

> **Tipp**
>
> »Ideal« für eine Eigenblutspende sind leicht-anämische bzw. mittels Eigenblutspende anämisierte Patienten, da durch Absenken des Hb-/Hkt-Wertes die Erythropoese stärker stimuliert als bei nicht anämischen Patienten.

Besondere Bedeutung weiterhin hat die Eigenblutspende für Patienten mit **seltener Blutgruppen-/Antikörperkonstellation**. Diese Patienten sind bei

◘ **Tab. 8.1** Operations- und patientenspezifische Eignungskriterien, Indikationen und Kontraindikationen für die präoperative Eigenblutspende

Operationsspezifische Eignungskriterien	Patientenspezifische Eignungskriterien	Individuelle Indikation für die präoperative Eigenblutspende	Operations- und patientenspezifische Kontraindikationen
Aseptischer Elektiveingriff Erwarteter transfusionsbedürftiger Blutverlust Zeitintervall zwischen letzter Eigenblutspende und Operation von ≥4 Wochen	Kompensierte Organfunktionen (ggf. auch mit Dauermedikation) Kardiopulmonale Kompensationsfähigkeit gegeben Hb-Wert vor der Spende ≥11,5 g/dl Altersbegrenzung nicht vorgegeben – individuelle Entscheidung durch den verantwortlichen Arzt	Ausmaß des erwarteten Blutverlustes übersteigt die individuelle Kompensationsfähigkeit des Patienten bei Akzeptanz einer individuellen Dilutionsanämie ($Hk_{präop}$ – Hk_{min}) Erwarteter transfusionsbedürftiger Blutverlust, der auch zusätzlich nicht mit anderen autologen Maßnahmen kompensiert werden kann Bei den o. g. Indikationen insbesondere bei Patienten mit einem anämischen Hb-Wert (♀: Hb <12 g/dl; ♂: Hb <13 g/dl) Patienten mit seltener Blutgruppe bzw. problematischer Antikörperkonstellation Junge Patienten, insbesondere mit weiteren Elektiveingriffen Frauen im gebärfähigen Alter	Bakterielle Infektion/Risiko einer hämatogenen Streuung Herzinfarkt binnen der letzten 3–6 Monate Instabile Angina pectoris Koronare Hauptstammstenose Klinisch wirksame Aortenstenose Nicht kompensierte Herzinsuffizienz Synkopen unklarer Genese Sonstige nicht-kompensierte Organfunktionen (schwere COPD) Spender fühlt sich subjektiv nicht wohl Anämie mit Ausgangs-Hb-Wert von <11,5 g/dl Durchfall-/fieberhafte Erkrankung während der letzten 4 Wochen »Banaler« Infekt während der letzten 7 Tage Zahnärztliche Behandlung während der letzten 24 h Zahnärztliche operative Behandlung während der letzten 7 Tage

allogener Transfusion dem zusätzlichem Risiko einer erythrozytären Allo-Antikörperbildung und somit Verschlechterung ihrer Ausgangssituation ausgesetzt. Die Häufigkeit von erythrozytären Allo-Antikörperbildung nach allogener Transfusion liegt bei bis ca. 9 %; nach 5 Jahren sind sie lediglich nur noch bei ca. 5 % nachweisbar (Adams 2008). Bei nichthämatologisch allo-immunisierten Patienten nach Transfusion ist diese Rate mit 21,5 % deutlich erhöht (Schonewille et al. 2006). Unter langfristigen Aspekten ist die Eigenblutspende auch bei jungen Patienten, insbesondere wenn wiederholte, auch mittel- bis langfristig planbare blutverlustreiche Eingriffe zu erwarten sind (Skolioseoperationen etc.) sowie bei Frauen im gebärfähigen Alter besonders indiziert.

Die Eigenblutspende ist auch bei **Tumorpatienten** möglich trotz des potenziellen Risikos von Tumorzellen in der Eigenblutkonserve. Drei Aspekte relativieren dieses potenzielle Risiko:

— Gelangen mit der Eigenblutspende Tumorzellen in die Eigenblutkonserve, dann hat bereits vorher eine Streuung von Tumorzellen im Patienten stattgefunden; auch während der Operation kommt es zu einer Streuung von Tumorzellen.

— Zwar sind bei einem Großteil der Tumorpatienten im Blut zirkulierende Tumorzellen nachweisbar, deren Potenzial zur Metastasenbildung aber wird als äußerst gering eingeschätzt (0,01–0,000001 %) (Weiss 1986).

— Mit zunehmender Lagerungsdauer und der damit einhergehenden Azidose in der gelagerten Konserve werden evtl. in der Blutkonserve vorhandene Tumorzellen in Ihrer Überlebensfähigkeit gehemmt; nach 14 Tagen Lagerung ist deren Anzahl auf ca. 1/10, nach 21 Tagen auf ca. 1/100–1/1000 des Ausgangswertes abgesunken (Futamura et al. 2005).

Auch eine **antikoagulatorische Dauermedikation** stellt per se keine Kontraindikation für die Eigenblutspende dar, solange die entnommenen

Einheiten hämosepariert werden und das autologe Plasma perioperativ nicht retransfundiert wird.

Indikationen der Eigenblutspende bei transfusionsbedürftigen Elektiveingriffen

- Junge Patienten (insbesondere mit zu erwartenden weiteren transfusionsbedürftigen Operationen).
- Junge Frauen im gebärfähigen Alter.
- Patienten mit seltener Blutgruppen-/Antikörperkonstellation
- Transfusionsbedürftige Eingriffe, bei denen die maschinelle Autotransfusion alleine erfahrungsgemäß nicht ausreicht
- Transfusionsbedürftige Eingriffe, bei denen die maschinelle Autotransfusion aus operationsspezifischen Gegebenheiten nicht infrage kommt

---

Risiken

Da es sich bei den Patienten mit präoperativer Eigenblutspende neben der o. g. Gruppe zumeist um ältere multimorbide Patienten handelt, ist zu erwarten, dass insbesondere **kardio-/zerebrovaskuläre Komplikationen** dominieren.

In einer Multi-Center-Analyse der Spendedaten von insgesamt 4,1 Millionen Vollblutspenden traten insgesamt 33 sehr schwere Nebenwirkungen auf (allgemein definiert durch eine stationäre Einweisung). Hierbei war die Rate an schwerwiegenden Nebenwirkungen bei den autologen Spendern mit 1:16.783 (0,006 %) ca. 12-mal so hoch wie in der Gruppe der Fremdblutspender mit 1:198.119 (0,0005 %) (Popovsky et al. 1995); es dominierten vasovagale Reaktionen (66,7 %) und pektanginöse Beschwerden (12,1 %). Vasovagale Reaktionen stellen unter den in Deutschland gegebenen Bedingungen de facto keinen Einweisungsgrund in die Klinik dar und relativieren somit die Relation an schweren Nebenwirkungen. Von Bedeutung scheint es, dass lediglich 2/3 aller Reaktionen am Ort der Blutspende erfolgten. Das bedeutet, dass im Rahmen der Eigenblutspende eine entsprechend lange Nachbeobachtungsperiode sinnvoll und notwendig ist; wie es zumindest auch bei anästhesiologisch verantworteter Eigenblutspende praktiziert

wird bzw. wurde (z. B. bis 2 h nach abgeschlossener Eigenblutspende).

In einer multizentrischen Analyse von 5.660 Eigenblutspenden bei Patienten, welche nicht die allgemeinen Kriterien der Fremdblutspende erfüllten, war die Komplikationsrate höher als bei denjenigen Patienten, welche diesen Kriterien genügten (4,3 vs. 2,7 %; $p < 0,0001$); alle vier gravierenden Reaktionen (1 TIA, 3 Angina-pectoris-Anfälle) traten bei den Patienten auf, welche nicht die allgemeinen Kriterien zur Blutspende erfüllten (0,4 % von 886 Eigenblutspenden). Prognostisch aussagefähige Determinanten möglicher ernsthafter Komplikationen ließen sich nicht aufzeigen (AuBuchon et al. 1991).

In einem Eigenblutspendeprogramm bei sog. »High-risk«-Patienten erfolgte die Eigenblutspende unter kardiovaskulärer Überwachung mittels EKG, Blutdruck, HZV sowie Pulsoxymetrie. Die Veränderungen entsprachen denen einer milden Hypovolämie; bei einer »signifikanten Anzahl von Patienten« kam es zum Abfall von systolischem und diastolischem Blutdruck, Arrhythmien, Tachykardien und Synkopen (Spiess et al. 1992). Diese Studie zeigt die Notwendigkeit von Überwachung und Volumensubstitution bei und nach der Eigenblutspende, wie sie seitens der Anästhesisten regelhaft praktiziert wurde (Singbartl u. Schleinzer 1999). Eine aktuelle Fall-Kontroll-Studie bei kardiochirurgischen Patienten mit 1–3 Eigenblutspenden findet keine gravierenden Nebenwirkungen, wie z. B. Herzinfarkt, Schlaganfall oder Tod (Martin et al. 2010).

Alle diese Ergebnisse zeigen nicht nur, dass die Eigenblutspende auch bei kardiovaskulären Risikopatienten sicher durchgeführt werden kann, sondern auch das tatsächliche, wenn auch seltene, Risiko gravierender Nebenwirkungen, zumindest bei dieser Hochrisiko-Gruppe; sie verdeutlichen somit aber auch die Notwendigkeit einer sorgfältigen, individuellen Auswahl der Eigenblutspender sowie die Notwendigkeit einer sorgfältigen Überwachung im Rahmen der Eigenblutspende sowie die Erfahrung und Kompetenz im Umgang mit diesen Patienten bzw. den auftretenden Komplikationen. Jedoch ist Vorsicht geboten bei einer generell kausalen Zuordnung eines Zwischenfalls im Rahmen der Eigenblutspende (Kasper et al. 1998).

Die **Überwachungsmaßnahmen** sollten denjenigen entsprechen, die auch im Rahmen der postoperativen Routine im Aufwachraum eingesetzt werden (▶ Übersicht). Sie gehen somit deutlich über die qualitative Intensität der Spenderüberwachung im Rahmen der freiwilligen Fremdblutspende hinaus. Es gilt unverändert der Satz, dass das Risiko aus Eigenblutentnahme und Retransfusion nicht größer sein darf, als das Risiko bei allogener Transfusion (Karger et al. 1997).

Standards der Spenderüberwachung bei der Durchführung der Eigenblutspende

Generell: Eigenblutspender sollten vor der Entnahme ausreichend gegessen und getrunken haben.

1. EKG (Herzfrequenz und Rhythmus) mit ST-Streckenanalyse (Brustwandableitung V4 und V5)
2. Nicht-invasive Blutdruckmessung (NIPB) – ca. alle 5 min
3. Pulsoxymetrie
4. Isovoläme Volumensubstitution
5. Sauerstoffgabe über Nasensonde
6. Verwenden einer/s im Notfall in seiner Lagerungsposition akut veränderbaren Liege bzw. Spendestuhl
7. Bereitstellen von Notfallmedikamenten
8. Akuter Zugriff zumindest auf manuelle Beatmungsmöglichkeit

---

🔲 Tab. 8.2 fasst wesentliche Aspekte der »Pro«- und »Kontra«-Argumente bezüglich der Eigenblutspende zusammen (Singbart et al. 2011).

Die Planung eines individuellen, von den jeweiligen operations- und patientenspezifischen Gegebenheiten bestimmten Transfusionskonzeptes kann, muss aber nicht die Eigenblutspende beinhalten. Verantwortungs- und Organisationsstrukturen sind vorgegeben durch das Transfusionsgesetz (TFG) und arzneimittelrechtlich spezifiziert. Ein wichtiger Punkt ist die »frühest mögliche« Aufklärung, wenn möglich sogar schon die Auswahl der für diese Maßnahme infrage kommenden geeigneten Patienten. Das geschieht zumeist dann, wenn sich der Patient zum ersten Mal in der Anästhe-

sie-Prämedikationsambulanz vorstellt. Dort ist der Punkt autologe Transfusion/Eigenblutspende – »ja oder nein« – ein Aspekt im Rahmen der anästhesiologischen/ transfusionsmedizinischen Aufklärung und Vorbereitung.

> ❯ Die grundlegende Entscheidung »pro« vs. »kontra« Eigenblutspende ist aus zeitlichen Gründen und physiologischen Gegebenheiten für ein rationales und wirksames (zusätzlicher Erythrozytengewinn) und somit effektives Eigenblutspendekonzept (Verminderung des allogenen Blutbedarfs) so früh wie möglich zu treffen.

Je nachdem, wie die Organisation geregelt ist, wird die Eigenblutspende durch den Bereich Anästhesie, durch den Bereich Transfusionsmedizin, aber auch in Kooperation mit entsprechender Zuordnung von Verantwortlichkeiten zwischen den beteiligten Disziplinen durchgeführt. Da unabhängig von den jeweiligen klinikinternen Organisationsstrukturen letztendlich der Verantwortungsbereich »Transfusionsmedizin« für die resultierende Produktqualität verantwortlich zeichnet, ist es unabdingbar, dass dieser auch alle Maßgaben bestimmt, welche auf die Produktqualität abzielen.

Um bei Spendern mit Begleiterkrankungen dennoch eine Eigenblutspende risikoarm durchzuführen, haben sich die in der ▶ Übersicht genannten Standards als sinnvoll herauskristallisiert. Die dort genannten Maßnahmen entsprechen denjenigen, wie sie (nicht nur bei älteren Patienten mit Vorerkrankungen) postoperativ regelhaft im Aufwachraum eingesetzt werden. Daraus leitet sich zwanglos ab, dass die praktische Durchführung der Eigenblutspende in anästhesiologischer Verantwortung durchaus sinnvoll ist, da hierbei die klinische und notfallmedizinische Erfahrung des Anästhesisten von Vorteil ist. Diese Vorgehensweise ist zwanglos dort gegeben, wo die Eigenblutspende eine differenziert indizierte sowie regelmäßig praktizierte Maßnahme darstellt und vollständig in der Hand eines diesbezüglich kompetenten, verantwortlichen Anästhesisten liegt. Das wird ggf. in großen orthopädischen Einrichtungen bzw. kardiochirurgischen Kliniken der Fall sein. Nur durch die Einsatzfrequenz und den resultierenden Erythrozytengewinn bzw. Einsparung an Fremdblutkonserven werden

◻ **Tab. 8.2**   Gegenüberstellung »Pro«- und »Kontra«-Argumente bezüglich der Eigenblutspende

Pro	Kontra
TNV – »the next virus« (vergleichbar HIV in den 1980er Jahren)	Auf der Basis von Äquivalenzkosten ist die Eigenblutspende teurer als allogene Einheiten
Keine Bildung von erythrozytären Allo-Antikörpern (»the patient's own blood is the safest blood«)	Hämoseparation bei EBS wirklich medizinisch sinnvoll und notwendig?
Erhöhte Antikörperbildung nach allogener Transfusion bei nicht-hämato-/onkologisch allo-immunisierten Patienten	Großer organisatorischer, logistischer, personeller und somit finanzieller Aufwand (ggf. Kooperation mit externer Institution sinnvoll)
Vermeidet evtl. Operationsterminverschiebung bei seltener Blutgruppe bzw. komplexen erythrozytären Allo-Antikörpern infolge fehlender Blutkonserven (u. a. auch betriebswirtschaftlicher Kostenfaktor)	Physiologie-adaptiertes Spendekonzept für Optimieren der fremdblutsparenden Effektivität unabdingbar; → frühzeitige interdisziplinäre Abstimmung unabdingbar
Ungünstige demographische Entwicklung: – sinkende Gesamtpopulation vs. steigender Bedarf – sinkende Spenderpopulation und verminderte Verfügbarkeit	Operations- und patientenspezifische Kriterien limitieren klinische Anwendung
Autologe Verfahren sind gesundheitspolitisch gewollt i. S. von nationaler Selbstversorgung mit Blutprodukten	Als alleiniges autologes Verfahren hinsichtlich fremdblutsparender Effektivität limitiert
Einige der »Kontra«-Punkte zur EBS lassen sich durch rationales Handeln und interdisziplinäre Zusammenarbeit beheben	
Autologe Vollblutkonserve (kostengünstige, gerinnungsphysiologisch wirksame Alternative)	
Bedeutung der allogen-assoziierten Immunmodulation hinsichtlich klinischen »outcome« noch nicht abschließend geklärt	
Klinische Relevanz der Lagerungsdauer von Erythrozyten hinsichtlich des klinischen »outcome« noch nicht abschließend geklärt (autolog = allogen?)	

die nicht unbeträchtlichen Investitionskosten sich amortisieren können. In allen anderen Fällen ist eine Lösung zu suchen, welche die Entscheidung »pro« vs. »kontra« Eigenblutspende dem operativen Fach bzw. der Anästhesieabteilung überlässt, die Anästhesieabteilung klinisch-praktisch, aber unter organisatorisch-transfusionsmedizinischer Führung/Verantwortung (TFG; SOP – »standard operation procedures«) die Eigenblutspende durchführt, und das weitere Procedere (ggf. Hämoseparation, Lagerung, Qualitätskontrolle etc.) durch den Bereich Transfusionsmedizin erfolgt.

Fazit
- Alter und Begleitmedikation sind primär keine Kriterien für einen Ausschluss von der Eigenblutspende. Entscheidend sind

kompensierte, insbesondere kardio-/zerebrovaskuläre und pulmonale, Organfunktionen.
- Während der Eigenblutspende ist eine sorgfältige Überwachung obligat; entspr. der Basis-Überwachungsmaßnahmen postoperativ im Aufwachraum.
- Nach der Eigenblutspende sollte sich der Patient noch für eine gewisse Zeit im Spendebereich aufhalten.
- Eigenblutspenden sollten nur dort durchgeführt werden, wo sie regelhaft und in entsprechend großer Anzahl stattfinden; wie z. B. in orthopädischen bzw. kardiochirurgischen Spezialeinrichtungen. Anderenfalls ist eine Kooperation mit einem hauptamtlichen Blutspendedienst anzustreben.

8.3.7 Hämoseparation vs. autologe Vollblutkonserve

Die nationalen Richtlinien, welche allerdings keinen normativen Charakter haben, fordern eine Hämosperation der entnommen Blutkonserve. Die Frage nach der Notwendigkeit dieser Maßnahme stellt sich bei der Eigenblutspende, da für die Eigenblutspende harte Daten fehlen, welche eine derartige, kostensteigernde Maßnahme sinnvoll und notwendig erscheinen lassen. Anstelle eines hämoseparierten, leukozytendepletierten autologen Erythrozytenkonzentrates bietet sich die alleinige Leukozytendepletion der autologen Vollblutkonserve an. Allerdings sind systematische, kontrollierte Studien hierzu sehr spärlich.

In Deutschland hat die Marburger Arbeitsgruppe den Anstoß zur Befassung mit der autologen Vollblutspende gegeben. In einer Literaturübersicht und Meta-Analyse konnten die Autoren zeigen, dass bei den In-vitro-Parametern nur geringe qualitative Unterschiede zwischen Vollblutkonserve und Erythrozytenkonzentrat bestehen (Karger u. Kretschmer 1996). Sie sehen daher die 24-h-Überlebensrate der Erythrozyten als das Qualitätskriterium mit der höchsten Aussagekraft an. In einer retrospektiven Auswertung von orthopädischen Patienten mit präoperativer Eigenblutspende und -transfusion fand sich bezüglich des klinischen »outcome« – postoperative Infektionsrate, Zeitspanne einer evtl. postoperativen Antibiotikagabe sowie Dauer des Krankenhausaufenthaltes – zwischen den Gruppen mit autologer Vollblutkonserve und hämosepariertem buffy-coat-depletiertem autologem Erythrozytenkonzentrat kein Unterschied (Karger et al. 2004).

Mit der klinischen Umsetzung der autologen Vollblutspende/-transfusion hat sich insbesondere die Mannheimer Arbeitsgruppe systematisch wissenschaftlich befasst. In einer Probandenstudie an 12 gesunden Freiwilligen konnte gezeigt werden, dass die Retransfusion einer 35 Tage alten autologen Vollblutkonserve eine mäßige Immunmodulation bewirkt (Frietsch et al. 2001). Entsprechende randomisierte Studien bei orthopädischen Patienten konnten hinsichtlich der zellulären Immunantwort keine Veränderung nachweisen (Frietsch et al.

2001); bezüglich der humoralen Immunantwort war der Einfluss des autologen buffy-coat von untergeordneter Bedeutung im Vergleich zum operativen Eingriff (Tolksdorf et al. 2001). Vor diesem Hintergrund verwundert es nicht, dass sich in einer prospektiv randomisierten kontrollierten Doppelblind-Studie an 1089 orthopädischen Patienten sowohl betreffend des primären »Outcome«-Parameters »postoperative Infektionsrate« (17,3 vs. 17,6 %; $p = 0,59$) als auch der sekundären »Outcome«-Kriterien, z. B. »Dauer des Krankenhausaufenthaltes« (14 vs. 14 Tage; $p = 0,17$), keine statistisch signifikanten Unterschiede aufzeigen ließen zwischen den Gruppen mit unbehandelter und mit leukozytenreduzierter autologer Vollblutkonserve (Frietsch et al. 2008).

Ergänzend zu diesen klinischen Ergebnissen für die autologe Vollblutkonserve zeigt eine aktuelle randomisierte kontrollierte Studie an Traumapatienten (ohne Schädel-Hirn-Trauma) betr. des primären »Outcome«-Parameters »Transfusionen binnen 24 h« einen Blut-sparenden Effekt in der Gruppe »Vollblutkonserve« im Vergleich zur Gruppe »Komponententherapie«: Erythrozytenkonzentrate: 3 vs. 6 E; $p = 0,02$; Plasma: 4 vs. 6 E; $p = 0,02$; Thrombozytenkonzentrate: 0 vs. 3; $p = 0,09$; insgesamt transfundierte Blutkomponenten: 11 vs. 16; $p = 0,02$) (Cotton et al. 2013). In einem Editorial zur allogenen Vollbluttransfusion bei Traumapatienten lautet das Resümee »The logical question that should arise is that if a ratio of red blood cells to plasma of 1:1 is beneficial, then why not transfuse whole blood ...« (Weiskopf 2012).

Diese Daten stützen das Konzept einer möglichen Transfusion von **mindestens zwei autologen Vollblutkonserven** auch in gerinnungsphysiologischer Hinsicht. Auch dieses Konzept könnte wegen der nicht notwendigen Hämoseparation dazu beitragen, der präoperativen Eigenblutspende als ein qualitativ hochwertiges, dann aber kosteneffizientes autologes Produkt eine rational-basierte neue Chance zu eröffnen. Was bei Traumapatienten betreffs der allogenen Vollblutkonserve sinnvoll erscheint, sollte beim Elektiveingriff betreffs der autologen Vollblutkonserve nicht nachteilig sein.

Fazit
- Die autologe Vollblutkonserve stellt eine hochwertige, zugleich aber auch kostengünstige Alternative zur Hämoseparation dar.
- Die vorliegenden Daten bestätigen Produktqualität und Sicherheit der Transfusion von zumindest zwei autologen Vollblutkonserven.

8.3.8 Zusammenfassung

Die präoperative Eigenblutspende hat während des letzten Jahrzehnts deutlich an Bedeutung verloren; die Gründe hierfür sind vielfältig:
- Die deutlich gestiegene Sicherheit der allogenen Transfusion.
- Der hohe personelle, organisatorische sowie logistische Aufwand und die daraus resultierenden Kosten.
- Eine unzureichende Fremdblut sparende Effektivität infolge nicht-physiologiebasierter Entnahmekonzepte und daraus resultierender unzureichender Erythrozytenneubildung.
- Das Ausweichen auf andere, akut einsetzbare und einfacher zu handhabende autologe Alternativen.
- Eine zunehmend restriktivere Indikationsstellung zur Erythrozytentransfusion.

Da die allogene Transfusion die Transplantation eines flüssigen Organs darstellt und deren immunologische Risiken unvermeidbar sind, hat die Eigenblutspende nach wie vor ihre generelle Indikation bei
- Patienten mit seltener Blutgruppen-/Antikörperkonstellation.
- jungen Patienten vor planbaren, blutverlustreichen Eingriffen; insbesondere, wenn auch weitere Elektiveingriffe absehbar sind.
- jungen weiblichen Patienten bzw. bei Frauen im gebärfähigen Alter mit zu erwartendem transfusionsbedürftigem Blutverlust bei Wahleingriffen.

Für die Mitwirkung bei der Erarbeitung der in den eigenen Publikationen mitgeteilten und hier

zitierten Ergebnisse danke ich Herrn E. Goudschaal, Frau Dr. A-L. Held, Frau M. Schnelle, Herrn Dr. J. Schreiber und Frau Dr. K. Schüler.

8.4   Maschinelle Autotransfusion

G. Singbartl, Th. Gierth

8.4.1 Prinzip

Das Prinzip der maschinellen Autotransfusion (MAT) beinhaltet Absaugen und Sammeln des intra-/postoperativen Wund-/Drainageblutes, dessen maschinelle Aufbereitung mittels spezieller Geräte und die anschließende Retransfusion des resultierenden Blutproduktes (autologes gewaschenes Erythrozytenkonzentrat – AGEK). Folgende Firmen sind in Deutschland mit verschiedenen MAT-Geräten vertreten: Fresenius Kabi Deutschland GmbH; Haemonetics GmbH Deutschland; Medtronic GmbH; Sorin Group Deutschland GmbH.

8.4.2 Vorgehensweise und physikalische Grundlagen

Systemvorbereitung und Sammeln des Wundblutes
Zunächst **Vorfüllen des Sammelreservoirs** über einen an der Saugerspitze integrierten Zulauf zum Absaugsystem mit einer 0,9 %-NaCl-Lösung mit **Antikoagulanszusatz**; regelhaft mit ca. 300 ml einer Heparin-NaCl 0,9 %-Lösung (30.000 E Heparin/1000 ml NaCl 0,9 %), um Absaugsystem, Sammelreservoir und integrierten Blutfilter mit dem Antikoagulans zu benetzen bzw. zu füllen. Inwieweit andere Träger- bzw. Waschlösungen, z. B. mit Zusatz von Mannit-Adenin-Phosphat bezüglich der Erythrozytenqualität Vorteile bieten ist offen; im experimentellen Ansatz der MAT erhalten sie Funktion und Form der Erythrozyten über Stunden (Yang et al. 2013). Als mögliche Antikoagulanz-Alternativen, z. B. bei Vorliegen einer HIT II, können Na-Citrat 4 % oder ACD-A 3–4 % gleichvolumig verwendet werden. Andere Alternativen wie Danaparoid (Orgaran) 3000 IE/1000 ml

NaCl 0,9 %-Lösung (bei untergewichtigen oder niereninsuffizienten Patienten) bzw. mit bis zu 4500 IE/1000 ml NaCl 0,9 %-Lösung (van Lüpke et al. 2001), Argatroban (Argatra) 20–50 mg/1000 ml NaCl 0,9 %-Lösung) oder Lepirudin (Refludan) 20–30 mg/1000 ml NaCl 0,9 %-Lösung scheiden zumeist aus Kostengründen aus.

In früheren Untersuchungen zeigte sich die Antikoagulation mit ACD im Vergleich zu Heparin sowohl bei den In-vitro-Analysen (MCV, DW, osmotische Resistenz, antioxidative Reserve, Hämolyse) als auch nach Retransfusion von lediglich kleinen AGEK-Volumina als weniger vorteilhaft; z. B. freies Hb 58 vs. 23 mg/dl (Mortelmans et al. 1994).

Absaugen des intraoperativen Wundblutes unter kontinuierlichem Zusatz der Antikoagulanzlösung und Überleiten in das Sammelreservoir über einen im Reservoir integrierten Blutfilter (40–170 µm); intraoperativ tropft die Antikoagulanzlösung mit ca. 60–100 Tropfen/min bzw. mit ca. 100 ml Antikoagulanz/500 ml Sammelblut. Beim postoperativen Drainageblut wird auf den Antikoagulanszusatz verzichtet, da infolge des Fremdkörper-Oberflächenkontaktes die Gerinnung bereits aktiviert und das Drainageblut defibriniert ist.

Maschinelle Aufbereitung

Entsprechend des Aufbereitungsprozesses sind bei der MAT diskontinuierlich aufbereitende Glockensysteme von der kontinuierlich aufbereitenden Zentrifugenkammer zu unterscheiden. Da im diskontinuierlichen System die beiden Phasen der maschinellen Aufbereitung (Zellseparation und Waschen) zeitlich nacheinander ablaufen und vom Anwender während des Prozesses optisch verfolgt werden können und besser nachvollziehbar sind, werden die zugrunde liegenden physikalischen Prinzipien anhand dieses Systems abgehandelt (Radvan et al. 2002); sie gelten jedoch in gleicher Weise auch für die maschinelle Aufbereitung in der kontinuierlich aufbereitenden Zentrifugenkammer.

Diskontinuierlich aufbereitendes System – Typ Latham-Glocke
Separationsphase

Mit Beginn der Füllung der Zentrifugenglocke bei bereits maximaler Umdrehungszahl beginnt auch die Zell-Separationsphase. Die hierbei einwirkende Zentrifugalkraft (ZF) ist gegeben durch die Formel:

$$ZF = mr\omega^2 \qquad (8.1)$$

Hierbei ist »m« die Masse des Körpers (z. B. Erythrozyt), »r« dessen Entfernung von der Rotationsachse und »ω« dessen Winkelgeschwindigkeit. In einer rotierenden Flüssigkeit ist danach die auf ein Teilchen einwirkende Zentrifugalkraft umso größer, je größer jeweils die (zellspezifische) Dichte/Gewicht, die Entfernung von der Rotationsachse sowie die Winkelgeschwindigkeit; letztere ist in der Rotationsachse Null, am Glockenboden bei 90° zur Rotationsachse am lateralen Glockenrand am höchsten. Weiterhin geht in die Zentrifugalbeschleunigung auch die Anzahl der Umdrehungen pro Minute ein. Je größer die Zentrifugalkraft bzw. die Zentrifugalbeschleunigung, desto höher die Separationsgeschwindigkeit und desto »schärfer« die Zellseparation.

Da im Blut die Erythrozyten die größte **zellspezifische Dichte** aufweisen, unterliegen sie der höchsten Zentrifugalkraft/-beschleunigung und wandern in der Latham-Glocke nach außen. Daran zentralwärts in Richtung Glockenkern anschließend befinden sich Leukozyten, »buffy coat«, Thrombozyten sowie plättchenarmes Plasma, humorale Bestandteile bzw. gelöste Substanzen/Pharmaka. Die im Sammelblut befindlichen Zelltrümmer bzw. nicht emulgiertes Fett liegen entsprechend ihrer zellspezifischen Dichte und Größe innerhalb der o. g. Schichten bzw. lagern sich am medialen Glockenkern an (◘ Abb. 8.6).

Von weiterer Bedeutung ist die **Füllgeschwindigkeit**, mit der die Glocke mit Sammelblut beschickt wird. Je niedriger die Füllgeschwindigkeit, desto länger sind die Erythrozyten der Zentrifugalkraft bis zur vollständigen Füllung der Glocke ausgesetzt, desto »schärfer« ist die Zellseparation und desto größer ist bei vollständig gefüllten Glocke am Ende der Separationsphase der resultierende Hkt.

Tipp		

Für den Hkt im Sammelblut gilt: Je niedriger der Hkt im Sammelblut, desto länger sind die Erythrozyten bis zur kompletten Glockenfüllung den o. g. Separationsmechanismen ausgesetzt, und desto »schärfer« ist die Zellseparation.

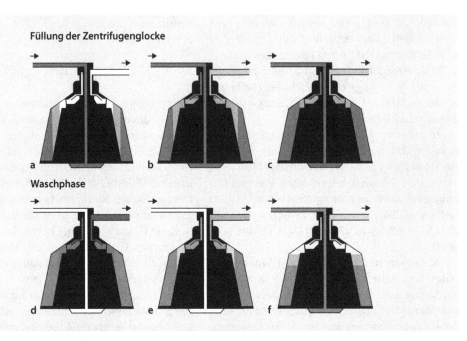

Füllung der Zentrifugenglocke

Waschphase

◘ **Abb. 8.6a–f**   Füllung der Zentrifugenglocke. a–c Füllphase. **a** Einstrom des abgesaugten Wundblutes in die rotierende Zentrifugenglocke; Zellseparation. **b** Parallel zur Glockenfüllung fließt der Überstand aus der Zentrifugenglocke. **c** Die Erythrozytenfüllung in der Zentrifugenglocke hat die »Glockenschulter« erreicht; manuelles bzw. automatisches Umschalten auf den Waschvorgang. **d–f** Waschphase. **d** Einströmen der Waschlösung in die rotierende Zentrifugenglocke. **e** Abfließen des Überstandes in der Zentrifugenglocke und Aufklaren der Waschlösung. **f** Manueller bzw. automatische Beendigung des Waschvorgangs und Umschalten auf »Leeren« der Zentrifugenglocke; Entleeren des Verwurfes in den Retransfusionsbeutel. *Schwarz*: Glockenkern. *Dunkelgrau*: Erythrozyten. *Hellgrau*: Waschlösung mit vorhandenen Leuko- und Thrombozyten und Zelltrümmern sowie humoralen Bestandteilen. *Weiß*: Nicht gefüllter Glockenteil

Parallel zur Separation während der Glockenfüllung findet in dieser Phase auch ein **Eliminationsvorgang** statt. Dieser betrifft insbesondere den humoralen Überstand, die zellspezifisch »leichteren« Zelltrümmer und Thrombozyten, und in geringerem Umfang die Leukozyten. Diese Elimination in der Separationsphase erfolgt dadurch, dass bei zunehmender Glockenfüllung durch die »schwereren« Erythrozyten die »leichteren« Bestandteile aus der Latham-Glocke über den zentral am Glockendach befindlichen Ablauf in den Abfallbeutel verdrängt werden (◘ Abb. 8.6a). Je höher der am Ende der Separation resultierende Hkt, desto effektiver ist somit die Elimination in der Separationsphase. Die in Separationsphase ablaufende Elimination nicht-korpuskulärer Bestandteile (bestimmt am freien Plasmahämoglobin) liegt bei ca. 75 % (von Finck et al. 1986).

Waschphase

> **Tipp**
>
> Für die Effektivität der Elimination in der Waschphase gilt: Je kleiner der restliche nicht-erythrozytäre Volumenanteil in der Glocke, je größer also der Hkt und je größer das Volumen der verabreichten Waschlösung (NaCl 0,9 %), desto effektiver die Elimination.

Der »**Waschfaktor**«, das Verhältnis von appliziertem Volumen der Waschlösung zu Glockenvolumen, liegt in der Regel bei 3–4:1. Der Zusammenhang zwischen appliziertem »Waschvolumen« und Elimination ist nicht linear, sondern zeigt einen mit dem Waschvolumen ansteigenden, asymptotischen Verlauf (Radvan et al. 2002). Da infolge der jedoch auch in der Waschphase stattfindenden Zentrifugation die »schweren« Erythrozyten an der lateralen Glockenwand zu liegen kommen, strömt die Waschlösung mehr oder weniger an der Innenseite der erythrozytären/korpuskulären Schicht entlang; eine wünschenswerte Durchmischung mit der »Erythrozytenschicht« ist aus physikalischen Gründen während der Zentrifugation nicht möglich. Versuche, durch intermittierende Reduzierung der Zentrifugationsgeschwindigkeit eine bessere Durchmischung zu erreichen und somit die Elimination nicht-erythrozytärer Bestandteile zu erhöhen, haben keine grundlegenden Vorteile erbracht. Die Elimination humoraler Bestandteile in der Waschphase ist deutlich geringer als in der Separationsphase; sie beträgt bezogen auf den Initialwert für das freie Hämoglobin ca. 13 % bzw. bezogen auf den am Beginn der Waschphase aktuellen Wert 52 % (von Finck et al. 1986).

> ❯ **Für die Produktqualität des Aufbereitungsprozesses diskontinuierlich arbeitender Systeme ist es wichtig, dass stets vollständig gefüllte Glocken aufbereitet werden.**

Unvollständig gefüllte Glocken haben einen geringeren Erythrozytenanteil und somit einen größeren Volumenanteil an humoralen bzw. leichteren korpuskulären Bestandteilen. Somit resultiert nach maschineller Aufbereitung trotz identischer Eliminationsraten (prozentuale Elimination der jeweiligen »Bestandteile« bezogen auf die ursprüngliche Menge im Ausgangsprodukt) nicht nur ein niedrigerer Hkt bzw. eine geringere Erythrozytenmenge sondern auch eine größere Substratmenge an unerwünschten Bestandteilen in der Glocke (Transfusionsrate = transfundierte Menge der jeweiligen humoralen bzw. nicht-erythrozytären korpuskulären Bestandteile bezogen auf 1 Liter Erythrozytenmasse). Geringe Änderungen in der Eliminationsrate können somit in Abhängigkeit von der transfundierten Gesamtmenge zu deutlichen Änderungen in der Transfusionsrate führen (Formeln s. Gleichung 8.2 bis 8.6). Das Qualitätsproblem der »letzten«, d. h. nicht vollständig gefüllten Glocke betrifft nur das diskontinuierlich aufbereitende System. Daher ist in dieser Situation bereits aufbereitetes AGEK in die Glocke zurückpumpen, um die Glocke komplett zu füllen, um dieses Problem

zu vermeiden. Glocken mit unterschiedlichen Volumina (55–225 ml) ermöglichen somit auch den Einsatz der MAT bei geringen Sammelblutmengen; z. B. bei Kindern, bereits einsetzbar bei einem Körpergewicht von <20 bis <10 kg (Tremain et al. 2001; Jimenez et al. 1995).

Eliminationsrate gelöster Bestandteile (%) =

$$1 - \frac{AGEK_{Vol.} \times (1 - AGEK_{Hkt}) \times AGEK_{Konz.}}{SB_{Vol.} \times (1 - SB_{Hkt}) \times SB_{Konz.}} \times 100 \quad (8.2)$$

Eliminationsrate zellulärer/korpuskulärer Bestandteile (%) =

$$1 - \frac{AGEK_{Vol.} \times AGEK_{Konz.}}{SB_{Vol.} \times SB_{Konz.}} \times 100 \quad (8.3)$$

Transfusionsrate gelöster Bestandteile (Substratmenge/l Erythrozytenmasse) =

$$\frac{(1 - AGEK_{Hkt}) \times AGEK_{Konz.}}{1 - AGEK_{Hkt}} \times 100 \quad (8.4)$$

Transfusionsrate zellulärer/korpuskulärer Bestandteile (Anzahl/l Erythrozytenmasse) =

$$\frac{AGEK_{Konz.}}{AGEK_{Hkt}} \quad (8.5)$$

Erythrozyten-Wiedergewinnungsrate (%) =

$$\frac{AGEK_{Vol.} \times AGEK_{Hkt.}}{SB_{Vol.} \times SB_{Hkt}} \times 100 \quad (8.6)$$

Hierbei bedeuten:
- $AGEK_{Vol.}$ = Volumen des erhaltenen autologen gewaschenen Erythrozytenkonzentrates nach maschineller Aufbereitung
- $AGEK_{Hkt}$ = Hämatokrit des AGEK
- $AGEK_{Konz.}$ = Substratkonzentration eines zellulären/korpuskulären Produktes im AGEK
- SB = Sammelblut

Die sonstigen, jeweils an »SB« angefügten Abkürzungen entsprechen denjenigen Abkürzungen bei »AGEK«.

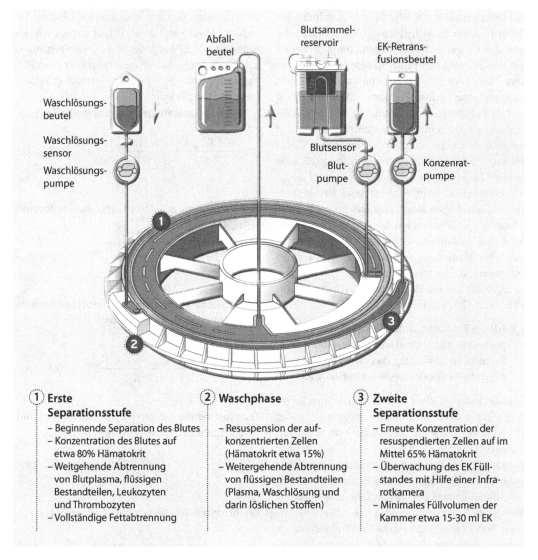

① **Erste Separationsstufe**
- Beginnende Separation des Blutes
- Konzentration des Blutes auf etwa 80% Hämatokrit
- Weitgehende Abtrennung von Blutplasma, flüssigen Bestandteilen, Leukozyten und Thrombozyten
- Vollständige Fettabtrennung

② **Waschphase**
- Resuspension der aufkonzentrierten Zellen (Hämatokrit etwa 15%)
- Weitergehende Abtrennung von flüssigen Bestandteilen (Plasma, Waschlösung und darin löslichen Stoffen)

③ **Zweite Separationsstufe**
- Erneute Konzentration der resuspendierten Zellen auf im Mittel 65% Hämatokrit
- Überwachung des EK Füllstandes mit Hilfe einer Infrarotkamera
- Minimales Füllvolumen der Kammer etwa 15-30 ml EK

◻ **Abb. 8.7** Das Prinzip der kontinuierlichen Blutaufbereitung (dargestellt anhand der kontinuierlich aufbereitenden Zentrifugenkammer - Fresenius C.A.T.S®)

Kontinuierlich aufbereitendes System – Typ Zentrifugenkammer
Separations- und Waschphase (◻ Abb. 8.7)

In der Zentrifugenkammer laufen in einer Doppelspirale Separations- und Waschphase, bezogen auf den einzelnen Erythrozyten ebenfalls nacheinander ab, bezüglich des gesamtem Aufbereitungsvorgangs innerhalb der Zentrifugenkammer aber finden sie parallel statt; sie gehen gewissermaßen »fließend« in einander über. Da der Aufbereitungskanal leicht geneigt ist, fließen die »schwereren«

Erythrozyten am äußeren Rand des Aufbereitungskanals, die »leichteren« humoralen Bestandteile incl. des nicht emulgierten Fettes fließen innen am Aufbereitungskanal entlang. Mit dem Zufluss des Sammelblutes zu der rotierenden Zentrifugenkammer beginnt jeweils die Separationsphase; im weiteren Verlauf der »Aufbereitungsspirale« findet parallel hierzu die der Separation zeitlich nachfolgende Waschphase (Hkt ca. 15 %) des zuvor separierten Blutproduktes (Hkt ca. 80 %) statt, während parallel hierzu am Bluteinlass weiteres Sammelblut nachströmt. Die benutzte Waschlösung wird entfernt, der Hkt auf einen Wert von >50 % eingestellt und das resultierende AGEK in den Retransfusionsbeutel überführt. Nachdem die Zentrifugenkammer einmal komplett gefüllt ist, ist am Ende des gesamten Aufbereitungszyklus die resultierende Produktqualität unabhängig von der Menge des zugeführten Sammelblutes. Das Volumen der Zentrifugenkammer beträgt ca. 30 ml.

Retransfusion

Die Retransfusion des autologen gewaschenen Erythrozytenkonzentrates (AGEK), einer Erythrozytensuspension in NaCl 0,9 %, erfolgt über ein normales Transfusionsbesteck mit einem integrierten 170-μm-Filter; ein zusätzlicher spezieller Blutfilter wird nicht benötigt. Während der Retransfusion des AGEK ist entsprechend der Herstellerangaben die Verbindung zwischen Aufbereitungsgerät und Retransfusionsbeutel zu unterbrechen; das geschieht üblicherweise mit einer Schlauchklemme. Dadurch soll verhindert werden, dass bei Fehlfunktion der Rollerpumpen ggf. Blut aus dem Retransfusionsbeutel (im unbemerkten Extremfall letztendlich aus dem Patienten) in die Maschine zurückgepumpt wird.

Da bei großen Blutverlusten und beständiger Wiederaufbereitung die Retransfusion des AGEK und das Aufbereiten des aktuellen Blutverlustes parallel ablaufen, kann dieses Problem durch 2 Retransfusionsbeutel gelöst werden, welche über ein Y-Stück mit der Maschine verbunden sind. Der aktuelle Retransfusionsbeutel wird maschinenseitig abgeklemmt; der Aufbereitungsprozess kann ungestört weiterlaufen, und das AGEK wird in den zweiten Retransfusionsbeutel überführt, der patientenseitig abgeklemmt wird.

Entsprechend der nationalen Richtlinien sind perioperativ hergestellte Blutpräparationen mit Namen, Vornamen, Geburtsdatum des Patienten sowie Datum und Uhrzeit der Entnahme zu kennzeichnen. Sie sind nicht lagerungsfähig und binnen 6 h nach Entnahme zu transfundieren. ... »Wenn diese Präparate am Patienten verbleiben und zwischen Entnahme und Rückgabe weder ein räumlicher noch personeller Wechsel stattgefunden hat«, kann auf den AB0-Identifikationstest verzichtet werden. Dieser Aspekt ist von Bedeutung

bei Einsatz der MAT bei Tumoroperationen mit Bestrahlung des AGEK außerhalb des Operationsbereiches (s. unten) bzw. grundsätzlich bei Wechsel der Verantwortlichkeit bzw. Räumlichkeiten.

Die physikalischen Grundlagen der maschinellen Autotransfusion sind für die diskontinuierlich aufbereitenden Systeme sowie die kontinuierlich aufbereitende Zentrifugenkammer gleich:

- Zellseparation mittels Zentrifugation mit konvektiver Elimination korpuskulärer und humoraler Bestandteile.
- Waschvorgang mit Elimination leichter korpuskulärer sowie humoraler Bestandteile.

> **Tipp**
>
> Die Elimination ist in der Separationsphase effektiver als in der Waschphase.

8.4.3 Produktqualität

Einfluss von Aufbereitungsparametern

Bei den verschieden MAT-Geräten ist der Aufbereitungsprozess in verschiedenen Programmen sowohl manuell als auch vorprogrammiert steuerbar. Resümierend aus den o. g. theoretischen Abhandlungen sowie weiterer Daten (Shulman 2000; Radvan et al. 2002; Hansen et al. 2004; Hansen u. Seyfried 2011; Biedler u. Wilhelm 2001; Munoz et al. 2011) sind folgende, vom Anwender beeinflussbare Faktoren für die Qualität des Endproduktes der maschinellen Aufbereitung bestimmend:

- Niedriger Hämatokrit im Sammelblut (»Eingangs-Hkt«) beim Füllen der Zentrifugenglocke; ggf. Prädilution des gesammelten Bluts im Sammelreservoir.
- Niedrige Flussgeschwindigkeit bei der Glockenfüllung.
- Großes Volumen der verabreichten Waschlösung; geringe Relevanz bei der kontinuierlich aufbereitenden Zentrifugenkammer.
- Bei den diskontinuierlich aufbereitenden Systemen vom Typ Latham-Glocke nur vollständig gefüllte Glocken aufbereiten.
- Der beim Absaugvorgang applizierte Sog ist bei dem frischen Wundblut von untergeordneter Bedeutung für das Ausmaß der

Hämolyse; die bisherigen, gegensätzlichen Aussagen basieren auf experimentellen Untersuchungen an »alten« gelagerten Erythrozytenkonzentraten.

Produktqualität

❯ Durch die maschinelle Aufbereitung werden bei sachgerechter Prozessierung ca. ≥90 % der Thrombozyten, ca. 50–90 % der Leukozyten sowie der allergrößte Teil unerwünschter humoraler Bestandteile eliminiert.

Das betrifft nicht nur Heparin bzw. die verwendeten Antikoagulanzien, sondern neben dem freien Hämoglobin auch aktivierte bzw. nicht aktivierte Gerinnungsfaktoren, Entzündungsmediatoren, vasoaktive Substanzen, Antibiotika, Gewebetrümmer etc. (Übersicht bei Biedler u. Wilhelm 2001). Klinische Vergleichsstudien haben gezeigt, dass bei Einhaltung der firmenseitigen Vorschriften zwischen den verschiedenen MAT-Systemen keine klinisch relevanten Unterschiede hinsichtlich der resultierenden Produktqualität bestehen.

Die entsprechenden Werte für verschiedene am internationalen Markt befindliche Geräte liegen
- für die Erythrozyten-Wiedergewinnungsrate zwischen 65 und 94 %;
- für die Elimination von Leukozyten zwischen 30 und 80 %;
- für die Elimination von Thrombozyten zwischen 69 und 99 %;
- für die Elimination von Gesamteiweiß bzw. Albumin 91–99 %;
- für die Elimination von Zytokinen zwischen 90 und 95 %;
- für die K^+-Elimination zwischen 90 und 95 % (Übersicht bei Munoz et al. 2011).

Ausnahme hiervon ist die Fettelimination bei großen orthopädischen Eingriffen. Hier zeigt sich bei den diskontinuierlich aufbereitenden »Glockensystemen« am Ende der Aufbereitungsphase im Retransfusionsbeutel häufig ein mit bloßem Auge erkennbarer Fettüberstand auf dem AGEK; dieser Überstand sollte nicht retransfundiert werden. Ursache hierfür ist die unterschiedliche systembedingte Vorgehensweise bei der maschinellen Aufbereitung (Booke et al. 1997).

Wesentliche Qualitätsmerkmale des nach maschineller Aufbereitung resultierenden Blutproduktes
- Frische, funktionsfähige, autologe Erythrozyten
  - Normaler 2,3-DPG-Gehalt
  - Normaler ATP-Gehalt
  - Normale osmotische Resistenz
  - Normale In-vivo Überlebenszeit (>80 % der Erythrozyten)
- Prinzipiell keine klinisch relevanten Unterschiede
  - Innerhalb der Gruppe der diskontinuierlichen Systeme
  - Zwischen diskontinuierlich aufbereitenden Glockensystemen und der kontinuierlich aufbereitender Zentrifugenkammer (Ausnahme: Fettelimination)

Es sollte stets aus der »Tiefe des Blutsees« abgesaugt werden, da die Kombination aus Sog und Luft die Erythrozytenmembran schädigt und zur Hämolyse führt (Singbart el al. 1992).

❯ Zwischen beiden maschinellen Aufbereitungssystemen gibt es keine klinisch relevanten Unterschiede hinsichtlich der Produktqualität. Mit beiden Systemen erhält man ein qualitativ hochwertiges autologes gewaschenes Erythrozytenkonzentrat.

8.4.4 Aufklärung, Indikationen und Kontraindikationen

Aufklärung

»Der Patient ist über die Möglichkeit und Risiken der MAT aufzuklären.« (BÄK 2011); und hierfür gilt, wie für die Eigenblutspende bzw. für die Transfusion generell, eine Transfusionswahrscheinlichkeit von 10 %.

Indikationen

»Die MAT ist vor allem bei Operationen indiziert, bei denen ein großer Blutverlust erwartet wird (z. B. orthopädische oder gefäßchirurgische

Eingriffe) bzw. akut (Notfalloperationen) eintritt«
(BÄK 2011). Sie sollte – in Analogie zur Eigenblutspende – insbesondere auch bei jungen Patienten bzw. Frauen im gebärfähigen Alter eingesetzt
werden.

Mathematische Modellberechnungen zur maschinellen Autotransfusion (Hay et al. 2002; Waters
et al. 2002) ergeben bei einer Erythrozyten-Wiedergewinnungsrate zwischen 35 und 55 %, dass erst
bei einem Blutverlust von ca. 2 l eine Erythrozytenmenge entspr. einem Erythrozytenkonzentrat
eingespart wird und eine wirkungsvolle Erythrozyteneinsparung (»substantial amount of RBC«)
von mehr als zwei Erythrozytenkonzentraten erst
bei einem Blutverlust von ≥3 l erzielt wird. Bei
Unklarheit betr. des zu erwartenden Blutverlustes
(>1 l) sollte zunächst das abgesaugte Wundblut
im Sammelreservoir verbleiben, um sich die Option für die MAT zu erhalten (MAT-Bereitschaft/
MAT-B), um erst bei definitiver Entscheidung zur
MAT das kostenintensive Aufbereitungsset einzusetzen. Das Ausmaß des zu erwartenden Blutverlustes bestimmt nach wie vor den rationalen (indizierten) und rationellen (ökonomischen) Einsatz
der MAT. Aus den unten genannten Kontraindikationen ergibt sich, dass die MAT den Richt- bzw.
Querschnittsleitlinien konform nur bei aseptischen
Eingriffen, sowie unter bestimmten zusätzlichen
Voraussetzungen auch bei Tumoroperationen, ein-
zusetzen ist. Das betrifft somit blutverlustreiche
Eingriffe in der
- Orthopädie (Endoprothetik-Wechseloperatio-
  nen, große Wirbelsäulenchirurgie),
- Kardio- und Gefäßchirurgie (Klappenersatz,
  ACVB-Revisionseingriffe, thorako-abdominel-
  les bzw. abdominelles Aortenaneurysma),
- Traumatologie/Polytrauma,
- Neurochirurgie (zerebrale Gefäßfehlbildun-
  gen)

sowie bei Patienten mit
- seltener Blutgruppen-/Antikörperkonstella-
  tion,
- niedrigem Ausgangs-Hb/-Hkt und zu erwartendem größerem Blutverlust,
- zu erwartendem transfusionsbedürftigem
  Blutverlust und einem zu kurzen Zeitintervall
  für ein wirksames Eigenblutspende-Konzept,

- Zeugen Jehovas – Zustimmung voraus gesetzt
  (▶ Kap. 10)
- sowie als mögliche Alternative zur Eigenblutspende.

Letzterer Aspekt kollidiert allerdings mit der Aussage zur MAT in den Querschnittsleitlinien »…
variiert die Rückgewinnungsrate erheblich, so dass
eine regelhafte Berücksichtigung bei der Transfusionsplanung nicht möglich ist« (BÄK 2011). Eine
differenzierte Kenntnis des regelhaften Blutverlustes ist erforderlich, um die MAT ggf. auch als einzige autologe Transfusionsalternative werten und
einsetzen zu können.

Kontraindikationen

»Die MAT darf nicht angewendet werden, wenn
der Verdacht einer **bakteriellen Kontamination**
des abgesaugten Wundblutes besteht (z. B. Magen-
Darm-Chirurgie), da durch den Waschvorgang
und die Filtration bei der Aufarbeitung des Blutes
die Bakterien nicht eliminiert werden. Das gewonnene EK ist in der Regel unverzüglich zu transfundieren. Im Ausnahmefall kann das MAT-EK bis zu
6 h bei +2°C bis +6°C gelagert werden. In diese
Zeitspanne ist der gesamte Vorgang eingeschlossen.« … »Bei **Tumorpatienten** wird für die Verwendung von Wundblut zur Retransfusion (MAT)
eine Bestrahlung mit 50 Gy empfohlen. Die einschlägigen Bestimmungen und arzneimittelrechtlichen Vorschriften zum Betreiben einer geeigneten
Bestrahlungseinrichtung sind zu beachten.« (BÄK
2011). Auch bei Ablehnung seitens des Patienten
darf sie nicht eingesetzt werden.

Die im AGEK nach maschineller Aufbereitung noch nachweisbaren Tumorzellen sind noch
teilungsfähig und können potenziell zur Metastasenbildung führen. Die Bestrahlung des AGEK
mit 50 Gy gewährleistet eine sichere »Elimination«
bzw. Reduktion der unterschiedlichsten Tumorzellen um mindestens 12 log-Stufen (Übersicht Hansen et al. 1999). Zwar sind nach der Bestrahlung
die Tumorzellen morphologisch noch nachweisbar,
infolge der Bestrahlung aber deren DNA irreversibel geschädigt und die Zellen nicht mehr teilungs-
und zur Metastasenbildung unfähig. Das nach
der Bestrahlung zu transfundierende AGEK ist in
seiner akuten Qualität vergleichbar demjenigen

nach maschineller Aufbereitung ohne Bestrahlung. Allerdings kann dieses Verfahren nur dort eingesetzt werden, wo neben der maschinelle Aufbereitung auch die Möglichkeit zur Blutbestrahlung besteht. Hierfür sind Maßnahmen zur Sicherung der Identität von Patient und zugehörigem AGEK zu gewährleisten (BÄK 2011); Name, Vorname, Geburtsdatum sowie Bedside-Test von Patient und bestrahltem AGEK sind die diesbezüglichen Minimalanforderungen. Das Erstellen einer verbindlichen Arbeitanweisung (SOP) ist hierfür unabdingbar für einen reibungslosem Ablauf und die Sicherheit des Verfahrens sowie des Patienten; und sie ermöglicht auch die sichere Handhabung dieses Verfahrens in dezentralen Einrichtungen.

> **Bestehen keine Kontraindikationen …**
>
> … sollte die maschinelle Autotransfusion großzügig als Stand-by-Verfahren zum Sammeln des Wundblutes eingesetzt werden (erwarteter Blutverlust ≥20 % des Blutvolumens bzw. Blutverlust ≥1 l)
> - Bei aseptischen, nicht-kontaminierten und nicht-onkologischen Eingriffen
> - Bei jungen Patienten
> - Bei Frauen im gebärfähigen Alter
> - Bei Patienten mit seltener Blutgruppen-/Antikörperkonstellation
> - Bei initial anämischen Patienten
> - Bei Tumoroperationen nur, wenn die unmittelbare Möglichkeit der Bestrahlung des autologen gewaschenen Erythrozytenkonzentrates besteht

8.4.5 Maschinellen Autotransfusion bei nicht etablierten Indikationen

Tumoreingriffe

Auch wenn in den Querschnittsleitlinien die Indikationen bzw. Kontraindikationen klar definiert scheinen, so gibt es in der Literatur hierzu durchaus unterschiedliche Ansichten. Entsprechend einer Befragung chirurgischer Kliniken in Deutschland wird die MAT auch ohne nachfolgende Bestrahlung des AGEK bei Tumoroperationen eingesetzt

(Oetting et al. 2010). Nach Literaturangaben zählen hierzu Blasen-, Prostata- und Lebertumoreingriffe. Zwar lassen sich bei einem Großteil der Tumorpatienten im Blut zirkulierende Tumorzellen nachweisen, deren Potenzial zur Metastasenbildung aber gilt als äußerst gering (0,01–0,000001 %) (Weiss 1986).

Die völlig unzureichende Elimination von Tumorzellen mittels maschineller Aufbereitung hat dazu geführt, als Alternative zur AGEK-Bestrahlung vor der Retransfusion einen **Leukozytendepletionsfilter** (LDF) zwischen AGEK und Patient zu installieren. Zahlreiche retrospektive Analysen sowie einzelne prospektive Kohortenanalysen bei verschiedenen Tumorarten können keinen negativen Einfluss der maschinellen Autotransfusion, z. T. mit Einsatz eines LDF, erkennen. Eine Meta-Analyse zum Einsatz der MAT ohne Bestrahlung des AGEK von zwischen 1970 und 09/2011 publizierten Daten mit 11 verwertbaren Studien bei verschiedenen Tumoroperationen konnte keinen negativen Einfluss der MAT auf den klinischen »outcome« aufzeigen (Odds Ratio 0,65; 95 % Konfidenzintervall 0,43–0,98; p = 0,0391) (Waters et al. 2012). Jedoch liegt der obere Grenzwert des 95 %-Konfidenzintervalls mit 0,98 zu nahe am 1,0-Wert (d. h. gleichwertig mit der Kontrollgruppe), um eine solide und definitive klinische Aussage geben zu können.

Diese Analyse bestätigt Daten aus einer zusammenfassenden Übersicht in 2010 zum Einsatz der maschinellen Autotransfusion (u. a. auch bei verschiedenen operative Tumoreingriffen) (Ashworth et al. 2010); auch diese Autoren können keine negativen Auswirkungen auf verschiedene Outcome-Parameter aufzeigen. Generelles Manko aller dieser Studien jedoch ist, dass es keine RCT zu dieser Thematik gibt. So scheiterte der Versuch einer Meta-Analyse zum Einsatz der maschinellen Autotransfusion bei Operation von Rückenmark-/Wirbelsäulenmetastasen und peripheren Weichteilmetatstasen aufgrund fehlender RCT (Kumar et al. 2014). Diese Autoren entschlossen sich daher zu einem narrativen Review bei operativen Tumoreingriffen insgesamt. Die Schlussfolgerung dieser Autoren unterscheidet sich nicht von den vorherigen Aussagen: »The theoretical concern of tumor dissemination … associated with … autotransfusion …

in oncological surgeries seems to be ill-founded.« … »…high evidence … that use of IOCS … in cancer surgeries does not cause greater risk of tumor dissemination or metatstases.« (Kumar et al. 2014).

Das National Institute for Health and Clinical Excellence (NICE) (NICE 2010) bewertet die MAT ohne Bestrahlung des AGEK als eine sichere Transfusionsalternative in der urologischen Tumorchirurgie: »… The procedure may be used during radical prostatectomy or radical cystectomy.… … The evidence relating to safety of cell salvage in these procedures was considered adequate and therefore NICE does not intend to review its use in other specific clinical situations unless notified of new indications for intraoperative cell salvage in which there may be new safety concerns.«

Eine mögliche Ursache für den nicht nachteiligen Effekt der MAT ohne Bestrahlung des AGEK, aber mit Einsatz eines LDF beim Prostatakarzinom ist evtl. dadurch gegeben, dass es sich hier um einen langsam wachsenden Tumor handelt, und somit die Zeitspanne der postoperativen Verlaufskontrollen möglicherweise zu kurz ist. Unabhängig davon sollte die MAT mit Einsatz eines LDF nur Notfallsituationen sowie besonderer Blutgruppen-/Antikörperkonstellationen vorbehalten bleiben.

Infizierte Eingriffe

Auch bei infizierten Eingriffen führt die MAT zu keiner sicheren und vollständigen Bakterienelimination. Weder die zeitliche Verlängerung des maschinellen Aufbereitungsvorgangs bzw. die Verwendung größerer Waschvolumina noch der Zusatz von Antibiotika zur Waschlösung bzw. zum Sammelblut garantieren unter klinischen Bedingungen eine sichere und vollständige Elimination der im Sammelblut befindlichen Bakterien (Wollinsky et al. 1991). Die verschiedenen Keime werden unterschiedlich eliminiert, mit Eliminationsraten zwischen 77,5 und 90,5 %, welche durch den Einsatz eines LDF nach der MAT auf 97,6–100 % erhöht werden (Waters et al. 2003).

Bisher findet sich in der Literatur bezüglich des klinischen Einsatzes der MAT bei infizierten Eingriffen – unter Antibiotikagabe – nur eine prospektiv randomisierte Studie an insgesamt 44 Patienten mit penetrierenden Abdominalverletzungen (Bowler et al. 2006). Für den primären »Outcome«-Parameter (Fremdblutbedarf binnen der ersten 24 h) lässt sich ein statistisch signifikanter Unterschied zugunsten der MAT-Gruppe aufzeigen (11,2 EK vs. 6,5 EK plus 1,5 Liter AGEK; p=0,008). Vergleichbares gilt auch betr. des Nachweises positiver Blutkulturen im Wundblut vor und nach MAT (11/12 vs. 2/12; p<0,05). Für die Kriterien Gesamt-Mortalität, Mortalität bei Patienten mit Darmverletzungen, Multiorganversagen sowie postoperative Infektionen/Sepsis finden sich keine Unterschiede zwischen beiden Gruppen. Für eine endgültige Aussage ist diese Patientenzahl jedoch viel zu klein. Auch hier gilt derzeit nach wie vor der vital bedrohliche Notfall als mögliche Indikation für diese Transfusionsalternative.

Sectio caesarea

Zunehmendes Interesse in der Literatur findet der Einsatz der MAT bei geburtshilflichen Eingriffen, insbesondere bei der »Sectio«. Generell stellt die Massivblutung bei der Sectio die Ausnahme dar. Ist das jedoch der Fall (z. B. bei Placenta praevia bzw. accreta), dann werden zusammen mit dem Blut auch (mekoniumhaltiges) Fruchtwasser, fetale Zellen, Haare sowie fetale Erythrozyten abgesaugt. Die potenziell resultierenden Risiken sind Fruchtwasserembolie, Mekonium- und Bakterienkontamination des AGEK mit drohender Sepsis nach Retransfusion, sowie Allo-Immunisierung der Mutter gegen fetale Erythrozyten mit dem Risiko einer fetalen Erythroblastoe bei nachfolgenden Schwangerschaften. Die gefürchtete Fruchtwasserembolie wird heute als eine allergische Reaktion interpretiert (zit. nach Liumbruno et al. 2012). Korpuskuläre und humorale Bestandteile werden durch die maschinelle Aufbereitung und nachfolgendem LDF weitgehend eliminiert. Fetale Erythrozyten finden sich jedoch im AGEK in vergleichbarem Ausmaß wie im mütterlichen Blut (2–19 ml), sind immunologisch aktiv und benötigen eine etwa fünffach höhere Dosierung zur Anti-D-Prophylaxe. Die einzige kontrollierte randomisierte Studie (Rainaldi et al. 1998) an 68 Patientinnen (je 34 pro Gruppe) zeigt für die MAT eine statistisch signifikante Reduktion des Fremdblutbedarfs (1/34 vs. 8/34; p=0,01), konstant höhere postoperative Hb-Werte während der ersten 4 postoperativen Tage (p<0,001) sowie auch eine kürzere Krankenhausverweildauer (5,3 vs. 7,3 Tage; p=0,003). Postoperative, MAT-unabhängige Komplikationen verteilten sich gleichmäßig auf beide Gruppen.

In Großbritannien sowie den USA (NICE; CE-MACH (Confidential Enquiry into Mother and Child Health; ACOG (Am College of Obstet Gynecol) OAA/AAGBI (Obstet Anaesth Assoc/Assoc Anaesth of Great Britain and Ireland) wird die MAT bei der Sectio als eine Transfusionsalternative thematisiert, obgleich die diesbezügliche Datenlage an harten klinischen Daten bzw. prospektiv randomisierten klinischen Studien sehr überschaubar ist. NICE postuliert jedoch einschränkend »This procedure should only be performed by multidisciplinary teams who develop regular experience of intraoperative blood cell salvage.« (NICE 2011). Die Fachgutachter weisen insbesondere auf das Risiko der Transfusion fetaler Erythrozyten und die daraus resultierenden Problemen bei nachfolgender Schwangerschaft hin (Risiko der fetalen Erythroblastose).

> **Die MAT bei der Sectio sollte nur im Notfall und bei spezieller Blutgruppen-/Antikörperkonstellation und nur dort eingesetzt werden, wo die MAT per se eine klinische Routinemaßnahme darstellt und eine entsprechend große klinische Erfahrung besteht.**

Neurochirurgische Eingriffe

Massive Blutungen in der Neurochirurgie sind insgesamt selten. Sie betreffen neben Schädel-Hirn-Traumen die Tumorchirurgie sowie Operation zerebraler Gefäßfehlbildungen. Die jeweiligen Probleme hierbei sind: Suffizientes Absaugen aus dem Wundgebiet, Kontamination des Blutes mit Tumorzellen sowie die Freisetzung von gerinnungsaktiven Substanzen (Dietrich et al. 2002).

Suffizientes Absaugen aus dem Wundgebiet Die in der Neurochirurgie verwendeten Sauger sind sehr kleinlumig, in ihrer Effektivität somit limitiert, und der Absaugvorgang findet an der Oberfläche des Operationsgebietes statt (hohe Hämolyserate). Am ehesten erscheint daher eine akute, massive Blutung bei Operation von zerebralen Gefäßfehlbildungen für den Einsatz der MAT geeignet.

Kontamination des Blutes mit Tumorzellen Obgleich Tumorzellen zerebralen Ursprungs (nicht zerebrale Metastasen peripherer Tumoren) nicht nach peripher metastasieren, ist bei Massivblutungen und evtl. Einsatz der MAT bei derartigen Operationen die Bestrahlung des resultierenden AGEK sinnvoll, da Meningeome vereinzelt auch Metastasen bilden können. Auf den alternativen Einsatz von LDF nach maschineller Aufbereitung wird auf die weiter oben gemachten Ausführungen hingewiesen.

Freisetzung von gerinnungsaktiven Substanzen Das Gehirngewebe ist reich an thromboplastischem und fibrinolytischem Material, welches bei Operationen sowie Schädel-Hirn-Verletzungen freigesetzt wird. Erscheint die maschinelle Blutaufbereitung im Notfall notwendig, dann muss darauf geachtet werden, dass (falls nicht das kontinuierlich aufbereitende System zum Einsatz kommt) bei Einsatz eines diskontinuierlich aufbereitenden Glockensystems zum einen nur vollständig gefüllte Glocken verwendet werden, und zum anderen der Waschvorgang sehr intensiv, sicherheitshalber mit einem etwa doppelt so großen Waschvolumen (2000 ml) als sonst üblich, durchgeführt wird. Insgesamt sollten diejenigen Prozessierungsparameter gewählt werden, welche eine maximale Elimination unerwünschter Bestandteile sicherstellen. Insgesamt ist die maschinelle Autotransfusion in der Neurochirurgie nur als eine individuell einsetzbare Notfallmaßnahme anzusehen.

Hämatologische Begleiterkrankungen

Sichelzellanämie Vor dem Hintergrund einer zunehmenden Migration nach Deutschland gewinnt dieser Aspekt, zumindest in Großstädten, durchaus an Bedeutung. Das Risiko bei der Sichelzellanämie besteht darin, dass es infolge von »**sickling**«, d. h. dem Verklumpen von Erythrozyten infolge Polymerisation der Hb-Moleküle und Sichelform zu Gefäßverschlüssen kommt. Drei Faktoren bewirken das sog. »sickling«: Hypoxie, Azidose und Stase. Bei der MAT ist das Risiko einer Hypoxie nicht gegeben, da sich die Erythrozyten in Sammel- und Aufbereitungsperiode in einem sauerstoffhaltigen Milieu befinden (NaCl 0,9 %-Lösung). Weiterhin ist der extrazelluläre pH-Wert im resultierenden AGEK zur alkalischen Seite verschoben, so dass auch dieser Punkt nicht relevant ist. Bei der heterozygoten Form sind nur etwa 10 % der Erythrozyten betroffen, so dass Fallberichte mit positivem Ergebnisse bezüglich der MAT bei Patienten mit Sichelzellanämie nicht überraschen. Dennoch bleibt die Frage nach dem tatsächlichen Nutzen der Retransfusion eines genetisch bedingten minderwertigen AGEK in einer transfusions-bedürftigen Situation.

Leukämie Bei Patienten mit Leukämie findet sich krankheitsspezifisch im peripheren Blut eine pathologische Erhöhung von »Zellen der weißen Reihe«, ohne dass diese hinsichtlich der autologen Verwendung dieses Blutes bzw. bezüglich des Einsatzes der MAT nachteilig wären. Blutverlustreiche Operationen bei diesen Patienten stellen daher keine Kontraindikation für die MAT dar, solange keine sonstigen anderweitigen o. g. Kontraindikationen bestehen.

Zusammenfassung
Bei kritischer Abwägung bezüglich der Indikation für die MAT bei den o. g. nicht etablierten operativen Eingriffen bzw. Begleiterkrankungen gilt in Abwandlung der bereits bei der Eigenblutspende erwähnten Aussage, dass nämlich das potenzielle Risiko bei Retransfusion des AGEK, welches bei nicht etablierten Indikationen/den genannten Krankheitsbildern resultiert, nicht größer sein darf als dasjenige bei der Gabe von Fremdblut. Die aktuelle Problematik betr. der MAT außerhalb der eingangs genannten etablierten Indikationen beschreibt folgende Aussage in einer aktuellen Übersichtsarbeit: »The use of cell salvage in combination with a leucocyte depletion filter appears to be safe in obstetrics and cases of malignancy; however, further trials are required before definitive guidance may be provided. The only absolute contraindication to the use of cell salvage ... is patient refusal.« (Ashworth u. Klein 2010). Somit wird die MAT außerhalb der etablierten Indikationen zumindest in Deutschland bis auf Weiteres lediglich Notfallsituationen und speziellen Blutgruppen-/Antikörperkonstellationen oder aber prospektiv randomisierten, kontrollierten klinischen Studien vorbehalten bleiben (müssen).

> **Fazit**
> — Für den Einsatz der maschinellen Autotransfusion bei nicht etablierten Indikationen liegen nur wenige harte Daten aus RCT vor.
> — Der Einsatz eines Leukozyten-Depletionsfiltern nach dem Waschvorgang bewirkt keine vollständige Elimination unerwünschter Bestandteile.
> — Es bestehen Unterschiede in der Bewertung zwischen den nationalen Empfehlungen und einigen internationalen wissenschaftlichen Fachgesellschaften betr. des Einsatzes der maschinellen Autotransfusion mit zusätzlichem Einsatz eines Leukozyten-Depletionsfilters bei der Sectio Caesarea sowie in der (Prostata-)Tumorchirurgie.
> — Entsprechend der nationalen Leitlinien ist diese Maßnahme außerhalb etablierter Indikationen lediglich im vitalen Notfall zu erwägen.

8.4.6 Wirkung und Wirksamkeit

Klinisch wesentliche Punkte der MAT sind Wirkung (Ausmaß der Rückgewinnung von Erythrozyten) und Wirksamkeit/Effektivität (Fremdblut sparende Effektivität) dieses Verfahrens. Da die Fremdblut sparende Effektivität der MAT, wie bei jeder anderen Fremdblut sparende Maßnahme auch, u. a. durch einen niedrigen Transfusionstrigger in seiner Effektivität überschätzt werden kann, ist die verfahrensspezifische Erythrozyten-Rückgewinnung (Wirkung) ein objektiver Parameter zur Bewertung der potenziellen verfahrensspezifischen Effektivität (Singbartl et al. 2013).

Insbesondere das sorgfältige Absaugen und Sammeln des Wundblutes und dessen Aufbereitung bestimmen die Erythrozytenmenge, welche für die Retransfusion überhaupt zur Verfügung steht. Somit hat die »saugerführende« Assistenz bei der Operation einen wesentlichen Anteil an der Wirksamkeit der MAT. In der Literatur finden sich Angaben zur Erythrozytenrückgewinnung bei der

MAT von ca. 35 % bis über 80 % (Übersicht bei Singbartl et al. 2013). Diese Bandbreite macht die Aussage in den Querschnittsleitlinien nachvollziehbar, dass die MAT nicht regelhaft in die Bedarfsplanung von benötigten Blutkonserven einbezogen werden sollte (BÄK 2011). Sie belegt aber auch die Notwendigkeit einer Qualitätssicherung bei der MAT, um auch kurzfristig auftretende Probleme betr. der Erythrozyten-Wiedergewinnung so früh wie möglich zu erkennen und zu beheben, um eine stabile hohe Ausbeute sicherzustellen und die MAT in ihrer Effektivität planbarer zu machen.

Meta-Analysen zur MAT bestätigen übereinstimmend deren Fremdblut sparende Effektivität (Carless et al. 2010). Eine Meta-Analyse anhand von 75 Studien ergibt eine Verminderung der Rate der Fremdbluttransfusion um relative 38 %, entsprechend einer Verminderung um absolute 21 %. Das relative Risiko einer allogenen Transfusion ist infolge der MAT bei orthopädischen Eingriffen niedriger als bei kardiochirurgischen Operationen (RR 0,46 vs. 0,77); d. h. die MAT ist bei orthopädischen Operationen effektiver als bei kardiochirurgischen Eingriffen; für gefäßchirurgische Eingriffe ist in dieser Analyse eine Fremdblut sparende Effektivität der MAT nicht belegt. Erstaunlicherweise aber wird die absolute Einsparung an allogenen Erythrozyten mit lediglich 0,68 E beziffert. Das lässt Zweifel aufkommen an einer streng rationalen Indikationsstellung zur MAT bei ausschließlich blutverlustreichen Eingriffen (s. unten) sowie an einem suffizienten Absaug- bzw. Aufbereitungsprozesses. Die Autoren interpretieren die Ergebnisse zwar i. S. einer Fremdblutersparnis ohne erkennbaren negativen Einfluss auf den klinischen »outcome«, bewerten aber die Qualität der analysierten Studien kritisch: »… the methodological quality of trials was poor« (Carless et al. 2010). »There is still a need for large prospective randomized trials.« (Ashworth u. Klein 2010).

> **Die Fremdblut sparende Effektivität der maschinellen Autotransfusion ist anhand von Meta-Analysen belegt; die Qualität der zugrunde liegenden Studien wird mit »poor« bewertet.**

Mathematische Berechnungen zeigen, dass bezüglich der Fremdblut sparenden Effektivität noch ein deutliches Optimierungspotenzial für die klinische Anwendung besteht.

Die ESA-Guidelines zum »Management of severe perioperative bleeding« (Kozek-Langenecker et al. 2013) äußern sich zur maschinellen Autotransfusion (»cell salvage«) wie folgt:
- »We recommend the routine use of red cell salvage which is helpful for blood conservation in cardiac operations using CPB. 1A«
- »We recommend against the routine use of intraoperative platelet-rich plasmapheresis for blood conservation during cardiac operations using CPB. 1A«
- »We recommend the use of red cell salvage in major orthopaedic surgery because it is useful in reducing exposure to allogeneic red blood cell transfusion. 1A«
- »We recommend that intraoperative cell salvage is not contraindicated in bowel surgery, provided that initial evacuation of soiled abdominal contents and additional cell washing are performed, and that broad-spectrum antibiotics are used. 1C«
- »Cell salvage can be cost-effective. A«
- »Cell salvage may reduce allogeneic transfusion in gynaecological (including oncological) surgery. C«
- »Cell salvage is well tolerated in obstetric settings, provided that precautions are taken against rhesus isoimmunisation. C«
- »We suggest that using perioperative cell salvage during caesarean section may decrease postoperative homologous transfusion and reduce hospital stay. 2B«

1A, 1C, 2B (Grad der Empfehlung): 1A: Strong recommendation. High quality evidence. 1C: Strong recommendation. Low quality evidence. 2B: Weak recommendation. Moderate quality evidence. A, C (Gewichtung und Empfehlung mit Härtegraden): A: Consistent level 1 studies. C: Level 4 studies or extrapolations from level 2 or 3 studies (▶ http://www.cebm.net/?o=1025).

8.4.7   Qualitätssicherung

Als z. Zt. noch integrativer Bestandteil des Operations-/Behandlungsverfahrens gibt es für die maschinelle Aufbereitung von Wund-/Drainageblut derzeit keine arzneimittelrechtlich verbindlichen Vorgaben oder Kontrollen durch eine nationale Aufsichtsbehörde; diese sind ggf. jedoch mittelfristig zu erwarten (Bender u. Zimmermann 2012; ► Abschn. 8.2). Vorgaben finden sich »lediglich« in den Richtlinien sowie Querschnittsleitlinien, welche aber beide keinen normativen, d. h. gesetzlich verpflichtenden Charakter haben. Bereits in 2002 hat eine Arbeitsgruppe von Anästhesisten Vorschläge zum internen Qualitätsmanagement bei der MAT erarbeitet (Hansen et al. 2002).

Entsprechend eines allgemeinen Schemas zur Qualitätssicherung lassen sich diese Maßnahmen unterteilen in solche zum Sicherstellen von Struktur-, Prozess- sowie Ergebnisqualität.

Strukturqualität

Die Basis der Qualitätssicherung wird gelegt in der Erstellung eines kompetenten Strukturkonzeptes. Dieses gründet auf der **Benennung einer verantwortlichen Person**. Diese Person ist normalerweise der verantwortliche ärztliche Leiter der entsprechenden Abteilung; in der Regel der Chefarzt der Anästhesieabteilung, da zumindest in Deutschland diese Abteilung in der Regel die MAT intra-/postoperativ verantwortet.

Die verantwortliche Person benennt eine nachgeordnete beauftragten Person (der **Transfusionsbeauftragte** dieser Abteilung), da in dessen abteilungsspezifischen Aufgabenbereich die Fragen der Indikation/Kontraindikationen, Qualitätssicherung, Organisation und Dokumentation der Hämotherapie liegen (BÄK Richtlinien 1.4.3.2); (► Kap. 4.2). Diese Person erarbeitet schriftlich u. a. den Maßnahmenkatalog für die Prozess- und Ergebnisqualität sowie die verbindlichen Arbeitsanweisungen (SOP – »standard operation procedures«).

Prozessqualität

Der nachgeordneten beauftragten Person obliegen
- die **Organisation** sowie **Dokumentation der ersten Geräteeinweisung** durch den Hersteller anhand der Gebrauchsanweisung sowie deren Dokumentation im Medizinproduktebuch
- die Führung des **Medizinproduktebuches** (nach MPG bzw. nach MPBetreibV) bezüglich der Dokumentation für die
  - regelmäßige Wartung der Geräte,

- Fehlerdokumentation (Fehlerbeschreibung, -behebung),
- Funktionstüchtigkeit
- auf den im Medizinproduktebuch dafür vorgesehenen Seiten. Sinnvollerweise werden diese Ausführungen ergänzt durch ein Zusatzheft (zur Dokumentation der Ergebnisqualität) zwecks übersichtlicher Verlaufsbeobachtung zum frühzeitigen Erkennen von Fehlern/Problemen bezüglich der Ergebnisqualität (s. unten).

Für die Ergebnisqualität von wesentlicher Bedeutung sind die Arbeitsanweisungen »**standard operation procedures**« (SOP), in denen die jeweiligen Maßnahmen und Abläufe für
- Geräteaufrüstung sowie
- »operative« Handhabung der maschinellen Aufbereitung

verbindlich für alle ärztlichen und pflegerischen Mitarbeiter schriftlich niedergelegt sind. Weiterhin obliegen der beauftragten Person die Organisation und deren Dokumentation regelmäßiger **betriebsinterner Wiederholungsschulungen** von ärztlichem und pflegerischem Personal zur Sicherung der Prozess- und Ergebnisqualität in der Alltagroutine; mit entsprechender Dokumentation im Medizinproduktebuch. Diese sollten in der Regel einmal pro Quartal erfolgen. Zusätzliche »Schulungen« werden nach Bedarf, ggf. in Abhängigkeit von der Einsatzfrequenz des Verfahrens bzw. der evtl. unterschiedlichen MAT-Geräte durchgeführt.

> ❯ **Prinzipiell gilt: je niedriger die Einsatzfrequenz, desto häufiger sind Schulungen sinnvoll und notwendig.**

Die SOP sind in schriftlicher Form in einem Arbeitshandbuch zu dokumentieren und stehen im Arbeitsbereich jederzeit zur Verfügung. Sie werden erstellt unter Maßgabe der verantwortlichen Person unter Berücksichtigung der »Richtlinien« sowie der Querschnittsleitlinien. Sie orientieren sich an Stand von Wissenschaft und Technik, den jeweiligen operativen Gegebenheiten des Hauses sowie den Firmenvorgaben bezüglich der jeweiligen Geräte und betreffen:
- Indikationen (Fachgebiet)
- Kontraindikationen (Fachgebiet)

- Geräteaufrüstung (gerätespezifisch)
- Parameter der maschinellen Aufbereitung
- Retransfusion
- Abrüsten des Gerätes
- Entsorgung von Verbrauchsmaterialien und Verwerfen nach Aufbereitung verbleibenden Verwurfes.

Hinsichtlich des Geräteaufbaus und der maschinellen Aufbereitung gelten prinzipiell die Vorgaben der jeweiligen Gerätefirmen in Zusammenhang mit der Situation vor Ort; Abweichungen hiervon sind zu benennen und im jeweiligen Einzelfall zu dokumentieren.

Detailangaben betreffend die **perioperativ angewandten Prozessierungsparameter:**

- Verwendetes Antikoagulanz, dessen Dosierung sowie verwendete Waschlösung
- Absaugen (bei sachgerechten Absaugen aus der ,Tiefe' des Blutsees keine Sogbegrenzung nach aktueller Datenlage notwendig)
- Sammeln und maschinelle Aufbereiten des Sammelblutes
- Geschwindigkeit bei der Glockenfüllung mit Sammelblut (Regel- bzw. Notfall)
- Volumen und Geschwindigkeit bei Zufuhr der Waschlösung (Regel- bzw. Notfall)
- Vorgehen bei unvollständig gefüllten Glocken
- Identitätssicherung von Sammelreservoir/ Sammelblut, Gerät, Aufbereitungssystem, Waschlösung, aufbereitetem Blutprodukt (AGEK) im Retransfusionsbeutel sowie zugehörigem Patienten (jeweils Patientenaufkleber)
- Vorgehen bei Wechsel der Verantwortung bzw. Räumlichkeiten sowie Trennung des Produktes vom Patienten; z. B. intraoperativ Beginn der MAT und deren Fortführung postoperativ bei Verlegung des Patienten auf die Wach-/ Intensivstation; Bestrahlung des AGEK bei Tumoreingriffen). Bei räumlichem oder personellem Wechsel der Zuständigkeit sind diese in der Patientenakte bzw. auf dem jeweiligen Protokoll zu dokumentieren. Die Übergabe sollte stets von Arzt zu Arzt erfolgen. Beide führen hierbei die entsprechenden Identitätskontrollen durch bzw. überwachen sie. Abschließende Identitätssicherung durch AB0-Identitätstest von Sammelblut/AGEK und Patient. Auf den

AB0-Identitätstest kann verzichtet werden, »wenn diese Präparate unmittelbar am Patienten verbleiben und zwischen Entnahme und Rückgabe weder ein räumlicher noch ein personeller Wechsel stattgefunden hat.«

- Zeitangabe betreffend Beginn und Ende Aufbereitungsdauer: Beginn der Sammelperiode (Hautschnitt) und somit das vorgegebenen Endes 6 h später incl. Retransfusion. Entsprechend der »Richtlinien von Bundesärztekammer und Paul-Ehrlich-Institut« sind perioperativ hergestellte Blutpräparationen nicht lagerungsfähig und müssen innerhalb von 6 h nach der Entnahme retransfundiert werden; anderenfalls ist das Blut zu verwerfen. In den deutschen Richtlinien wird darauf hingewiesen, dass ein **Transfusionsgerät** maximal 6 h benutzt werden darf. In dem dort gemeinten Zusammenhang bezieht sich das allerdings auf das für die Bluttransfusion verwendetes Transfusionsbesteck. Bezüglich des Wechsels des entsprechenden Einmal-Sets zur maschinellen Aufbereitung finden sich keine Angaben; jedoch erscheint ein Analogieschluss nicht unlogisch und sollte vom Einzelfall abhängig entschieden werden.
- Verhalten beim Überschreiten der Aufbereitungszeiten
- Entsorgung des nach maschineller Aufbereitung resultierenden Verwerfens von Sammelblutrest samt Verbrauchsmaterialien

Ergebnisqualität

Die Ergebnisqualität basiert – bei sachgerechter Indikation – auf der Qualität der maschinellen Aufbereitung (vom Absaugvorgang über die Prozessierungsparameter bis zur Retransfusion) und zeigt sich in der Qualität der produktspezifisch relevanten Parameter (Formeln S. 163):

- Eliminationsrate gelöster sowie korpuskulärer Bestandteile
- Transfusionsrate gelöster sowie korpuskulärer Bestandteile
- Erythrozyten-Wiedergewinnungsrate (Ausbeute)

Abblassung bzw. Verschwinden der Rot-/Rosa-Färbung in der zum Abfallbeutel ablaufenden Waschlösung geben optisch einen Eindruck von der Effektivität der Elimination humoraler Substanzen (freies Hb). Für deren quantitative Bestimmung bieten sich alternativ zum freien Hb, u. a. Kalium, LDH sowie das Gesamteiweiß an. Im Gegensatz zu den drei erst genannten Parametern ist das Gesamteiweiß ein Parameter, der sich nach dem Absaug-/Sammelvorgang und unter maschineller Aufbereitung quantitativ nur noch infolge der Elimination ändert. Andere Autoren sehen in der LDH eine in der Alltagsroutine einfacher zu bestimmende und infolge der hohen Korrelation zum freien Hb aussagekräftige Alternative als Eliminationsparameter (Sullivan u. Faulds 2013). Für die Bestimmung der Elimination zellulärer/korpuskulärer Bestandteile stellen die Erythrozyten den relevanten Parameter dar. Alternativ infrage kommen Leukozyten und Thrombozyten; letztere können in Zusammenhang mit Zelltrümmern falsch-hoch bestimmt werden und somit eine nicht korrekte (falsch-niedrige) Elimination vortäuschen.

Bezüglich der **Wirksamkeit** der MAT sind in der klinischen Routine von besonderem Interesse:
- Volumen des aufzubereitenden Sammelblutes,
- Volumen des daraus resultierenden AGEK,
- Hkt im AGEK und damit
- Gesamtmenge an verfügbaren autologen gewaschenen Erythrozyten.

Für die **Erythrozyten-Rückgewinnungsrate** (»Ausbeute«) gilt ein Wert von ca. 90 % bezogen auf die Erythrozytenmenge im Sammelblut. Von Bedeutung für die im Sammelbeutel befindliche Erythrozytenmenge sind Sorgfalt und Qualität des intraoperativen Absaugens aus der Tiefe des Blutsees (s. oben); das schlürfende Absaugen von der Oberfläche ist wegen der resultierenden erhöhten Hämolyse zu vermeiden.

Die theoretisch zu erwartende **Sterilität** des AGEK ist nicht grundsätzlich gegeben, denn es lassen sich nach maschineller Aufbereitung im AGEK durchaus Bakterien – Hautkeime sowie Luftkeime – nachweisen. Intraoperativ finden sie sich in hoher Zahl insbesondere an der Saugerspitze (Heeg u. Decker 1989; Wollinsky et al. 1997). Daher ist eine strikte Einhaltung der o. g. zeitlichen Begrenzung von jeweils 6 h für Aufbereitung und Retransfusion (sowie der dafür verwendeten Einmalartikel)

nachvollziehbar und sinnvoll. Bei postoperativen Wunddrainagesystemen waren die Blutproben aus den Drainageflaschen auch noch nach ≥12 h steril. Eine klinische Relevanz der im AGEK nachgewiesenen Haut-/Luftkeime für die Sicherheit der Patienten konnte bisher nicht aufgezeigt werden. Eine bakterielle Kontrolle des AGEK ist bei strikter Einhaltung der Indikation »aseptischer Eingriff« und bei den standardmäßigen Hygienemaßnahmen im Operationssaal sowie postoperativ bei Einsatz geschlossener Drainage-Ableitungssysteme, dem Einhalten sonst üblicher Hygieneregeln und der o. g. zeitlichen Limitierung für den gesamten Sammel- und Aufbereitungsprozess bis zur Retransfusion nicht notwendig. Sie bliebe wegen bereits erfolgter Retransfusion bei »Noch-Nicht-Vorliegen« des bakteriologischen Befundes ohne Konsequenz.

Dokumentation

Prinzipiell sind die im Rahmen der MAT patientenspezifisch verwendeten Geräte und Verbrauchsmaterialien ebenso systematisch zu dokumentieren wie die regelhaft in unterschiedlichen Zeitabständen zu erhebenden **Qualitätsparameter**. Entsprechendes ist etablierter Standard in den operativen Disziplinen. Bei der MAT betrifft das
- Typ und Nummer des eingesetzten MAT-Gerätes,
- Chargennummer des zugehörigen Aufbereitungssets,
- Firma und Chargennummer des verwendeten Transfusionssystems

sowie insbesondere die verschiedenen Qualitätsparameter
- Eliminationsraten (humoral und zellulär/korpuskulär),
- Transfusionsraten (humoral und zellulär/korpuskulär),
- Beginn und Ende der jeweiligen Aufbereitungszeit bzw. Systemwechsel
- transfusionsrelevante Parameter
  - Volumen des Sammelblutes,
  - Hkt des Sammelblutes,
  - aus beiden berechnet die Erythrozytenmasse des Sammelblutes,
  - Volumen des AGEK,
  - Hkt des AGEK,

‑ aus beiden berechnet die zurück gewonnene Erythrozytenmasse (Ausbeute) bzw.

‑ die Rückgewinnungsrate (prozentuale Ausbeute).

Regelhaft sind die »einfachen« **transfusionsbezogenen Parameter** Volumen und Hkt jeweils von Sammelblut und AGEK im Protokoll zu dokumentieren. Daraus sollten im Idealfall ebenfalls regelhaft, mindestens aber einmal pro Monat und jeweiligem Gerät die absolute und prozentuale »Ausbeute« pro Patient berechnet werden. Eliminationsraten und Transfusionsraten sollten in der Regel mindestens einmal pro Quartal und Gerät bestimmt werden. Bei den diskontinuierlich aufbereitenden Geräten sind diese Parameter stets nur aus vollen Glocken zu ermitteln.

Werte für das aufbereitete Sammelblut, das resultierende AGEK-Volumen, deren jeweilige Hkt-Werte, die Gesamtaufbereitungsdauer vom Hautschnitt bis zum Ende gesamten Aufbereitungsdauer sowie die evtl. zwischenzeitlichen Wechsel für die Einmalprodukte sind in der Patientenakte zu dokumentieren. Dabei auftretende Mängel und Probleme sollten neben der obligaten Dokumentation im Medizinproduktebuch (s. oben) zusätzlich auch in der Patientenakte festgehalten werden, um im Einzelfall akut informiert zu sein. Weiterhin sollten die Hkt-Werte des Endproduktes sowie die quartalsweise zu bestimmenden Eliminations- und Transfusionsraten zur Verlaufskontrolle betr. der Ergebnisqualität zusätzlich fortlaufend in einem hierfür eigens angelegten Buch festgehalten und engmaschig regelmäßig kontrolliert werden. Nur mittels entsprechend einfacher Datenkontrolle/Verlaufskontrolle lassen sich systemische (Gerät, Set) sowie systematische (Handhabung, Durchführung) Probleme und Fehler in der maschinellen Aufbereitung von gesammeltem Wund-/Drainageblut sowie resultierendem AGEK erkennen und beheben (Übersicht bei Hansen u. Seyfried 2011).

Hinsichtlich der maschinellen Autotransfusion gibt es derzeit noch keine verbindlichen Qualitätsanforderungen; bisherige Qualitätsstandards basieren auf Expertenempfehlung. Die hierzu erstellten Aussagen beinhalten Maßnahmen zur Struktur-, Prozess- und Ergebnisqualität sowie deren jeweilige Dokumentation.

8.5 Autologe Direkt-Retransfusion

G. Singbartl

8.5.1 Prinzip

 Das Prinzip der autologen Direkt-Retransfusion (ADR) besteht darin, dass das postoperativ über eine liegende Drainage abfließende Wundblut in ein steriles, ggf. unter Sog stehendes Sammelreservoir abgeleitet wird. Von dort wird es über einen Blutfilter ohne weitere Aufbereitung dem Patienten wieder direkt retransfundiert.

8.5.2 Produktqualität, Risiken und Nebenwirkungen

Produktqualität

Bei dem **postoperativen Drainageblut** handelt es sich, infolge einer durch Gewebe-/Fremdkörperoberflächenkontakt initiierten Gerinnung, um ein defibriniertes Blutprodukt, bestehend aus in Serum suspendierten intakten sowie hämolysierten Erythrozyten, teils aktivierten bzw. zerfallenen Leukozyten und Thrombozyten sowie den jeweils daraus freigesetzten Substanzen, Produkten stattgehabter Gerinnung und Fibrinolyse sowie Komplementaktivierung (Faris et al. 1991; Rosolski et al. 2000; Biedler et al. 2001; Helwig et al. 2006; Kvarnström et al. 2008; Matsuda et al. 2010; Munoz et al. 2011; Lindholm et al. 2012; Eshuis et al. 2013).

Für die **hämatologischen Parameter** zeigen sich die quantitativ-qualitativen Veränderungen im Drainageblut in einem erniedrigten Hkt, einem zumeist niedrig-normalem Leukozytengehalt, deutlich erniedrigten Werten für die Thrombozyten, sowie erhöhten Werten für u. a. freies Hämoglobin als Ausdruck einer stattgehabten Hämolyse.

Wesentliche **pathobiochemische Veränderungen** mit dem Risiko evtl. Nebenwirkungen zeigen sich u. a. in erhöhten Werten für inflammatorische Interleukine, TNFα, Elastase sowie einer Komplementaktivierung. Es finden sich höhere Werte an proinflammatorischen Interleukinen bei gefäßchirurgischen Eingriffen (abdominelles Aortenaneurysam) im Vergleich zu gelenkchirurgischen Eingriffen (Lindholm et al. 2012).

Hämostaseologisch handelt es sich beim postoperativen Drainageblut um ein defibriniertes Produkt mit Veränderungen i. S. von stattgehabter Gerinnung und Fibrinolyse mit Erniedrigung von AT III, Plasminogen, FV, FVIII, erhöhten Werten von TAT, D-Dimeren, Fibrin- bzw. Fibrinogen-Spaltprodukten, Prothrombin-Fragment F1/F2, sowie mit z. T. erhöhten tPA-Werten und erniedrigten Werten für α2-Plasmininhibitor.

Das **hämostaseologische Risiko** nach Retransfusion von bereits geringen Volumina an Drainageblut (<500 ml) zeigt sich u. a. in deutlich erhöhten Werten für FXIIa, Markern einer Thrombin- sowie Fibringenerierung (erhöhte Werte für F1-/F2-Spaltprodukte sowie Thrombin-Antithrombin-Komplex) zusammen mit erniedrigten Werten für FXIII und Plasminogen als Indikatoren für eine in-vivo Gerinnselbildung und Fibrinolyse nach ADR. »These changes were hihgly significant compared with pretransfusion values. The unwashed drainage blood contained high levels of procoagulation material and induced activation of plasma coagulation pathway with renewed clot formation in the patients.« Marker von Proteolyse und Hämolyse waren noch bis zu 24 h nach Retransfusion erhöht (Duchow et al. 2001). Im Vergleich zur Kontrollgruppe kommt es im ADR-Kollektiv zu einem bis zu 10-fachen Anstieg der D-Dimere, welche erst nach 24 h wieder das Ausgangsniveau erreichen (Helwig et al. 2006). Es findet sich

- eine direkte Korrelation zwischen den erhöhten Werten für t-Pa im Drainageblut und dem insgesamt zu transfundierenden Drainageblutvolumen (p<0,05) (Matsuda et al. 2010);
- eine direkte Beziehung zwischen dem erhöhten postoperativen Drainageverlust und den erhöhten Werten für D-Dimere, Fibrinogenspaltprodukte sowie Plasmin-Antiplasmin-Komplex im Drainageblut (p<0,05) (Matsuda et al. 2010):
- ein erhöhter Blutverlust in der ADR- im Vergleich zur Kontrollgruppe (Vertrees et al. 1996).

Somit stellt sich die Frage nach Ursache und Wirkung des **erhöhten postoperativen Blutverlustes**;

denn es findet sich in der Gruppe mit autologer Retransfusion insgesamt ein höher Drainageverlust als in der Kontrollgruppe ohne autologe Retransfusion.

In-vitro-Vergleichsuntersuchungen mittels Thrombelastographie zeigen im TEG nach »Retransfusion« für das ungewaschene Drainageblut (ADR) wesentlich stärker ausgeprägte Veränderungen i. S. einer Hypokoagulabilität als bei »Retransfusion« von mittels maschineller Autotransfusion (MAT) aufbereitetem autologen gewaschenem Erythrozytenkonzentrat (Konig et al. 2013). Entsprechende In-vivo-Veränderungen nach ADR wurden bereits früher bei kardiochirurgischen Patienten im Vergleich zur Kontrollgruppe beschrieben (Vertrees et al. 1996). Hämostaseologische Veränderungen im Drainageblut, klinische Gerinnungsdaten von Patienten nach Retransfusion von Drainageblut von lediglich geringen Volumina (<500 ml bis knapp >600 ml) sowie pathologische Veränderungen von In-vivo- und In-vitro-Parametern des TEG ergänzen sich in eindeutiger Weise i. S. einer gravierenden Beeinträchtigung der Gerinnung mit potenziell erhöhter Blutungsneigung nach ADR.

Diese unerwünschten pathophysiologischen bzw. -biochemischen, z. T. biologisch aktiven Begleitsubstanzen finden sich im Einzelfall in nicht quantitativ vorhersehbarer Konzentration bzw. qualitativer Ausprägung. Sie haben für den eigentlichen Zweck der ADR, nämlich der Gewinnung und Retransfusion autologer Erythrozyten, nicht nur keinen individuellen (transfusions-)medizinischen Nutzen, sondern sind vielmehr Ausgangspunkt potenzieller Risiken. Je größer das retransfundierte Volumen an »ADR-Blut«, desto höher nicht nur die Transfusionsrate dieser unerwünschten Begleitprodukte, sondern desto höher auch das Risiko einer postoperativen Blutungsneigung; das wird i. S. eines direkten, kausalen Zusammenhangs zwischen erhöhten tPa-Werten im Drainageblut und dem Ausmaß des postoperativem Blutverlustes interpretiert (Matsuda et al. 2010).

Der transfusionsrelevante physiologische Bestandteil im gefilterten, ungewaschenen postoperativen Drainageblut sind die erhaltenen **funktionstüchtigen Erythrozyten**. Diese unterscheiden sich weder hinsichtlich ihrer Sauerstofftransportfähig-

⊡ **Tab. 8.3** Nebenwirkungen nach Retransfusion von gefiltertem postoperativem Drainageblut bei 1819 orthopädischen Patienten mit Hüft- bzw. Kniegelenkersatz. (Modifiziert nach Horstmann et al. 2010)

Nebenwirkung	Patienten (n=1819)		Häufigkeit der Nebenwirkungen	
	n	%	Absolut (n; Anzahl der Patienten)	Relativ (%; bezogen auf Nebenwirkungen)
Insgesamt	65	3,6	73 (4,0%)	(100)
Gravierende Nebenwirkungen	2	0,11	2	2,7
– Asystolie, Vorhofflimmern	1	0,05	1	1,4
– Lungenembolie – Exitus	1	0,05	1	1,4
Leichte Nebenwirkungen	63	3,5	71	97,3
– Fieber (>38,5°C)			17	23,3
– Schüttelfrost			48	65,8
– Gerinnselbildung im Sammelreservoir	6	0,32	6	8,2
Technische Mängel	19	1,0	19	26,0

keit (normaler 2,3-DPG-Gehalt sowie p50-Wert) (Biedler et al. 2001) noch hinsichtlich ihrer In-vivo-Überlebensrate von den in situ verbliebenen Erythrozyten, von denjenigen nach maschineller Autotransfusion bzw. von gelagerten autologen Konserven (Ansell et al. 1982; Grønborg et al. 1996). Bei Raumtemperaturlagerung zeigt sich nach 2 h eine geringe Schwellung der Erythrozyten, welche im weiteren Verlauf jedoch nicht weiter zunimmt (Rosolski et al. 2000).

Beim postoperativen Drainageblut handelt es sich um ein mittels Filtration lediglich partiell modifiziertes autologes »Blutprodukt«, für das allerdings kein verbindlicher Qualitätsstandard definiert werden kann, wie es für alle allogenen Blutkomponenten/-produkte der Fall ist; weder bezüglich eines Mindestgehaltes an Erythrozyten/Hkt-Wert noch in Bezug auf obere Grenzwerte sonstiger pathophysiologischer bzw. pathobiochemischer Bestandteile. Dieses autologe »Blutprodukt« ist qualitativ nicht vergleichbar mit dem nach maschineller Autotransfusion resultierenden AGEK; für letzteres wurde in 2002 von einer Gruppe von Anästhesisten qualitative Standards erarbeitet (Hansen et al. 2002), was für das nicht gewaschene postoperative Drainageblut aus verfahrensimmanenten Gründen eben nicht möglich ist.

Risiken und Nebenwirkungen

Auch wenn das ungewaschene postoperative Drainageblut eine höchst unphysiologische Zusammensetzung aufweist und damit theoretisch ein breites Spektrum potenzieller Nebenwirkungen beinhaltet, sind die in der Literatur publizierten Daten zu Häufigkeit und Schweregrad von Nebenwirkungen nach ADR eher spärlich; insbesondere liegen keine Daten anhand großer Patientenzahlen aus prospektiv randomisierten kontrollierten und somit aussagekräftigen Studien (RCT) vor. Die größte Studie zu dieser Thematik basiert auf mittels Fragebogen erhobenen Daten an 1819 orthopädischen Patienten (Horstmann et al. 2010). ⊡ Tab. 8.3 zeigt die entsprechende Aufgliederung der Nebenwirkungen.

Entsprechend dieser Auswertung kam es insgesamt bei 3,6 % (n=65) der Patienten zu 73 (4 %) Nebenwirkungen; darunter fanden sich 2 gravierende Nebenwirkungen, davon eine mit letalem Ausgang. Wie bereits in früheren Studien an wesentlich kleineren Patientenzahlen beschrieben, finden sich auch in dieser Datenerhebung die Kriterien »Schüttelfrost« sowie »Temperaturanstieg« als die beiden häufigsten klinischen Symptome. Diese Symptome werden aber in vergleichbarer Häufigkeit postoperativ auch bei Patienten ohne ADR beschrieben (Moonen et al. 2007) und sind dem

Kliniker als postoperativ transfusionsunabhängig auftretende Begleiterscheinungen gut bekannt. Erstaunlich ist, dass bei 1 % (n=19) der Patienten 26 % aller 73 »Nebenwirkungen« i. S. eines technischen Fehlers auftraten, und es bei weiteren 0,3 % (n=6) der Patienten zu einer Gerinnselbildung im Sammelreservoir kam (relativ 8 %); d. h., diese beiden nicht-klinischen Probleme bedingten gut 1/3 aller aufgetretenen »Nebenwirkungen«.

In einer früheren klinischen Studie zur ADR (Faris et al. 1991) fand sich ein Zusammenhang zwischen der Dauer der postoperativen Sammelperiode und der Häufigkeit von Nebenwirkungen nach Retransfusion. Wurde das ungewaschene Drainageblut postoperativ binnen 6 h retransfundiert, so kam es bei lediglich 2 % der Patienten zu derartigen Reaktionen; bei Retransfusion zwischen 6–12 h postoperativ hingegen stieg die Häufigkeit febriler Reaktionen auf 22 % an. Diese Daten legen nahe, dass offensichtlich neben den hämostaseologischen Veränderungen im postoperativen Drainageblut auch die erhöhten Konzentrationen an inflammatorischen Zytokinen zu entsprechenden Nebenwirkungsreaktionen beitragen.

Die im jeweiligen Einzelfall insgesamt nicht vorhersehbare, ggf. sogar problematische Qualität des postoperativen Drainageblutes erklärt u. a. auch die kritisch-ablehnende Aussage in den nationalen Querschnittsleitlinien bezüglich der ADR (BÄK 2011): » Die Transfusion von intra- oder postoperativ gesammeltem Wund- oder Drainageblut ohne vorherige Aufbereitung (Waschen) kann aufgrund der Gefahr einer Gerinnungsaktivierung, Zytokin- und evtl. Endotoxineinschwemmung sowie Einschwemmung anderer biologisch aktiver Substanzen nicht empfohlen werden.« Diese kritischen Anmerkungen bzw. das Ablehnen dieses autologen Verfahrens ist bei objektiver Wertung der vorliegenden Daten verständlich und nachvollziehbar; auch wenn es in anderen Ländern regelhaft in großer Häufigkeit praktiziert wird (Horstmann et al. 2010).

8.5.3 Wirkung und Effektivität

Die **Wirkung** der ADR ist gegeben durch diejenige Erythrozytenmenge, welche mittels dieses Verfah-

rens gewonnen und retransfundiert werden kann. Die **Effektivität** der ADR hingegen wird durch die Verminderung der Anzahl an transfundierten allogenen Einheiten bestimmt. Letztere wird nicht zuletzt und wesentlich auch durch den jeweiligen »Transfusionstrigger« beeinflusst. Je höher dieser jeweilige Schwellenwert, desto eher beginnt auch die ADR und desto größer in der Kontrollgruppe auch die Anzahl allogener Transfusionen unter ansonsten konstanten Rahmenbedingungen (Cheng et al. 2007; Apostolou et al. 2007).

Systematische Angaben zur **Rückgewinnung an Erythrozyten** mittels ADR liegen nicht vor; es wird vielmehr zumeist lediglich der Hkt im Drainageblut mitgeteilt. RCT zeigen entweder keine Einsparung von allogenen Erythrozytenkonzentraten (Amin et al. 2008; Cip et al. 2013) oder aber eine mehr oder weniger deutliche Reduktion. Jedoch ist auch hier ein Mindestvolumen an Drainageblut zu retransfundieren, um einen Fremdblut sparenden Effekt zu erzielen; eine Drainageblutmenge von <300 ml war zu gering, um im Vergleich zur Kontrollgruppe eine Verminderung des allogenen Transfusionsbedarfs zu erzielen (jeweils >2 EK) (Amin et al. 2008; Cip et al. 2013). Bereits in 1999 konnte mittels einer Meta-Analyse (Huët et al. 1999) gezeigt werden, dass die Retransfusion von postoperativen Drainageblut bei kardiochirurgischen Patienten nur »marginal effective« war; bei orthopädischen Patienten war eine entsprechende Effektivität darstellbar, welche jedoch in verschiedenen Meta-Analysen im indirekten Vergleich von ADR vs. MAT für die ADR konstant als niedriger bewertet wurde (Davies et al. 2006; Carless et al. 2010). Gleichzeitig bezeichnen diese Analysen die Qualität der vorliegenden Studien jeweils als »poor« (Davies et al. 2006; Carless et al. 2010); nicht zuletzt wegen fehlender bzw. unklarer Angaben zur Randomisierung, fehlender »Verblindung«, unklarer Indiktionsstellung hinsichtlich der Retransfusion sowie wegen sehr oft zu kleiner Fallzahlen.

In einer retrospektiven Kohortenanalyse bei 337 Patienten wird für die Retransfusion ungewaschenen Drainageblutes zwischen 100 und 1440 ml ein postoperativer Hb-Anstieg von 0,18–2,74 g/dl ermittelt (Pitsaer 2002); entsprechend der großen Variabilität dieser Werte resultiert somit auch für den Hb-Wert pro retransfundierter ADR-Einheit eine große Streubreite. So erhöhte ein ADR-Volumen von >10 % des geschätzten Blutvolumens den postoperativen Hb-Wert um 1,3 g/dl, während ein ADR-Volumen von <10 % zu einem Anstieg von ca. 0,7 g/dl führte. Danach ist die ADR insbesondere bei Patienten mit einem niedrigen Körpergewicht (<70 kg) und einem hohen ADR-Volumen (>10 % des geschätzten Blutvolumens) effektiv (Pitsaer 2002).

Eine aktuelle Meta-Anlayse (Haien et al. 2013) beschreibt für die ADR-Gruppe im Vergleich zur Kontrollgruppe zwar eine Verminderung der Patientenanzahl mit allogener Transfusion (154/469 Patienten vs. 161/382 Patienten; p<0,05); aber die Anzahl transfundierter allogener Einheiten pro Patient war zwischen den beiden Gruppen nicht statistisch signifikant verschieden. Der postoperative Hb-Wert war in der ADR- im Vergleich zur Kontrollgruppe statistisch signifikant höher (p=0,0001), was aber auf lediglich 2 Studien mit einem signifikant höherem Wert an jeweils lediglich einem postoperativen Tag (1. bzw. 2. Tag) zurückzuführen war. Die Anzahl febriler Reaktionen war in der Studiengruppe statistisch signifikant niedriger (43/301 vs. 67/307; p<0,02), und hinsichtlich postoperativer Infektionsraten ergab sich kein Unterschied zwischen beiden Gruppen (p=0,8). Die Krankenhausaufenthaltsdauer war bei 3 von 4 Studien nicht unterschiedlich; jedoch bewirkten die Ergebnisse von lediglich einer Studie einen insgesamt statistisch signifikant kürzen Krankenhausaufenthalt in der ADR-Gruppe im Vergleich zur Kontrollgruppe (p=0,04). Somit veranschaulicht auch diese Meta-Analyse exemplarisch sehr deutlich das Fehlen von eindrucksvollen und überzeugenden Ergebnissen hinsichtlich der Fremdblut sparenden Effektivität der ADR.

Vor diesem faktischen Hintergrund überrascht, dass die ADR in den Niederlanden das autologe Verfahren darstellt, welches in orthopädischen/gelenkchirurgischen Abteilungen zwischen 2002 und 2007 einen rasanten Anstieg erlebt hat; beim Hüftgelenkersatz stieg deren Einsatzfrequenz von 11,5 auf 51,0 %, und beim Kniegelenkersatz von 15,9 auf 59,3 % (Horstmann et al. 2010). Bei einer Rücklaufquote von 79 % in 2002 bzw. 84 % in 2008 beruhen diese Angaben zur Einsatzhäufigkeit auf einer aussagefähigen Basis, zumal diese Angaben durch eine aktuelle Studie mit einem Wert von 69 % bestätigt werden (Voorn et al. 2012).

Es bleibt jedoch das Problem, dass es keine aussagekräftigen direkten Vergleichsstudien zwischen maschineller Autotransfusion und autologer Direkt-Retransfusion mit einer aussagekräftigen Anzahl von Patienten gibt. Nach aktuellem Kenntnisstand gibt es überhaupt nur vier RCT zur maschinellen Autotransfusion mit mehr als 100 Patienten pro Studienarm; aber ohne direkten Vergleich zur autologen Direkt-Retransfusion (Carless et al. 2010). Somit sind valide Aussagen zur ADR bzw. im Vergleich zur MAT nicht möglich – weder betreffs Wirksamkeit und Effektivität, noch betreffs Sicherheit bzw. Häufigkeit und Schweregrad von Nebenwirkungen.

8.5.4 Fazit

Die Bewertung der vorliegenden Daten zeigt, dass es sich bei der ADR unter qualitativen Gesichtspunkten um kein autologes Verfahren der ersten Wahl handelt. Das, was ggf. für dieses Verfahren spricht, ist weniger eine vermeintlich belegte, aber durchaus kritisch zu hinterfragende Fremdblut sparende Effektivität der ADR, als vielmehr die Tatsache, dass trotz eines qualitativ minderwertigen Blutproduktes die aufgezeigte niedrige Rate ernsthafter Komplikationen bzw. Nebenwirkungen, dargestellt anhand wenig aussagekräftiger Studien, überschaubar ist. Hierbei dürfen jedoch die potenziellen Blutungskomplikationen nicht außer Acht gelassen werden, was jedoch bei der Beschreibung und klinischen Bewertung der jeweiligen Nebenwirkungen der Fall ist; aber gerade sie stehen im Mittelpunkt potenzieller Nebenwirkungen und sind anhand von quantitativ und qualitativ aussagefähigen Studien bisher noch nicht analysiert. In der klinischen Anwendung mag die autologe Direkt-Retransfusion dem ärztlichen Prinzip des »primum nil nocere« möglicherweise genügen, das patientenbezogene »cui bono« aber bleibt offen. Einem möglichen »Pro-Argument« steht eine Reihe von »Kontra-Punkten« gegenüber.

Pro und Kontra der autologen Direkt-Retransfusion

- **Pro**
  - Normale Erythrozytenqualität hinsichtlich Sauerstofftransport und In-vivo-Überlebenszeit
- **Kontra**
  - Verfahrensimmanente minderwertige Produktqualität
    - Ohne definierbare Standards
    - Sehr variabler, niedriger Hb-/Hkt
    - Hohe Konzentrationen an freiem Hämoglobin sowie an inflammatorisch wirksamen Substanzen
    - Komplementaktivierung
    - Hämostaseologisch wirksamem Potenzial
    - Gerinnungsaktivierung und Fibrinolyse nach ADR in vitro und in vivo –auch mittels erhöhtem Blutverlust belegt
    - Potenziell effektiv bei gelenkchirurgischen Eingriffen
    - Möglicherweise effektiv bei Retransfusion von >>10 % des geschätzten Blutvolumens
    - Nicht unbegrenzt einsetzbar bezüglich des zu retransfundierenden Volumens
    - Wissenschaftlich harte Daten äußerst spärlich bezüglich Fremdblut sparender Effektivität, Limitierung des Retransfusionsvolumen und Nebenwirkungen . Niedriges Re-Transfusionsvolum bedeutet geringe Effektivität und geringes Risiko. Erhöhtes Re-Transfusionsvolumen bedeutet verbesserte, aber nicht hohe Effektivität bei steigendem Risiko
  - Quantitativ und qualitativ der maschinellen Autotransfusion unterlegen

> Die autologe Direkt-Retransfusion liefert autologes Blut unzureichender Qualität. Dieses Verfahren entspricht nicht dem aktuellen transfusionsmedizinischem Kenntnisstand von Wissenschaft und Technik.

8.6 Hämodilution und hämodilutionsinduzierte Störungen der Hämostase

K. Singbartl

> Euvoläme Hämodilution (EHD) bezeichnet die volumenneutrale Substitution eines Blutverlustes mit einer zellfreien Flüssigkeit (Volumenersatzmittel). Das Ziel der EHD während eines Blutverlustes ist die Gewährleistung einer adäquaten Gewebeperfusion durch eine ausreichend effektive Zirkulation.

Unter Hämodilution kommt es allgemein zur Aktivierung verschiedener Kompensationsmechanismen; alle mit dem Ziel weiterhin eine adäquate Versorgung der Gewebe mit Sauerstoff zu ermöglichen. Zu diesen Kompensationsmechanismen zählen der Anstieg von Herzzeitvolumen, linksventrikulärem Schlagvolumen, O_2-Extraktionsrate sowie Umverteilung des Blutflusses (Biboulet et al. 1996).

Unter volumenneutraler Hämodilution nehmen Hämatokrit sowie Thrombozyten- und Plasma-Fibrinogenkonzentration exponentiell ab (◨ Abb. 8.8) (Bourke u. Smith 1974; Singbartl et al. 1999; 2003).

$$Hkt_{Nach\ Bluverlust} = Hkt_{Vor\ Blutverlust} \times e^{-(Blutverlust / Blutvolumen)}$$

Tipp		
Es gilt die Faustregel, dass nach einmaligem Austausch des Gesamtblutvolumens o. g. Parameter auf annähernd 36 % ihrer Ausgangskonzentration absinken.		

Die EHD erlaubt die Kompensation des operativen Blutverlustes bis zu dem Zeitpunkt, an dem die Sauerstoffversorgung bzw. die Hämostase des Organismus nicht mehr ausreichend ist (◨ Abb. 8.8), d. h. der jeweilige Transfusionstrigger bzw. Transfusionszeitpunkt erreicht ist. Dieser Zeitpunkt hängt insbesondere von dem Ausgangszustand des jeweiligen Patienten und seinen Begleiterkrankungen ab.

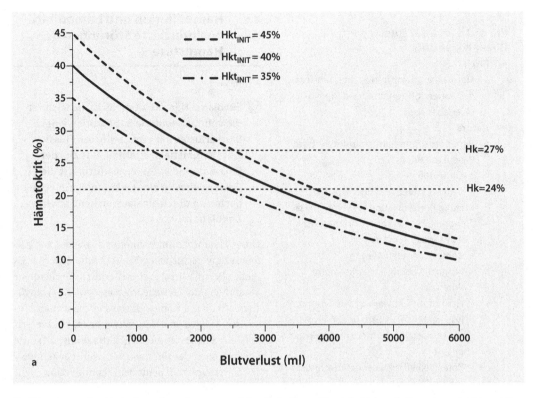

a   **Blutverlust (ml)**

◘ **Abb. 8.8a–c** Graphische Darstellung des exponentiellen Verlaufs von Hämatokrit (**a**) sowie Thrombozyten- (**b**) und Plasmafibrinogenkonzentrationen (**c**) unter isovolämer Hämodilution. Dargestellt sind Kurvenverläufe mit jeweils drei verschiedenen Ausgangswerten für Hämatokrit, Thrombozyten und Fibrinogen. Zusätzlich sind für jeden Parameter typisch klinische Grenzwerte eingezeichnet (*horizontale, gepunktete Linien*). Zusammenstellung der Daten basieren auf klinischen Ergebnissen und deren mathematischen Modellbeschreibungen (Singbartl et al. 1999, 2003). Alle Berechnungen gelten für einen 70-kg-Patienten mit einem geschätzten Blutvolumen von 70 ml/kg

8.6.1   Akute normovoläme Hämodilution

Definition und Vorgehensweise
Die akute normovoläme Hämodilution (ANH) wird seit über 25 Jahren als fremdblutsparende Maßnahme eingesetzt.

Prinzip Das Prinzip der ANH beruht auf dem unmittelbar präoperativen, volumenneutralen Austausch von Patientenblut gegen eine zellfreie Flüssigkeit, zumeist ein Kolloid. Durch diesen Austausch besitzt der Patient bereits zu Beginn der Operation verdünntes Blut, d. h. Blut mit geringeren Konzentrationen an Erythrozyten, Thrombozyten und plasmatischen Gerinnungsfaktoren. Der Patient verliert somit intraoperativ geringere

Mengen an Erythrozyten, Thrombozyten und Gerinnungsfaktoren. Gleichzeitig steht intra- bzw. postoperativ das präoperativ entnommene Blut zur Verfügung, um den intraoperativen Verlust an o. g. Bestandteilen wenigstens teilweise zu kompensieren. Durch den geringeren Verlust an Blutbestandteilen intraoperativ ist es unter Beachtung bestimmter Kriterien (s. unten) möglich, den maximal möglichen Blutverlust zu vergrößern (Singbartl et al. 1999). Dies ermöglicht es letztendlich, die Gabe von Fremdblut zu vermeiden bzw. zu mindestens hinauszuzögern (◘ Abb. 8.9b).

Durchführung In der Praxis wird dem Patienten zu diesem Zweck unmittelbar nach Anästhesieeinleitung ein zuvor festgelegtes Blutvolumen im Austausch gegen ein Volumenersatzmittel volumenneu-

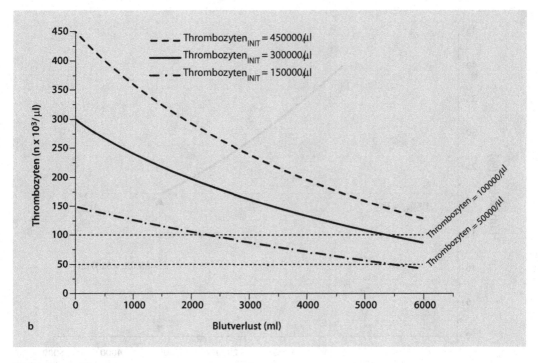

Abb. 8.8a–c Fortsetzung

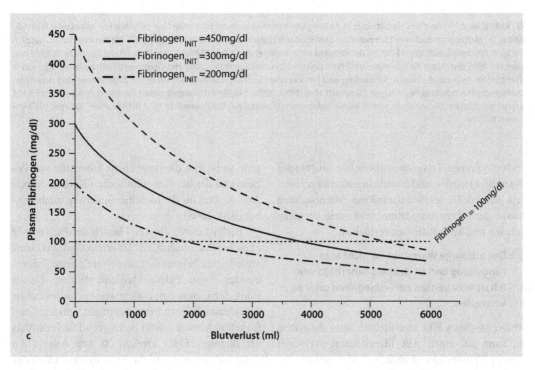

Abb. 8.8a–c Fortsetzung

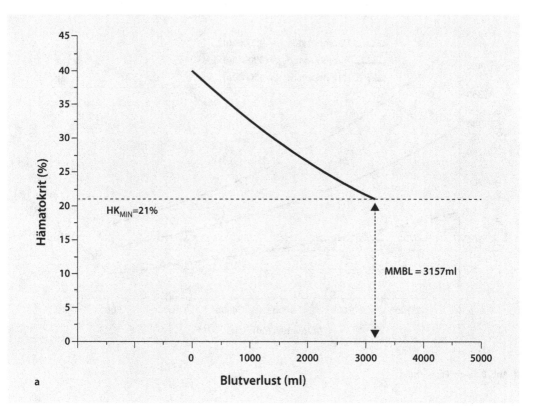

a

◘ **Abb. 8.9a–c**   Verlauf des Hämatokrits in Abhängigkeit vom operativen Blutverlust bei (**a**) einfacher isovolämer Hämodilution, (**b**) akuter normovolämer Hämodilution (ANH) oder (**c**) hypervolämer Hämodilution (HHD). Für die ANH sind zusätzlich die zwei prinzipiell möglichen Formen der Retransfusion angegeben: »ml ANH-Blut für ml Blutverlust« (*gestrichelte Hkt-Linie*) oder »ml ANH-Erythrozyt für ml verlorenen Erythrozyten« (*durchgezogene Hkt-Linie*). Hkt-Grenzwert/Transfusionstrigger = 21 % (horizontale, gepunktete Linien). Validierung und Berechnung der Daten basieren auf klinischen Ergebnissen und deren mathematischen Modellbeschreibungen (Singbartl et al. 1999, 2003). Alle Berechnungen gelten für einen 70-kg-Patienten mit einem geschätzten Blutvolumen von 70 ml/kg, Volumenersatzmittel mit Volumeneffekt 1,0, ANH-Volumen 2000 ml, HHD-Volumen 1000 ml

tral entnommen. Das entnommene Blut (**autologes Warmblut**) wird in herkömmlichen Konservenbeuteln gelagert. Dieser Beutel muss mit Patientendaten sowie dem Entnahmedatum und -zeit versehen werden und beim Patienten verbleiben.

>> Das autologe Warmblut ist nicht lagerungsfähig und ist deshalb innerhalb von 6 h dem Patienten zurückgegeben oder zu verwerfen.

Verbleibt dieses Blut unmittelbar beim Patienten, so kann auf einen AB0-Identitätstest verzichtet werden. Findet ein räumlicher oder personeller Wechsel in der Zuständigkeit für den Patienten

statt, so ist hier die persönliche Übergabe von Patient und der bei ihm befindlichen Konserven von Arzt zu Arzt für die Identitätssicherung unabdingbar (BÄK 2008).

Bedingt durch die ANH besitzt der Patient, wie oben bereits erwähnt, bei Operationsbeginn einen erniedrigten Hämatokrit sowie verringerte Thrombozyten- und Faktorenkonzentrationen. Dieses führt dazu, dass der Patient seinen individuellen Transfusionstrigger bzw. -zeitpunkt entsprechend früher, d. h. nach einem geringeren Blutverlust als bei alleiniger EHD, erreicht (◘ Abb. 8.9a,b). An diesem Zeitpunkt wird dann die Retransfusion des autologen Warmbluts notwendig; hierbei werden

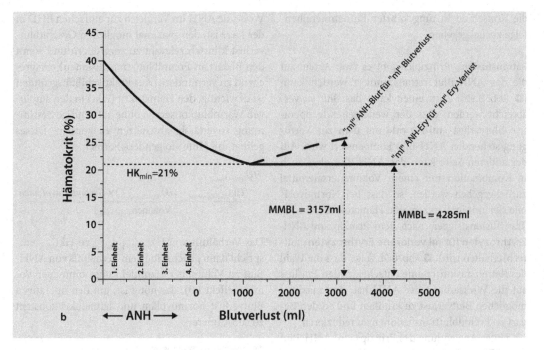

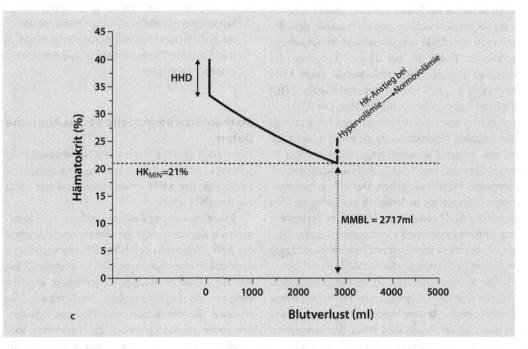

◘ **Abb. 8.9a–c**   Fortsetzung

die Konserven in umgekehrter Entnahmereihenfolge zurückgegeben.

Retransfusion Prinzipiell gibt es zwei Arten, auf die das ANH-Blut retransfundiert werden kann (◼ Abb. 8.9b): Zum einen kann das Blut so verabreicht werden, dass der weitergehende operative Blutverlust »ml für ml« mit dem zur Verfügung stehenden ANH-Blut kompensiert wird. Auf der anderen Seite kann das ANH-Blut aber auch in Kombination mit einem Volumenersatzmittel zurückgegeben werden, so dass bei Normovolämie der minimal akzeptable Hämatokrit (Hkt$_{MIN}$, Transfusionstrigger) nach dem Prinzip »**ml ANH-Erythrozyten für ml verlorene Erythrozyten**« aufrechterhalten wird. ◼ Abb. 8.9b zeigt, dass die Wahl des Retransfusionsregime entscheidenden Einfluss auf die Wirksamkeit der ANH hat, den maximal möglichen Blutverlust zu erhöhen und so den Bedarf an Fremdbluttransfusionen zu reduzieren.

Unter Anwendung des Prinzips »ml ANH-Blut für ml Blutverlust« besitzt der Patient **postoperativ einen höheren Hämatokrit**. Es kann aber gleichzeitig lediglich höchstens ein zusätzlicher Blutverlust kompensiert werden, dessen Volumen dem des während der ANH ausgetauschten Blutvolumens entspricht. Daher ist bei diesem Vorgehen der maximal mögliche Gesamtblutverlust unter ANH höchstens so groß wie der unter einfacher EHD, aber mit einem höheren finalen Hkt. Die ANH repräsentiert unter diesen Bedingungen keine fremdblutsparende Maßnahme, da sie nicht in der Lage ist, den maximal möglichen Gesamtblutverlust zu vergrößern und somit den Transfusionstrigger bzw. -zeitpunkt hinauszuschieben. Der höhere postoperativer Hämatokrit ist lediglich ein Beleg für den durch die ANH reduzierten Verlust an Erythrozyten, Thrombozyten und Gerinnungsfaktoren. Dieses ist aber nicht identisch mit bzw. ist unabhängig von einer Reduktion des Fremdblutbedarfs.

Die Retransfusion des ANH-Blutes nach dem Prinzip »ml ANH-Erythrozyten für ml verlorene Erythrozyten« (◼ Abb. 8.9b) hingegen sieht wie folgt aus. In der Praxis wird ANH-Blut zusammen mit einem Volumenersatzmittel (Aufrechterhaltung der Normovolämie) so retransfundiert, dass der minimal akzeptable Hämatokrit aufrecht erhalten wird. ◼ Abb. 8.9b verdeutlicht, dass auf diese

Weise die ANH im Vergleich zur einfachen EHD in der Lage ist, den maximal möglichen Gesamtblutverlust klinisch relevant zu vergrößern und somit den Bedarf an Fremdblut(-transfusionen) entsprechend zu vermindern. Aus Praktikabilitätsgründen ist es wichtig, den Hämatokrit (Hkt) in den autologen Warmblutkonserven ohne aufwendige Bestimmung zuverlässig abschätzen zu können. Dieses gelingt mit Hilfe »folgender« Formel:

$$Hkt_{ANH-Einheit} = \frac{(Hkt_{Vor\ Entnahme} - Hkt_{Nach\ Entnahme}) \times Gesamtblutvolumen}{Volumen_{ANH-Einheit}}$$

Das Verhältnis von Hkt$_{ANH-Konserve}$ zu Hkt$_{MIN}$ entspricht dann gleichzeitig dem Verhältnis von ANH-Blut zu Volumenersatzmittel (angenommener Volumeneffekt 1,0), das nötig ist, um den operativen Blutverlust normovoläm und hämatokritkonstant zu substituieren.

> **Tipp**
>
> Bei z. B. vier ANH-Konserven sinkt der Hämatokrit von der ersten hin zu letzten Konserve um bis zu 40 %. Aus Effektivitätsgründen ist es notwendig, diese Überlegungen für jede Konserve einzeln anzustellen.

Mathematische Modelle versus klinische Daten

Wenn auch die Idee hinter der ANH allgemein akzeptiert wird, so ist die Kontroverse hinsichtlich der Effektivität der ANH umso größer und fast so alt wie die ANH selber.

Einen Ausweg aus dieser unklaren und kontroversen Situation stellt die vorbereitende Analyse des ANH-Potenzials durch Modelluntersuchungen dar. Modelluntersuchungen sind keinesfalls als Ersatz für klinische Studien zu verstehen, sondern vielmehr als Ergänzung bzw. Vorbereitung. Sie erlauben die Simulation aller (Extrem-)Situationen sowie die Manipulation aller Parameter. Ihre Ergebnisse ermöglichen es, Empfehlungen für die Entwicklung zukünftiger klinischer Studien zu geben. Ihre Aussagekraft wird durch Praxisnähe und Validierung mit unabhängigen klinischen Daten

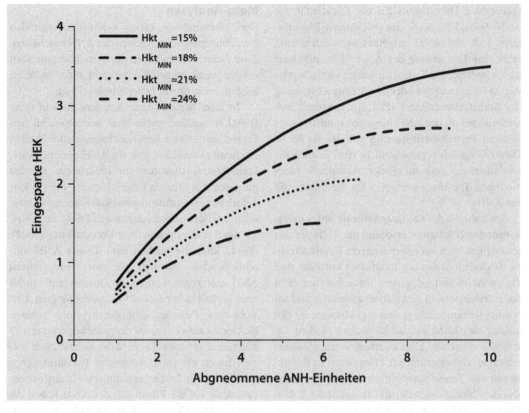

Abb. 8.10 Bedeutung der Anzahl entnommener ANH-Einheiten im Vergleich zum minimal akzeptablen Hämatokrit (Hkt_{MIN})/Transfusionstrigger für die Effektivität der ANH, ausgedrückt als Einsparung an homologen Erythrozytenkonzentraten (HEK) gegenüber EHD. Alle Berechnungen gelten für einen 70-kg-Patienten mit einem geschätzten Blutvolumen von 70 ml/kg, Volumenersatzmittel mit Volumeneffekt 1,0, ANH-Volumen 2000 ml und einem Ausgangshämatokrit von 45 %

entscheidend gestärkt. In einer solchen realitätsnahen und klinisch-validierten Modellanalyse konnte gezeigt werden, dass die ANH zwar ein Potenzial zur Reduktion von Fremdbluttransfusionen besitzt, dieses allerdings nur unter bestimmten Voraussetzungen:

- Ausgangs-Hämatokrit ≥40 %
- Minimaler Hämatokrit (Transfusionstrigger) <24 %
- Austausch von ca. 40 % des geschätzten Blutvolumens zur ANH (höhere ANH-Volumina sind zu zeitaufwendig und bringen kaum zusätzlichen Gewinn)
- Zu erwartender intraoperativer Blutverlust >50 % des geschätzten Blutvolumens
- Rückgabe des ANH-Blutes nach dem Schema »ml ANH-Erythrozyten« für »ml verlorene

Erythrozyten«, d. h. bei Rückgabe des ANH-Blutes werden der minimal akzeptable Hämatokrit ssowie die Normovolämie durch die kombinierte Gabe von ANH-Blut plus Kolloid aufrechterhalten (s. oben)

Bei Einhaltung dieser Vorgaben und unter optimalen Voraussetzungen könnte mittels ANH auf bis zu zwei (bis vier) konventionelle Erythrozytenkonzentrate verzichtet werden. Klinische Studien zum Einsatz der ANH i. R. von leberchirurgischen Eingriffen konnten zeigen, dass die Umsetzung dieser Empfehlungen in der Praxis tatsächlich zu relevanten Reduktionen (ca. 50 %) der Fremdbluttransfusionsrate führen kann.

Abb. 8.10 verdeutlicht die Bedeutung des ausgetauschten ANH-Volumens sowie des minimal akzeptablen Hämatokrits für die Effektivität der ANH. Sobald ca. 40 % des geschätzten Blutvolumens i. R. der ANH ausgetauscht worden sind, führt eine Fortsetzung der ANH, d. h. der Austausch weiterer Einheiten, zu keiner klinisch relevanten Steigerung der Effektivität. Eine Absenkung des Transfusionstriggers (Hkt_{MIN}) um drei Prozentpunkte i. R. der ANH hingegen resultiert stets in einer Fremdbluteinsparung von bis zu 30 %. Dieser Vergleich veranschaulicht eindrücklich die fundamentale Bedeutung der Akzeptanz eines niedrigen Transfusionstriggers für die Effektivität der ANH.

Im Rahmen der **Kardioanästhesie unter extrakorporaler Zirkulation** erscheint die ANH auf den ersten Blick noch aus einem weiteren Grund attraktiv. Zusätzlich zu den o. g. möglichen Vorteilen sind die im ANH-Blut gelagerten Thrombozyten nicht der extrakorporalen Zirkulation ausgesetzt und somit bei Retransfusion gerinnungswirksam. Es gibt bislang aber keine validen klinischen Studien, im Rahmen derer die ANH durch eine transfusionsrelevante Verbesserung der Hämostase zu Reduktionen von Fremdbluttransfusionen geführt hätte. Darüber hinaus erscheint das theoretische Potenzial der ANH unter diesen Bedingungen bestenfalls mäßig. Selbst unter optimalen Bedingungen könnten maximal nur 1,6 konventionelle Erythrozyten- bzw. 0,7 gepoolte Thrombozytenkonzentrate eingespart werden.

Kontraindikationen der ANH (gemäß Leitlinien der Bundesärztekammer)

- Akute Infektionen mit der Möglichkeit der hämatogenen Streuung
- Verdacht auf infektiöse Magen-Darm-Erkrankungen
- Akute Erkrankungen unklarer Genese
- Frischer Myokardinfarkt (<3 Monate)
- Instabile Angina pectoris
- Hauptstammstenose der Koronararterien
- Klinisch wirksame Aortenstenose
- Dekompensierte Herzinsuffizienz
- Synkopen unklarer Genese
- Verdacht auf fokale Infektionen

Meta-Analysen

Drei Metaanalysen haben sich bislang mit den fremdblutsparenden Effekten der ANH beschäftigt. Zwei dieser Studien haben die fremdblutsparenden Effekte im allgemeinen untersucht, eine Studie im Zusammenhang mit Leberteilresektionen.

In ihrer Meta-Analyse kommen Bryson et al. (1998) zu auf den ersten Blick widersprüchlichen Ergebnissen. Unter Berücksichtigung aller Studien erscheint es zunächst, dass die ANH geeignet wäre, Fremdbluttransfusionen zu reduzieren. Werden hingegen nur Studien eingeschlossen, die ein klar definiertes Transfusionsprotokoll haben, so verschwindet der fremdblutsparende Effekt der ANH.

Segal et al. zeigen in ihrer Untersuchung (2004), die 42 klinische Studien zum Thema ANH einschließt, dass Patienten, die einer präoperativen ANH unterzogen wurden, im Durchschnitt ein bis zwei Fremdblutkonserven weniger benötigten. Obwohl diese Patienten intraoperativ einen höheren Blutverlust aufwiesen, war der gesamte perioperative Blutverlust geringer. Ca. 75 % der untersuchten Studien hatten ein vorab definiertes Transfusionsprotokoll. Den Einfluss eines definierten Transfusionsprotokolls auf die Effektivität der ANH haben die Autoren dieser Meta-Analyse aber nicht untersucht.

Die aktuellste Meta-Analyse ist Bestandteil einer übergeordneten Cochrane-Analyse zur Fremdblut-Reduktion bei Leberteilresektionen (Gurusamy et al. 2012). Für die ANH-Subanalyse wurden die Daten von insgesamt 238 Patienten aus vier Studien analysiert. Nach ihrer Auswertung kommen die Autoren zu dem Schluss, dass die ANH das Risiko der Fremdblutgabe signifikant reduzieren kann. Eine genauere Betrachtung der einzelnen eingeschlossenen Studien zeigt, dass diese Studien alle wichtigen Voraussetzungen für eine effektive ANH (hoher zu erwartender Blutverlust, Akzeptanz eines niedrigen Transfusionstriggers, hohes ANH-Austauschvolumen) erfüllen.

Schlussfolgerungen dieser Studien finden sich dann auch in Empfehlungen aktuellen Leitlinien wieder, z. B. in den Querschnittsleitlinien der Bundesärztekammer (BÄK 2008):

> **»Die präoperative normovolämische Hämodilution kann nur bei Patienten mit hochnormalen Hämoglobinwerten als Methode mit limitiertem Effekt empfohlen werden.«**

8.6.2 Hypervoläme Hämodilution

Gelegentlich wird die hypervoläme Hämodilution (HHD) als eine einfachere und zeitsparende Alternative zur ANH empfohlen.

> ❯ Unter der hypervolämen Hämodilution versteht man eine durch Infusion mit einer zellfreien Flüssigkeit akut herbeigeführte Erhöhung des Blutvolumens über die Norm hinaus (Hypervolämie).

Auch hierbei wird der Versuch unternommen, mittels einer akuten, präoperativen Hämodilution den Hämatokrit abzusenken. Durch die intraoperative Aufrechterhaltung der HHD, d. h. Substitution des Blutverlustes plus Hypervolämie, verliert der Patient analog zur ANH auch hier weniger Erythrozyten-, Thrombozyten- und Plasmamasse. Am Ende der Operation bzw. in der postoperativen Phase kommt es durch Elimination des Volumenersatzmittels, d. h. dem Übergang von Hypervolämie zu Normovolämie, zu einer Hämokonzentration.

Mit Ausnahme einzelner, deskriptiver Fallberichte gibt es bislang keine validen, klinischen Studien, die die Bedeutung der HHD als fremdblutsparende Maßnahme haben nachweisen können. Theoretische Überlegungen und klinisch-validierte Modelluntersuchungen zeigen aber deutlich, dass eine konsequent durchgeführte HHD keine fremdblutsparende Alternative zur ANH sein kann (Singbartl et al. 1999).

Auch Patienten unter HHD weisen von Beginn der Operation an einen niedrigeren Hämatokrit auf und erreichen somit ihren jeweiligen kritischen Hämatokrit, d. h. ihren Transfusionstrigger, auch entsprechend früher (❑ Abb. 8.9b+c). Dieser Zeitpunkt wird umso früher erreicht, je größer die Hypervolämie ist. Im Gegensatz zur ANH steht bei der HHD aber kein autologes Warmblut zur Verfügung. In dieser Situation muss dann bereits die Gabe von Fremdblut begonnen werden. Im Hinblick auf die Einsparung von Fremdblut ist die HHD deshalb nicht nur der ANH unterlegen, sondern sie erscheint darüber hinaus sogar schlechter zu sein als eine alleinige isovoläme HD (IHD) zur Substitution des operativen Blutverlustes (❑ Abb. 8.9c). Bei alleiniger IHD steht zwar auch kein autologes Vollblut zur Verfügung, der Patient erreicht aber aufgrund des höheren Ausgangshämatokrit seinen individuellen Transfusionstrigger erst später.

Bei nicht-transfusionsrelevanten Blutverlusten hingegen kann die HHD der einfachen IHD überlegen sein, da sie unter bestimmten Voraussetzungen in der Lage zu sein scheint, den Erythrozytenverlust in klinisch-relevanten Mengen zu reduzieren (Singbartl et al. 1999). Dieses äußert sich in deutlich höheren postoperativen Hämatokritwerten, die unter folgenden Bedingungen bis zu ca. 4 % über denen nach IHD liegen können (Singbartl et al. 1999):

- Ausgangshämatokrit $\geq$40 %
- (Zu erwartender) operativer Blutverlust $\ll$40 % des geschätzten Blutvolumens
- Minimaler Hämatokrit (Transfusionstrigger) $\leq$21 % intraoperativ
- Vergrößerung des geschätzten Blutvolumens um ca. 20 % unter HHD

> ❯ Die Durchführung einer ANH vor Eingriffen, die nicht-transfusionsrelevante Blutverluste erwarten lassen, ist nicht ratsam.

Zusätzlich zu den (überflüssigen) Material- und Zeitkosten besteht ferner für den Patienten die Gefahr, durch eine, wenn auch temporäre, klinisch-relevante Hypervolämie infolge der Retransfusion des ANH-Blutes ggf. kreislaufmäßig unnötig belastet zu werden (Singbartl et al. 1999). Bei nicht-transfusionsrelevanten Blutverlusten ist am Ende der Operation ein großer Teil des ANH-Blutes, u. U. sogar das gesamte Blut, noch unverbraucht. Ferner sind die durch Retransfusion des ANH-Blutes zu erwartenden postoperativen Hämatokriterhöhungen nicht wesentlich größer als die unter HHD.

8.6.3 Differenzierter Einsatz der verschiedenen Hämodilutionstechniken

Von den beiden bekannten perioperativen Formen der Hämodilution, ANH und HHD, ist nur die ANH in der Lage, Fremdbluttransfusionen hinaus zu zögern und somit deren Bedarf zu reduzieren. Die HHD hingegen kann auf keinen Fall einen Beitrag zur Reduktion bzw. Vermeidung von Fremdbluttransfusionen leisten. Die HHD ist sogar das

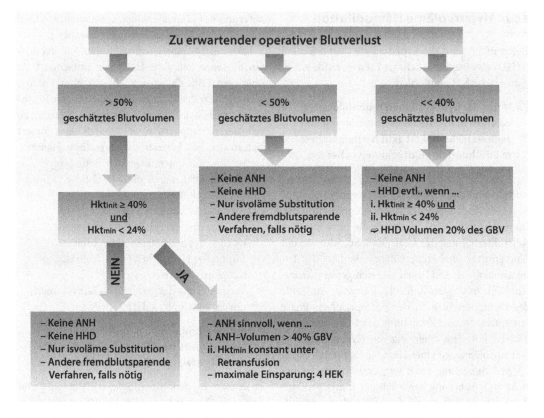

◘ Abb. 8.11   Differenzierte Anwendung von ANH und HHD – Entscheidungshilfe-Diagramm. *GBV* geschätztes Blutvolumen, *Hkt*$_{INIT}$ Ausgangshämatokrit, *Hkt*$_{MIN}$ minimal akzeptabler Hämatokrit bzw. Transfusionstrigger, *FBT* Fremdbluttransfusionen, *Hkt*$_{POST-OP}$ postoperativer Hämatokrit, *EK* Erythrozytenkonzentrat

ungeeignetste Verfahren, da unter den Bedingungen einer HHD noch früher als bei einfacher EHD kritische Grenzwerte erreicht werden.

Die wichtigsten Aussagen hierzu sind als Entscheidungshilfe-Diagramm in ◘ Abb. 8.11 zusammengefasst.

8.6.4   Grenzwerte des Hämostasepotenzials unter Hämodilution

Wie oben bereits erwähnt, kommt es im Rahmen der Hämodilution nicht nur zu einer Abnahme von Hämoglobin/Hämatokrit, sondern auch von Thrombozyten und plasmatischen Gerinnungsfaktoren. Wenn hierbei kritische Konzentrationen bzw. Aktivitäten einzelner hämostaseologischer

Komponenten unterschritten werden, kommt es zur Ausbildung einer **dilutionsinduzierten Hämostasestörung**. Klinische Zeichen hierfür sind:

- Wiederholte Blutungen aus Wundrändern trotz chirurgischer Blutstillung
- Gesteigerte Blutungen ohne chirurgische Wundmanipulation oder ohne Anstieg des mittleren arteriellen bzw. zentralvenösen Druckes
- Reduzierte oder verlangsamte Thrombusbildung des sich im Operationsgebiet sammelnden Blutes

Es ist nahezu unmöglich, absolut-kritische Grenzwerte für die Konzentrationen einzelner Hämostase-Komponenten anzugeben, unterhalb derer eine ausreichende Hämostase nicht mehr gewährleistet ist. Die klinische Situation ist immer mit zu berücksichtigen. Das Hämostasepotenzial bzw. dessen Grenzen bei Elektiveingriffen unterscheiden sich, bei gleichem Blutverlust, erheblich von denen bei Notfalleingriffen, z. B. Polytrauma. Bei letzteren kommen zusätzlich zu den hämodilutions-bedingten Störungen weitere erschwerende Faktoren wie z. B. Hypoxie, Hypothermie, Fibrinolyse und Azidose hinzu.

Dennoch lassen sich orientierend kritische Werte (◘ Tab. 8.4) angeben, bei deren Unterschreiten bereits mit Hämostasestörungen gerechnet werden muss. Abhängig vom initialen hämostaseologischen Profils eines Patienten können diese Konzentrations- bzw. Aktivitätsbereiche unterschiedlich schnell oder langsam erreicht werden.

8.6.5 Hämodilution und Hämostase

Quantitative Veränderungen

Thrombozyten sind der Hauptbestandteil der primären Hämostase. Der Verlauf der **Thrombozytenkonzentration** unter isovolämer Hämodilution lässt sich ähnlich der des Hämatokrit mittels einer einfachen Exponentialfunktion sehr gut vorhersagen (◘ Abb. 8.8b). Als Faustregel lässt sich auch hier festhalten, dass nach einem einmaligen, isovolämen Austausch des Blutvolumens die Ausgangskonzentration auf ca. 36 % abgefallen ist. Somit sind hämostaseologisch kritische Thrombozytenkonzentrationen erst nach sehr hohen Blutverlusten zu erwarten. Andere Parameter wie der Hämatokrit oder die Plasmafibrinogenkonzentration hingegen erreichen ihre jeweiligen Schwellenwerte schon sehr viel früher. Nur in besonderen Situationen können hämostatisch-kritische Thrombozytenkonzentrationen bereits nach relativ geringen bzw. mäßigen Blutverlusten erreicht werden. Dieses ist dann der Fall, wenn bei normal-niedrigen Ausgangskonzentrationen ($\leq$150.000/µl) relative hohe Grenzwerte für Thrombozyten erforderlich sind, wie z. B. bei neurochirurgischen Eingriffen (empfohlene Thrombozytenkonzentrationen $\geq$ 100.000/µl, s. oben). In solchen Situationen ist dann u. U. die Gabe von Thrombozytenkonzentraten noch vor der von Erythrozytenkonzentraten oder gefrorenen Frischplasmen indiziert. Präoperativen Konstellationen, die zu solchen Situationen führen könnten, scheinen aber selten zu sein.

◘ **Tab. 8.4** Kritische Konzentrationen bzw. Aktivitäten hämostaseologischer Komponenten bei denen mit einer Einschränkung der Hämostasefunktion gerechnet werden muss

Hämostaseologische Komponente	Kritische Konzentration/ Aktivität
Thrombozyten	50×10^3/µl*
Fibrinogen	100 (–50) mg/dl
Prothrombin	20,0 %
Faktor V	25,0 %
Faktor VII	20,0 %

* In besonderen Situationen können die kritischen Konzentrationen auch höher liegen (z. B. 100×10^3/µl Thrombozyten/µl bei neurochirurgischen Eingriffen).

Die **sekundäre Hämostase** ist definiert als die kaskadenartige Bildung von Fibrin. Hierzu bedarf es im Wesentlichen zirkulierender, enzymartiger Faktoren, deren Kofaktoren, Plättchen und freien Kalziums. Die einzelnen Faktoren unterscheiden sich aber erheblich in ihren Halbwertszeiten (wenige Stunden bis mehrere Tage) und Verteilungsräumen. Es ist daher sehr schwierig anhand des Hämodilutionsvolumen, die Konzentrationsbzw. Aktivitätsabnahmen aller Faktoren zuverlässig vorherzusagen. Von den in der klinischen Routine verwendeten Parametern korrelieren nur beim Fibrinogen das Ausmaß der Hämodilution und die Konzentrationsabnahme so gut miteinander, dass man bei Kenntnis des einen auf den anderen rückschließen kann. Unter isovolämer Hämodilution nimmt die Konzentration von Fibrinogen ebenfalls exponentiell ab (◘ Abb. 8.8c). Auch hierbei gilt, dass nach einem einmaligen, isovolämen Austausch des gesamten Blutvolumens der Ausgangswert auf ca. 36 % erniedrigt ist.

Hingegen sind insbesondere die globalen Gerinnungsparameter wie aPTT und Quick-Wert unter diesen Bedingungen nur von eingeschränktem Nutzen; gerade in der Frühphase des Blutverlustes sind sie überproportional verlängert bzw. reduziert. Die Thrombinzeit ist nur verlängert, wenn kritische Fibrinogenkonzentrationen bereits unterschritten sind.

Auch für **Fibrinogen** gibt es präoperative Konstellationen, bei denen man erwarten kann, dass das Ausmaß der Hämodilution nicht durch kritische Hämatokritwerte, sondern durch kritische Fibrinogenkonzentrationen bestimmt wird (Singbartl et al. 2003). Dieses ist immer dann der Fall, wenn bei normal-niedrigen Fibrinogenausgangskonzentrationen (<300 mg/dl) und gleichzeitig fast normalem Ausgangshämatokrit (>40 %) niedrige Hämatokritgrenzen (<24 %) akzeptiert werden können. Unter diesen Umständen muss damit gerechnet werden, Fibrinogen noch vor Erythrozyten substituieren zu müssen.

Qualitative Veränderungen

Kristalloide Lösungen führen primär zu einer Verdünnung von Thrombozyten und plasmatischen Gerinnungsfaktoren (s. oben). Allerdings gibt es auch (in vitro) Beobachtungen, die eine Hyperkoagulabilität bei geringer Hämodilution mit Kristalloiden nahelegen (Bolliger et al. 2010). Diese Beobachtungen bleiben aber kontrovers, denn es ist unklar ob diese Effekte direkt durch Kristalloide oder aber lediglich durch einen erniedrigten Hämatokrit verursacht werden (Kretschmer et al. 2004; Valeri et al. 2007).

Verglichen mit kristalloiden Lösungen haben **kolloidale Lösungen** einen erheblich größeren Einfluss auf die Hämostase. Alle Kolloide beeinflussen (mehr oder minder) negativ die Fibrinpolymerisierung und Thrombozytenfunktion und somit letztendlich die Thrombusbildung und -festigkeit; dieses zeigt sich in dem klinischen Bild eines erworbenen Von-Willebrand-Syndroms Typ-I bzw. einem höheren Bedarf an Blutprodukten (Kozek-Langenecker et al. 2005; Mittermayr et al. 2008; Skhirtladze et al. 2014). Das Ausmaß dieser Veränderungen hängt von dem verabreichten Volumen sowie den physikalisch-chemischen Eigenschaften des jeweiligen Kolloids ab.

Es lässt sich festhalten, dass kristalloide Lösungen die Hämostase in vitro am wenigsten beeinflussen; unter bestimmten Umständen scheinen sie sogar einen hyperkoagulatorischen Zustand zu herbeizuführen. Eine 6 % HAES 200/0,5 hingegen kompromittiert die Hämostase in vitro am stärksten. 4 % Gelatine- und 6 % HAES 130/0,4-Lösung nehmen eine Zwischenstellung ein. Die Kombination von Ringer-Laktat mit einem der o. g. Kolloide scheint die In-vitro-Hämostase deutlich weniger zu hemmen als die alleinige Gabe des jeweiligen Kolloids. Ähnliches scheint auch für die Kombination dieser Kolloide miteinander zu gelten. Eine plausible Erklärung hierfür könnte in den unterschiedlichen Angriffspunkten der jeweiligen Kolloide auf die Hämostase liegen (Kretschmer et al. 2004; Valeri et al. 2007; Mittermeyr et al. 2008; Kozek-Langenecker et al. 2005; Boliger et al. 2010).

Trotz aller, überwiegend In-vitro-/Ex-vivo-Untersuchungen, hat keine klinische Studie bislang zeigen können, dass es im Hinblick auf den perioperativen Blutverlust b.z.w. den Bedarf an Blutprodukten klinisch relevante Unterschiede zwischen den verschiedenen Volumenersatzmitteln gibt. Die bislang bekannten obigen Befunde zu hämostaseologischen Veränderungen verdienen aber in bestimmten Situationen mit in die Überlegungen einbezogen zu werden. Hierzu gehört insbesondere die Konstellation, bei der ein Patient mit einer bereits grenzwertigen Hämostase einen akuten Blutverlust erleidet und entsprechend therapiert werden muss. Wenn in dieser Situation der andauernde Blutverlust ausschließlich mit Kolloiden kompensiert wird, so könnte selbst eine relativ geringe oder mäßige Hemmung der Hämostase durch Kolloide sich nachteilig auswirken. In solchen Situationen erscheint unter hämostaseologischen Gesichtspunkten der vermehrte Einsatz kristalloider Lösungen im Vergleich zu kolloidalen Lösungen sinnvoll.

8.6.6 Zusammenfassung

- ANH ist nur unter wenigen ausgewählten Bedingungen eine effektive fremdblutsparende Maßnahme:
  - Ausgangs-Hämatokrit ≥40 %
  - Transfusionstrigger: Hkt <<24 %
  - Austausch von ca. 40 % des geschätzten Blutvolumens zur ANH
  - Zu erwartender intraoperativer Blutverlust >50 % des geschätzten Blutvolumens
  - Bei Retransfusion des ANH-Blutes unter weiterem Blutverlust konstant Halten des minimal akzeptablen Hämatokritwertes

- HHD ist unter keinen Umständen eine fremdblutsparende Maßnahme und somit auch keine Alternative zur ANH.
- Alle Formen der Hämodilution führen zu klinisch relevanten Beeinträchtigungen der Hämostase
  - Kristalloide Lösungen führen durch Verdünnung von Thrombozyten und plasmatischen Gerinnungsfaktoren (fast ausschließlich) zu quantitativen Beeinträchtigungen der Hämostase.
  - Kolloidale Lösungen haben darüber hinaus auch qualitativ negative Effekte auf die Hämostase, welche spezifisch für das jeweilige Kolloid sind.

Fazit
- Die akute normovoläme Hämodilution ist nur unter wenigen ausgewählten Bedingungen eine effektive fremdblutsparende Maßnahme.
- Die hypervoläme Hämodilution ist unter keinen Umständen eine fremdblutsparende Maßnahme und somit auch keine Alternative zur ANH.
- Alle Formen der Hämodilution führen zu klinisch relevanten Beeinträchtigungen der Hämostase.

Die Diskrepanz zwischen positiven klinischen Ergebnissen der ANH und deren kritisch/restriktiver Bewertung anhand von mathematischen Modellen und in Meta-Analysen hat ihre Ursachen in methodischen/konzeptionellen Schwächen klinischer Studien

8.7 Effektivitätsvergleich autologer Verfahren

G. Singbartl

8.7.1 Vorbemerkungen

Auch wenn die verschiedenen Verfahren der autologen Transfusion schon seit Jahrzehnten etabliert sind, so sind harte Daten hinsichtlich deren Effektivität eher rar und im direktem Vergleich gar mehr als äußerst spärlich. Das mag z. T. daran liegen, dass es in bestimmten Zentren Präferenzen für bestimmte autologe Verfahren gegeben hat und andere Verfahren somit systematisch nur in geringem Umfang zur Anwendung kamen. Noch bis Mitte/Ende der 1990er Jahre unverzichtbar scheinende Verfahren werden heute so gut wie nicht mehr praktiziert (z. B. autologe Plasmapherese) oder aber nur sehr eingeschränkt eingesetzt (akute normovoläme Hämodilution). ◨ Tab. 8.5 zeigt eine Gegenüberstellung verfahrensspezifischer Gegebenheiten aktuell eingesetzter autologer Verfahren.

Vorab sollen zunächst die Begriffe »Wirkung« und »Wirksamkeit/Effektivität« geklärt werden. Nach Kienle ist **Wirkung** definiert als »der kurzfristig im Zusammenhang mit einer Maßnahme eintretende Effekt« und **Wirksamkeit** als »die längerfristig erreichbare Zustandsveränderung (Outcome)« (Kienle 1974). Diese Differenzierung ist deswegen wichtig, weil Wirkung in dieser Interpretation die durch die autologe Maßnahme bedingte zusätzlich zur Verfügung stehende Erythrozytenmenge beschreibt und Wirksamkeit/Effektivität u. a. die verfahrensspezifisch bedingte Reduktion des Fremdblutbedarfs meint. Eine verfahrensspezifisch nicht adäquate Vorgehensweise kann die Wirkung der jeweiligen autologen Maßnahme negativ beeinflussen und in Konsequenz somit auch deren Wirksamkeit/Effektivität. Diese kann aber auch durch sonstige »confounders«, wie z. B. einem niedrigen Transfusionstrigger, überschätzt bzw. durch andere Faktoren, z. B. nicht Physiologie-adaptiertes Eigenblutkonzept, unterschätzt werden. Eine Heterogenität der verschiedenen Studien, wie sie in sehr vielen Meta-Analysen aufgezeigt wird, macht einen aussagefähigen Vergleich darüber hinaus aber sehr schwierig.

Erster wichtigster Punkte beim Vergleich der verschiedenen autologen Verfahren ist daher die verfahrensspezifisch zusätzlich generierte und zur Verfügung stehende **Erythrozytenmenge** (Wirkung) und zweitens die daraus resultierende **Reduktion des allogenen Transfusionsbedarfs** (Wirksamkeit/Effektivität). Daher erscheint eine unter konstanten Rahmenbedingungen verfahrensspezifisch mathematisch bewertete Wirkung

◘ **Tab. 8.5** Gegenüberstellung verfahrensspezifischer Gegebenheiten von präoperativer Eigenblutspende, akuter normovolämer Hämodilution, maschineller Autotransfusion und autologer Direkt-Retransfusion

	Präoperative Eigenblutspende	Maschinelle Autotransfusion	Akute normovoläme Hämodilution	Autologe Direkt-Retransfusion
Aseptischer Eingriff	+	+	+	+
Lokal infizierter Eingriff	(+)	–	(+)	–
Tumoroperation	+	(+)	+	(–)/(+)
Verfahrensspezifische(r) Erythrozytengewinn/-ersparnis	+/(+)/((+)) Nicht planbar – hausinterne Daten analysieren	(+)/+/++	(+) Berechenbar (Hkt$_{init/min}$/entnommene Erythrozyten)	(+) Nicht planbar
Akut einsetzbar	–	+	+	+
Vorlaufzeit	Wochen	–	–	–
Verfallsrate	+/++	–	–	(–)
Apparative Investitionen	+/++	–/+/++	–	–
Zusätzliche(s) Personal/Kosten/Logistik	(+)/++/++	–/++/–	–/(+)/–	–/(+)/–
Kosten insgesamt	++	++	(+)	+/(+)
Erythrozytenqualität	(+)	++	++	++
Gesamtproduktqualität	(+)	+	++	–

und Wirksamkeit eine sinnvolle, objektive und somit aussagekräftige Alternative. Das aber ist dennoch kein Argument, nicht auch anhand klinischer Daten eine Bewertung der autologen Transfusion durchzuführen, denn diese bilden die praktische klinische Realität ab; sie müssen aber auch hinsichtlich ihrer Konzept-/Studienqualität bewertet werden. Derartige Studien zum autologen Themenkomplex werden hinsichtlich ihrer Studienqualität und Heterogenität differenziert, kritisch gewertet. So wird in allen Meta-Analysen zu den jeweiligen autologen Verfahren die jeweilige Studienqualität mit Wertungen wie »poor«, »flawed study design« bzw. »methodological weakness« belegt. Mathematische Modelle, insbesondere anhand von Originaldaten, sind mit derartigen Schwächen nicht behaftet und können somit Hinweise für die tatsächliche Wirkung/Wirksamkeit/Effektivität bzw. für verfahrensspezifische Optimierungsansätze geben.

8.7.2 Direkter Vergleich – klinische Daten

Eigenblutspende vs. akute normovoläme Hämodilution vs. maschinelle Autotransfusion vs. Kontrolle Es war die Arbeitsgruppe um Lorentz et al. (1991), die als Erste eine prospektiv randomisierte Studie (RCT) zum direkten Vergleich der regelhaft praktizierten autologen Verfahren (Eigenblutspende, Hämodilution, maschinelle Autotransfusion vs. Kontrollgruppe) publizierte. Bei einer allerdings geringen Anzahl von jeweils 16 Patienten pro Gruppe (15 in der Kontrollgruppe) lässt sich lediglich für die Gruppe mit Eigenblutspende ein statistisch signifikant niedrigerer allogener Transfusionsbedarfs (p=0,004) sowie eine höhere Anzahl der Patienten ohne allogene Transfusion (p=0,003) im Vergleich zur Kontrollgruppe aufzeigen. Der Transfusionstrigger in dieser Studie liegt bei einem Hb-Wert von 9 g/dl, einem für heutige Verhältnisse eher hohen Wert. Insbesondere wegen der geringen Fallzahl pro Gruppe hat diese Studie nur eine geringe Aussagekraft.

Akute normovoläme Hämodilution vs. Eigenblutspende Mehrere US-amerikanische Arbeitsgruppen untersuchten die Fremdblut-sparende Effektivität der akuten normovolämen Hämodilution im Vergleich zur präoperativen Eigenblutspende. Sowohl in sog. Fall-Kontroll-Studien als auch in RCT beschreiben sie eine vergleichbare Effektivität beider Verfahren bei jeweils niedrigeren Kosten für die Hämodilution (Ness et al. 1992; Monk et al. 1995, 1997, 1999; Goodnough et al. 1999, 2000; Rottmann u. Ness 1998). Qualitativ exemplarisch für diese Bewertungen sind u. a. die beiden Publikationen aus der Arbeitsgruppe um Ness (Ness et al. 1992; Rottmann u. Ness 1998).

In einer RCT an urologischen Patienten mit Prostatakarzinom (jeweils 25 Patienten in ANH- und Kontrollgruppe) schreibt diese Arbeitsgruppe »Of critical importance was our demostration that hemodilution was at least as effective as preoperative autologous donation« (Ness et al. 1992); eine erstaunliche und eindeutige Aussage bei dieser geringen Anzahl von Patienten und einer allogenen Transfusionsrate von lediglich 2/25 Patienten in der Gruppe mit Eigenblutspende im Vergleich zu 0/25 Patienten in der Hämodilutions-Gruppe. Bei präoperativ niedrigerem Hkt in der Gruppe mit Eigenblutspende im Vergleich zur Hämodilutions-Gruppe (38,6 vs. 44,0 %; $p < 0{,}0001$), jedoch höherem Hkt bei Entlassung (35,5 vs. 31,8 %; $p < 0{,}001$) stellt sich die Frage nach Einhalten des Transfusionstriggers bzw. objektiver perioperativer Transfusionskriterien. Interessanterweise ist der intraoperative Transfusionstrigger mit 28 % höher als der entsprechende postoperative Schwellenwert mit 25 %; eher das Gegenteil wäre zu erwarten gewesen. Vor diesem Hintergrund ist daher die Aussage dieser Autorengruppe in einer Übersichtsarbeit einige Jahre später und ohne neue eigene Ergebnisse umso erstaunlicher: »At present, ANH cannot be recommended as a general purpose technique for reducing use of allogneic blood« (Rottmann u. Ness 1998).

Die Arbeitsgruppe um Monk et al. (Monk et al. 1995, 1997, 1999) beschreibt die Eigenblutspende und die Hämodilution ebenfalls als gleichwertige

Fremdblut-sparende Alternative. Bei einer Erythrozyteneinsparung mittels Hämodilution von im Mittel 145, 112 sowie 141 ml (Monk et al. 1995, 1997, 1999) und der vermeintlichen Fremdblut-sparenden Gleichwertigkeit stellt sich die Frage nach der Qualität der jeweils praktizierten Eigenblutspendekonzepte. Ein durchschnittlicher Erythrozytengewinn von 104,8 ml (Median 144,5 ml) (Monk et al. 1999) mittels insgesamt jeweils 3 Eigenblutspenden (im wöchentlichen Abstand bis eine Woche vor dem geplanten Operationstermin) lässt nicht nur Zweifel an der konzeptionellen Qualität des klinisch praktizierten Eigenblutspendekonzeptes aufkommen, sondern zeigt eine unzureichende Zeitplanung hinsichtlich der Erythropoese. Dieses Vorgehen mag zwar die klinische Routine widerspiegeln, entspricht aber eben nicht einem rationalen, an die physiologischen Gegebenheiten der Erythropoese angepasstem Eigenblutspendekonzept. Infolge der hohen Verwerfrate der Eigenblutkonserven von bis zu 60 % wird ein Eigenblutspende-assoziierter Nettoverlust an Erythrozyten von -198±217 ml errechnet (Monk et al. 1997). Diese Vorgehensweise ist als ein in seiner Interpretation hinsichtlich der Effektivität der Eigenblutspende sehr zweifelhaftes Vorgehen zu bewerten. Denn so beschreiben die Autoren gleichzeitig, dass bei Patienten mit alleiniger Hämodilution, trotz routinemäßiger Retransfusion aller Hämodilutions-Einheiten, in dieser Gruppe dennoch bei 21 % eine allogene Transfusion notwendig war; in der Gruppe mit Eigenblutspende aber nur bei 6 % bei Patienten mit einer ($p = 0{,}006$) bzw. bei keinem Patienten mit zwei Eigenblutspenden ($p < 0{,}001$) (Monk et al. 1997). Die hohe Verwerfrate an Eigenblutkonserven hat selbstverständlich in eine seriöse betriebswirtschaftliche Kostenberechnung einzugehen, hat aber in Zusammenhang mit der klinischen Bewertung der Fremdblut-sparenden Effektivität dieser Maßnahme keinerlei Bedeutung. Man gewinnt den Eindruck, dass »nicht ist, was nicht sein darf«. Weiterhin finden sich relevante Unterschiede hinsichtlich der intraoperativen Hb-Werte zwischen beiden Gruppen mit einem um ca. 1 g/dl höheren Hb-Wert in der Eigenblutspende-Gruppe ($p < 0{,}05$) sowie einem höheren ($p < 0{,}05$) Hb-Wert bei Entlassung ebenfalls in der Eigenblut-Gruppe (Monk et al. 1995); das erstaunt, da ja gleichzeitig ein vermeintlicher

Eigenblutspende-assoziierter Nettoverlust an Erythrozyten beschrieben wird (s. oben).

In einer RCT an orthopädischen Patienten mit Kniegelenkersatz (Goodnough et al. 1999) lässt sich weder hinsichtlich der Anzahl der transfundierten allogenen Einheiten zwischen Patienten mit Hämodilution bzw. Eigenblutspende (14 E bei 15 Patienten vs. 11 E bei 17 Patienten) noch bezüglich der Anzahl von Patienten mit allogenem Transfusionsbedarf (7/15 [47 %] vs. 4/17 [25 %]) ein Unterschied aufzeigen. Auch hier zeigt sich wiederum die Problematik kleiner Fallzahlen. In einer weiteren RCT an orthopädischen Patienten mit Hüftgelenkersatz kommt die gleiche Arbeitsgruppe zu einem vergleichbaren Ergebnis (Goodnough et al. 2000). So findet sich zwar ein Unterschied zwischen Hämodilutions- und Eigenblutspende-Gruppe hinsichtlich des Mittelwertes der pro Patient transfundierten Anzahl allogener Einheiten (0,4 vs. 0; p < 0,05), aber nicht hinsichtlich des Medianwertes. Bei Gruppengrößen von 23 bzw. 25 Patienten überrascht das nicht unbedingt, stellt aber die Frage nach der korrekten statistischen Methode bzw. deutet auf die unzureichende Aussagekraft dieser Ergebnisse. Es überrascht jedoch die Selbstverständlichkeit, mit der aus diesen Ergebnissen vermeintlich klare, definitive Schlussfolgerungen gezogen werden: »ANH is safe and can be considered equivalent to PABD in effectively reducing exposure to allogeneic RBCs …« (Goodnough et al. 2000).

Diese o. g. Studien zum Effektivitätsvergleich von Hämodilution und Eigenblutspende tragen problemlos bei zu der kritischen Bewertung der im Rahmen von Meta-Analysen u. a. als »poor« bezeichneten Studienqualität. So widerspricht eine Arbeitsgruppe (Rottmann u. Ness 1998) ihren früheren Ergebnissen (Ness et al. 1992) ohne hierzu jedoch diesbezüglich neue eigene Ergebnisse vorzulegen. Die Eigenblutspende wird im Sinne einer »chronischen Hämodilution« gewertet (Billote et al. 2000). Diese Aussage verkennt aber, dass zunächst ein auf den physiologischen Gegebenheiten der Erythropoese basiertes Eigenblutspendekonzept praktiziert werden muss, um sowohl die Anämisierung i. S. einer »chronischen Hämodilution« zu vermeiden, als auch über Wirkung (Erythrozytenneubildung) und Wirksamkeit (Fremdblut-sparende Effektivität) dieser Maßnahme und dessen klinischer Bedeutung im Rahmen der autologen Transfusion entscheiden zu können. Somit ist die Bezeichnung »chronische Hämodilution« eine positive Umschreibung konzeptioneller Schwächen eines Eigenblutspendeprogramms: »Präoperative Eigenblutspende – rote Zellen oder rote Zahlen«?

Maschinelle Autotransfusion vs. Eigenblutspende vs. Kontrolle Sinclair et al. (2008) führen eine retrospektive Kohortenanalyse an insgesamt 154 orthopädischen Patienten mit Kniegelenkersatz hinsichtlich Fremdblut-sparender Effektivität von Eigenblutspende bzw. maschineller Autotransfusion im Vergleich zu einer Kontrollgruppe durch. Zwischen beiden autologen Verfahren finden sich keine Unterschiede bezüglich allogener Transfusionsnotwendigkeit; im Vergleich zur Kontrollgruppe jedoch ergeben sich sowohl für die Eigenblutspende als auch für die maschinelle Autotransfusion jeweils statistisch signifikante Unterschiede hinsichtlich des allogenen Transfusionsbedarfes zugunsten der jeweiligen autologen Maßnahme (jeweils p < 0,001). Die verfahrensspezifischen Unterschiede im Vergleich zur Kontrollgruppe kommen insbesondere bei initial anämischen Patienten (Hkt < 39 %) zum Tragen mit einer relativen Reduktion des allogenen Transfusionsrisikos um jeweils 66,7 % (jeweils p < 0,001) im Vergleich zur Kontrollgruppe. Für initial nicht-anämische Patienten (Hkt > 39 %) ergeben sich keine diesbezüglichen Unterschiede (Sinclair et al. 2008).

Eigenblutspende vs. maschinelle Autotransfusion vs. Fibrinkleber vs. Eigenblutspende/Fibrinkleber vs. Kontrolle In einer Analyse bei Patienten mit Kniegelenkersatz (Hb-Wert <13,5 g/dl) überraschen bereits die unterschiedlichen Aussagen zum Studiendesign; so wird im Abstract dieser Publikation berichtet von »176 anemic patients … were prospectively evaluated«, während unter »Material and methods« ein »… retrospective review … leaving 176 patients eligible for the study …« benannt wird (Bou Monsef et al. 2014). Es zeigt sich für die jeweilige aktive Maßnahme im Vergleich zur unbehandelten Kontrollgruppe eine niedrigere allogene Transfusionsrate (p < 0,05) (Bou Monsef et al. 2014). Der mittlere Blutverlust ist in der Fibrinkleber-Gruppe mit 603 ml niedriger als in der Eigenblutspende-Gruppe mit 819 ml (p<0,05) bzw. der Gruppe mit maschineller Autotransfusion (905 ml; p<0,05). Die Kombination aus Eigenblutspende plus Fibrinkleber bedingt zwar eine höhere Verwerfrate an Eigenblutkonserven als bei Eigenblutspende allein (59 vs. 29 %; p<0,05), ohne aber die allogene Transfusionsrate zusätzlich entscheidend zu senken; somit ist aber in Kenntnis der o. g. verfahrensspezifischen Blutverluste ein stringentes Einhalten vorgegebener Transfusionskriterien kritisch zu hinterfragen. Die qualitative Detailanalyse dieser klinischen Untersuchung zeigt die äußerst schwierige Vergleichbarkeit von Gruppen in einer derartigen, offensichtlich nicht prospektiv randomisierten kontrollierten Studie und somit deren sehr begrenzte Aussagekraft infolge sonstiger gravierend wirkender Störfaktoren.

8.7.3 Indirekter Vergleich – Meta-Analysen

Die geringe Anzahl an qualitativ harten klinischen Daten zum direkten Vergleich der Fremdblut-sparenden Effektivität der verschiedenen autologen Verfahren zeigt die Notwendigkeit einer anderen Vorgehensweise hinsichtlich einer objektiven Aussage. Hierzu bietet sich u. a. der indirekte Vergleich an; d. h. der Vergleich mittels voneinander unabhängiger Studien, z. B. anhand von Meta-Analysen (Davies et al. 2006). Dieses Vorgehen beinhaltet das Risiko, dass sowohl eine große Heterogenität innerhalb der Gruppe der jeweiligen autologen verfahrensgleichen Studien besteht als auch beim Vergleich zwischen den verschiedenen autologen Verfahren (jeweils Studiendesign, Studienqualität, Ein-/Ausschlusskriterien, unterschiedliche Operationstechniken, unterschiedliche Blut-sparende Basismaßnahmen trotz gleicher autologer Verfahren, unterschiedliche Transfusionskriterien und Transfusionstrigger); und damit auch deren Vergleichbarkeit und Aussagekraft hinsichtlich der verfahrensspezifischen Effektivität eingeschränkt ist. Das bedeutet, dass letztendlich eine Reihe nicht kontrollierbarer »confounders« in die Bewertung mit eingehen, wie eine statistische Analyse ergibt (Davies et al. 2006). Allein mittels eines restriktiven Transfusionsregimes kann das relative Risiko (RR), eine allogene Transfusion zu erhalten, um relative 40 % ge-

senkt werden (Davies et al. 2006; Carson et al. 2012); das entspricht einer Erythrozytenersparnis von 1,19 E (95 %-CI: 0,53–1,85 E) (Carson et al. 2012).

Im indirekten Vergleich der hier zur Diskussion stehenden autologen Verfahren (Davies et al. 2006) erweist sich die Eigenblutspende als das effektivste autologe Fremdblut-sparende Verfahren; d. h., das RR eine allogene Transfusion zu erhalten ist bei der Eigenblutspende am geringsten, gefolgt von der maschinellen Autotransfusion und in deutlichem Abstand vor der akuten normovolämen Hämodilution. ◘ Tab. 8.6 fasst die Ergebnisse dieser HTA-Analyse (Health-Technology-Assessment) (Davies et al. 2006) zusammen.

So zeigt sich für die Hämodilution zwar in der Gesamtanalyse aller verwertbaren Studien ein mäßiger Fremdblut-sparender Effekt, der jedoch in der Subgruppenanalyse der jeweiligen Operationskategorien nicht mehr nachweisbar ist; somit basiert die positive Aussage zur Fremdblutsparenden Effektivität der Hämodilution im Wesentlichen auf den Studien ohne Studienprotokoll bzw. auf der entsprechend großen Gesamtzahl der insgesamt analysierten Studien. Diese HTA-Analyse bestätigt frühere Ergebnisse aus verschiedenen verfahrensspezifischen Analysen bzw. die indirekte vergleichende Gegenüberstellung entsprechender Meta-Analysen aus 2004 (Carless et al. 2004). Entsprechendes gilt auch hinsichtlich der Einzelbetrachtung der akuten normovolämen Hämodilution, für welche bereits frühere Meta-Analysen keine Fremdblut-sparende Wirksamkeit aufzeigen konnten (Bryson et al. 1998; Segal et al. 2004); die nur sehr mäßige Studienqualität (»flawed study design«) wird kritisch angemerkt (Bryson et al. 1998). Die Ergebnisse dieser Meta-Analysen decken sich mit denjenigen aus mathematischen Modellen zur Hämodilution (▶ Kap. 8.6). Beim Vergleich von Meta-Analysen ist darauf zu achten, ob die Autoren das relative Risiko (RR) eine allogene Transfusion zu erhalten (Davies et al. 2006) benennen oder aber das relative Risiko einer verfahrensspezifisch bedingten allogenen Transfusionsverminderung anführen (Carless et al. 2004). Allen diesen Studien gemein ist, dass die Eigenblutspende insgesamt eine Steigerung der Gesamt-Transfusionsrate (autologe plus allogene Transfusion) um ca. 30 % bewirkt; die quantitative Erythrozyteneinsparung bei der maschinellen Autotransfusion weniger als eine Einheit, beträgt;

◻ Tab. 8.6 Indirekter Vergleich zur allogenen Transfusionswahrscheinlichkeit bei Anwendung verschiedener autologer Verfahren. (Zusammengestellt nach Davies et al. 2006)

Fremdblut-sparendes Verfahren	Eigenblutspende		Akute normovoläme Hämodilution		Retransfusion des intra-/postoperativen Wundblutes	
	RCT (n)	RR (95%-CI)	RCT (n)	RR (95%-CI)	RCT (n)	RR (95%-CI)
Insgesamt aktiv vs. Kontrolle	11	0,36 (0,25–0,51)	25	0,69 (0,56–0,84)	28	0,59 (0,48–0,73)
– Orthopädie	5	0,21 (0,11–0,43)	6	0,79 (0,60-1,06)	11	0,35 (0,24-0,52)
– Kardiochirurgie	–	–	10	0,77 (0,57-1,04)	14	0,81 (0,70-0,93)
– Mit Transfusionsprotokoll	7	0,48 (0,38–0,60	16	0,81 (0,65-1,00)	24	0,63 (0,51-0,77)
– Ohne Transfusionsprotokoll	4	0,12 (0,04–0,33)	9	0,53 (0,36-0,76)	4	0,27 (0,02-4,08)
Allogene plus autologe Transfusion						
– Insgesamt	9	1,33 (1,10-1,61)	–	–	–	–
– Mit Transfusionsprotokoll	5	1,48 (1,16-1,89)				
– Ohne Transfusionsprotokoll	4	1,10 (0,95-1,29)				
– Orthopädie	3	1,78 (0,61-5,20)				
$Hb_{init} - Hb_{präop}$ (g/dl)	5	–1,16 (–1,60–0,73)	–	–	–	–
»Gewaschen« – maschinelle Autotransfusion (MAT)	–	–	–	–	14	0,53 (0,39–0,72)
»Nicht-gewaschen« – autologe Direkt-Retransfusion (ADR)	–	–	–	–	13	0,73 (0,58–0,91)
Verfahrensspezifische Minderung der allogenen Einheiten (E)				WMD		WMD
– Insgesamt aktiv vs. Kontrolle	kD	kD	17	–1,9 (–2,7 bis –1,1)	18	–0,90 (–1,23 bis –0,56)
– Mit Transfusionsprotokoll					15	–0,81 (–1,16 bis –0,46)
– Ohne Transfusionsprotokoll					3	–1,64 (–2,96 bis –0,33)
– Kardiochirurgie					11	–0,97 (–1,40 bis –0,55)

◻ Tab. 8.6 Fortsetzung

Fremdblut-sparendes Verfahren	Eigenblutspende		Akute normovoläme Hämodilution		Retransfusion des intra-/postoperativen Wundblutes	
	RCT (n)	RR (95%-CI)	RCT (n)	RR (95%-CI)	RCT (n)	RR (95%-CI)
– Orthopädie					4	–1,13 (–1,78 bis –0,48)
– Gefäßchirurgie					3	0,02 (–0,34 bis –0,38)

RCT Randomisierte kontrollierte Studie

RR Verfahrensspezifisches relatives Risiko, eine allogene Transfusion zu erhalten (»Transfusionswahrscheinlichkeit«) (Quotient aus Anzahl der Ereignisse in der aktiven Gruppe/Gesamtzahl der Patienten in der aktiven Gruppe in Bezug zu Quotient aus der Anzahl der Ereignisse in der Kontrollgruppe/Gesamtzahl der Patienten in der Kontrollgruppe). Angegeben ist das relative Risiko RR (95% Konfidenzintervall) als dimensionsloser Parameter zwischen 0 und 1.

kD keine Daten verfügbar

WMD Weighted Mean Difference

die akute normovoläme Hämodilution das am wenigsten effektive Fremdblut-sparende autologe Verfahren darstellt.

Für den Kliniker haben Meta-Analysen den Vorteil, dass sie nicht nur eine kritische qualitative Wertung der analysierten Studien geben, sondern auch eine quantitative Detailanalyse sowie einen quantitativen Gesamtüberblick über die jeweilige Thematik ermöglichen. Dennoch aber bleibt das Manko des Vergleiches von oft nur schwer vergleichbaren Studien infolge einer großen Heterogenität zwischen den einzelnen Studien.

8.7.4 Direkter Vergleich – mathematisches Modell

Während mathematische Modelle für autologe Einzelverfahren in größerer Zahl vorliegen, insbesondere für die akute normovoläme Hämodilution, einzelne zur maschinellen Autotransfusion sowie zur Eigenblutspende, finden sich verfahrensspezifische direkte mathematische (Modell-)Vergleiche bzw. mathematische Vergleiche basierend auf Originaldaten nur sehr selten.

»Standardpatient« Cohen et al. (1995) beschreiben anhand eines mathematischen Modells einen »Effektivätsprobleme« der Eigenblutspende: Der präoperativ niedrigeren Hb-/Hkt-Wert im Vergleich zum Initialwert vor der Eigenblutspende, der daraus resultierende frühere Beginn der notwendigen Transfusion, die insgesamt höhere Transfusionsrate (autolog plus allogen) im jeweiligen Eigenblutspendekollektiv sowie die hohe Verwerfrate an nicht transfundierten Eigenblutkonserven.

Anhand eines fiktiven »Standardpatienten« mit einem Blutvolumen von 5 l, einem initialen Hkt von 40 % und einem Transfusionstrigger von Hkt 21 % vergleichen Waters et al. (2004) im mathematischen Modell die Fremdblut-sparende Effektivität von maschineller Autotransfusion und akuter normovolämer Hämodilution. Hierbei zeigt sich, dass der Fremdblut-sparende Effekt der Hämodilution unter diesen Gegebenheiten mit Entnahme von 3 ANH-Einheiten vergleichbar ist mit einer mittels maschineller Autotransfusion erzielten Erythrozyten-Rückgewinnungsrate zwischen 19 und 24 %. Für den o. g. »Standardpatienten« errechnet sich für die ANH (3 Einheiten) ein maximaler autolog zu kompensierender Blutverlust von 3972 ml, während sich für die maschinelle Autotransfusion (125-ml-Glocke) rechnerisch ein Wert von 7611 ml ergibt; also eine deutlich größere Fremdblut-sparende Effektivität mittels maschineller Autotransfusion im Vergleich zur Hämodilution (Waters et al. 2004).

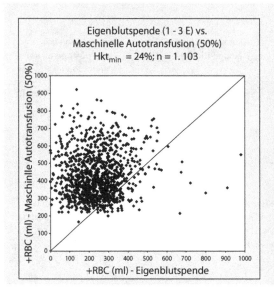 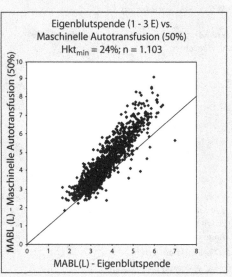

🔲 Abb. 8.12 Vergleich von verfahrensspezifischer Wirkung (Erythrozytenzunahme – *links*) und maximalem, verfahrensspezifisch autolog zu kompensierendem Blutverlust – *rechts*) von Eigenblutspende (Abszisse) vs. maschinelle Autotransfusion (Ordinate); berechnet anhand von Originaldaten zur Eigenblutspende im intraindividuellen mathematischen Modellvergleich (mit einer Erythrozyten-Rückgewinnungsrate von 50 % für die maschinelle Autotransfusion; Hkt_{min} konstant mit 24 %). (Adaptiert nach Singbartl et al. 2009)

Hinsichtlich der akuten normovolämen Hämodilution wird auf ▶ Abschn. 8.6 verweisen.

Intraindividueller mathematischer Vergleich anhand von Originaldaten   Als eine klinisch basierte mathematische Modell-Alternative bieten sich für den direkten, intraindividuellen verfahrensspezifischen Vergleich Originaldaten von Patienten mit Eigenblutspende an; vorausgesetzt dass alle für derartige Berechnungen notwendigen Daten vorliegen. Damit kann nicht nur die tatsächliche Erythrozytenneubildung durch die Eigenblutspende (Wirkung) sowie deren Fremdblut sparende Effektivität (Wirksamkeit) berechnet, sondern im mathematischen Modell auch diejenige von maschineller Autotransfusion und Hämodilution verfahrensspezifisch berechnet und miteinander verglichen werden (jeweils ohne stattgehabte präoperative Eigenblutspende); also ein direkter Vergleich ohne jegliche Störfaktoren. Andere Parameter, z. B. Transfusionstrigger, Erythrozyten-Wiedergewinnungsrate mittels maschineller Autotransfusion, Anzahl der mittels Hämodilution zu entnehmenden Einheiten

können variieren und die resultierende Menge an verfügbaren Erythrozyten und der damit autolog zu kompensierende maximale Blutverlust können verfahrensspezifisch berechnet und unter identischen Bedingungen miteinander verglichen werden.

Bisher liegen für diese Form des Verfahrenvergleiches nur zwei Publikationen aus einer Arbeitgruppe vor (Singbartl et al. 2009, 2003). Die Daten in 🔲 Abb. 8.12 entstammen einer unicentrischen Analyse von orthopädischen Patienten mit Eigenblutspende (Singbartl et al. 2009); die in 🔲 Tab. 8.7 zusammengefassten Daten basieren auf einer multicentrischen Analyse von in der Literatur publizierten Daten von Patientenkollektiven mit Eigenblutspenden (Singbartl et al. 2013).

🔲 Abb. 8.12 zeigt die aus Originaldaten zur Eigenblutspende resultierenden Ergebnisse im intraindividuellen (mathematischen) Modellvergleich mit der maschinellen Autotransfusion (ohne vorherige Eigenblutspende) im Vergleich zur präoperativen Eigenblutspende (Singbartl et al. 2009). Hierbei bedeuten die Punkte links von der Äquivalenzlinie jeweils einen Vorteil zugunsten der maschinellen

◨ Tab. 8.7 Vergleich von Wirkung (Erythrozytengewinn) und Wirksamkeit (Fremdblut-sparende Effektivität) verschiedener autologer Verfahren – mathematische Modellanalyse anhand von Originaldaten aus der Literatur zur Eigenblutspende im intraindividuellen mathematischen Modellvergleich von Eigenblutspende, maschineller Autotransfusion sowie intensivierter akuter normovolämer Hämodilution. (Zusammengestellt nach Singbartl et al. 2013)

P=21; N=54; n=3926		EBS	MAT 30 %	MAT 50 %	MAT 70 %	iANH
1 EBS	N=7 n=1046	Hkt$_{min}$ 24 %				
	+RBC (ml)	64 26/109 [13/170]	232 167/263 130/[314]	386 279/439 [217/523]	541 390/614 [304/732]	155 66/182 [20/238]
	MABL (l)	3,13 2,29/3,28 [1,81/3,58]	3,41 2,54/3,83 [2,05/4,47]	4,06 3,0/4,56 [2,42/5,34]	4,70 3,47/5,28 [2,78/6,21]	3,00 2,12/3,46 [1,59/4,15]
2 EBS	N=12 n=1385	Hkt$_{min}$ 24 %				
	+RBC (ml)	161 119/246 [13/352]	250 216/263 [184/340]	416 360/438 [307/566]	582 504/614 [429/793]	159 126/183 [82/281]
	MABL (l)	3,62 3,22/3,94 [2,99/4,13]	3,65 3,19/3,80 [2,76/4,76]	4,34 3,79/4,53 [3,27/5,70]	5,03 4,39/5,26 [3,78/6,64]	3,27 2,79/3,45 [2,34/4,51]
3 EBS	N=18 n=956	Hkt$_{min}$ 24 %				
	+RBC (ml)	283 223/368 [178/450]	270 207/293 [130/376]	449 344/488 [217/626]	629 482/683 [303/877]	181 108/214 [31/322]
	MABL (l)	4,43 3,33/4,85 [2,56/5,33]	3,92 3,07/4,21 [2,00/5,31]	4,67 3,65/5,03 [2,36/6,36]	5,42 4,22/5,84 [2,72/7,40]	3,54 2,66/3,85 [1,59/5,02]
≥4 EBS	N=11 n=272	Hkt$_{min}$ 24 %				
	+RBC (ml)	406 315/474 [263/666]	190 154/209 [130/258]	317 256/348 [217/430]	444 358/487 [303/602]	82 48/103 [31/186]
	MABL (l)	4,09 3,66/4,42 [3,35/4,59]	2,87 2,37/3,14 [2,00/3,68]	3,40 2,79/3,72 [2,37/4,40]	3,93 3,22/4,30 [2,73/5,11]	2,42 1,93/2,70 [1,59/3,38]
Einzel-Apherese	N=1 n=80	Hkt min 24 %				
	+RBC (ml)	57	114	189	265	7
	MABL (l)	1,77	1,82	2,13	2,45	1,37

Tab. 8.7 Fortsetzung

Doppel-Apherese	N = 5 n = 187	Hkt_{min} 24%				
	+RBC (ml)	253 230/265 [132/209]	274 219/323 [169/388]	456 366/538 [281/647]	638 512/753 [394/906]	201 121/245 [66/345]
	MABL (l)	4,0 3,53/4,38 [2,96/5,13]	3,90 3,25/4,61 [2,57/5,37]	4,66 3,86/5,50 [3,04/6,45]	5,42 4,47/6,40 [3,50/7,53]	3,60 2,84/4,28 [2,14/5,19]
Summe aller Rang-punkte		158	200	124	63	265
Verfahrensspezifische Effektivität – Rang		EBS: 3	MAT 30%: 4	MAT 50%: 2	MAT 70%: 1	iANH: 5

P Anzahl der ausgewerteten Publikationen

N Anzahl der Patientenkollektive

n Anzahl der Patienten

EBS Eigenblutspende

MAT maschinelle Autotransfusion mit einer Erythrozyten-Wiedergewinnungsrate von 30, 50, 70 %

iANH intensivierte akute normovoläme Hämodilution (akut präoperativ volumenneutrale Entnahme von ANH-Einheiten bis zum Erreichen des Hkt_{min}; mit Beginn des Blutverlustes Beginn der Retransfusion der entnommenen Einheiten plus Kolloid unter Konstanz von Hkt_{min} und Normovolämie

+RBC verfahrensspezifischer Erythrozytengewinn/Erythrozyteneinsparung

MABL maximaler autolog zu kompensierender Blutverlust unter Konstanz von Hkt_{min} und Normovolämie.

Summe aller Rangpunkte hinsichtlich Fremdblut-sparender Effektivität aus den jeweiligen verfahrensspezifischen Einzelkollektiven: Für jedes einzelne Patientenkollektiv Ermittlung des verfahrensspezifischen Ranges, verfahrensspezifische Addition der jeweiligen Ränge in der Gruppe, anschließend verfahrensspezifische Addition von allen ausgewerteten Studien; je niedriger die Punktzahl und somit der Rang, desto höher die verfahrensspezifische Fremdblut sparende Effektivität

Autotransfusion, während die Punkte rechts von der Äquivalenzlinie einen Vorteil zugunsten der Eigenblutspende anzeigen. In dieser Analyse erweist sich die maschinelle Autotransfusion unter der Annahme einer Erythrozyten-Wiedergewinnungsrate von 50 % als das überlegene autologe Verfahren (Singbartl et al. 2009). **Tab. 8.7** fasst die anhand von Originaldaten aus der Literatur zur Eigenblutspende errechneten Ergebnisse mittels verfahrensspezifischer Rangordnung von Eigenblutspende, maschineller Autotransfusion und intensivierter akuter normovolämer Hämodilution zusammen (Singbartl et al. 2013). Auch hier erweist sich die maschinelle Autotransfusion als die effektivste Fremdblut-sparende autologe Maßnahme. Erst bei einer Erythrozyten-Wiedergewinnungs-

rate von lediglich 30 % dominiert die Eigenblutspende über die maschinelle Autotransfusion. Die Hämodilution nimmt unter diesen Bedingungen insgesamt den letzten Platz ein; mit sinkendem Transfusionstrigger zeigt sie eine Tendenz zur Effektivitätssteigerung (Singbartl et al. 2013). Die in der Literatur beschriebenen Daten zur Erythrozyten-Rückgewinnung bewegen sich zwischen 35 und deutlich über 80 % (Übersicht: Singbartl et al. 2009, 2013). Diese auf Originaldaten basierte Verfahrensanalyse stellt eine objektive Vorgehensweise dar und erlaubt eine objektive Aussage im Gegensatz zu den sehr heterogenen Studien mit zusätzlichen Mängeln im Studiendesign.

> **Fremdblutsparende Effektivität autologer Verfahren: MAT > EBS > ANH**

Fazit

- Die klinischen Daten zum **direkten Vergleich** der Fremdblut-sparenden Effektivität der verschiedenen autologen Verfahren sind äußerst spärlich und basieren z. T. auf in qualitativer Hinsicht kritisch bewerteten Studien.
- Meta-Analysen zeigen eine große Heterogenität dieser Studien, was per se zusätzlich die Aussagekraft dieser Analysen sowie eines **indirekten verfahrensspezifischen Vergleiches** mindert.
- Alle Meta-Analysen beschreiben für die Eigenblutspende eine Zunahme der Gesamt-Transfusionsrate aus autologen plus allogenen Einheiten um ca. 30 %.
- Alle Meta-Analysen beschreiben für die Eigenblutspende eine Anämisierung der Patienten infolge des jeweiligen, nicht Physiologie-adaptierten Spendekonzeptes.
- Im indirekten Vergleich anhand von Meta-Analysen wird die Eigenblutspende als das effektivste Fremdblut-sparende Verfahren bewertet, gefolgt von der maschinellen Autotransfusion und erst danach folgt die akute normovoläme Hämodilution (s. oben)
- Die Fremdblut-sparende Effektivität der maschinellen Autotransfusion wird im indirekten Vergleich in den Meta-Analysen als höher bewertet im Vergleich zur autologen Direkt-Retransfusion.
- Im direkten, intraindividuellen mathematischen Modellvergleich anhand von Originaldaten erweist sich die maschinelle Autotransfusion mit einer Erythrozyten-Rückgewinnungsrate von 70 bzw. 50 % als die effektivste autologe Alternative vor der Eigenblutspende. Die Hämodilution nimmt den letzten Rang ein; je niedriger der Transfusionstrigger, desto höher wird deren Effektivität.
- Meta-Analysen zeigen, dass bereits ein restriktives Transfusionsregime eine Reduzierung des allogenen Transfusionsbedarfs um ca. 30–40 % bewirkt.

Literatur und Internetadressen

Zu ► Kap. 8.1
DESTATIS – Statistisches Bundesamt. ► https://www.destatis.de/DE/ZahlenFakten/GesellschaftStaat/Bevoelkerung/Bevoelkerungsvorausberechnung/Interaktive-Darstellung/InteraktiveDarstellung.html
Ehling M, Pötzsch O (2010) Demographic Changes in Germany up to 2060 – Consequences for Blood Donation. Transfus Med Hemother 37:131–9
Katalinic A. Peters E, Beske F, Pritzkuleit R (2010) Projection of Morbidity 2030 and 2050: Impact for the National Health System and Blood Supply.Transfus Med Hemother 37:155–60
Schmidt M, Sireis W, Seifried E, Nguyen XD, Klüter H, Lotfi R, Schrezenmeier H (2011) Sicherheit der Blutprodukte – Update 2011. Transfusionsmedizin 1:28–50

Zu ► Kap. 8.2
Bekanntmachung der Neufassung des Transfusionsgesetzes. Bundesgesetzblatt (2007) I:45
Bender AW (2011) Maschinelle Autotransfusion (MAT) im Kontext von AMG und TFG. GesR 10:208–212
Bernek St, Biscoping J. Die aktuellen Querschnitts-Leitlinien der Bundesärztekammer zur Hämotherapie. Anästh Intensivmed (2010) 51:431–441
Bernek St, Biscoping J (2007) Die Novellierung des Transfusionsgesetzes – Auswirkungen auf den Arbeitsalltag. Anästh Intensivmed 48:120–127
BGH, Urteil vom 17.12.1991 (VI ZR 40/91)
BGH, Urteil vom 30.04.1991 (VI ZR 178/90); NJW (1992) 734
Biscoping J, Dietrich G. Änderung des Arzneimittelgesetzes – Entfall der kleinen Herstellungserlaubnis. Anästh Intensivmed (2006) 47:54–56
Bundesärztekammer, Wissenschaftlicher Beirat (2009) Querschnitts-Leitlinien zur Therapie mit Blutkomponenten und Plasmaderivaten. Deutscher Ärzte-Verlag, Köln
Bundesärztekammer, Wissenschaftlicher Beirat (2005) Richtlinien zur Gewinnung von Blut und Blutbestandteilen und zur Anwendung von Blutprodukten (Hämotherapie), Gesamtnovelle, Deutscher Ärzte-Verlag, Köln
Bundesärztekammer, Wissenschaftlicher Beirat (2010Richtlinien zur Gewinnung von Blut und Blutbestandteilen und zur Anwendung von Blutprodukten (Hämotherapie), Richtlinienanpassung, Deutscher Ärzte-Verlag, Köln
Deutsch E, Bender AW, Eckstein R, Zimmermann R (2007) Transfusionsrecht. Ein Handbuch für Ärzte, Juristen und Apotheker. Wissenschaftliche Verlagsgesellschaft, Stuttgart
Gesetz zur Änderung des Transfusionsgesetzes und Arzneimittelrechtlicher Vorschriften. Bundesgesetzblatt (2005) I:234
Gesetz über den Verkehr mit Arzneimitteln (Arzneimittelgesetz – AMG) vom 19.10.2012 (BGBl I:2192)
Gesetz zur Regelung des Transfusionswesens (Transfusionsgesetz – TFG) in der Fassung der Bekanntmachung vom

07.07.1998 (BGBl I: 1752), zuletzt geändert am 31.10.2006 (BGBl I: 2407)

Hasskarl H (2007) Herstellungserlaubnis im novellierten Arzneimittelrecht. Aufgaben und Verantwortung der sachkundigen Person nach § 14 AMV unter besonderer Berücksichtigung der Blutprodukte. Transfus Med Hemother 34:105–114

Listl S, Klouche M (2006) The European Blood Directive (Directive 2002/98/EC) in the Context of the European Community Legislation. Transfus Med Hemother 33:374–378

Müller Th, Pohl U (2007) Arzneimittel- und Wirkstoffherstellungsverordnung (AMWHV): Wieviel Arzneimittelrecht braucht die Transfusionsmedizin noch? Transfus Med Hemother 34:138–142

Richtlinie 2002/98/EG des Europäischen Parlaments und des Rates vom 27.01.2003 zur Festlegung von Qualitäts- und Sicherheitsstandards für die Gewinnung, Testung, Verarbeitung, Lagerung und Verteilung von menschlichem Blut und Blutbestandteilen und zur Änderung der Richtlinie 2001/83/EG. (ABl EG Nr. L33:30–38)

Rosolski T, Mauermann K, Frick U, Hergert M (2000) Direkte Autotransfusionssysteme liefern Blut unzureichender Qualität. Anästhesiol Intensivmed Notfallmed Schmerzther 35:21–24

Schreiben der Regierung von Niederbayern an das Klinikum Deggendorf vom 06.10.2010

Schreiben der Regierung von Niederbayern an die Rottal-Inn-Kliniken Eggenfelden vom 07.03.2012

Ulsenheimer K (2006) Zur Aufklärungspflicht bei Bluttransfusionen – Das BGH-Urteil von 1991 und dessen Bedeutung unter Berücksichtigung der aktuellen Datenlage zur Sicherheit und potenziellen Risiken allogener Blutprodukte. Anästh Intensivmed 47:593–99

v. Auer F, Seitz R (1998/2013) Gesetz zur Regelung des Transfusionswesens (Transfusionsgesetz). Kommentar und Vorschriftensammlung. Kohlhammer, Stuttgart

Verordnung über die Anwendung der guten Herstellungspraxis bei der Herstellung von Arzneimitteln und Wirkstoffen und über die Anwendung der guten fachlichen Praxis bei der Herstellung von Produkten menschlicher Herkunft (Arzneimittel- und Wirkstoffverordnung – AMWHV) vom 09.11.2006 (BGBl I: 2523)

Verordnung über radioaktive oder mit ionisierenden Strahlen behandelte Arzneimittel (AMRadV) vom 28.01.1987 (BGBl I: 502)

Votum des Arbeitskreises Blut vom 14.03.1994. ▶ http://www.rki.de

Votum 32 des Arbeitskreises Blut vom 17.03.2005. ▶ http://www.rki.de

Zu ▶ Kap. 8.3

Adam S (2008) Bedeutung von Antikörpern. Vortrag 7. Marburger Transfusionsgespräche. Marburg 7.– 8. März 2008

AuBuchon JP, Popovsky MA (1991) The safety of preoperative autologous blood donation in the nonhospital setting. Transfusion 31:513–7

Biesma DH, Kraaijenhagen RJ, Poortman J, Marx JJ, Van De Wiel A (1992) The effect of oral iron supplementation on erythropoiesis in autologous blood donors. Transfusion 32: 162–5

Boettner F, Altneu EI, Williams BA, Hepinstall M, Sculco TP (2010) Nonanemic patients do not benefit from autologous blood donation before total hip replacement. HSS J 6:66–70

Bunn H. Disorders of the hematopoietic system: Pathophysiology of anemias. In: Wilson, S.D., Braunwald F, Isselbacher KS, Petersdorf RG et al. (Hrsg.) (1991) Harrison's principals of Internal Medicine. Vol 2, 12. ed. McGraw Hill, New York, pp 1514–18

Busch OR, Hop WC, Hoynck van Papendrecht MA, Marquet RL, Jeekel J (1993) Blood transfusions and prognosis in colorectal cancer. N Engl J Med 328:1372–6

Coleman DH, Stevens AR, Dodge HT, Finch CA (1953) Rate of blood regeneration after blood loss. Arch Intern Med 92:341–9

Cotton BA, Podbielski J, Camp E, Welch T, Del Junco D, Bai Y, Hobbs R, Scroggins J, Hartwell B, Kozar RA, Wade CE, Holcomb JB (2013) A randomized controlled pilot trial of modified whole blood versus component therapy in severely injured patients requiring large volume transfusions. Annals of Surgery 258:527–33

Erslev AJ, Caro J, Miller O, Silver R (1980) Plasma erythropoietin in health and disease. Ann Clin Lab Sci 10:250–7

Erslev AJ, Wilson J, Caro J (1987) Erythrpoietin titers in anaemic, non-uremic patients. J Lab Clin Med 109:429–33

Frietsch T, Fessler H, Kirschfink M, Nebe T, Waschke KF, Lorentz A (2001) Immune response to autologous transfusion in healthy volunteers: WB versus packed RBCs and FFP. Transfusion 41:470–6. Erratum in: Transfusion 41:851

Frietsch T, Karger R, Schöler M, Huber D, Bruckner T, Kretschmer V, Schmidt S, Leidinger W, Weiler-Lorentz A (2008) Leukodepletion of autologous whole blood has no impact on perioperative infection rate and length of hospital stay. Transfusion 2133–42

Frietsch T, Krombholz K, Tolksdorf B, Nebe T, Segiet W, Lorentz A (2001) Cellular immune response to autologous blood transfusion in hip arthroplasty: whole blood versus buffy coat-poor packed red cells and fresh-frozen plasma. Vox Sang 81:187–93

Futamura N, Nakanishi H, Hirose H, Nakamura S, Tatematsu M (2005) The effect of storage on the survival of cancer cells in blood and efficient elimination of contaminating cancer cells by a leukocyte depletion filter. Am Surg 71:585–90

Gesemann M, Mielsch I, Gentner PR, Weigand H, Scheiermann N (1996) Intravenous vs. oral iron supplementation during autologous blood donation. Beitr Infusionsther Transfusionsmed 33:180–3

Harlaar JJ, Gosselink MP, Hop WC, Lange JF, Busch OR, Jeekel H (2012) Blood transfusions and prognosis in colorectal cancer: long-term results of a randomized controlled trial. Ann Surg 256:681–6; discussion 686–7

Henry DA, Carless PA, Moxey AJ, O«Connell D, Ker K, Fergusson DA (2001) Pre-operative autologous donation for minimising allogeneic blood transfusion. Cochrane Database of Systematic Reviews 2001, Issue 4. Art. No.: CD003602. DOI:10.1002/14651858.CD003602

Hörer J, Bening C, Vogt M, Martin K, Cleuziou J, Tassani-Prell P, Schreiber C, Lange R (2010) Predonation of autologous blood reduces perioperative allogenic transfusion requirement in grown-up patients with congenital heart disease. Eur J Cardiothorac Surg 37:991–5

Karger R, Kretschmer V (1996) Die Bedeutung der Qualität von Vollblut und Erythrozytenkonzentraten für die Eigenbluttransfusion. Eine Literaturübersicht und Metaanalyse der Erythrozytenüberlebensraten in vivo. Anästhesist 45: 694–707

Karger R, Kretschmer-Weippert M, Kretschmer V (1997) Preoperative autologous blood and plasma donation and retransfusion. In: Kretschmer V, Blauhut B. Baillère«s Clinical Anaesthesiology – International Practice and Research. Baillère Tindall, London 11:319–333

Karger R, Stangenberg K, Hinrichs F, Griss P, Kretschmer V (2004) Safety and efficacy of unmodified whole blood vs. buffy coat-depleted red cell concentrates in autologous transfusion of elective orthopaedic surgery patients. Transfus Med 14:347–57

Kasper SM, Ellering J, Stachwitz P, Lynch J, Grunenberg R, Buzello W (1998) All adverse events in autologous blood donors with cardiac disease are not necessarily caused by blood donation. Transfusion 38:669–73

Kasper SM, Gerlich W, Buzello W (1997) Preoperative red cell production in patients undergoing weekly autologous blood donation. Transfusion 37:1058–62

Kasper SM, Lazansky H, Stark C, Klimek M, Laubinger R, Börner U (1998) Efficacy of oral iron supplementation is not enhanced by additional intravenous iron during autologous blood donation. Transfusion 38:764–70

Kienle G (1974) Arzneimittelsicherheit und Gesellschaft, Schattauer, Stuttgart

Kim S, Altneu E, Monsef JB, King EA, Sculco TP, Boettner F (2011) Nonanemic Patients Do Not Benefit from Autologous Blood Donation Before Total Knee Replacement. HSS J 7:141–4

Kiss J, Cable R, Brambilla D, Glynn S, Mast A, Spencer B, Stone M, Tobler L (2013) Hemoglobin Recovery After Blood Donation and the Effects of Iron Suppplementation: The Hemoglobin and Iron Recovery Study (HEIRS). Transfusion 53(Suppl 2):P5.14A–15A

Kozek-Langenecker SA et al. (2013) Management of severe perioperative bleeding. Guidelines from the European Society of Anaesthesiology. Eur J Anaesthesiol 30:270–382

Lorentz A, Schipplick M, Gmehlin U, Osswald PM, Winter M (1989) Preoperative autologous blood deposit and liquid storage for replacement arthroplasty. [Article in German] Anästhesist 38:480–9

Martin K, Keller E, Gertler R, Tassani P, Wiesner G (2010) Efficiency and safety of preoperative autologous blood

donation in cardiac surgery: a matched-pair analysis in 432 patients. Eur J Cardiothorac Surg 37:1396–40

Popovsky MA, Whitaker B, Arnold NL (1995) Severe outcomes of allogeneic and autologous blood donation: frequency and characterization. Transfusion 35:734–7

Pottgiesser T, Specker W, Umhau M, Dickhuth HH, Roecker K, Schumacher YO (2008) Recovery of hemoglobin mass after blood donation. Transfusion 48:1390–7

Querschnitts-Leitlinie (BÄK) zur Therapie mit Blutkomponenten und Plasmaderivaten, 4. Auflage 2008, zuletzt geändert 2011. (▶ http://www.bundesaerztekammer.de/page.asp?his=0.6.3288.8906)

Schonewille H, van de Watering LM, Brand A (2006) Additional red blood cell alloantibodies after blood transfusions in a nonhematologic alloimmunized patient cohort: is it time to take precautionary measures? Transfusion 46:630–5

Schved JF (2004) Do we need autologous blood donation? Ann Fr Anesth Reanim 23:468–73

Schved JF (2005) Preoperative autologous blood donation: a therapy that needs to be scientifically« evaluated. Transfus Clin Biol 12:365–9

Singbartl G (2007) Preoperative autologous blood donation – part I. Only two clinical parameters determine efficacy of the autologous predeposit. Minerva anestesiologica 2007;73:143–51

Singbartl G (2011) Präoperative Eigenblutspende – Aktueller Stand, physiologische Grundlagen, Stellenwert unter ökonomischen und strategischen Aspekten. Anästhesiologie und Intensivmedizin 3: 202–212

Singbartl G, Malgorzata S, Quoss A (2007) Preoperative autologous blood donation – part II. Adapting the predeposit concept to the physiological basics of erythropoiesis improves its efficacy. Minerva anestesiologica 73:153–60

Singbartl G, Schleinzer W (1999) Adverse events in autologous blood donation and plasmapheresis – a 6-year analysis in 28.244 patients with 50.542 donations. Infusionsther Transfusionsmed 26:272–7

Spiess BD, Sassetti R, McCarthy RJ, Narbone RF, Tuman KJ, Ivankovich AD (1992) Autologous blood donation: hemodynamics in a high-risk patient population. Transfusion 32:17–22

Tolksdorf B, Frietsch T, Quintel M, Kirschfink M, Becker P, Lorentz A (2001) Humoral immune response to autologous blood transfusion in hip surgery: whole blood versus packed red cells and plasma. Vox Sang 8:180–6

Vamvakas EC (2010) Meta-analysis of clinical studies of the purported deleterious effects of »old« (versus »fresh«) red blood cells: are we at equipoise? Transfusion 50:600–10

Weiskopf RB (2012) Reconstructing deconstructed blood for trauma. Anesthesiology 116:518–21

Weiss L (1986) Metastatic inefficiency: causes and consequences. Cancer Rev 3:1–24

Wittig M, Osswald PM, Lorentz A, Jani L (1994) Kurze Abnahmeintervalle bei der präoperativen Eigenblutspende im Konzept der autologen Transfusion. Anaesthesist 43:9–15

Zu ▶ Kap. 8.4

Ashworth A, Klein AA (2010) Cell salvage as part of a blood conservation strategy in anaesthesia. Br. J. Anaesth 105:401–16

Bekanntmachung der Richtlinien zur Gewinnung von Blut und Blutbestandteilen und zur Anwendung von Blutprodukten (Hämotherapie) gemäß §§ 12 und 16 des Transfusionsgesetzes (TFG) (Änderungen und Ergänzungen 2010). Bundesanzeiger 2010;62(No.101a):ISSN 0720–6100

Bender AW, Zimmermann R (2012) Maschinelle Autotransfusion (MAT) – medizinisches Verfahren und rechtliche Einordnung. Transfusionsmedizin 2:34–40

Biedler A, Wilhelm W (2001) Erythrozytenqualität nach maschineller Autotransfusion und Wundblutdrainage. Anästhesist (Suppl 1) 50:S24–S29

Booke M, Fobker M, Fingerhut D, Storm M, Mortlemans Y, Aken H van (1997) Fat elimination during intraoperative autotransfusion: an in vitro investigation. Anesth Analg 85:959–62

Bowley DM, Barker P, Boffard KD (2006) Intraoperative blood salvage in penetrating abdominal trauma: a randomised, controlled trial. World J Surg 30:1074–80

Bundesärztekammer (2011) Querschnitts-Leitlinien (BÄK) zur Therapie mit Blutkomponenten und Plasmaderivaten. 4. Auflage 2008, zuletzt geändert 2011

Carless PA, Henry DA, Moxey AJ, O«Connell D, Brown D, Ferguson DA (2010) Cell salvage for minimising perioperative allogeneic blood transfusion. Cochrane Database of Systematic Reviews, Issue 4. Art. No.: CD001888. DOI:10.1002/14651858.CD001888.pub4

Dietrich G (2002) Intraoperative blood salvage in special surgical procedures and diseases. Infus Ther Transfus Med 29:142–146

Hansen E, Bechmann V, Altmeppen J, Wille J, Roth G (2004) Ergebnisqualität der maschinellen Autotransfusion und Einflussfaktoren. Anästhesiol Intensivmed Notfallmed Schmerzther 39:569–75

Hansen E, Dietrich G, Kasper SM, Leidinger W, Singbartl G, Wollinsky KH (2002) Vorschläge zum internen Qualitätsmanagement bei der Retransfusion von intra- oder postoperativ gewonnenem Wund-/Drainageblut. Anästhesiologie & Intensivmedizin 43:81–84

Hansen E, Kling J, Roth G (2006) Der Mythos von der Sogbegrenzung bei der maschinellen Autotransfusion. Anästhesiol Inensivmed Notfallmed Schmerzther 47:119–22

Hansen E, Seyfried T (2011) Maschinelle Autotransfusion. Anästhesist 60:381–9

Hansen E, Taeger K, Hofstaedter F (1999) Die Retransfusion von Wundblut bei Tumoroperationen. Deutsches Ärzteblatt 41:2586–2594

Hay SN, Monk TG, Brecher ME (2002) Intraoperative blood salvage: a mathematical perspective. Transfusion 42:451–455

Heeg P, Decker K (1989) Mikrobiologische Untersuchungen bei intra- und postoperativer Autotransfusion in der Orthopädie. Hyg + Med 14:234–236

Jimenez DF, Barone CM (1995) Intraoperative autologous blood transfusion in the surgical correction of craniosynostosis. Neurosurgery 37:1075–9

Kozek-Langenecker SA et al. (2013) Management of severe perioperative bleeding. Guidelines from the European Society of Anaesthesiology. Eur J Anaesthesiol 30:270–382

Kumar N, Chen Y, Zaw AS et al. (2014) Use of intraoperative cell-salvage for autologous blood transfusions in metastatic spine tumour surgery: a systematic review. ▶ www.thelancet.com/oncology;15:e33–e41. doi:10.1016/S1470-2045(13)70245-6

Liumbruno GM, Liumbruno C, Rafanelli D (2012) Autologous blood in obstetrics: where are we going now? Blood Transfus 10:125–47

Mortelmans Y, Vermaut G, Van Aken H, Goosens W, Boogaerts M (1994) Quality of washed red blood cells duringtotal hip replacement: a comparison between the use of heparin and citrate as anticoagulants. Anesth Analg 79:357–63

Munoz M, Slappendel R, Thomas D (2011) Laboratory characteristics and clinical utility of post-operative cell salvage: washed or unwashed blood transfusion? Blood Transfus 9:248–61

NICE (2010) Intraoperative red blood cell salvage during radical prostatectomy or radical cystectomy (IPG258 – Issued April 2008; last updated: 30 March 2010

NICE (2011) National Institute for Health and Clinical Excellence. IPG144 Intraoperative blood cell salvage in obstetrics - guidance 21 November 2005 (last updated 04 February. ISBN 1-84629-104-6. ▶ www.nice.org.uk/IPG144distributionlist)

Oetting P, Metz P, Lange J, Ströhlein MA, Heiss MM (2010) Ersatz des perioperativen Blutverlusts bei Karzinompatienten. Ergebnisse einer Umfrage in chirurgischen Kliniken in Deutschland. Chirurg 8:999–1004

Radvan J, Singbartl G, Heschel I, Rau G (2002) Physikalische Grundlagen der maschinellen Autotransfusion. Anästhesiol Intensivmed Notfallmed Schmerzther 37:689–696

Rainaldi MP, Tazzari PL, Scagliarini G, Borghi B, Conte R (1998) Blood salvage during caesarean section. Br J Anaesth 80:195–8

Shulman G (2000) Quality of processed blood for autotransfusion. J Extra-Corpor Tech 32:11–9

Singbartl G, Held AL, Singbartl K (2013) Ranking the effectiveness of autologous blood conservation measures through validated modeling of independent clinical data. Transfusion 53:3060–79

Singbartl G, Schleinzer W, Frankenberg Ch (1992) Autologe Transfusion/Maschinelle Autotransfusion – Mögliche Schädigung des Blutes durch falsche Ansaugtechnik. Aktueller Stand der Eigenbluttransfusion Bd. 1, S. 37–45. Sympomed München

Sullivan IJ, Faulds JN (2013) Lactate dehydrogenase and hemolysis index as quality control markers of hemolysis in intra-operatives cell salvage. Transfus Med doi. 10.1111/tme. 12065. [Epub ahead of print]

Tremain KD, Stammers AH, Niimi KS, Glogowski KR, Muhle ML, Trowbridge CC, Yang T (2001) Effect of partial-filling autotransfusion bowls on the quality of reinfused product. J Extra Corpor Technol 33:80–5

von Finck M, Schmidt R, Schneider W, Feine U (1986) Die Qualität gewaschener autotransfundierter Erythrozyten. Untersuchung zur Elimination von Plasmahämoglobin, osmotischen Resistenz und Überlebensrate retransfundierter Erythrozyten. Anaesthesist 35:686–692

von Lüpke U, Marx A, Teßmann R, Lindhoff-Last E (2001) Danaparoid (Orgaran) zur Antikoagulation bei der maschinellen Autotransfusion mit Cell Saver 5 (Haemonetics). Anaesthesist 50:26–31

Waters JH, ShinJung Lee J, Karafa MT (2002) A mathematical model of cell salvage efficiency. Anesth Analg 95:1312–1317

Waters JH, Tuohy MJ, Hobson DF, Procop G (2003) Bacterial reduction by cell salvage washing and leukocyte depletion filtration. Anesthesiology 99:652–5

Waters JH, Yazer M, Chen YF, Kloke J (2012) Blood salvage and cancer surgery: a meta-analysis of available studies. Transfusion 52:2167–73

Weiss L (1986) Metastatic inefficiency: causes and consequences. Cancer Rev 3:1–24

Wollinsky KH, Mehrkens HH, Geiger P, Weindler M, Waltera SU, Grimm H (1991) Kinetik der Bakterienauswaschung im Cell Saver III Haemonetics. Beitr Infusionsther. Karger, Basel, 28:337–340

Wollinsky KH, Oethinger M, Büchele M, Kluger P, Puhl W, Mehrkens HH (1997) Autotransfusion: bacterial contamination during hip surgery and efficacy of cefuroxime prophylaxis. Acta Orthop Scand 68:225–230

Yang P, Zhou J, Kang Y, Gong L, Zhang J, Yu J, Yin X, Zhang C, Liu G, Liu J, Du L (2013) Mannitol-adenine-phosphate: a novel solution for intraoperative blood salvage. Transfusion doi: 10.1111/trf.12370. [Epub ahead of print]

Zu ▸ Kap. 8.5

Amin A, Watson A, Mangwani J, Nawabi D, Ahluwalia R, Loeffler M (2008) A prospective randomised controlled trial of autologous retransfusion in total knee replacement. J Bone Joint Surg Br 90:451–4

Ansell J, Parrilla N, King M, Fournier L, Szymanski I, Doherty P, Vander Salm T, Cutler B (1982) Survival of autotransfused red blood cells recovered from the surgical field during cardiovascular operations. J Thorac Cardiovasc Surg 84:387–91

Apostolou Th, Samoladas E, Fotiadis E, Akritopoulos P, Christodoulou A, Notaras I (2007) Allogeneic versus autologous transfusion: Comparison of results following primary total knee replacement. Orthopedics 30: 3

Biedler A, Wilhelm W (2001) Erythrocytenqualität nach maschineller Autotransfusion und Wundblutdrainage. Anaesthesist 50 Suppl 1:S24–9. Review

Bundesärztekammer (2011) Querschnitts-Leitlinien (BÄK) zur Therapie mit Blutkomponenten und Plasmaderivaten. 4. Auflage 2008, zuletzt geändert 2011

Carless PA, Henry DA. Mosey AJ, O«Connel D, Ferguson DA (2010) Cell salvage for minimising perioperative allogeneic blood transfusion. Cochrane Database of Systematic Reviews 2010; Issue 4. Art. No: CD 001888. DOI:10.1002/14651858. CD001888.pub4

Cheng SC, Hung TS, Tse PY (2005) Investigation of the use of drained blood reinfusion after total knee arthroplasty: a prospective randomised controlled study. J Orthop Surg (Hong Kong) 13:120–4

Cip J, Widemschek M, Benesch T, Waibel R, Martin A (2013) Does single use of an autologous transfusion system in TKA reduce the need for allogenic blood?: a prospective randomized trial. Clin Orthop Relat Res 471:1319–25

Davies L, Brown TJ, Haynes S, Payne K, Elliott RA, McCollum C (2006) Cost-effectiveness of cell salvage and alternative methods of minimising perioperative allogeneic blood transfusion: a systematic review and economic model. Health Technol Assess 10(44):iii–iv, ix–x, 1–210

Duchow J, Ames M, Hess T, Seyfert U (2001) Activation of plasma coagulation by retransfusion of unwashed drainage blood after hip joint arthroplasty: a prospective study. J Arthroplasty 844–9

Eshuis R, Borgdorff PJ, Kortlandt W, Halma JJ, de Gast A (2013) Quality of intraoperatively salvaged unwashed blood in hip arthroplasty. Transfus Apher Sci 48:207–11

Faris PM, Ritter MA, Keating EM, Valeri CR (1991) Unwashed filtered shed blood collected after knee and hip arthroplasties. A source of autologous red blood cells. J Bone Joint Surg Am 73:1169–78. Erratum in J Bone Joint Surg Am 73:1580

Grønborg H, Otte KS, Jensen TT, Marving J, Solgaard S, Rechnagel K (1996) Survival of autotransfused red cells. 51Cr studies in 10 knee arthroplasty patients. Acta Orthop Scand 67:439–42

Haien Z, Yong J, Baoan M, Mingjun G, Qingyu F (2013) Postoperative auto-transfusion in total hip or knee arthroplasty: a meta-analysis of randomized controlled trials. PLoS ONE 8:e55073. doi: 10.1371/journal.pone.0055073

Hansen E, Dietrich G, Kasper SM, Leidinger W, Singbartl G, Wollinsky KH (2002) Vorschläge zum internen Qualitätsmanagement bei der Retransfusion von intra- oder postoperativ gewonnenem Wund-/Drainageblut. Anästhesiologie & Intensivmedizin 43:81–84

Helwig U, Schaub S, Berghold A, Ziervogel H (2006) Coagulation parameters after retransfusion of unwashed blood. J Arthroplasty 21:385–9

Horstmann WG, Ettema HB, Verheyen CC (2010) Dutch orthopedic blood management surveys 2002 and 2007: an increasing use of blood-saving measures. Arch Orthop Trauma Surg 130:55–9

Horstmann WG, Slappendel R, Hellemondt GG, Castelein RM (2010) Safety of retransfusion of filtered shed blood in 1819 patients after total hip or knee arthroplasty. Transfusion Altern Transfusion Med 11:57–64

Huët C, Salmi LR, Fergusson D, Koopman-van Gemert AW, Rubens F, Laupacis A (1999) A meta-analysis of the effectiveness of cell salvage to minimize perioperative allogeneic blood transfusion in cardiac and orthopedic surgery. International Study of Perioperative Transfusion (ISPOT) Investigators. Anesth Analg 89:861–9

Konig G, Yazer MH, Waters JH (2013) The effect of salvaged blood on coagulation function as measured by thromboelastography. Transfusion 53:1235–9

Kvarnström A, Schmidt A, Tylman M, Jacobsson M, Bengtsson A (2008) Complement split products and proinflammatory cytokines in intraoperatively salvaged unwashed blood during hip replacement: comparison between heparin-coated and non-heparin-coated autotransfusion systems. Vox Sang 95:33–8

Lindholm E, Seljeflot I, Aune E, Kirkebøen KA (2012) Proinflammatory cytokines and complement activation in salvaged blood from abdominal aortic aneurism surgery and total hip replacement surgery. Transfusion 52:1761–9

Matsuda K, Nozawa M, Katsube S, Maezawa K, Kurosawa H (2010) Activation of fibrinolysis by reinfusion of unwashed salvaged blood after total knee arthroplasty. Transfus Apher Sci 42:33–7

Moonen AF, Knoors NT, van Os JJ, Verburg AD, Pilot P (2007) Retransfusion of filtered shed blood in primary total hip and knee arthroplasty: a prospective randomized clinical trial. Transfusion 47:379–84

Muñoz M, Slappendel R, Thomas D (2011) Laboratory characteristics and clinical utility of post-operative cell salvage: washed or unwashed blood transfusion? Blood Transfus 9:248–61

Pitsaer E (2002) Transfusion of recuperated blood in total knee arthroplasty. [Article in French]. Rev Chir Orthop Reparatrice Appar Mot 88:777–89

Rosolski T, Mauermann K, Frick U, Herbert M (2000) Direkte Autotransfusionssysteme liefern Blut unzureichender Qualität. Anasthesiol Intensivmed Notfallmed Schmerzther 35:21–4

Vertrees RA, Conti VR, Scott D. Lick SD, Zwischenberger JB, McDaniel LB, Gerald Shulman G (1996) Adverse Effects of Postoperative Infusion of Shed Mediastinal Blood. Ann Thorac Surg 62:717–23

Voorn VM, Marang-van de Mheen PJ, Wentink MM, So-Osman C, Vliet Vlieland TP, Koopman-van Gemert AW, Nelissen RG, Van Bodegom-Vos L; LISBOA study group (2013) Frequent use of blood-saving measures in elective orthopaedic surgery: a 2012 Dutch blood management survey. BMC Musculoskelet Disord 14:230. doi: 10.1186/1471-2474-14-230

Zu ► Kap. 8.6

Biboulet P, Capdevila X, Benetreau D, Aubas P, d'Athis F, du Cailar J (1996) Haemodynamic effects of moderate normovolaemic haemodilution in conscious and anaesthetized patients. Br J Anaesth 76:81–4

Bolliger D, Görlinger K, Tanaka KA (2010) Pathophysiology and treatment of coagulopathy in massive hemorrhage and hemodilution. Anesthesiology 113:1205–19

Bolliger D, Szlam F, Levy JH, Molinaro RJ, Tanaka KA (2010) Haemodilution-induced profibrinolytic state is mitigated by fresh-frozen plasma: implications for early haemostatic intervention in massive haemorrhage. Br J Anaesth 104:318–25

Bourke DL, Smith TC (1974) Estimating allowable hemodilution. Anesthesiology 41:609–12

Bryson GL, Laupacis A, Wells GA (1998) Does acute normovolemic hemodilution reduce perioperative allogeneic transfusion? A meta-analysis. The International Study of Perioperative Transfusion. Anesth Analg 86:9–15

Bundesärztekammer (2008) Querschnitts-Leitlinien zur Therapie mit Blutkomponenten und Plasmaderivaten: Herausgegeben von der Bundesärztekammer auf Empfehlung ihres Wissenschaftlichen Beirats. Deutscher Ärzte-Verlag, Köln

Gurusamy KS, Li J, Vaughan J, Sharma D, Davidson BR (2012) Cardiopulmonary interventions to decrease blood loss and blood transfusion requirements for liver resection. Cochrane Database Syst Rev 5:CD007338.

Kozek-Langenecker SA (2005) Effects of hydroxyethyl starch solutions on hemostasis. Anesthesiology 103:654–60

Kozek-Langenecker SA (2005) Effects of hydroxyethyl starch solutions on hemostasis. Anesthesiology 103:654–60

Kretschmer V, Daraktchiev A, Karger R (2004) Does haemodilution produce a hypercoagulable state? Thromb Haemost 92:670–71

Mittermayr M, Streif W, Haas T, et al. (2008) Effects of colloid and crystalloid solutions on endogenous activation of fibrinolysis and resistance of polymerized fibrin to recombinant tissue plasminogen activator added ex vivo. Br J Anaesth 100:307–14

Segal JB, Blasco-Colmenares E, Norris EJ, Guallar E (2004) Preoperative acute normovolemic hemodilution: a meta-analysis. Transfusion 44:632–44

Singbartl K, Innerhofer P, Radvan J, et al. (2003) Hemostasis and hemodilution: a quantitative mathematical guide for clinical practice. Anesth Analg 96:929–35

Singbartl K, Schleinzer W, Singbartl G (1999) Hypervolemic hemodilution: an alternative to acute normovolemic hemodilution? A mathematical analysis. J Surg Res 86:206–12

Skhirtladze K, Base EM, Lassnigg A, et al. (2014) Comparison of the effects of albumin 5 %, hydroxyethyl starch 130/0.4 6 %, and Ringer's lactate on blood loss and coagulation after cardiac surgery. Br J Anaesth :255–64

Valeri CR, Khuri S, Ragno G (2007) Nonsurgical bleeding diathesis in anemic thrombocytopenic patients: role of temperature, red blood cells, platelets, and plasma-clotting proteins. Transfusion 47(4 Suppl):206S–48S

Zu ▶ Kap. 8.7

Billote DB, Abdoue AG, Wixson RL (2000) Comparison of acute normovolemic hemodilution and preoperative autologous blood donationin clinical practice. J Clin Anesth 12:31–5

Bou Monsef J, Buckup J, Waldstein W, Cornell C, Boettner F (2014) Fibrin sealants or cell saver eliminate the need for autologous blood donation in anemic patients undergoing primary total knee arthroplasty. Arch Orthop Trauma Surg 134(1):53–8

Bryson GL, Laupacis A, Wells GA (1998) Does acute normovolemic hemodilution reduce perioperative allogeneic transfusion? A meta-analysis. The International Study of Perioperative Transfusion. Anesth Analg 86:9–15

Carless P, Moxey A, O'Connell D, Henry D (2004) Autologous transfusion techniques: a systematic review of their efficacy. Transfus Med 14:123–44

Carson JL, Carless PA, Hebert PC (2012) Transfusion threshold and other strategies for guiding allogeneic red blood cell transfusion. Cochrane Database of Systematic reviews CD0021024. doi: 10.1002/1465858.CD002042.pub3

Cohen JA, Brecher ME (1995) Preoperative autologous blood donation: benefit or detriment? A mathematical analysis. Transfusion 35:640–4

Davies L, Brown TJ, Haynes S, Payne K, Elliott RA, McCollum C (2006) Cost-effectiveness of cell salvage and alternative methods of minimising perioperative allogeneic blood transfusion: a systematic review and economic model. Health Technol Assess 10(44):iii–iv, ix–x, 1–210

Goodnough LT, Despotis GJ, Merkel K, Monk TG (2000) A randomized trial comparing acute normovolemic hemodilution and preoperative autologous blood donation in total hip arthroplasty. Transfusion 40:1054–7

Goodnough LT, Monk TG, Despotis GJ, Merkel K (1999) A randomized trial of acute normovolemic hemodilution compared to preoperative autologous blood donation in total knee arthroplasty. Vox Sang 77:11–6

Kienle G (1974) Arzneimittelsicherheit und Gesellschaft – Eine kritische Untersuchung. Schattauer, Stuttgart New York

Lorentz A, Osswald PM, Schilling M, Jani L (1991) Vergleich autologer Transfusionsverfahren in der Hüftchirurgie. Anästhesist 40:205–13

Monk TG, Goodnough LT, Birkmeyer JD, Brecher ME, Catalona WJ (1995) Acute normovolemic hemodilution is a cost-effective alternative to preoperative autologous blood donation by patients undergoing radical retropubic prostatectomy. Transfusion 35:559–65

Monk TG, Goodnough LT, Brecher ME, Colberg JW, Andriole GL, Catalona WJ (1999) A prospective randomized comparison of three blood conservation strategies for radical prostatectomy. Anesthesiology 91:24–33

Monk TG, Goodnough LT, Brecher ME, Pulley DD, Colberg JW, Andriole GL, Catalona WJ (1997) Acute normovolemic hemodilution can replace preoperative autologous blood donation as a standard of care for autologous blood procurement in radical prostatectomy. Anesth Analg 85:953–8

Ness PM, Bourke DL, Walsh PC (1992) A randomized trial of perioperative hemodilution versus transfusion of preoperatively deposited autologous blood in elective surgery. Transfusion 32:226–30

Rottman G, Ness PM (1998) Acute normovolemic hemodilution is a legitimate alternative to allogeneic blood transfusion. Transfusion 38:477–80

Segal JB, Blasco-Colmenares E, Norris EJ, Guallar E (2004) Preoperative acute normovolemic hemodilution: a meta-analysis. Transfusion 44:632–44

Sinclair K, Clarke H, Noble B (2008) Blood management in total knee arthroplasty: A comparison of techniques. Orthopedics 32(1):19. ▶ http://www.healio.com/orthopedics/knee/journals/ortho/ %7B17f27e38-8808-4404-b386-90e21d5c8b32 %7D/blood-management-in-total-knee-arthroplasty-a-comparison-of-techniques#

Singbartl G, Held AL, Singbartl K (2013) Ranking the effectiveness of autologous blood conservation measures through validated modeling of independent clinical data. Transfusion 53:3060–79

Singbartl G, Schreiber J, Singbartl K (2009) Preoperative autologous blood donation versus intraoperative blood salvage: intraindividual analyses and modeling of efficacy in 1103 patients. Transfusion 49:2374–83

Waters JH, Lee JS, Karafa MT (2004) A mathematical model of cell salvage compared and combined with normovolemic hemodilution. Transfusion 44:1412–6

Planung eines individuellen, perioperativen Transfusionskonzeptes

G. Dietrich, G. Singbartl

9.1   Risikofaktoren und präoperative Prävention

G. Dietrich

In den letzten Jahren orientiert sich die Indikation zur perioperativen Erythrozytentransfusion zunehmend evidenzbasiert an minimal akzeptablen Hämoglobinwerten, den so genannten **Transfusionstriggern** oder in der Intensivmedizin an Zielbereichen. War zuvor ein Transfusionstrigger von 10 g/dl Hämoglobin üblich, so empfehlen nun die Querschnittsleitlinien der Bundesärztekammer (2008) eine individuelle Entscheidung erst unter 6 g/dl in Erwägung zu ziehen. Der intraoperative Blutverlust büßte damit seine Dominanz ein, vielmehr wurde das präoperative Hämoglobin zu führenden Determinante (Gombotz et al. 2007; Barr et al. 2011).

Durch diese Veränderung verloren nun auch die klassischen fremdblutsparenden Verfahren an Bedeutung: zunächst die akute normovoläme Hämodilution, dann die Eigenblutspende. Über den zukünftigen Stellenwert der maschinellen Autotransfusion bei Elektiveingriffen lässt sich nur spekulieren, denn auch ihre Effizienz ist im Bereich der heute als Transfusionstrigger diskutierten Hämoglobinwerte nur gering.

In den Vordergrund rückt daher die Diagnostik und Behandlung der präoperativen Anämie. Im Vergleich zu den **operationsspezifischen** Einheitskonzepten der vergangenen Jahrzehnte betrachten wir die vorausschauende Planung von Transfusionen und fremdblutsparenden Maßnahmen nun **patientenindividuell**. Dies ist vor allem organisatorisch eine wesentliche Herausforderung (Spahn et al. 2008). Das Konzept führt auch die Bezeichnung »**patient blood management**«. Nach Gombotz et al. (2013) ruht es auf drei Säulen:

- Optimierung des Erythrozytenvolumens
- Minimierung des Blutverlustes
- Erhöhung und Ausschöpfung der Anämietoleranz

Es umfasst sowohl die prä-, intra- und postoperative Phase. Ein ablauforientiertes Schema gibt ◘ Abb. 9.1 wieder.

9.1.1   Präoperativer »transfusionsmedizinischer Status«

Zirkulierendes Blutvolumen

Inwieweit ein definierter Blutverlust Einfluss auf Hämodynamik Sauerstofftransport oder gar Sauerstoffaufnahme hat, hängt vor allem vom zirkulierenden Blutvolumen ab. Während die Untersuchung des Blutbildes lediglich **Hämoglobinkonzentrationen** angibt, müssen wir uns präoperativ über den Volumenstatus des Patienten orientieren. Zur Bestimmung des intravasalen Volumens wurden unterschiedliche Methoden verwendet, deren Gemeinsamkeit der Einsatz eines »Tracers« ist: Zur Ermittlung des Erythrozytenvolumens werden die Erythrozyten markiert, reinjiziert, durch zweite Blutentnahme ihre Konzentration gemessen und daraus der Verteilungsraum berechnet. Als Goldstandard gilt die ^{51}Cr-Markierung, da dieses Radioisotop eine lange Halbwertszeit hat. In den letzten Jahrzehnten wurden jedoch aufgrund der Strahlenbelastung kaum noch Messungen durchgeführt. Zur Ermittlung des Plasmavolumens verfährt man mit ^{131}J-markiertem Albumin entsprechend. Beide Verfahren wurden durch den Indikatorfarbstoff Indocyangrün abgelöst.

Zur Ermittlung des Blutvolumens eingesetzte Tracer

- **Erythrozytenvolumen**
  - ^{51}Cr, 9^{9m}Tc, ^{111}In, ^{113m}In markierte Erythrozyten
  - Indocyaningrün markierte Erythrozyten in der Durchflusszytometrie
- **Plasmavolumen**
  - ^{131}J, ^{125}J markiertes Albumin
  - Indocyangrün intravenös injiziert
  - Evans's Blau (Farbstoff T-1824)
  - Dextrane (MW > 100.000)

Für die Praxis sind diese Methoden zur Ermittlung des Blutvolumens zu aufwändig. Man begnügt sich mit der Berechnung anhand von Körpergewicht, -größe und Geschlecht. ◘ Abb. 9.2 und ◘ Abb. 9.3 zeigen entsprechende **Nomogramme**. Folgende Formeln liegen zugrunde:

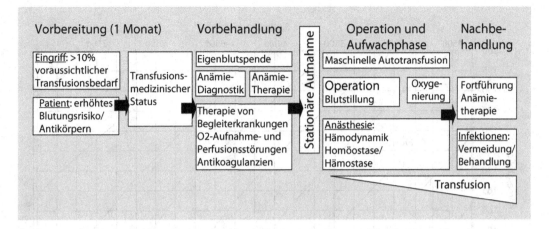

■ **Abb. 9.1** Planung eines individuellen perioperativen Transfusionskonzeptes

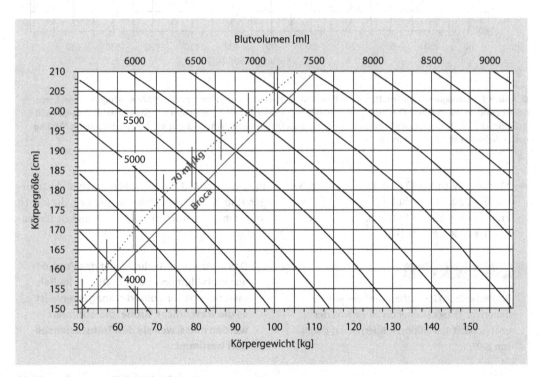

■ **Abb. 9.2** Nomogramm zur Ermittlung des Blutvolumen bei Männern nach Nadler et al. (1962): Bei gegebenem Körpergewicht (x) und -größe (y) ermittelt man das Blutvolumen auf den schwarzen Kurven. Mit grau durchgezogener Gerade ist das Broca-Gewicht (Größe [cm] – 100) dargestellt. Die gestrichelte graue Linie schneidet die schwarzen Blutvolumenkurven bei 70 ml/kg. Sie liegt deutlich links oberhalb der Broca-Kurve: Schon bei Normalgewichtigen wird mit dieser einfachen Rechnung das Blutvolumen überschätzt. Bei Übergewichtigen ist die Abweichung noch ausgeprägter

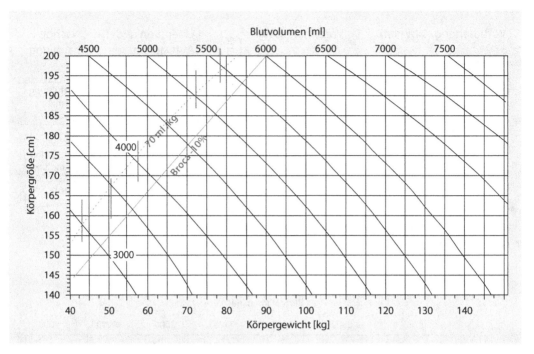

■ **Abb. 9.3**   Nomogramm zur Ermittlung des Blutvolumen bei Frauen nach Nadler et al. (1962): Abhängigkeit von Körpergewicht und -größe. Legende ■ Abb. 9.2. Die grau durchgezogene Gerade ist hier das um 10 % reduzierte Broca-Gewicht 0,9 × (Größe [cm] – 100). Trotz dieses Entgegenkommens ist die Überschätzung durch die Überschlagsrechnung mit 70 ml/kg noch erheblicher als bei den Männern

— Männer: BV [ml] = 604 + 0;0003668 × Größe [cm³] + 32,2 × Gewicht [kg]
— Frauen: BV [ml] = 183 + 0;000356 × Größe [cm³] + 33 × Gewicht [kg]

Tipp

Bei muskulösen Menschen wird das Blutvolumen mit dieser Formel bis zu einem Liter unterschätzt, bei adipösen überschätzt (Mollison 1997).

Wie in ■ Abb. 9.2 und ■ Abb. 9.3 dargestellt, führt die Überschlagsrechnung mit 70 ml/kg KG nahezu immer zu einem deutlich überhöhten Resultat.

Bei Patienten gibt es zahlreiche Einflussgrößen, die erhebliche Abweichungen von der Berechnung verursachen. Flüssigkeitskarenz oder Diuretika vermindern, Herz- und Nieren Insuffizienz erhöhen das Blutvolumen. Die Abschätzung des Volumenstatus erfolgt an klinischen Zeichen: Hautturgor, Knöchelödemen, Halsvenenfüllung, die jedoch sehr von der kardialen Leistungsfähigkeit überlagert werden.

❯ **Das Erythrozytenvolumen ist das Produkt aus Blutvolumen und Hämatokrit. Im Rahmen des »patient blood management« ist es die wesentliche Größe, die optimiert werden muss, weil sie den Transfusionsbedarf bestimmt.**

Die Bedeutung des zirkulierenden Blutvolumens wird von der Fragestellung überlagert, ob der Blutverlust gewichtsabhängig ist. Außer in der Kinderchirurgie gibt es hierzu jedoch keine klare Aussage. Hier ist wohl relevant, ob bei Übergewicht gut perfundierte Gewebe wie Muskulatur oder eher bradytrophes Fettgewebe vermehrt ist und ob es sich um Eingriffe an den Extremitäten oder an intraabdominellen Organen handelt.

Erwarteter Blutverlust

Der intra- und postoperative Blutverlust wird von einer Vielzahl von Einflussgrößen bestimmt: Gefäßstatus, entzündliche Veränderungen im Operationsgebiet, Hämostase, arteriellen und venösen Druckverhältnissen, Perfusion, Anästhesieverfahren, Operationstechnik und Operateur. Park et al. (2013) untersuchten an 11.373 Patienten die Determinanten des Blutverlustes bei Knie- und Hüftgelenkersatz: Männliches Geschlecht, Begleiterkrankungen und Eigenblutspende erhöhten den perioperativen Blutverlust. Die Wahl eines Verfahrens der Regionalanästhesie konnte in dieser Studie en Blutverlust nur beim Hüftgelenkersatz senken.

Die Messung des intra- und postopativen Blutverlustes ist nicht trivial. Saugerinhalt kann mit Spüllösung vermischt sein, Blut auf dem Boden, in Kompressen, Tupfern, auf dem Instrumentiertisch, Hämatome und blutgefüllte Körperhöhlen lassen kaum eine wirkliche Bilanzierung zu. In der Praxis werden daher häufig Berechnungsverfahren anhand des Blutvolumens und des Hämoglobinverlauf eingesetzt (◘ Tab. 9.1).

Bourke legt zunächst wie Ward eine logarithmischen Beziehung zu Grunde. Diese Gleichung geht von einem normovoläm substituierten Blutverlust aus, der ähnlich einer Eliminationskinetik negativ exponentiell verläuft.

Meunier et al. (2008) überprüften bei Blutspendern die angegebene Formel und stellten fest, dass sie den Blutverlust um 30 % unterschätzten. Die niedrigsten Hämoglobinkonzentrationen wurden erst an Tag 6 gemessen.

Die Kalkulation ist nur dann präzise, wenn vor und nach dem Eingriff Normovolämie bestehen. Für den Kaiserschnitt (Milosevic et al. 2011) unterschätzten so die Formeln den Blutverlust, da vor Entbindung das Blutvolumen erhöht ist. Das Blutvolumens während der Schwangerschaft steigt bis zur 32. Woche im Mittel um 1230 ml an und fällt dann bis zur Entbindung wieder um 220 ml ab (Hytten u. Paintin 1963).

Hingegen scheint bei Patienten über 65 Jahren (Božičković et al. 2011) das Blutvolumen vor Operation reduziert zu sein, so dass Blutverluste bei der Berechnung überschätzt werden.

> **❯** Der Blutverlust ist zwar eine Größe, die für die Bilanzierung eines Patienten hohe Bedeutung hat. Für die prospektive Planung des Transfusionsbedarfs ist sie aufgrund der hohen Ungenauigkeiten alleine kaum geeignet.

Das Operationsverfahren ist in Deutschland stets mittels OPS kodiert und eignet sich daher zur einfachen statistischen Betrachtung. Aus rein pragmatischen Gründen hat sich bewährt, Operationen, bei denen mehr als 10 % der Patienten Fremdblut erhalten, näher zu betrachten. Hintergrund dieser Marge sind die Hämotherapie-Richtlinien (BÄK 2010). Unter Nr. 4.3 heißt es: Bei planbaren Eingriffen, bei denen bei regelhaftem Operationsverlauf eine Transfusion ernsthaft in Betracht kommt (Transfusionswahrscheinlichkeit von mindestens 10 %, z. B. definiert durch hauseigene Daten), ist der Patient über das Risiko allogener Bluttransfusionen aufzuklären und rechtzeitig auf die Möglichkeit der Anwendung autologer Hämotherapieverfahren hinzuweisen und über den Nutzen und das Risiko der Entnahme und Anwendung von Eigenblut individuell aufzuklären.

Allerdings ist die bloße Betrachtung von operationsbezogenen Transfusionswahrscheinlichkeiten ein Systembruch bezüglich der Patientenindividualität. Zumindest die anfangs beschriebene Hauptdeterminanten »präoperatives Hämoglobin« ist in die Überlegungen einzubeziehen.

Statistiken, die die Transfusionsrate während des gesamten stationären Aufenthalts erfassen, sind wenig geeignet, die Zahl der Erythrozytenkonzentraten zu bestimmen, die für die unmittelbar perioperative Phase bereitgestellt werden sollen. Denn die Gültigkeit der Kreuzprobe währt nur 72 h.

> **❯** Das Risiko, perioperativ Erythrozytentransfusionen erhalten zu müssen, bestimmt sich aus der Art des geplanten Eingriffes, der präoperativen Hämoglobinkonzentration und dem Blutvolumen des Patienten

Immunhämatologie

Voraussetzung für eine sichere Transfusionstherapie sind die prätransfusionellen Untersuchungen,

◘ Tab. 9.1 Formeln zur Kalkulation des Blutverlustes (Gibon et al. 2013)

Autor	Formel	Erklärung	Maßeinheit	Studiengruppe	Literatur
Mercuriali u. Inghilleri 1996	$BV \times (Hkt_{präoperativ} - Hkt_{Tag\ 5\ postoperativ})$ + ml transfundiertes Erythrozytenkonzentrat		ml Ery	K	Hinrejos et al. 2009; Charrois et al. 2001; Demey et al. 2010
Bourke u. Smith 1974	$BV \times (Hkt_0 - Hkt_t) \times (3 - Hkt_{mean})$	Hkt_0 = Ausgangshämatokrit; Hkt_t = Hämatokrit zum Zeitpunkt t; Hkt_{mean} = Mittelwert von Hkt_0 und Hkt_t	ml Ery	K, H&K	Sehat et al. 2004; Lotke et al. 1991; Molloy et al. 2007
Ward et al. 1980	$BV \times \ln(Hkt_f - Hkt_i)$	Hkt_f = Hämatokrit am Ende des Eingriffs; Hkt_i = initial, vor dem Eingriff	ml Blut	E	
Gross 1983	$BV \times [(Hkt_0 - Hkt_f)/Hkt_{mean}]$		ml Blut	K, H	Ishii u. Matsuda 2005; Levy et al. 1999; Prasad et al. 2007; Tanaka et al. 2001; Goodnough et al. 2000
Brecher et al. 1997	3-Phasen-Formel	Getrennte Berechnung für drei Phasen des Eingriffs	ml Ery	P, H	Billote et al. 2002
Lisander et al. 1998	$BV \times (Hkt_t \times 0{:}01) + V_t + V_a - (BV - Hkt_e \times 0{:}01)$	Hb_i = initialer, präoperativer Hämoglobin; Hb_e = Hämoglobin bei Krankenhausentlassung	ml Ery	K, H	Good et al. 2003
Meunier et al. 2008	$BV \times [(Hb_i - Hb_e)/Hb_e]$	Hb_i = Hb vor Blutentnahme; Hb_e = Hb an spezifiziertem Tag nach Blutentnahme	ml Blut	K	Ajwani et al. 2012
–	Gewicht der Kompressen, Tücher und Inhalt der Drainageflaschen		ml Blut	K, H&K	Hays et al. 1988; Porteous u. Bartlett 2003; Kalairajah et al. 2005; Jansen et al. 1999; Benoni et al. 1997; Cushner et al. 1991; Slagis et al. 1991

BV Blutvolumen, *K* Knie, *H* Hüfte, *H&K* Hüfte und Knie, *E* Experimentell, *P* Prostatektomie die im ▶ Kap. 2.4 beschrieben sind. Dem **Antikörpersuchtest** kommt dabei besondere Bedeutung zu: Das Fehlen irregulärer erythrozytärer Antikörper bedeutet, dass alle AB0-kompatiblen Erythrozytenkonzentrate verträglich sind. Entsprechend der Hämotherapie-Richtlinien sind die Untersuchungen formal nur 72 h gültig und jedes Erythrozytenkonzentrat muss gekreuzt werden. Umgekehrt gibt ein positiver Antikörpernachweis den autologen Transfusionsverfahren Eigenblutspende (▶ Kap. 8.3) und maschinelle Autotransfusion (▶ Kap. 8.4) besonderes Gewicht.

> ❯ Der Antikörpersuchtest ist wesentlich für die individuelle Transfusionsplanung und sollte zusammen mit der Blutgruppe beim ersten Arzt-Patienten-Kontakt veranlasst werden.

Vorerkrankungen

Unter den Vorerkrankungen sind vor allem Vasopathien, erworbene und angeborene Hämostasestörungen für einen vermehrten Blutverlust verantwortlich. Krankheiten von Lunge und Atemwege vermindern die Sauerstoffaufnahme. vaskuläre Perfusionsstörungen von Herz und Gehirn erfordern ein höheres Sauerstoffangebot.

Angeborene Gerinnungsstörungen

Das Von-Willebrand-Syndrom ist die in der Bevölkerung häufigste Gerinnungsstörung. Seine Inzidenz wird auf 0,5 % geschätzt. Es entgeht den üblichen präoperativen Screening-Tests, da es in Untersuchungen der plasmatischen Gerinnung kaum auffällt. Allenfalls die aPTT kann marginal verlängert sein. Hämophilien einschließlich Subhämophilien sind zumindest im höheren Lebensalter anamnestisch bekannt. Ansonsten fallen sie in den präoperativen Screeninguntersuchungen (Quick/aPTT) auf. Ebenso eine Afibrinogenämie oder Dysfibrinogenämie.

Perioperativ muss der fehlende Faktor substituiert und die Folgedosen entsprechend seiner Plasmahalbwertszeit geplant werden.

Erworbene Gerinnungsstörungen

Unter den erworbenen Gerinnungsstörungen ist zweifellos die komplexe Koagulopathie durch Leberzirrhose am häufigsten. Hier kann mit Blutungskomplikationen gerechnet, engmaschig perioperativ Gerinnungskontrollen angesetzt und gegebenenfalls zeitnah gefrorene Frischplasmen oder auch Thrombozytenkonzentrate transfundiert werden. Hyperfibrinolysen treten beim Prostatakarzinom, in der Geburtshilfe, beim Traumapatienten, seltener bei intrakraniellen Eingriffen oder in der Lungenchirurgie auf. Bereits präoperativ nachweisbare Hyperfibrinolysen sollten mit oraler 4-Aminomethylbenzoesäure (Pamba) behandelt werden.

Antikoagulanzien

Antikoagulanzientherapie ist mittlerweile die führende Ursache perioperativer Gerinnungsstörungen. Orale Antikoagulanzien sind Vitamin-K-Antagonisten, Faktor-Xa- oder Thrombinantagonisten. Hinzu kommen die Thrombozytenaggregationshemmer, besonders die ADP-Rezeptorantagonisten Clopidogrel, Prasugrel und Ticagrelor.

Die meisten dieser Gerinnungshemmer müssen abgesetzt werden. Gegen die Fortsetzung einer Therapie mit niedrig dosierter Acetylsalicylsäure hingegen spricht nichts (Ono et al. 2013). Für Vitamin-K-Antagonisten stehen Vitamin K oder PPSB als Antidote zur Verfügung.

> **Tipp**
>
> Vor und nach Elektiveingriffen mit Blutungsgefährdung wird empfohlen, die gleichen Zeitintervalle wie für rückenmarknahe Leitungsanästhesien einzuhalten (◘ Tab. 9.2).

Allerdings sind dabei die in ▶ Übersicht genannten zwingenden Indikationen zu beachten. Gegebenenfalls ist die Operation zu verschieben oder es muss eine Überbrückungstherapie mit einem gleichartigen gut zu steuernden Antikoagulans erfolgen, das so genannte »**Bridging**«. Allerdings ist das generelle Bridging – zumindest in der Indikation »Vorhofflimmern« – verlassen worden. Hier reicht die übliche Thromboembolieprophylaxe aus (Levi et al. 2011).

◻ Tab. 9.2 Prä- und postoperative Mindestabstände zur Applikation von Antikoagulanzien. (Adaptiert nach der Deutschen Gesellschaft für Anästhesiologie und Intensivmedizin 2007)

	Vor dem Eingriff	Nach dem Eingriff	Laborkontrolle
Plasma – Heparine			
Unfraktionierte Heparine (Prophylaxe, ≤15.000 IE/d)	4 h	1 h	Thrombozyten bei Therapie >5 Tagen
Unfraktionierte Heparine (Therapie)	4–6 h	1 h	aPTT, (ACT), Thrombozyten
Niedermolekulare Heparine (Prophylaxe)	12 h	2–4 h	Thrombozyten bei Therapie >5 Tage
Niedermolekulare Heparine (Therapie)	24 h	2–4 h	Thrombozyten, (anti-Xa)
Vitamin-K-Antagonisten	INR <1,4	Nach dem Eingriff	INR
Thrombinantagonisten			
Dabigatran*	2 Tage	2 h	
Xa-Antagonisten			
Rivaroxaban	24 h	2 h	(anti-Xa)
Apixaban	2 Tage	2 h	(anti-Xa)
Fondaparinux (Prophylaxe, ≤2,5 mg/d)	36–42 h	6–12 h	(anti-Xa)
Hirudine (Lepirudin, Desirudin)	8–10 h	2–4 h	aPTT, ECT
Argatroban**	4 h	2 h	aPTT, ECT, ACT
Plättchen – ADP-Antagonisten			
Clopidogrel	7 Tage	Nach dem Eingriff	
Ticagrelor	4 Tage	Nach dem Eingriff	
Prasugrel	7 Tage	Nach dem Eingriff	
Ticlopidin	10 Tage	Nach dem Eingriff	
Cyclooxygenase-Hemmer			
NSAR	Keine	Keine	
Acetylsalicylsäure (100 mg)***	Keine	Keine	

* Alle Zeitangaben beziehen sich auf Patienten mit einer normalen Nierenfunktion.
** Verlängertes Zeitintervall bei Leberinsuffizienz.
***NMH einmalig pausieren, kein NMH 36–42 h vor der Punktion oder der geplanten Katheterentfernung.

Perioperative Therapie mit Plättchenhemmern
- **Fortsetzen** der Therapie in der Hochrisikogruppe
  - <6 Wochen nach Myokardinfakt, Schlaganfall
  - <3 Monate nach Bare-Metal-Koronarstent
  - <12 Monate nach Drug-Eluting-Koronarstent

- **Bridging** mit IIb/IIIa-Rezeptor-Antagonisten möglich
  - Abciximab
  - Tirofiban
  - Ebtifibatid
- **Absetzen** der Therapie bei moderatem oder niedrigem Risiko arterieller Okklusionen; ASS 100 kann belassen oder ersatzweise angesetzt werden.

Andere Begleiterkrankungen

Patienten profitieren besonders von der optimalen Vorbehandlungen aller Erkrankungen, die die Sauerstoffaufnahme reduzieren oder limitieren und somit den Effekt einer Anämie verstärken könnten. Dies ist allein schon zur perioperativen Risikominimierung zur Anästhesievorbereitung wichtig. So können Herzinsuffizienz und chronisch-obstruktive Lungenerkrankungen häufig optimiert werden. Unabhängig davon sind schwerwiegende Begleiterkrankungen ohnehin schon mit einer erhöhten Transfusionsrate assoziiert (Park et al. 2013).

Entzündliche Veränderungen im Operationsgebiet

Vermehrte Blutung aus entzündlichem Operationsgebiet aufgrund Vasodilatation und Hyperperfusion ist evident. Kontrollierte Studien zum Thema sind dagegen rar: Koc et al. (2011) fanden bei Tonsillektomien eine Assoziation positiver Blutkulturen bei erhöhtem Blutverlust.

Ist der intraoperative Blutverlust vom Körpergewicht abhängig?

Das Körpergewicht scheint bei Kniegelenkersatz keinen Einfluss auf den Blutverlust zu haben (Millar et al. 2011). Hingegen beobachteten Krane et al. (2013) bei laparoskopischen Darmresektionen einen höheren Blutverlust bei Übergewichtigen, der jedoch ohne Einfluss auf den Transfusionsbedarf blieb; ebenso bei radikaler Hysterektomie (Frumovitz et al. 2008) und radikaler Zystektomie (Lee et al. 2004).

9.1.2 Präoperative Diagnostik und Therapie der Anämie

Die präoperative Anämie ist nicht allein wesentlich für den Transfusionsbedarf, sie stellt auch eine unabhängige Variable für die perioperative Mortalität dar (Musallam et al. 2011; O'Keeffe et al. 2010; Rana et al. 2013).

Die Behandlung einer Anämie erfordert einen Zeitraum von mehreren Wochen. Das bedeutet, die Diagnostik muss vor elektiven Eingriffen entsprechend früh beginnen, um einen optimalen Effekt erzielen zu können. Insofern ist die Vorstellung in

Tab. 9.3 Schema über Ätiologie der Anämie anhand des mittleren korpuskulären Hämoglobins (MCH)

MCH	Anämieform	Ursachen
>34 pg	Hyperchrome Anämie	Vitamin-B_{12}-Mangel, Folsäuremangel
28–34 pg	Normochrome Anämie	Aplastisch, hämolytisch, endokrin, renal
<28 pg	Hypochrome Anämie	Eisenmangelanämie, Infektanämie

der »Eigenblutambulanz« 3–5 Wochen **präoperativ** der ideale Zeitpunkt (Kulier u. Gombotz 2001).

Andererseits kann bei dringlichen Operationen der Beginn der Therapie auch wenige Tage zuvor noch sinnvoll sein, mit dem Ziel, die Erythropoese **postoperativ** zu steigern.

Formen der Anämie

Aufgrund eines einfachen Blutbildes kann die Ursache der Anämie eingegrenzt und die Therapie eingeleitet werden. Die WHO-Definition, die bei Frauen eine Hämoglobinkonzentration unter 12 g/dl, bei Männern unter 13 g/dl als Anämie bezeichnet, ist auch für den präoperativen Status anwendbar. Kurze Diagnostik und zügige Initiierung der Behandlung sind wertvolle Maßnahmen zur präoperativen Optimierung.

Fällt im Rahmen einer Operationsvorbereitung eine moderate Anämie auf, gilt es durch minimale Diagnostik die Zeit bis zur Operation mit der Therapie zu nutzen, die am meisten Erfolg verspricht. Die wesentliche Information gibt das kleine Blutbild: Das mittlere korpuskuläre Hämoglobin (MCH), differenziert die Anämieformen (Tab. 9.3).

Bei den hypochromen Anämien ist die Differenzialdiagnostik zwischen Eisenmangelanämie und Infektanämie wesentlich.

Infektanämie

Die Infektanämie (»anemia of chronic disease«, ACD) ist eine Eisenverwertungsstörung bei vollen Eisenspeichern, die durch Hepcidin (»heptic bactericidal protein«) verursacht wird: Eisen stimuliert die Hepcidin-Produktion. Hepcidin blockiert die

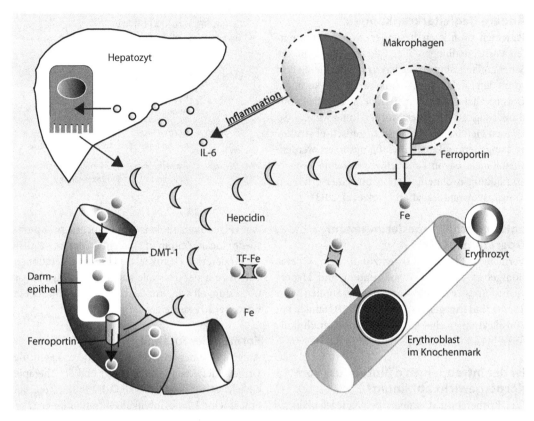

◘ **Abb. 9.4**   Infektanämie: Die Entzündungsreaktion vermehrt die Interleukin-6-Produktion. Der resultierende Anstieg von Hepcidin blockiert sowohl die Freisetzung von Eisen aus Makrophagen als auch die intestinale Absorption. Es folgt ein Plasmaeisenmangel. Abkürzungen: *TF* Transferrin; *Fe* Eisen; *DMT1* divalent metal transporter. (Adaptiert nach D'Angelo 2013)

enterale Aufnahme von Eisen. Wie in ◘ Abb. 9.4 dargestellt, wird die Hepcidinproduktion jedoch auch durch eine Entzündung oder Infektion stimuliert.

◘ Abb. 9.5 erläutert die drei **pathogenetischen Mechanismen** der Infektanämie:

- Verminderte Eisenfreisetzung aus den Makrophagen
- Verminderung der intestinalen Eisenabsorption
- Phagozytose und Abbau von Ferroportin durch Makrophagen und Darmepithelien

Diagnostik der Eisenmangelanämie

In Europa ist das diagnostische Vorgehen in der Praxis zur Diagnostik einer Eisenmangelanämie uneinheitlich: Neben Hämoglobin 88 % werden Ferritin (75 %) und Transferrin-Sättigung (25 %) gemessen (Stein et al. 2013).

Der **Thomas-Plot** (Thomas et al. 2006) bezieht folgende Parameter in die Diagnostik mit ein:

- Hämoglobingehalt der Retikulozyten (erlaubt Aussage zum Eisenbedarf der Erythropoese)
- Ferritinindex (Quotient aus löslichem Transferrinrezeptor und Logarithmus des Ferritinwertes, Marker für die Speichereisenreserve)

Die Patientenwerte werden dann entsprechend ◘ Abb. 9.6 in eine Vierfeldertafel eingetragen, wobei jeder Quadrant einer Diagnose zugeordnet ist.

- Infektanämie
- Latenter Eisenmangel
- Manifester Eisenmangel
- Eisenverwertungsstörungen sowie Thalassämien

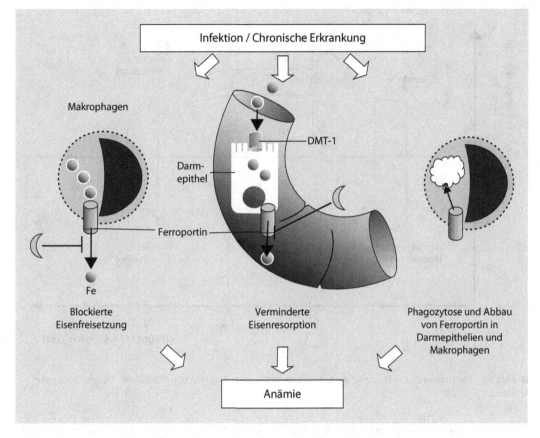

Abb. 9.5 Pathogenese der Infektanämie. (Adaptiert nach D'Angelo d'Angelo 2013)

Ein dermaßen basierter Therapiealgorithmus zeigte vor Hüft- oder Knieendoprothetik Erfolg (Enko et al. 2013).

Castel et al. (2012) propagieren Transferrin/ logFerritin, um Eisenmangelanämie sicher zu identifizieren. Åsberg et al. (2013) schlagen die freie Eisenbindungskapazität (2× Ferritin-Eisen) als validen Parameter des Eisenmangels vor. Ein gemeinsamer Grund für die diagnostische Verwirrung mag sein, dass Serum-Ferritin, Übergewicht und Entzündungsreaktion miteinander korrelieren und Eisenmangel bei Adipositas daher unterschätzt wird (Gartner et al. 2013).

> ❯ Eine präoperative Anämie muss behandelt, Elektiveingriffe mitunter verschoben werden. Die Ursache der Anämie wird mittels mittleren korpuskulären Hämoglobins (MCH) eingegrenzt. Die Differenzierung hypochromer Anämien in Infektanämie und Eisenmangel erfordert weitere Diagnostik.

9.1.3 Präoperative Interventionen

Substitution bei Eisenmangelanämie

Die Eisenmangelanämie ist mit 6,4 % die häufigste Anämieform bei Patienten über 65 Lebensjahren (Dubyk et al. 2012). Sie ist einfach und effektiv zu therapieren. Bei hypochromen Anämien muss die Differenzialdiagnose zur Infektanämie gestellt werden. Zur Therapie eignet sich eine Dauertherapie mit oralen Präparaten oder aber die intravenöse Gabe. Um die toxischen Wirkungen zu minimieren und das Eisen langsam an Transportproteine zu

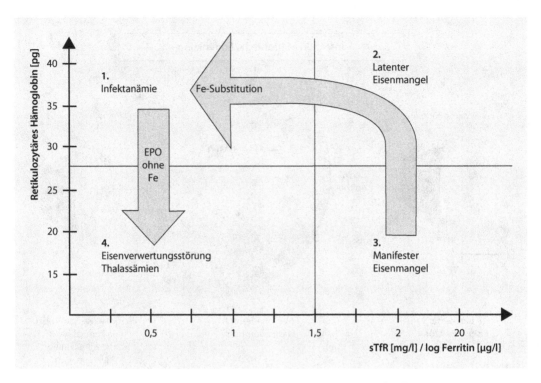

☐ Abb. 9.6   Der Thomas-Plot differenziert die Anämieformen (Glaspy u. Beguin 2005). *sTfR* löslicher Transferrinrezeptor; *Fe* Eisen

binden, wird es bei letztgenannter an hochmolekularen Kohlehydratkomplexe gebunden. Eine Übersicht über die verfügbaren Präparate gibt ☐ Tab. 9.4.

Ganzoni (1978) entwickelte folgende Formel, die die **benötigte Eisendosis** berechnen soll:

Gesamteisendosis [mg Eisen] = Körpergewicht[1] [kg] × (Soll-Hb – Ist-Hb)[2] [g/dl] × 2,4[3] + Eisen für Eisenspeicher[4] [mg Eisen]

Für **parenterales Eisendextran** sind aus Frankreich auffällig häufig schwere allergische Reak

tionen berichtet worden (Bulletin Arzneimittelsicherheit 2012). **Intravenöses Eisen** darf nach Empfehlungen der europäischen Arzneimittelbehörde EMA (2013) und einem Rote-Hand-Brief von Oktober 2013 (Fresenius et al. 2013) nur angewendet werden, wenn medizinisches Personal, das die Behandlung von Anaphylaxien beherrscht, unmittelbar bereit steht und Notfalleinrichtungen zur Reanimation vorhanden sind. Die Patienten sind mindestens 30 min nach jeder Injektion engmaschig zu überwachen. Da Probeinjektionen mit kleineren Eisenmengen keine zuverlässigen Rückschlüsse auf die Verträglichkeit geben, also eine falsche Sicherheit vermitteln, werden diese nicht mehr empfohlen. Jede Injektion erfordert volle Vorsichtsmaßnahmen, selbst wenn intravenöses Eisen zuvor vertragen worden ist (Arznei-Telegramm 2013). Ob Eisen langfristig oral oder intravenös überlegen ist, bleibt unklar. Jedenfalls ist intravenöses Eisen der enteralen Form nicht unterlegen (Reinisch et al. 2013).

---

1   Es wird empfohlen, das Idealgewicht des Patienten bzw. das Gewicht vor der Schwangerschaft einzusetzen.
2   Zur Umrechnung von Hb [mM] in Hb [g/dl] den Hb-Wert [mM] mit dem Faktor 1,61145 multiplizieren.
3   Faktor 2,4 = 0,0034 × 0,07 × 10.000
    – 0,0034: Der Eisengehalt des Hämoglobins beträgt 0,34 %
    – 0,07: Blutvolumen 70 ml/kg KG ≈ 7 % des Körpergewichts
    – 10.000: Der Umrechnungsfaktor 1 g/dl = 10.000 mg/l
4   Bei Personen mit einem Körpergewicht von mehr als 35 kg beträgt der Eisenspeicher etwa 500 mg.

○ **Tab. 9.4** Übersicht über die Eisenpräparate zur intravenösen Verabreichung

Arzneimittel-bezeichnung	Hersteller	Wirkstoff	Komplex-bindung	Preis pro mg Fe^{+++} (Cent)*	Maximale Einzeldosis	Pro Woche	Infusions-zeit (min)
Ferrologic	Fresenius	Eisen(III)-Hydroxid	Saccha-rose	28	200 mg	3×	10–30
Fermed	Pütter			16	7 mg/kg – maximal 500 mg	1×	210
Venofer	Kohlpharma			21	200 mg	3×	10
MonoFer	Medice	Eisen(III)-Hydro-xidcitrat	Citrat-Iso-malto-Oli-gosaccha-ridalkohol	36	500 mg i.v. Injektion	3×	10
					20 mg/kg In-fusion	1×	30–60
Ferrlecit	Sanofi	Eisen(III)-Glukonat	Saccha-rose	14 10	62,5 mg	7×	Langsam i.v.
Ferinject	Vifor	Eisen(III)-Hydroxid	Polymal-tose	38	20 mg/kg, maxi-mal 1000 mg	1×	15

* Zugrundegelegt ist der Apothekenpreis nach Lauer-Taxe 09/2013.

Zahlen und Fakten zu Erythrozytenkon-zentraten, Blutverlust, Hämoglobin und Eisen
- 1 Erythrozytenkonzentrat enthält 180–200 ml Erythrozyten aus einer Blutspende von 450–500 ml in Deutschland und damit 70 g (50–90 g) Hämoglobin.
- Eine Abweichung des Füllvolumens bis zu 10 % wird toleriert. Minimale Hämoglobin-konzentration für Blutspender: Frauen 12,5 g/dl, Männer: 13,5 g/dl (BÄK 2010).
- 1 Mol Hämoglobin (Tetramer) wiegt 64.458 g und enthält 4 mol = 223 g Eisen, das sind 0,3466 %.
- 1 Erythrozytenkonzentrat enthält damit 243 mg (175–310 mg) Eisen.
- 1 Liter Blutverlust bei einer Hämoglobin-konzentration von 10 g/dl bedeutet einen Eisenverlust von 10 g/dl × 10 dl × 0,3466 % = 346,6 mg.
- Die Resorption von Eisen beträgt 7,5 % (Cercamondi et al. 2013) bis maximal 40 %.
- Eine oralen Eisendosis von 300 mg pro Tag muss also bis zu 15 Tagen verabreicht wer-den, um diesen Eisenverlust auszugleichen.

Erythropoetin

Erythropoetin ist ein Hormon, das Nierenzellen bilden, wenn der Sauerstoffpartialdruck erniedrigt ist. Daher steigert es sowohl bei Aufenthalt in gro-ßer Höhe, wie auch bei Anämie die Blutbildung im Knochenmark. Der Regelkreis funktioniert sehr langsam. Erst nach mehreren Wochen sind die Auswirkungen in Blutbild zu erkennen.

Bei der renalen Anämie ist die Niere als endo-krines Organ nicht aktiv oder in der Aktivität ver-mindert. Daher ist eine Substitution des Hormons in kleinen regelmäßigen Dosen erforderlich. Ganz anders verhält es sich in der Operationsvorberei-tung. Hier soll eine maximale Stimulation der Ery-thropoese in minimaler Zeit mit oder ohne Anämie und gegebenenfalls unmittelbar nach Eisensubsti-tution erzielt werden.

Tipp

Die empfohlene Dosis beträgt 150–600 IE/kg KG s.c. zweimal wöchentlich subkutan. Limitierender Faktor ist der Preis der Präparate. Für eine effiziente Erythropoese ist eine ausrei-chende Eisensubstitution erforderlich.

Fremdblutsparende Verfahren

In die präoperative Planung werden die »klassischen« fremdlutsparenden Verfahren einbezogen. Die Eigenblutspende (▶ Kap. 8.3) benötigt sicher mit mehreren Wochen den längsten Vorlauf. Sie kann die Therapie mit Erythropoetin ergänzen, indem sie dessen Gefahr, thromboembolische Komplikationen hervorzurufen, reduziert. Denn Eigenblutspende verhindert den Hämatokritanstieg bei gleichzeitiger Thrombozytose. Maschinelle Autotransfusion (▶ Kap. 8.4), autologe Direkt-Retransfusion (▶ Kap. 8.5) und akute normovoläme Hämodilution (▶ Kap. 8.6) benötigen nur eine geringe Vorbereitung. Beim Elektiveingriff sind eine Nutzen-Risiko-Abwägung und die entsprechende Patientenaufklärung notwendig.

> ❯ Eisensubstitution, Erythropoetin und Eigenblutspende können zur optimalen Operationsvorbereitung beitragen.

9.2   Blutverlustminimierende und transfusionsvermeidende perioperative Maßnahmen/ Pharmakotherapie

G. Dietrich

Unter dem Aspekt, dass intraoperativ weder Blutungsanämie noch Transfusion, sondern der Blutverlust an sich die wesentliche Noxe sei, ist es nur logisch, alle therapeutischen Anstrengungen darauf anzusetzen, ihn zu minimieren. Hierzu ist stets ein interdisziplinär abgestimmtes Vorgehen sinnvoll.

9.2.1   Blutverlustminimierende Operationstechniken

Operationstechniken und Anästhesieverfahren

Laparoskopie Laparoskopische Techniken führen im Allgemeinen zu geringerem Blutverlust als offene Operationen. Hierfür mögen folgende Ursachen gelten:
- Bei Laparoskopien wird schonender und präziser präpariert.

- Blutungen werden verhindert, da diese die Sicht behindert und die Blutstillung ungleich mehr Zeit erfordert.
- Die Bias, dass Komplikationen zum Umsteigen auf offene Operationen führen.

Wang et al. (2013) zeigten dies in einer Metaanalyse für die Gastrektomie, Inoue et al. (2011) für die Resektion von Lebermetastasen. Roland et al. (2011) bei Anlage einer Roux-Y-Anastomose. Lediglich der laparoskopischen Hysterektomie scheint eine vermehrte Blutung zu folgen, als es bei der offenen abdominalen Hysterektomie der Fall ist (Sutasanasuang 2011) Die Sectio caesarea sei blutungsärmer als die vaginale Entbindung (Sarfati et al. 1999).

Computernavigation Computernavigierte Endoprothetik am Knie verursacht geringeren Blutverlust (McConnell et al. 2012; Millar et al. 2011).

Der Operateur

Dass die Person und Erfahrung des Operateurs entscheidend für das Outcome einer Operation ist, liegt auf der Hand. Zu dessen Einfluss auf den Blutverlust gibt es aber nur sehr wenige objektive Studien. Dash et al. konnten bei 1123 radikalen Prostatektomien zeigen, dass bei erfahreneren Operateuren – mit mehr als 15 solcher Eingriffe pro Jahr – ein deutlich niedrigerer Blutverlust auftrat. Allerdings scheint dies nur für wirklich blutungsreiche Operationen zu gelten, denn bei Nephrektomien sahen Yasunaga et al. (2008) diesen Effekt nicht.

Technik der Blutstillung

Elektrische Scheren senken bei der Mastektomie den intraoperativen Blutverlust und die Operationszeiten (Rodd et al. 2007). Hier zeigte die Anwendung von Ultraschall zur Blutstillung nur intraoperativ, nicht jedoch postoperativ Vorteile gegenüber dem konventionellen Elektrokauter (Currie et al. 2012; Adwani u. Ebbs 2006); bei der Neckdissection soll der Effekt auch postoperativ noch nachweisbar sein Kos u. Engelke 2007).

Gepulste bipolare Blutstillung hat möglicherweise Vorteile gegenüber der kontinuierlichen (Lee et al. 2007).

Bei Leberresektionen haben in kontrollierten tierexperimentellen Studien alle moderne Blutstil-

◘ Tab. 9.5 Hämostyptika, die in Deutschland als Arzneimittel zugelassen sind	
Substanzgruppe	**Arzneimittelbezeichnung**
Stärke	Arista AH
Oxidierte Zellulose	Equitamp, Gelitacel, Resorcell, Tabotamp
Kalziumalginat	Kaltostat, Melgisorb, Sorbalgon, Suprasorb, Urgosorb
Aktivierte bovine Gerinnungsfaktoren	Clauden, Seraseal
Kollagen	Diacoll, D-Stat, Gelitaspon, Hemocol, Hemocollagene, Kollagen Resorb, Lyostypt, Matristypt, Medicipio C, Novacol, Parasorb, Permacol, Sorbocept C, Surgicoll, Tachotop, Tissodura, Tissufleece, Tissufoil
Kollagen/Gentamicin	Genta Coll, Septocoll
Gelatine	Equispon, Floseal, Gelaspon, Gelita, Saenger Cutanplast, Spongostan, Stypro

lungstechniken, wie SurgiTie; LigaSure; Ultracision und Harmonic Scalpel einen deutlichen Vorteil gegenüber dem Clippen der Blutgefäße (Risselada et al. 2010).

> ❯ **Operationstechnik und Art der Blutstillung haben Einfluss auf den intra- und postoperativen Blutverlust. In der Leberchirurgie und Endoprothetik ist dies für die Transfusionsrate relevant.**

Anästhesieverfahren

Spinal- und Epiduralanästhesie führen gegenüber Allgemeinanästhesie zu einem verminderten Blutverlust (Richman et al. 2006). Eine Metaanalyse hat dies kürzlich für die Sectio caesarea wieder gezeigt (Afolabi et al. 2012).

> ❯ **Die Regionalanästhesie vermindert den Blutverlust.**

9.2.2 Hämostyptika

Organische und anorganische Substanzen, die zum Teil auf Verbandstoffe aufgetragen sind, können zur effektiven Blutstillung beitragen. Sie werden vor allem dann verwendet, wenn eine chirurgische Blutstillung, z. B. durch Ligatur, Clip oder Kauter nicht möglich ist. Dies betrifft zum einen die präklinische Versorgung Polytraumatisierter, zum anderen intraoperativ die großflächige diffuse Blutung ohne fassbare Blutungsquelle.

Drei **Wirkprinzipien** kennzeichnen Hämostyptika:

- Sie sind extrem hygroskopisch. Dies führt bei Extravasation von Blut zur sofortigen Eindickung des Plasmas und entsprechender Konzentration der Gerinnungsproteine. Gleichzeitig wird die Gerinnungskaskade ausgelöst. Wärmefreisetzung bis hin zur Koagulation kann den Vorgang unterstützen. Auch die zellulären Blutbestandteile werden konzentriert. Thrombozytenaggregation und Gerinnselbildung folgen.
- Sie weisen eine große Oberfläche auf, die durch Faktor-XII-Aktivierung die intrinsische Gerinnung auslöst.
- Sie verkleben Wundflächen und verschließen damit blutende Arteriolen. Diese Eigenschaft wird dann zum Problem, wenn die Substanzen nicht resorbierbar sind oder gar toxisch wirken. Um die Wundheilung nicht zu gefährden müssen sie, wie in typischer Weise Zeolithe, z. B. Quick-Clot, später ausgewaschen werden.

In Deutschland fallen die Hämostyptika unter das Arzneimittelrecht, benötigen also eine solche Zulassung (◘ Tab. 9.5). Darunter haben Mikropartikel aus Kartoffelstärke (Arista) noch zusätzlich eine schwache lokalanästhetische Komponente und beschleunigen die Wundheilung (Reinecke et al. 2011).

◘ **Tab. 9.6** Hämostyptika, die primär für den militärischen Bereich entwickelt wurden. (Adaptiert nach Fischer et al. 2010)

Produkt	Wirkstoff	Auf dem Markt	CE-Zertifizierung	Darreichung	Blutstillungseffizienz (im Vergleich)	Nebenwirkungen (im Vergleich)
QuikClot	Zeolith	2003	Ja	Granulat	+++	+++
QuikClot ACS+	Zeolith	2006	Ja	Beutel	+	++
HemCon	Chitosan	2003	Ja	Kompresse	+	–
Celox	Chitosan	2006	Ja	Granulat	+++	–
WoundStat	Aluminium-silikat	2008	Ja	Granulat	++++	+++
QuikClot Combat Gauze	Kaolin	2008	Beantragt	Verband	+++	+
Kerlix	Baumwolle	?	Ja	Verband	+(+)	–

+ gering; ++ mittel; +++ hoch; ++++ sehr hoch; – keine; ACS Advanced Cellular Silver.

Sie sind als steriles pyrogenfreies Pulver im Handel und können mittels Zerstäuber auf das Wundgebiet aufgetragen werden. Alginate haben weniger blutstillende als wundheilungsfördernde Eigenschaften und werden vorwiegend in der Therapie chronischer Wunden eingesetzt.

Im angloamerikanischen Bereich genügt eine CE-Zertifizierung. Die Entwicklung wurde dort in den letzten 10 Jahren vorangetrieben (◘ Tab. 9.6). Motor war der militärische Bedarf. Inzwischen ist die zivile Nutzung von größerer Bedeutung. Insbesondere in der präklinischen Medizin werden Hämostyptika zunehmend eingesetzt (Dubick et al. 2010).

> **Neu entwickelte Hämostyptika können den unkontrollierten Blutverlust effektiv limitieren.**

Eisensulfat war zur Blutstillung bei oberflächlichen Verletzungen, insbesondere nach Portiobiopsien, schon lange Bestandteil der US-amerikanischen Pharmakopoe (USP). Es ist dort als AstrinGyn im Handel. Höllenstein (Silbernitrat, $AgNO_3$) ätzt oberflächlich und ist ebenfalls weder bei großflächiger noch bei stärkerer Blutung einzusetzen.

Fibrinkleber   Fibrinkleber bestehen aus Fibrinogen und Thrombin humanen Ursprungs, die im Operationsgebiet zusammengegeben werden und damit ein stabiles Fibringerinnsel ergeben. Dort, wo eine Blutung besteht kann es durch Erythrozyten und Thrombozyten ein echtes Gerinnsel gemischt werden. Allerdings spült eine stärkere Blutung den Fibrinkleber fort, so dass vorher eine chirurgische Blutstillung obligat ist. Ansonsten handelt es sich um ein biologisches Hämostyptikum das voll resorbierbar ist.

Derzeit sind folgende Fibrinkleber in Deutschland zugelassen: Beriplast, Evicel, Tachosil und Tissucol.

9.2.3   Blutsperre und Embolisation

Stark vaskularisierte Tumore können präoperativ embolisiert werden (Ballah et al. 2013). Die Blutsperre oder Blutleere sind Techniken, die seit über 200 Jahren systematisch angewendet werden, um unkontrollierte Blutverluste zu verhindern. Nachteile sind Gewebs- und Gefäßtrauma, Ischämie der Extremität und Kreislaufinstabilität durch Azidose und Vasodilatation nach dem Wiedereröffnen.

Das Öffnen der Blutsperre vor Ende der Operation, um eine chirurgische Blutstillung zu erzielen, erhöht den Blutverlust (Jorn et al. 1999).

9.2.4 Präventive Pharmakotherapie

Tranexamsäure Die Effizienz von Antifibrinolytika zur Reduktion des intraoperativen Blutverlustes ist seit Jahrzehnten bekannt. Sowohl intravenöse wie auch topisch applizierte Tranexamsäure senken Blutverlust und Transfusionsbedarf in der Knieendoprothetik (Wind et al. 2013) und bei Notfalleingriffen (Perel et al. 2013). Als Nebenwirkungen sind theoretisch Thromboembolien denkbar. In der Crash-2-Studie, bei der Polytraumtisierte 1 g Tranexamsäure über 10 min, ein weiteres Gramm über acht Stunden erhielten, sanken die Thromboembolieraten jedoch sogar gegenüber der Placebogruppe (Roberts et al. 2012). Auch in der Knie- und Hüftendoprothotik (Kagoma et al. 2009) bestätigen sich diese Daten. Daher wird der prophylaktische Einsatz von Tranexamsäure bei blutungsreichen Eingriffen empfohlen (Ker et al. 2012).

Desmopressin Desmopressin stimuliert die Freisetzung des Von-Willebrand-Faktors aus dem Endothel. Plättchenfunktionsstörungen beim Von-Willebrand-Syndrom können aufgehoben, die durch Acetylsalcylsäure kompensiert werden. Im Gegensatz zu Tranexamsäure sind bei Risikopatienten gehäuft schwerwiegende Komplikationen berichtet worden (Shah et al. 2014). Wademan und Galvin (2013) empfehlen daher in ihrer Übersichtsarbeit keine generelle Anwendung in der Herzchirurgie. Eine gezielte Indikation wäre bei nachgewiesener Thrombozytopathie gegeben.

Oxytocin Oxytocin führt bei geburtshilflichen Eingriffen zur Uteruskonstriktion und zur Blutstillung. Auch bei laparoskopischer Myomenukleation wurde es erfolgreich eingesetzt (Wang et al. 2007). Bei der atonischen Nachblutung wird auch das Prostaglandin Sulproston (Nalador) verwendet.

> ❯ **Tranexamsäure ist zur Reduktion des Blutverlustes effektiv und sicher. Desmopressin ist bei nachgewiesener Thrombozytopathie indiziert.**

9.2.5 Homöostase und Hämostase

Die Blutgerinnung ist ein komplexes Enzymsystem aus positiven und negativen Rückkopplungsmechanismen, auf das Störungen des Körpergleichgewichts unmittelbare Auswirkungen haben. In den uns zur Verfügung stehenden In-vitro-Testsystemen kommen die wesentlichen Einflussfaktoren Hypothermie, Azidose und Hypokalziämie nicht zur Geltung da sie pH-gepuffert sind, sowie unter Kalziumzusatz bei 37 °C stattfinden. Dass alle unsere In-vitro-Testsysteme die genannten Störungen nicht nachweisen können, darf jedoch nicht darüber hinwegtäuschen, dass diese beim Patienten immense Wirkung zeigen.

Azidose

Sofern die Normovolämie nicht gewährleistet ist, sind Blutverluste mit Volumenmangelschock und Hypoperfusion verbunden. Gleichzeitig ist häufig stressbedingt der Stoffwechsel und damit der Sauerstoffbedarf vermehrt. Bei Anämie und unzureichender kardiozirkulatorischer Kompensation kommt es zu lokaler, dann auch systemischer Laktazidose. Die aktivierten Gerinnungsfaktoren sind Enzyme, deren Wirkungsoptimum sich auf einen sehr schmalen pH-Bereich beschränkt. Wie in ◘ Abb. 9.7 dargestellt, ist die Aktivität der Gerinnungsfaktoren bei einem pH von 7,2 halbiert, bei 7,6 verdoppelt (Meng et al. 2003).

Der Azidose wirkt man vor allem durch Aufrechterhalten der Normovolämie, ausreichende Gewebeoxygenierung und -perfusion entgegen.

Hypothermie

Das Blutgerinnungssystem zeigt eine deutliche Temperaturabhängigkeit. Dies betrifft die Thrombozytenfunktion wie auch die plasmatische Gerinnung (Watts et al. 1998). Wie ◘ Abb. 9.8 zeigt, reagieren die einzelnen Gerinnungsfaktoren allerdings nicht gleichförmig. Dies verwundert auch nicht, da der Temperaturbereich bis hinab zu 24 °C in den Extremitäten physiologisch ist. Die Alltagserfahrung besagt aber, dass die Hämostase dort dennoch intakt ist. Dabei spielt allerdings die Vasokonstriktion unter Hypothermie eine Rolle, die unter Allgemein- und Regionalanästhesie beeinträchtigt ist.

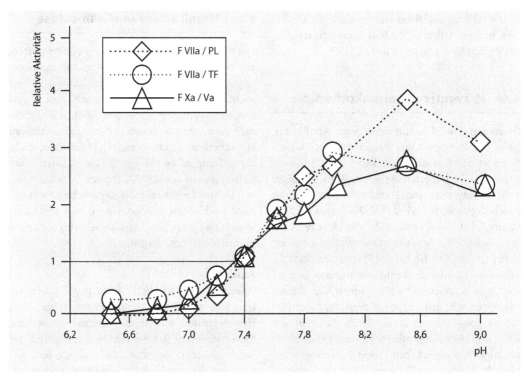

◻ **Abb. 9.7** Relative Aktivität des Gerinnungsfaktors VIIa in Abhängigkeit vom pH-Wert nach Meng et al. (2003). Sie wurde durch Aktivierung des Faktor X zu Xa bestimmt. Referenzwert (=1) ist ein pH von 7,4. Die Verminderung des pH-Wertes reduziert auch die Aktivität des Faktor VIIa der sich auf Phospholipid-Vesikeln befindet (*FVIIa/PL*) oder an Tissue Factor gebunden ist (*FVIIa/TF*). Die relative Aktivität des Faktor-Xa/Va-Komplexes entspricht der Aktivierung von Prothrombin zu Thrombin

Der Hypothermie kann man durch penibles Wärmemanagement entgehen: Vorwärmen vor Narkosebeginn, Wärmezufuhr intraoperativ; Einsatz von warmen Infusionen, Massivtransfusion nur mit leistungsfähigen Wärmeaustauschern.

Hypokalziämie

Mit Ausnahme des Faktors XIIa und des Thrombins (IIa) benötigen alle Gerinnungsfaktoren Kalzium als Kofaktor. Kalzium wird daher auch Faktor IV genannt. Von einer deutlichen Verminderung des ionisierten Kalziums könnte also eine Hämostasestörung ausgehen. Lier et al. (2008) bezeichnen Konzentrationen ionisierten Kalziums unter 0,9 mmol/l als schwere Hypokalziämie, die eine Substitution nötig macht. Denn eine Hypokalziämie äußert sich vor allem auch kardiovaskulär.

Für den intraoperativen Abfall des ionisierten Kalziums können folgende **Ursachen** verantwortlich gemacht werden:

- Zitrat aus Blutkomponenten – insbesondere aus gefrorenem Frischplasma – bindet Kalzium. Erythrozytenkonzentrate enthalten kaum noch Zitrat, da sie mit Additivlösungen konserviert werden.
- Laktat durch Hypoperfusion und anaeroben Steffwechsel sowie aus gelagerten Erythrozytenkonzentraten bindet ebenfalls Kalzium als Chelat.
- Alkalose durch Überpufferung einer Azidose oder Hyperventilation. Betrachtet man das Gerinnungssystem, ist lediglich das ionisierte Kalzium maßgeblich. Die Bindung an Albumin ist stark pH-abhängig.

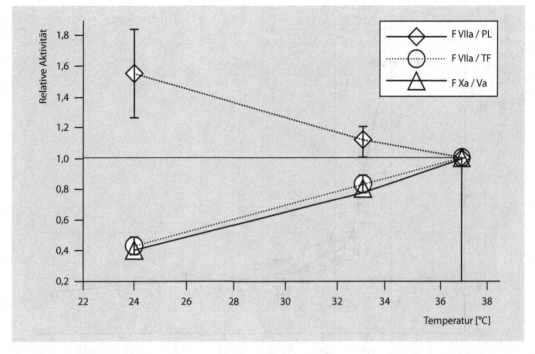

Abb. 9.8 Relative Aktivität des Gerinnungsfaktors VIIa in Abhängigkeit von der Temperatur nach Meng et al. 2003. Referenzwert (=1) ist 37 °C. Die Bezeichnungen entsprechen denen in **Abb. 9.7**. Lediglich die Aktivität von isoliertem Faktor VIIa auf Phospholipiden ist im hypothermen Bereich erhöht Die übrigen Gerinnungsaktivitäten sind vermindert

Eine Hypokalziämie durch endokrine Störungen, insbesondere bei akzidenteller Entfernung der Epithelkörperchen, kommt in der operativen Medizin zwar vor, ist in Bezug auf Gerinnungsstörungen selten von Bedeutung.

Wie in ▪ Abb. 9.9 dargestellt, konnten James und Roche (2004) nachweisen, dass Gerinnungsstörungen erst bei einem ionisierten Kalzium unterhalb von 0,56 mmol/l auftreten. Unterhalb von 0,3 mmol/l ist das Blut ungerinnbar.

Walpoth et al. (1993) berichten, dass in der Aortenchirurgie nach der autologen direkten Retransfusion mittels Zitrat antikoagulierten Blutes das ionisierte Kalzium auf 0,2 mmol/l erniedrigt war.

Hypokalziämie verhindert man durch vermeiden von Hypothermie und Laktatazidose. Normoventilation ist wesentlich. Um hohe Spitzenkonzentrationen von Zitrat im Patienten zu vermeiden, werden gefrorene Frischplasmen langsam und gleichmäßig transfundiert.

> **Hypothermie, Azidose und Hypokalziämie beeinträchtigen nachhaltig die Blutgerinnung, ohne jedoch in der Labordiagnostik aufzufallen.**

9.2.6 Erythrozyten und Blutverlust

Zweifellos ist die effektivste fremdblutsparende Maßnahme, die Toleranz niedriger Hämoglobinwerte, die so genannte **permissive Anämie** (▶ Abschn. 9.3). Für die globale Sauerstoffaufnahme wird die Anämie nur dann zum limitierenden Faktor, wenn sie extrem, das Herz-Zeit-Volumen erniedrigt oder weitere Kompensationsmechanismen (▶ Kap. 7.2; 9.3.2) außer Kraft gesetzt sind. Im Rahmen der Planung eines individuellen Transfusionskonzeptes müssen die entsprechenden Begleiterkrankungen aufgezeigt und der individuelle Transfusionstrigger beziehungsweise der maximal zu tolerierende Blutverlust festgelegt werden.

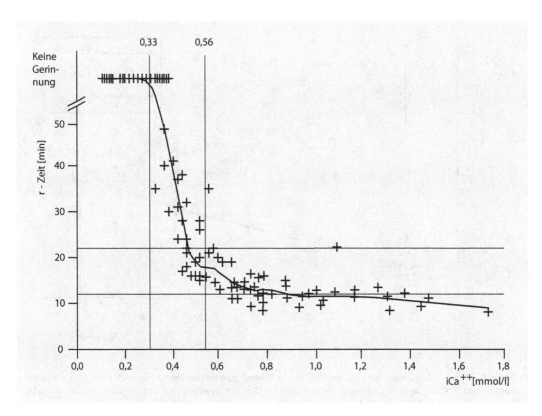

Abb. 9.9 Abhängigkeit der r-Zeit im Thrombelastogramm von der Konzentration ionisierten Kalziums (iCa^{++}); n=100. Die horizontalen Linien markieren den Normbereich. Vertikale Linien: keine Gerinnung wurde unterhalb von 0,33 mmol/l beobachtet; alle Proben zeigten oberhalb von 0,56 mmol/l Normalwerte. (Adaptiert nach James u. Roche 2004)

Neben dem Sauerstofftransport besitzen Erythrozyten wesentliche Eigenschaften, die den Blutverlust beeinflussen. Sie bestimmen wesentlich die **Blutviskosität** (η) und damit die Höhe des **gemessenen peripheren und pulmonalarteriellen Widerstands**. Erythrozyten verdrängen die Thrombozyten in den Randstrom, wo sie Defekte in der Gefäßwand verschließen können. Dieser so genannte **Fåhræus-Lindqvist-Effekt** führt auch dazu, dass in peripheren Blutgefäßen die Viskosität im Vergleich zu den großen Arterien abnimmt. Schließlich bindet oxygeniertes Hämoglobin noch **Stickstoffmonoxid** (NO) und wird dabei zu Methämoglobin oxidiert. NO ist ein potenter Vasodilatator. Erythrozyten tragen also zur Vasokonstriktion bei.

Die Transfusion von Erythrozytenkonzentraten kann deshalb auch zur Reduktion des Blutverlustes beitragen. So empfehlen die Querschnittsleitlinien (BÄK 2008), bei der Massivtransfusion einen ausreichend hohen Hämatokrit anzustreben. Sie

stellen fest: »Aufgrund der günstigen Effekte höherer Hämatokritwerte auf die primäre Hämostase sind bei massiver, nicht gestillter Blutung (z. B. Massiv- und Notfalltransfusion) Hämoglobinkonzentrationen im Bereich von 10 g/dl (6,2 mmol/l, Hkt 30 %) anzustreben« (Hardy 2004). Auch wenn Thrombozytenkonzentrate nicht rechtzeitig verfügbar sind, kann die Erythrozytentransfusion zur Überbrückung helfen.

Von diesen Ausnahmefällen abgesehen profitieren Patienten nicht von einer übersteigerten Transfusionstherapie.

Tipp

Erythrozytentransfusion kann bei massiver Blutung oder Thrombozytopenie den peripheren Gefäßwiderstand erhöhen, damit Blutverlust reduzieren und die Hämodynamik verbessern.

9.3 Permissive Anämie und Transfusionskriterien

G. Singbartl

9.3.1 Arzneimittelrechtliche Aspekte der Bluttransfusion

»Blutkomponenten und Plasmaderivate sind verschreibungspflichtige Arzneimittel und dürfen nur auf ärztliche Anordnung abgegeben werden. Die Indikation ist streng und individuell differenziert zu stellen.« (BÄK 2010). Somit ist die Transfusion von Erythrozyten vergleichbar mit der Verabreichung eines chemischen Arzneimittels. Diese Vorgabe ist für die Transfusion aber wesentlich schwieriger zu erfüllen als für ein Pharmakon, da bei Anämie physiologische Kompensationsmechanismen greifen, was bei Indikationsstellung für ein Pharmakon in der Regel nicht gegeben ist. Das individuelle Ausmaß dieser Kompensationsfähigkeit hängt aber von den jeweiligen pathophysiologischen Gegebenheiten des einzelnen Patienten ab, was zusätzlich noch erschwerend hinzu kommt.

9.3.2 Kompensationsmechanismen bei Anämie

Der Zweck der Erythrozytentransfusion besteht darin, den Organismus mit Sauerstoffträgern zu versorgen, um den Sauerstoffgehalt des Blutes anzuheben. Da der Sauerstoffbedarf des Organismus intraindividuell zu verschiedenen Zeitpunkten unterschiedlich hoch und die individuelle Kompensationsfähigkeit unterschiedlich ausgeprägt ist, kann somit der Hb-Wert auch nicht das allein entscheidende Kriterium für die Indikation zur Erythrozytengabe sein. Von Anämie wird, unabhängig von der Ursache, immer dann gesprochen, wenn bestimmte Zahlenwerte für den Hb-Wert unterschritten werden.

> **Numerische Definition der Anämie**
> - Hb-Wert bei Frauen <12 g/dl
> - Hb-Wert bei Schwangeren <11 g/dl
> - Hb-Wert bei Männern <13 g/dl
> - Hb-Wert bei Kindern (unter 6 Jahren) <11 g/dl

Bei Abfall des Hb-Wertes stellt das **Herz-Zeit-Volumen** (HZV – l/min) bzw. der auf die Körperoberfläche (KOF) bezogene **Cardiac-Index** (CI – l/min/m²) eine wesentliche Determinante für das Sauerstoffangebot dar. Um das Sauerstoffangebot an den Organismus sicherzustellen, steigt daher u. a. das HZV, initial über eine Zunahme des Schlagvolumens, sekundär auch infolge Steigerung der Herzfrequenz, kompensatorisch an. Das Sauerstoffangebot errechnet sich nach folgender Formel:

$$O_2\text{-Angebot} = CI \times CaO_2 \times 10 \left(ml/min/m^2\ KOF\right)$$
$$= CI \times \left[\left(Hb \times 1,39 \times S_aO_2\right)/100 + P_aO_2 \times 0,0031\right] \times 10$$

und beträgt physiologischerweise:

$$O_2\text{-Angebot} = 600 \pm 50\ ml/min/m^2$$
$$KOF\ bzw.\ ca.\ 1000\text{–}1200\ ml/min$$

Ein zweiter wichtiger Kompensationsmechanismus zur Sicherstellung der Sauerstoffversorgung des Organismus bei Anämie besteht in einer erhöhten Ausschöpfung des im Blut vorhandenen Sauerstoffgehaltes (**Sauerstoff-Extraktionsrate** – O_2-ER). Die Sauerstoffextraktionsrate erlaubt somit Rückschlüsse über das Verhältnis zwischen Sauerstoffangebot und Sauerstoffverbrauch; sie errechnet sich nach folgender Formel:

$$O_2\text{-Extraktionsrate} = \left(CaO_2 - CgvO_2\right)/CaO_2 \times 100\ (\%)$$

und beträgt physiologischerweise 25–30 % ($CgvO_2$ = gemischt-venöser O_2-Gehalt).

Neben diesen beiden wichtigsten Kompensationsmechanismen greifen weiterhin: ein infolge des Hkt-Abfalls erniedrigter peripheren Widerstand mit Steigerung des venösen Rückstroms sowie o. g. Steigerung des HZV, eine Blutumverteilung auf Mikrozirkulationsebene mit Steigerung des »nutritiven flow«, sowie mit zeitlicher Verzögerung von bis zu einem Tag ein Anstieg des intra-erythrozytären 2,3-DPG-Gehaltes mit Rechtsverschiebung der O_2-Bindungskurve und einer damit einher gehenden Erleichterung der O_2-Abgabe vom Blut an das Gewebe (Übersicht: Zander 2002).

Herz und Gehirn sind die beiden Organe mit dem höchsten Sauerstoffbedarf. Bereits unter Normalbedingungen ist das Herz das Organ mit dem höchsten Sauerstoffbedarf, somit mit der höchsten Sauerstoffextraktionsrate und der größten arterio-gemischtvenösen Sauerstoffdifferenz. Somit sind insbesondere die kardiopulmonale Kompensationsfähigkeit des Patienten bzw. evtl. kardio-/zerebrovaskuläre sowie pulmonale (z. B. COPD, Emphysem) Begleiterkrankungen von wesentlicher Bedeutung für das Ausmaß der individuellen Anämietoleranz. Patienten mit eingeschränkter kardiopulmonaler bzw. koronarer Reserve können daher eine Anämie wesentlich schlechter kompensieren als kardiopulmonal/koronar Gesunde (Übersicht: Zander 2002). Damit wird auch verständlich, dass es keinen einheitlichen, verbindlichen »kritischen« Hb-/Hkt-Wert für alle Patienten geben kann. Neben dem jeweiligen Hb-/Hkt-Wert werden somit weitere objektivierbare klinische Befunde und Vor- bzw. Begleiterkrankungen, aber auch die subjektive ärztliche Einschätzung der jeweiligen Patientensituation sowie das vom Patienten subjektiv empfundenes Befinden in die Indikationsstellung zur Erythrozytengabe einfließen.

Anämieassoziierte Kompensation des O$_2$-Angebotes

- Steigerung des Schlagvolumens → Steigerung des Herz-Zeit-Volumens
- Steigerung der Herzfrequenz → Steigerung des Herz-Zeit-Volumens
- Abnahme des peripheren Widerstandes (Verbesserung der rheologischen Eigenschaften)
- Erhöhung der O$_2$-Extraktionsrate
- Umverteilung der nutritiven Perfusion
- Mit zeitlicher Verzögerung: Zunahme des intraerythrozytären 2,3-DPG-Gehaltes → Erleichterung der O$_2$-Abgabe vom Hämoglobin an das Gewebe infolge Rechtsverschiebung der O$_2$-Dissoziationskurve

---

❯❯ **Die kardiopulmonale Kompensationsfähigkeit bzw. Herz und Gehirn als Organe mit dem höchsten O$_2$-Bedarf limitieren das Ausmaß der permissiven Anämie.**

9.3.3   Klinische Daten

Über Jahrzehnte hinweg galt die sog. **10/30-Regel**, d. h. Hb 10 g/dl bzw. Hkt 30 %, als sog. »Goldstandard« für die Indikationsstellung zur Erythroytentransfusion. Eine während der letzten 10–15 Jahre zunehmend restriktivere Indikationsstellung zur Erythrozytentransfusion mit Akzeptanz einer Dilutionsanämie deutlich unterhalb der o. g. Hb-/Hkt-Werte haben diese »Regel« zum Schwanken gebracht. Die bei Zeugen Jehovas aus religiösen Gründen erzwungene Unterlassung der Bluttransfusion gilt als Beispiel für die Tolerierung auch extrem niedriger Hb-Werte. In ihren niedrigen Extrembereichen sind diese bei den Zeugen Jehovas zu akzeptierenden Werte zwar unter physiologischen Aspekten für das Erkennen pathophysiologischer Zusammenhänge sowie des klinischen Umgangs mit solchen Werten geeignet; aber sie können nicht als generell tolerabel gewertet werden. Es überrascht daher nicht, dass die ersten Daten zum klinischen »Outcome« bei Anämie aus systematischen, retrospektiven Analysen an Zeugen Jehovas stammen.

In einer retrospektiven Fall-Kontroll-Studie bei 125 **Zeugen Jehovas** betrug die postoperative Mortalität bei einem Hb von >10 g/dl 7,1 %, bei einem Hb-Wert zwischen 8,1 und 10 g/dl lag sie bei 0 %, und im Hb-Bereich 6,1–8 g/dl stieg sie auf 33,3 %, bei einem Hb-Wert von <6 g/dl auf 61,5 % an. Die Autoren stellten bereits damals einen »Transfusionstrigger bei Hb 10« infrage (Carson et al. 1988).

In einer nachfolgenden retrospektiven Kohortenanalyse an 1958 Zeugen Jehovas fand sich eine postoperative 30-Tage-Mortalität von 3,2 %; sie lag bei Patienten mit einem Hb-Wert ≥12 g/dl bei 1,3 % und stieg bei Patienten mit einem Hb-Wert ≤6 g/dl auf 33,3 % (Carson et al. 1996). Die Letalität bei Patienten mit kardiovaskulären Vorerkrankungen war statistisch signifikant höher (p < 0,03) als bei Patienten ohne diesbezügliche Risiken.

In einer weiteren Analyse an über 2000 Patienten verstarb zwar kein Patient mit einem Hb-Wert zwischen 7,1 und 8 g/dl, aber bei 9,4 % kam es zu Komplikationen. Bei Patienten mit einem Hb-Wert im Bereich zwischen 4,1 und 5 % betrug die postoperative Mortalität 34,4 %, und bei weiteren

57,7 % traten z. T. tödliche Komplikationen auf (Carson et al. 2002).

Die erste prospektiv randomisierte, kontrollierte klinische Studie (RCT) zur Bedeutung des »**Transfusionstriggers**« auf den klinischen »Outcome« wurde von Hebert et al. in 1999 publiziert (Hébert et al. 1999). Die Autoren verglichen 72 h nach Aufnahme auf die Intensivstation zwei Kollektive von Intensivpatienten mit einem Transfusionstrigger von <7 vs. <10 g/dl; die jeweiligen Hb-Werte wurden auf einen Wert von 7–9 g/dl (restriktives Transfusionsregime; n=418) bzw. auf einen Hb-Wert von 10–12 g/dl (liberales Transfusionsregime; n=420) angehoben. Es fanden sich hinsichtlich der 30-Tage-Mortalität (18,7 % vs. 23,3 %; p=0,11) sowie der Mortalität auf der Intensivstation (13,4 % vs. 16,2 %) tendenziell niedrigere Werte zugunsten des »restriktiven« Regimes. Die Krankenhausmortalität war bei weniger schwer kranken Patienten im Vergleich »restriktiv« vs. »liberal« (22,2 vs. 28,1 %; p<0,05) sowie unter Berücksichtigung des APACHE-II-Scores von <20 (8,7 vs. 16,1 %; p=0,03) und Alter <55 Jahre (5,7 vs. 13,0 %; p=0,02) in der »restriktiven« Gruppe statistisch signifikant niedriger. Die Morbidität in den Untergruppen kardial (13,2 % vs. 21,0 %; p<0,01), Herzinfarkt (0,7 % vs. 2,9 %, p=0,02) sowie Lungenödem (5,3 % vs. 10,7 %; p<0,01) war im restriktiven Transfusionsregime statistisch signifikant und in den Gruppen Angina pectoris, Asystolie, ARDS sowie »sonstige pulmonale Komplikationen« tendenziell niedriger als im liberalen Transfusionsregime. Bei den Patienten mit schweren Herzerkrankungen jedoch war die Krankenhausmortalität zwischen beiden Gruppen nicht statistisch signifikant verschieden (20,5 vs. 22,9 %; p=0,69). Die Schlussfolgerung der Autoren lautet: »A restrictive strategy of RBC-transfusion is at least as and possibly superior to a liberal transfusion strategy in critically ill patients – with the possible exception of patients with acute myocardial infarction and unstable angina« (Hébert et al. 1999).

Subgruppenanalysen der o. g. Studie bei 203 Patienten mit **Polytrauma** (McIntyre et al. 2004) sowie bei 57 Patienten mit mittel-schwerem bis schwerem **Schädel-Hirn-Trauma** (McIntyre et al. 2006) konnten keine signifikanten Unterschiede bezüglich Mortalität, multiplem Organversagen sowie Aufenthaltsdauer auf der Intensivstation bzw.

in der Klinik zwischen restriktivem und liberalem Transfusionsregime aufzeigen.

In einer weiteren Subgruppenanalyse der o. g. Studie (Hébert et al. 1999) bei 357 kritisch-kranken Patienten mit **KHK** fanden die Autoren bezüglich 30-Tage-, Intensivstation-, und Krankenhausmortalität sowie bezüglich der Aufenthaltsdauer auf der Intensivstation bzw. im Krankenhaus keinen statistisch signifikanten Unterschied zwischen beiden Transfusionsregimen (Hébert et al. 2001). Bei den Patienten mit schwerer ischämischer Herzkrankheit fanden sich bezüglich der 30-Tage-, Intensivstation- sowie Krankenhausmortalität zwischen restriktivem und liberalem Transfusionsregime zwar keine statistisch signifikanten Unterschiede; aber in der Gruppe mit restriktiver Transfusionsindikation war die Mortalität numerisch höher als bei den Patienten mit liberalem Transfusionsregime. Bezüglich Mortalität bei Beatmungspatienten fanden sich zwischen beiden Transfusionsregimen keine Unterschiede. Die Autoren ziehen die Schlussfolgerung: »A restrictive red blood cell transfusion strategy generally appears to be safe in most critically ill patients with cardiovascular disease, with the possible exception of patients with acute myocardial infarcts and unstable angina« (Hébert et al. 2001).

In einer erst postoperativ (Operation bei Schenkelhalsfraktur) prospektiv randomisierten kontrollierten amerikanisch-kanadischen Multicenterstudie bei über 2000 Patienten mit einem postoperativen Hb-Wert von <10 g/dl und mit einer **kardiovaskulären Anamnese** bzw. entsprechenden Risikofaktoren wurden die Patienten entweder einem liberalen (»Transfusionstrigger« Hb <10 g/dl) oder einem restriktiven Transfusionsregime (Vorhandensein klinischer Symptome bei Anämie oder ärztliche Entscheidung zur Transfusion bei Hb <8 g/dl) zugeordnet (Carson et al. 2011). Die Krankenhausmortalität von »liberal' vs. »restriktiv« (5,2 % vs. 4,3 %; p=0,17) sowie die 60-Tage-Mortalität (7,6 % vs. 6,6 %; p=0,34) war für beide Transfusionsregime nicht verschieden. Entsprechendes gilt auch für die Kriterien Herzinfarkt, instabile Angina pectoris, isolierter Troponinanstieg, Schlaganfall oder TIA, Pneumonie, Wundinfektion, tiefe Venenthrombose oder Lungenembolie sowie Tod infolge Herzinfarkt und/oder Pneumonie, Thromboembolie, Schlaganfall sowie

Verlegung auf die Intensivstationen. Hinsichtlich der Krankenhausaufenthaltsdauer nach Randomisierung bestanden zwar prinzipielle länderspezifische Unterschiede zwischen den Patientengruppen aus den USA und Kanada innerhalb des jeweiligen Transfusionsregimes mit liberaler (USA: 3,67 vs. Kanada: 12,03 Tage) bzw. restriktiver Transfusionsindikation (USA: 3,97 vs. Kanada:12,70 Tage); aber nicht innerhalb der jeweiligen Länder zwischen dem liberalem und restriktivem Transfusionsregime (p=0,15 bzw. p=0,32). Die Schlussfolgerungen der Autoren aus diesen Ergebnissen lautet: »A liberal transfusion strategy, as compared with a restrictive strategy, did not reduce rates of death or inability to walk independently on 60-day follow-up or reduce in-hospital morbidity in elderly patients at high cardiovascular risk.«

In einer Pilotstudie an 110 Patienten mit **akutem Koronarsyndrom** bzw. stabiler Angina pectoris mit Hb <10 g/dl zeigte sich, dass im Vergleich von restriktiver (Hb <8 g/dl) vs. liberaler Transfusionsindikation (Hb <10 g/dl) der »primäre Outcome« (Tod oder Herzinfarkt oder ungeplante koronare Revaskularisierung binnen 30 Tagen nach Randomisierung) zu ungunsten des restriktiven Transfusionsregime numerisch verschieden war (25,5 % vs. 10,9 %; p=0,054; alterskorrigiert (p=0,076); bezüglich des Kriteriums »Tod nach 30 Tagen« (13 % vs. 1,8 %; p=0,032) sich aber statistisch signifikant zwischen restriktivem und liberalem Transfusionsregime unterschied. Die Schlussfolgerung lautet: »The liberal transfusion strategy was associated with a trend for fewer major cardiac events and deaths than a more restrictive strategy. These results support the feasibility of and the need for a definitive trial« (Carson et al. 2013).

An **gesunden Probanden** konnte mittels verbaler Gedächtnis- bzw. mittels standardisierter neuropsychologischer Tests gezeigt werden, dass bei akuter isovolämer Hämodilution von »Hb 14« auf »Hb 7« keine pathologischen Veränderungen nachweisbar waren (Weiskopf et al. 2000). Erst ein weiteres Absenken des Hb-Wertes auf 6 g/dl verlängerte die Reaktionszeit, und bei einem Hb-Wert von 5 g/dl waren die Reaktionszeit deutlich verlängert sowie das Kurz- und Langzeitgedächtnis deutlich beeinträchtigt. Bei autologer Retransfusion auf »Hb 7« zeigte sich eine Normalisierung mit Ausnahme eines einzelnen kognitiven Testes, welcher sich nach vollständiger Retransfusion erst am Folgetag normalisierte (Weiskopf et al. 2002). Bei Sauerstoffgabe mit Anheben des arteriellen PO_2-Wertes auf über 350 mmHg normalisierten sich die neuropsychologischen Tests, die Tests bezüglich Kurz- und Langzeitgedächtnis sowie die anämieassoziierte Tachykardie (Weiskopf et al. 2002).

In einer prospektiven Kohortenanalyse an 140 konsekutiven Patienten (ASA I bzw. II: n=77; ASA III: n=63) mit allogener **Transfusionsverweigerung** bzw. mit der Zustimmung zur Transfusion »nur im äußersten Notfall« konnte ein inverser Zusammenhang zwischen Hb-Wert bzw. ASA-Score und dem Auftreten anämieassoziierter ST-Streckenveränderungen aufgezeigt werden. Die jeweiligen Hb-Werte zum Zeitpunkt der ST-Streckenveränderungen waren bei ASA I/II- und ASA III-Patienten statistisch signifikant verschieden (4,7±0,26 vs. 6,3±0,37 g/dl; p<0,05) (Singbartl et al. 1993).

In einem Rechenmodell beschreibt Zander einen Hb-/Hkt-Wert von 7,5 g/dl bzw. 22,5 % als tolerabel, solange Normovolämie und Normoxie gewährleistet, also Störungen des pulmonalen Gasaustausches sowie koronare und zerebrale Durchblutungsstörungen ausgeschlossen sind (Zander 1993).

Die o. g. klinischen Daten zeigen, dass der sog. »Goldstandard« zur Erythrozytentransfusion »Hb 10/Hkt 30« nicht mit harten Fakten belegt ist. Das Konzept der Akzeptanz einer z. T. sehr ausgeprägten Dilutionsanämie bei Normovolämie und Normoxie basiert auf dem Zusammenhang zwischen Hb-/Hkt-Wert und relativer Sauerstofftransportkapazität. Diese parabelförmige Beziehung zeigt für die relative Sauerstofftransportkapazität ein Maximum von ca. 120 % bei einem Hb-Wert von ca. 10 g/dl. Der 100 %-Wert wird jeweils erreicht sowohl bei einem unteren Hb-Wert von etwa 7 g/dl als auch bei einem höheren Hb-Wert von etwa 12 g/dl. Damit steht der untere Hb-Wert bezüglich der relativen Sauerstofftranspotkapazität von 100 % in guter Übereinstimmung zu den o. g. klinischen Ergebnissen.

Eine aktuelle Meta-Analyse (Carson et al. 2012) anhand von 19 kontrollierten klinischen Studien bezüglich des **Vergleiches von restriktivem und liberalem Transfusionsregime** ergibt:

- Ein restriktives Transfusionsregime vermindert die Wahrscheinlichkeit einer allogenen Transfusion um absolute 34 % (95 %-CI: 24–45 %).
- Ein restriktives Transfusionsregime vermindert den Transfusionsbedarf um ca. 1,2 E (95 %-CI: 0,53–1,85 E).
- Ein restriktives Transfusionsregime vermindert zwar die Krankenhaus-Mortalität (Risk-Ratio: 0,77; 95 %-CI: 0,62–0,95), aber nicht die 30-Tage-Mortalität (RR: 0,85; 95 %-CI:0,70–1,03).
- Ein restriktives Transfusionsregime hat im Vergleich zu einem liberalen Transfusionsregime keinen Einfluss auf die Mortalität sowie das Auftreten von kardialen Ereignissen, Herzinfarkt, Schlaganfall, Lungenentzündung und Thromboembolien.
- Ein restriktives Transfusionsregime hat im Vergleich zu einem liberalen Transfusionsregime keinen Einfluss auf die funktionelle Erholung und führte zu keiner Verlängerung des Aufenthalts im Krankenhaus bzw. auf der Intensivstation.

Die Autoren schlussfolgern aus dieser Meta-Analyse, dass ein restriktives Transfusionsregime für die Patienten nicht von Nachteil ist und dass eine Transfusion bei Gesunden erst bei einem Hb-Wert ca. 7 g/dl notwendig ist. Hoch-Risikopatienten, z. B. Patienten mit akutem Koronarsyndrom, sind diesbezüglich in großen klinischen Studien zu analysieren.

Die o. g. Ergebnisse werden erhärtet durch die Daten der TRACS-Studie (»transfusion requirements in cardiac surgery«), in welcher sich weder hinsichtlich der 30-Tage-Mortalität noch sonstiger relevanter klinischer »Outcome-Parameter« ein Unterschied zwischen restriktivem und liberalem Transfusionsregime (Zielwert: Hkt ≥24 % vs. Hkt ≥30 %) aufzeigen ließ (Hajjar et al. 2010).

9.3.4 Chronische Anämie

Patienten mit einer chronischen Anämie haben sich im Laufe der sich zumeist langsam entwickelnden Anämie an diese anämische Situation kontinuierlich anpassen können; sie tolerieren entsprechend ihres individuellen Ausmaßes der physiologischen Kompensationsfähigkeit ihre chronische Anämie »bisher« mehr oder weniger gut. Demgegenüber werden Patienten mit akuter Anämie unabhängig vom Ausmaß ihrer individuellen Kompensationsfähigkeit plötzlich mit dieser anämischen Situation konfrontiert. Daher wird eine akut einsetzende Blutungsanämie allgemein weniger gut toleriert als eine vergleichbare chronische Anämie.

Es gibt bisher keine Belege dafür, dass Patienten mit einer chronischen Anämie sich besser an eine zusätzliche akute Anämie anpassen können als nicht-chronisch anämische Patienten. Die bisherige klinische Toleranz einer chronischen Anämie bedeutet lediglich, dass das Ausmaß der individuell vorhandenen Kompensationsfähigkeit des Organismus für die Sicherstellung der notwendigen Sauerstoffversorgung des Organismus unter den gegebenen Bedingungen bisher und bis zu dem jeweiligen Hb-Wert ausreichend war bzw. nicht voll ausgeschöpft wurde. Diese bisherige Anpassungsfähigkeit lässt aber keinerlei Aussagen über das Ausmaß einer weiteren akuten anämischen Belastung und der jeweiligen Anpassungsfähigkeit des Patienten zu. Sie bedeutet somit auch **nicht**, dass Patienten mit einer bisher klinisch tolerierten chronischen Anämie insgesamt über eine besonders gute Anpassung an eine zusätzliche akute anämische Situation verfügten, so dass sie **zusätzlich** zur bestehenden chronischen Anämie auch noch einer entsprechend großen anämischen Belastung ausgesetzt werden könnten.

Aufgrund physiologischer Gegebenheiten ist vielmehr das Gegenteil zu erwarten, wenn man einen unteren Hb-/Hkt-Grenzwert zugrunde legt, unterhalb dessen bei einem individuellen Patienten eine weitere Kompensation nur noch unzureichend bzw. nicht mehr möglich ist: Patienten mit einer chronischen Anämie haben bereits einen Teil ihrer physiologischen Kompensationsmechanismen ausgeschöpft, so dass das verbleibende Ausmaß an Kompensationsfähigkeit einer **zusätzlichen akuten Anämie** im Vergleich zu nicht-chronisch-anämischen Patienten mit akuter Blutungsanämie eingeschränkt ist.

❯ Die Anämietoleranz bei chronischer Anämie ist nicht höher als bei akuter Anämie.
Bei chronischer Anämie sind die entsprechenden Kompensationsmechanismen
bereits wirksam, wenn es akut zusätzlich
zu einem weiteren Hb-Abfall kommt.

9.3.5 Überwachungsmaßnahmen bei akuter Anämie

Je niedriger der Hb-Wert, desto engmaschiger
und intensiver muss die Überwachung des Patienten sein. Kontinuierliche **EKG-Überwachung**
mit ST-Streckenanalyse sowie Sauerstoffgabe sind
Standardmaßnahmen, ebenso wie Wertung von
anämieassoziierten Symptomen. Soweit keine kontinuierliche Überwachung eines 12-Ableitungen-
EKG möglich ist, sollte die Kombination der Ab-
leitungen V4 und V5 wegen der hohen Sensitivität
bezüglich einer myokardialer Ischämie verwendet
werden (n. Friederich 2009).

Weitere diagnostische Verfahren, wie z. B. die
Echokardiographie/TTE/TEE zum Erkennen von
anämieassoziierten Störungen der regionalen myokardialen Wandbewegungen, sind zwar aussagekräftiger, da sensitiver, bedürfen aber entsprechender apparativer Ausrüstung und ärztlicher Kompetenz, auch nachts; und dürften daher zumindest
in vielen Kliniken nicht regelhaft zur Verfügung
stehen.

Zur Differenzierung zwischen anämiebeding-
ter und durch Hypovolämie verursachter **Tachykardie** ist eine »Bolusinfusion« von 250–500 ml
eines kurzwirkenden Volumenersatzmittels eine
differenzialdiagnostisch hilfreiche Maßnahme. Bei
Tachykardie infolge eines Volumenmangels zeigt
sich eine Normalisierungstendenz, während eine
Tachykardie infolge eines niedrigen Hb-/Hk-Wer-
tes auf diese Maßnahme nicht anspricht.

Laborchemisch ist die Bestimmung von **Troponin I** hilfreich, da mit ihm auch ein »minimal
cardial damage« erfasst werden kann ($\geq 0{,}03$ ng/
ml). Dessen klinisch-prognostische Bedeutung bei
nicht-kardiochirurgisch operativen Patienten bestätigt eine aktuelle, prospektive Kohortenanalyse
an >15.000 nicht-kardiochirurgisch operativen Patienten, bei denen postoperativ der Troponin-Wert

jeweils über drei Tage bestimmt wurde (Botto et al.
2014).

Anämieassoziierte klinische Symptome
- **Allgemein**
  - Müdigkeit
  - Abgeschlagenheit
  - Schwächegefühl
  - Appetitlosigkeit
  - Verminderte physische Belastbarkeit
  - Dyspnoe
- **Zerebral**
  - Verminderte Konzentrationsfähigkeit
  - Verminderte Aufmerksamkeit
  - Zunehmende Schläfrigkeit
  - Neu auftretende Sehstörungen
  - Flimmern vor den Augen
- **Kardial/koronar**
  - Zunehmende, volumenresistente Ta-
    chykardie, Hypotonie
  - Neu auftretende Herzrhythmusstörun-
    gen
  - Neu auftretende ST Streckenverände-
    rungen
  - Neu auftretende myokardiale Hypo-/
    Akinesie (Echokardiographie/TTE/TEE)
- **Pathologische systemische Oxygenie-
  rungsparameter**
  - O_2-Extraktionsrate >50 %
  - Gemischt-venöse O_2-Sättigung <50 %
  - Zentral-venöse O_2-Sättigung <70 %
  - Zentral-venöse – arterielle CO_2-
    Differenz P(zv–a)CO_2 <5 mmHg
- **Laborchemische Parameter**
  - Anämieassoziierte Laktatazidose (Laktat
    >2 mmol/l + Azidose)
  - Kardial: Troponin I erhöht

Bei operativen Patienten sollte zwischen intraoperativer und früher postoperativer Phase unterschieden werden. Während **intraoperativ** der Sauerstoffverbrauch durch Sedierung/Narkose, Analge-
tika, ggf. Muskelrelaxanzien sowie evtl. Hypothermie insgesamt vermindert ist (ca. 20 %), ist er in der
frühen postoperativen Phase infolge Kältezittern,
Schmerzen, erhöhter Blutdruckwerte sowie eines

insgesamt erhöhten Sympathikotonus z. T. deutlich erhöht (ca. 20–50–100 %).

Hinsichtlich der Kompensationsfähigkeit intraoperativ unter Narkose ist zu bedenken, dass durch die verabreichten Anästhetika nicht nur der Sauerstoffverbrauch gesenkt wird, sondern auch die kardiale Kompensationsfähigkeit beeinträchtig werden kann (negativ-inotrop und chronotrop wirkende Anästhetika) und somit das Erkennen klinisch bedeutsamer Symptome der physiologischen Grenzen einer Kompensation erschwert wird. Bei gesunden Patienten werden in Narkose bereits bei mäßiggradiger Hämodilution eine Verminderung der DO_2 und eine Erhöhung der O_2-Extraktionsrate beschrieben (Biboulet et al. 1996).

Somit ist in der klinischen Routine das intraoperative Standardmonitoring u. a. mittels ST-Streckenveränderungen im EKG (V4 und V5) bzw. von neu auftretenden Rhythmusstörungen von ganz wesentlicher Bedeutung (Singbartl et al. 1993; Friederich 2009). Wenn auch umstritten, stellt die engmaschige Bestimmung der zentral-venösen Sauerstoffsättigung und deren Interpretation zum zeitlichen Verlauf und zum operativen Geschehen in Zusammenhang mit dem operativen Blutverlust und dem Hb-Wert eine durchaus sinnvolle und hilfreiche Methode zum Erkennen einer erhöhten Sauerstoffextraktion als Zeichen eines unzureichenden Sauerstoffangebotes dar (Übersicht bei Bloos et al. 2004), sofern kein Pulmonalarterienkatheter verwendet wird (► Kap. 10).

Überwachungsmaßnahmen bei akuter Anämie
- EKG: Frequenz, Rhythmus, ST-Streckenanalyse (V4 und V5)
- Echokardiographie – TTE/TEE (regionale Dys-/Akinesie)
- Systemische Oxygenierungs-/Perfusions-(»Surrogat«-)Parameter Szv, P(zv-a)CO_2 (wenn kein Pulmonaliskatheter liegt)
- PaO_2, CaO_2, $PgvO_2$, $SgvO_2$, O_2-ER
- Troponin I/Laktat
- Sonstige anämieassoziierte allgemeine und organspezifische (Dys-)Funktionen

---

9.3.6 Klinisches Konzept bei akuter bzw. chronischer Anämie

❯ Von grundsätzlicher Bedeutung ist die Erstellung eines am individuellen Patienten orientierten Konzeptes für die differenzierte, rationale Indikation zur Erythrozytentransfusion (BÄK 2010; Initiative National Users' Board Sanquin Blood Supply 2011).

Differenziertes Vorgehen für die individuelle Indikationsstellung zur Erythrozytentransfusion bei akuter bzw. chronischer Anämie
- **Generell**
  - Sicherstellen der Normovolämie!
  - Berücksichtigen von individueller kardiopulmonaler Kompensationsfähigkeit und sonstigen Risikofaktoren
  - Nicht Laborwerte (Hb/Hk) therapieren!
    - Hb-/Hk-Wert allein ist kein (bzw. nur sehr selten) Kriterium für Erythrozytentransfusion:
    - Hb-/Hk-Wert ist in Zusammenhang mit der jeweiligen klinischen Situation zu bewerten.
- **Akute Anämie:** Infolge Umrechnung des Hb-Wertes von mmol/l in g/dl mittels Faktor 1,6 wird aus der »4–5–6-Regel (in mmol/l)« orientierend eine 7–8–9-Regel (in g/dl):
  - **Hb <6 g/dl:** Warum keine Erythrozytentransfusion?
  - **Hb <7 g/dl:** Warum eine Transfusion?
    - ASA-I-Patient, normovoläm mit **akuter Blutung** aus einer Blutungsquelle, **<60 Jahre**
  - **Hb <8 g/dl:**
    - ASA-I-Patient, normovoläm mit **akuter Blutung** aus einer Blutungsquelle, **>60 Jahre**
    - Gesunder Patient, <60 Jahre, **mulitfokale Blutungsquellen/Polytrauma**
    - Patient **<60 Jahre**, präoperativ, mit erwartetem Blutverlust von >500 ml
    - Postoperativ, bei Operation am offenen Herzen ohne Komplikation, ASA II und ASA III

- **Hb <9 g/dl:**
  - ASA-IV-Patient
  - Patient mit kardiopulmonalen Begleiterkrankungen (unzureichende kardiale Kompensationsfähigkeit, gestörter pulmonaler Gasaustausch)
  - Patient mit zerebrovaskulären Symptomen
  - Patient mit Schädel-Hirn-Trauma/Sepsis/Laktat ↑
  - Patient mit akutem Koronarsyndrom?
- **Chronische Anämie**
  - Einzige Indikation zur Erythrozytentransfusion bei chronischer Anämie ist das Auftreten anämieassoziierter Symptome.
  - Eine chronische Anämie von <5 g/dl ist eine absolute Indikation.
  - Ggf. bei asymptomatischen Patienten ohne Einschränkung der kardiopulmonalen Kompensation mit einem Hb-Wert von <6 g/dl.
  - Bei Patienten mit eingeschränkter kardiopulmonaler Kompensation bzw. bei Patienten mit akuter Blutung.

In ein solches Konzept gehen neben dem aktuellen Hb-/Hkt-Wert insbesondere kardio- sowie zerebrovaskuläre Risikofaktoren, pulmonale Begleiterkrankungen (z. B. COPD, Emphysem) mit entsprechender Beeinträchtigung der Kompensationsfähigkeit sowie evtl. neu aufgetretene Symptome mit Hinweis oder direktem Bezug auf eine anämieassoziierte verminderte Sauerstoffversorgung, ein. Die Studien bei Patienten mit kardio-/zerebrovaskulären Risiken deuten auf einen **Hb-Wert von ca. 8 g/dl** als Transfusionsschwelle hin.

Es wird im jeweiligen Einzelfall anhand klinischer Symptome bzw. sonstiger objektiver Parameter individuell zu entscheiden sein, ab welchem Hb-/Hkt-Wert tatsächlich zu transfundieren ist. Demgegenüber werden bei gesunden Patienten auch Werte von ≤7 g/dl toleriert. So empfehlen die niederländischen Leitlinien bei gesunden Patienten ohne anämieassoziierte Begleitsymptome einen Hb-Schwellenwert für die Erythrozytentransfusion

von <6,4 g/dl (<4 mmol/l bei einem Umrechnungsfaktor von 1,6 entspricht das einem Hb-Wert von 6,4 g/dl) (Initiative National Users' Board Sanquin Blood Supply 2011).

Während beim gesunden Patienten mit einem niedrigen Hb-Wert (<6/<7 g/dl) die Frage lautet, warum nicht transfundieren, stellt sich beim (kritisch) kranken Patienten bei einem höheren Hb-/Hkt-Wert durchaus die Frage, warum transfundieren. »Eine Transfusion von Blut oder Erythrozyten im Bereich der cHb von 7–10 g/dl macht im Sinne einer forensischen Rechtfertigung den Nachweis von Hypoxiezeichen zur Transfusionsindikation erforderlich, was unterhalb von 7,0 g/dl entfällt« (Zander 2013). In einer Übersichtsarbeit zur Erythrozytentransfusion heißt es ergänzend hierzu »… müssen neben Faktoren, welche die physiologische Kompensationsfähigkeit bei Anämie limitieren, auch anämiespezifische Faktoren berücksichtigt werden« (Janetzko et al. 2013).

Die aktuellen Empfehlungen der American Association of Blood Banls (AABB) zur Erythrozytentransfusion lauten (Carson et al. 2012):

- »The AABB recommends adhering to a restrictive transfusionstrategy (7 to 8 g/dl) in hospitalized, stable patients (Grade: strong recommendation; high-quality evidence).
- The AABB suggests adhering to a restrictive strategy in hospitalized patients with preexisting cardiovascular disease and considering transfusion for patients with symptoms or a hemoglobin level of 8 g/dl or less (Grade: weak recommendation; moderate-quality evidence).
- The AABB cannot recommend for or against a liberal or restrictive transfusion threshold for hospitalized, hemodynamically stable patients with the acute coronary syndrome (Grade: uncertain recommendation; very low-quality evidence).
- The AABB suggests that transfusion decisions be influenced by symptoms as well as hemoglobin concentration (Grade: weak recommendation; low-quality evidence).«

Die entsprechenden Guidelines der ESA (European Society of Anaesthesiology) zum »Management of severe perioperative bleeding« lauten: »We recommend a target haemoglobin concentration of 7–9 g/dl during active bleeding. 1C«(1C: Strong recommendation. Low quality evidence.) »Recent data from patients undergoing surgery and under intensive care indicate that a restrictive transfusion regime (Hb 7–8 g/dl) is as effective and as safe as a liberal transfusion regime (Hb 9–11 g/dl). Considering the lack of benefits from higher hemoglobin concentration, and the potential side effects of transfusing allogeneic blood, haemoglobin concentration above 9 g/dl cannot be supported.«

Die Empfehlungen werden in ihrer Aussage immer allgemeiner, je schwieriger die Einzelfall-Entscheidung wird. Somit ist trotz »Guidelines« nach wie vor individuell-differenziertes Denken und Handeln angezeigt: »Clinical guidelines can be immensely helpful. However, they are not, and never should be, a didactic instruction for practising medicine« (Imberger 2013).

Es gilt unverändert der Grundsatz des »primum nil nocere« (primär nichts schaden) im Sinne einer rationalen Indikation zur Transfusion (nicht nur) von Erythrozytenkonzentraten: »RBC-transfusion is indicated only to increase oxygen carrying capacity in the blood so as to increase oxygen delivery to the tissue« (Royal Coll. Phys. Edinburgh 1994).

> **Fazit**
> - Bei jungen Gesunden kommt es bei einem Hb-Wert von 5 g/dl zu kognitiven Störungen.
> - Bei gesunden Patienten ist ein Transfusions-Trigger von Hb ≤7 g/dl bzw. Hkt ≤21 % gut belegt.
> - Mit zunehmendem Schweregrad der Begleiterkrankungen erhöht sich auch der Transfusionstrigger, jedoch nimmt gleichzeitig der Härtegrad der entsprechenden Empfehlungen ab. Je gravierender die Begleiterkrankungen, desto unbestimmter die Empfehlungen.
> - Bei Patienten mit kardiopulmonalen Begleiterkrankungen scheint ein Hb- bzw. Hkt-Wert von ≥8 g/dl bzw. ≥24 % angezeigt.
> - Bei Patienten mit Schädel-Hirn-Trauma oder Sepsis werden (z. T.) höhere Werte empfohlen.

> - Bei Patienten mit akutem Koronarsyndrom liegen keine belastbaren Daten vor.
> - Patienten mit chronischer Anämie verfügen über keine bessere Anämietoleranz, sondern gleichen die chronische Anämie »chronisch« durch die entsprechenden physiologischen Kompensationsmechanismen aus; sie erreichen bei akuter Blutung somit schneller ihren individuellen Transfusiontrigger.

9.4 Klinische Umsetzung

G. Singbartl

9.4.1 Arzneimittelrechtliche Anforderungen

Die Richtlinien von Bundesärztekammer und Paul-Ehrlich-Institut fordern die »Aufklärung des Patienten durch den Arzt zum frühestmöglichen Zeitpunkt, um ihm ausreichend Bedenkzeit für seine Entscheidung zu gewährleisten« (Bekanntmachungen der Richtlinien zur Gewinnung von Blut und Blutbestandteilen und zur Anwendung von Blutprodukten [Hämotherapie] gemäß §§ 12 und 18 des Transfusionsgesetzes [TFG] [Änderungen und Ergänzungen 2010]). Da die Aufklärung für normale stationäre operative Eingriffe rechtswirksam spätestens noch am Vortag der Operation erfolgen kann, und die anästhesiologische Aufklärung sogar noch am Vorabend des Eingriffes ausreichend ist (Biermann 2010), sind unter diesen Gegebenheiten eine differenzierte transfusionsspezifische Aufklärung sowie die klinische Umsetzung eines individuellen Transfusionskonzeptes aus zeitlichen Gründen oft völlig unzureichend. Als Konsequenz für eine generelle qualifizierte präoperative Vorbereitung wird daher national, nach wie vor aber unverbindlich, international z. T. verbindlich geregelt, zunehmend ein entsprechender ambulanter Termin z. T. Wochen vor dem Elektiveingriff vereinbart, um den Patientenstatus zu erheben, zu optimieren und transfusionsbezogen entsprechend proaktiv handeln zu können (Shander et al. 2012).

9.4.2 Stufenschema der transfusionsbezogenen präoperativen Vorbereitung

Erstellen und klinische Umsetzung eines Transfusionskonzeptes stellen eine interdisziplinäre Aufgabe dar. Hierbei ist zu unterscheiden zwischen dem hausintern übergeordneten organisatorisch-logistischen Konzept, und dem für den individuellen Patienten zu erstellenden Transfusionskonzept. Ersteres ist Aufgabe der Transfusionskommission unter der fachspezifischen Führung des Transfusionsverantwortlichen und Mitwirkung der fächerspezifischen Transfusionsbeauftragten, welche verpflichtend zu etablieren sind (▸ Kap. 4). Letzteres erfolgt interdisziplinär anhand der von bzw. zwischen den beteiligten Fachdisziplinen erarbeiteten Vorgaben und wird zwischen den jeweils involvierten Disziplinen für verbindlich erklärt.

Üblicherweise lässt sich der (operationsspezifische) Transfusionsbedarf aus dem **Krankenhaus-Informations-System** (KIS) entnehmen. Das ist prinzipiell hilfreich, greift aber für ein individuelles, rationales, differenziertes Transfusionskonzept zu kurz, wenn aus den Daten eine weitergehende Differenzierung bezüglich Patientenstatus, Blutverlust, Transfusionsindikation sowie Laborwert-Transfusionstrigger nicht nachvollziehbar ist. Eine proaktiv gehandhabte Dokumentation im KIS sollte für eine sinnvolle Weiterverwendung neben den individuellen Patientendaten nicht nur transfusionsbezogene Basisdaten beinhalten, sondern im Rahmen der weiteren Datenpflege auch Angaben zur Transfusionsindikation intra- sowie postoperativ; so ist zwischen akutem operativem Blutverlust mit entsprechendem Transfusionsbedarf (binnen der ersten 24 h postoperativ) sowie Gesamtbedarf (bis zur Entlassung) zu differenzieren. Das KIS sollte daher nicht nur der Klinikverwaltung dienen, sondern i. S. einer differenzierten medizinischen Datenbank mindestens ebenso für eine qualitativ hochwertige differenzierte Patientenversorgung nützlich sein. Die Göttinger Arbeitsgruppe beschreibt in einer aktuellen Publikation deren Vorgehensweise zur »Qualitätssicherung an der Schnittstelle zwischen Anästhesie und Transfusionsmedizin«. Dieses Konzept hat sich nach den Anlaufschwierigkeiten

qualitätssteigernd und kostensparend gezeigt (Waeschle et al. 2014).

Die Notwendigkeit der interdisziplinären Abstimmung zeigt sich an einer retrospektiven Datenanalyse an einer US-amerikanischen Klinik der Maximalversorgung über 18 Monate bei insgesamt 48.086 Patienten; sie erbrachte folgende Ergebnisse und Erkenntnisse (Frank et al. 2012):
- Der Hb-bezogene Transfusionstrigger variierte zwischen den operativen Disziplinen um bis zu 2 g/dl.
- Der Hb-bezogene Transfusions-Trigger variierte sowohl innerhalb der Gruppe der Operateure als auch innerhalb der Gruppe der Anästhesisten um jeweils ≥2 g/dl.
- Die jeweils niedrigsten Hb-bezogenen intraoperativen Transfusionstrigger fanden sich bei Kardiochirurgen sowie Anästhesisten.

Diese Ergebnisse weisen auf die Notwendigkeit zu sachlicher interdisziplinärer Diskussion und Erstellung differenzierter Transfusionsindikationen hin.

> ❭ Bei der Erstellung eines individuellen Transfusionskonzeptes ist zu unterscheiden zwischen operations- und patientenspezifischen Gegebenheiten.

Transfusionsbezogene relevante operations- sowie patientenspezifische Gegebenheiten
- **Operationsspezifische Gegebenheiten**
  - Art des operativen Eingriffs: elektiv/nicht-elektiv/akut/sofort
  - Operativer Eingriff: aseptisch/kontaminiert/infiziert/Tumor
  - Zeitintervall bis zur Operation: sofort/akut/Tage/Wochen/Monate
  - Klinikinterne, operations-/operateurspezifische Angaben bezüglich Blutverlust/Transfusionswahrscheinlichkeit/benötigter Anzahl von Konserven bzw. sonstiger Blutkomponenten/-produkte
- **Patientenspezifische Gegebenheiten**
  - Blutgruppe/erythrozytäre Allo-Antikörper

- Begleiterkrankungen/Gerinnungsanamnese/Dauermedikation (Antikoagulanzien!)
- Kompensierte Organfunktionen: kardio-/zerebrovaskulär/pulmonal/renal/metabolisch/Sepsis
- Ursache/Ausmaß/Therapie evtl. vorher bestehender Anämie notwendig/möglich (Tumor, Nierenfunktion, Eisen-/Vitamin-B_{12}-/Folsäuremangel, chronische Entzündung (»anaemia of chronic diseases« – z. B. CP)
- Zeitraum bis zur Operation
- Autologe Transfusionsverfahren möglich/sinnvoll/notwendig
- Einsatz blutsparender Medikamente (Antifibrinolytika) möglich/sinnvoll/notwendig
- Aktueller Hb/Hkt
- Individuell akzeptierter minimaler Hb/Hkt (permissive Anämie)
- Ggf. Größe/Gewicht/errechnetes »geschätztes« Blutvolumen zur
- Berechnung des möglichen Blutverlusts vom initialen Hkt bis zum individuell akzeptierten minimalen Hkt (Transfusionstrigger)
- Restriktives versus liberales Transfusionsregime
- Notwendigkeit sonstiger Blutkomponenten/-produkte

Diese Kriterien geben Hinweise auf das, was im Vorfeld transfusionsbezogen relevant, klinisch notwendig und sinnvoll möglich ist, und welcher durchschnittliche (hausinterne) Blutverlust/Transfusionsbedarf zu erwarten ist. Grundsätzlicher Ausgangspunkt eines rationalen Transfusionskonzeptes sind Art und Dringlichkeit/Zeitpunkt der Operation sowie der zu erwartende operations-/(operateur-)bezogene Blutverlust einerseits, präoperativer Patientenstatus incl. Gerinnungsanamnese (!), Dauermedikation incl. Antikoagulanzien (!), Blutgruppe/Antikörper (fester Bestandteil der Blutgruppenbestimmung), Hb-/Hkt-Wert, sowie abhängig von Anamnese und zu erwartendem peri-

operativem Blutverlust die zusätzliche Bestimmung relevanter Gerinnungsparameter andererseits.

Bei Patienten mit **Antikoagulanzien-Dauermedikation** ist eine Abstimmung zwischen Operateur, Anästhesist und behandelndem Haus-/Facharzt/Hämostaseologe sinnvoll bzw. notwendig (▶ Kap. 5).

Bei Vorliegen einer **Anämie**, soweit diese nicht bereits im Vorfeld bekannt ist und entsprechend behandelt wird, ist bei Elektiveingriffen eine diagnostische Abklärung und Therapie indiziert und zu veranlassen (▶ Abschn. 9.1 und ▶ Abschn. 9.2). Kein großer, blutverlustreicher Elektiveingriff sollte ohne Abklärung und Therapie einer evtl. vorher bestehenden Anämie durchgeführt werden; dafür ist ein entsprechender Zeitrahmen einzuplanen, der im Einzelfall auch bei >4 Wochen liegen kann.

Entsprechendes gilt auch für Patienten mit **gerinnungshemmender Dauermedikation**. Eine Arbeitsgruppe für perioperative Gerinnung (AGPG) der Österreichischen Gesellschaft für Anästhesiologie, Reanimation und Intensivmedizin (ÖGARI) hat zum Themenkomplex »Gerinnung/Blutungsrisiko« einen standardisierten Fragebogen als Bestandteil der anästhesiologischen Patientenaufklärung erstellt (Empfehlungen der Arbeitsgruppe perioperative Gerinnung der ÖGARI 2013). Nach deren Empfehlung benötigen ASA-I- und AS-II-Patienten (nach Fragebogen) ohne vorhersehbares Blutungsrisiko keine Bestimmung von Standardlaborparametern der Gerinnung. Bei Patienten mit gerinnungsrelevanter Ausgangssituation/Medikation bzw. ohne klare Angaben werden von dieser Arbeitsgruppe die Bestimmung von Thrombozytenzahl und -funktion, aPTT, PT sowie Fibrinogenspiegel empfohlen. Entsprechende gemeinsame Empfehlungen von DGAI, DGIM sowie DGCH geben u. a. Information zum präoperativen Absetzen bzw. zur perioperativer Fortführen von gerinnungsrelevanter Dauermedikation (Gemeinsame Empfehlung der Deutschen Gesellschaft für Anästhesiologie und Intensivmedizin, Deutschen Gesellschaft für Innere Medizin, Deutschen Gesellschaft für Chirurgie 2010; ▶ Kap. 5).

Hinsichtlich Diagnostik und Therapie einer vorher bestehenden Anämie wird auf ▶ Abschn. 9.1 und ▶ Abschn. 9.2 verwiesen. Bezüglich des Ausmaßes einer individuell zu tolerierenden permissiven Anämie wird auf die Ausführungen sowie das Basiskonzept in ▶ Abschn. 9.3 verwiesen.

Die Gesamtschau aus Vorerkrankungen, Dauermedikation, aktuellem Patientenstatus, blutungsrelevanten Parametern/Familienanamnese geben Hinweise auf evtl. präoperativ einzuleitende Diagnostik und Therapie, auf das Ausmaß der individuellen permissiven Anämie, auf die individuell notwendige, differenzierte, rationale klinische Umsetzung autologer Transfusionsverfahren, sowie auf den allogenen Transfusionsbedarf.

> **Tipp**
>
> Bei geschlechtsspezifisch normalem Ausgangswert bewirkt allein ein restriktives Transfusionskonzept mit einem Transfusionstrigger von Hb 7–8 g/dl eine Reduzierung des Erythrozytenbedarfs um >30 % (Hill et al. 2002; Carless et al. 2010; Carson et al. 2012).

Initialer Hkt sowie individuell geplanter Transfusionstrigger erlauben eine orientierende Berechnung des möglichen Blutverlustes bis zum Erreichen eines **individuellen minimalen Hkt-Wertes** (Singbartl et al. 2003).

$$BL\left(Hkt_{präop} \rightarrow Hkt_{min}\right) = PBV \times \ln\left(Hkt_{präop} / Hkt_{min}\right)$$

Eine diesbezüglich vereinfachte lineare Formel lautet:

$$BL = PBV * [Hkt_{init} - Hkt_{min}]/[\left(Hkt_{init} + Hkt_{min}\right)/2]$$

BL: Der Blutverlust vom initial-präoperativen (Hkt_{init}) bis zum minimal akzeptierten Hkt (Hkt_{min}). PBV: errechnetes »geschätztes« Blutvolumen des Patienten.

Die Sicherstellung von perioperativer Normothermie mittels frühzeitiger aggressiver Wärmezufuhr und Vermeiden einer Azidose (pH >7,2) mittels Optimierung von Perfusion und Sauerstoffangebot sind neben blutungsarmer Operationstechnik unverzichtbare Basismaßnahmen zur Minimierung des intra-/postoperativen Blutverlustes. ◙ Abb. 9.10 zeigt ein entsprechendes Stufenschema

zum Erarbeiten eines individuellen operations- und patientenspezifischen Transfusionskonzeptes.

Wenn bei einem zu erwartenden transfusionsbedürftigen Blutverlust der Einsatz autologer Verfahren **prinzipiell** möglich ist, ist erst dann individuell über deren **grundsätzliche** Notwendigkeit sowie über das **jeweilige autologe Verfahren** rational, differenziert zu entscheiden. Der Einsatz autologer Verfahren ist prinzipiell möglich

- Maschinelle Autotransfusion – MAT
  - Aseptischer Eingriff
  - Bei Tumoroperation nur, wenn Bestrahlungsmöglichkeit des autologen gewaschenen Erythrozytenkonztrates [AGEK] gegeben ist
  - Verbleibendes kurzes Zeitintervall zwischen Indikationsstellung und aseptischer Operation/Akut- bzw. Notfalleingriff
- Präoperative Eigenblutspende – EBS
  - Spendefähiger Patient plus
  - EBS-geeignete Operation plus
  - Zeitintervall von ≥4 Wochen bis zur Operation)

Das Risiko, post transfusionem erythrozytäre Allo-Antikörper zu entwickeln, liegt bei bis zu ca. 9 % (Adam 2008), und ist bei Patienten mit nicht-hämatologischen Antikörpern mit ca. 21 % deutlich erhöht (Schonewille et al. 2006). Bei zu erwartendem ausgeprägten Blutverlust (≥2–3 l) und einer langen Vorlaufzeit von ≥4 Wochen bis zum operativen Wahleingriff sowie Fehlen von verfahrensspezifischen Kontraindikationen ist die Kombination beider autologer Verfahren sinnvoll. Sowohl bei der Eigenblutspende als auch der maschinellen Autotransfusion darf im Vorfeld nicht übersehen werden, dass die tatsächliche Erythrozyteneubildung (EBS) bzw. die Erythrozytenrückgewinnung (MAT) und somit der tatsächliche allogene Blutbedarf im Einzelfall nicht vorhersehbar sind; hier helfen hausinterne verfahrensspezifische Daten aus der Qualitätskontrolle der autologen Verfahren ggf. weiter (KIS). Seltene Blutgruppen und/oder komplexe Antikörperkonstellationen erfordern eine großzügige »autologe« Entscheidung i. S. einer Sicherheitsreserve. Des Weiteren ist zusätzlich eine pharmakologische Intervention mit Tranexamsäure sinnvoll (▶ Abschn. 9.1 und ▶ Abschn. 9.2).

┌───┐
│ **Individuelle rationale Indikationsstellung von autologer und allogener Transfusion** │
│ Erythrozyten sind ausschließlich Sauerstoffträger. │
└───┘

Vorausschauende Planung zur Sicherstellung der allogenen Versorgung

Berücksichtigung von seltener Blutgruppen-/Antikörperkonstellation
Berücksichtigung autologer und pharmakologischer Maßnahmen
Transfusionsbedarf entsprechend hausinterner operations-/ operateur- und patientenspezifischer Statistik

Transfusionsbedarf ausschließlich durch autologe Verfahren zu decken?

Hausinterne Statistik bezüglich Erythrozytenwiedergewinnungsrate mittels MAT bzw. Erythrozytenneubildung mittels EBS
Verwerfrate von Eigenblutkonserven
Bewertung der individuellen Erythrozytenersparnis mittels permissiver Anämie

Pharmakologische und/oder autologe Maßnahmen möglich, sinnvoll, notwendig?

Substitution von Eisen / Folsäure-/ Vitamin B_{12}?
Erythropoetin perioperativ sinnvoll bzw. notwendig plus Eisensubstitution i. v. /oral?
Akut perioperative Gabe von Antifibrinolytika?
Rationale Entscheidung hinsichtlich autologer Transfusionsverfahren – unter Berücksichtigung von operation- und patientenspezifischen sowie zeitlichen Gegebenheiten

Transfusionsspezifische Vorbereitung

Abklärung und Therapie von evt. vorher bestehender Anämie
Abklärung bezüglich Vorgehensweise bei gerinnungsrelevanter Dauermedikation bzw. vorher bestehenden Blutungsrisiken!
Optimierung bestehender Organdysfunktionen (insbesondere kardiopulmonale Kompensation/ Stabilisierung!)

Transfusionsbezogene Erhebung und Bewertung operations- und patientenspezifischer Gegebenheiten

Anamnese, Statuserhebung, Gerinnungsanamnese (!), Dauermedikation, Blutgruppe/Antikörper
Zu erwartender Blutverlust/hausinterne Statistik – Operations- (ggf. auch Operateur-) bezogen
Patienten-spezifische Transfusionskriterien incl. Akzeptanz von permissiver Anämie

☐ **Abb. 9.10** Stufendiagramm zum organisatorischen Vorgehen beim Erstellen eines individuellen operations- und patientenspezifischen Transfusionskonzeptes

Autologe Verfahren sind ein »Muss« bei einem zu erwartenden transfusionsbedürftigem Blutverlust bei:

- Patienten mit seltenen Blutgruppen
- Patienten mit erythrozytären Allo-Antikörpern
- Jungen Patienten, insbesondere, wenn weitere Operationen zu erwarten sind
- Frauen im gebärfähigen Alter

❯ **Das großzügige Stand-by der maschinellen Autotransfusion ist eine grundlegende perioperativ-transfusionsmedizinische Sicherheitsmaßnahme.**

9.4.3 Basiskonzept

☐ Tab. 9.7 zeigt für Elektiveingriffe ein vom Hb-/ Hkt-Wert sowie vom Ausmaß des zu erwartenden Blutverlustes bestimmtes differenziertes Basiskonzept für eine rationale Blutbereitstellung.

Im Gegensatz zur **maschinellen Autotransfusion** erfordert die **präoperative Eigenblutspende** eine vorausschauende Planung sowie einen hohen logistischen, Zeit- und Personalaufwand und ist somit kostenintensiv. Sie hat trotz eines deutlichen Rückgangs in ihrer Anwendungshäufigkeit eine immer noch sehr hohe Verfall-/Verwerfrate von >30 %; auch diesbezüglich ist auf hausinterne

◨ **Tab. 9.7**   Verfahrensspezifisches Basiskonzept zur präoperativen Blutbereitstellung beim Erwachsenen differenziert anhand des individuellen Hämoglobinwertes und des zu erwartendem Blutverlustes

Hb ≥13 bis 15 g/dl		Hb ≥11 bis <13 g/dl		Hb <11 g/dl	
Erwarteter Blutverlust:					
<1–1,5 l (<20–30 %)	>1,5 l (>30 %)	<1–1,5 l (<20–30 %)	>1,5 l (>30 %)	<1–1,5 l (<20–30 %)	>1,5 l (>30 %)
MAT-B	(Ggf. ANH) MAT-B → MAT Ggf. EBS	MAT-B → MAT Ggf. EBS	EBS MAT-B → MAT	MAT-B → MAT	MAT-B → MAT Erythropoetin-substituierte EBS?

Erythrozytäre Allo-Antikörper bedingen unter Berücksichtigung evtl. Kontraindikationen primär den Einsatz autologer und ggf. sonstiger Fremdblut sparender Verfahren (Antifibrinolytika, ggf. Erythropoetin **plus** Eisen).
Beachtung der Kontraindikationen für die maschinelle Autotransfusion!
Beachtung der Kontraindikationen sowie der physiologischen Voraussetzungen für eine erythropoetisch wirksame Eigenblutspende!
Akute Normovoläme Hämodilution sinnvoll und effektiv bei hohem initialem plus niedrigem minimal akzeptierten Hb-/Hkt-Wert plus erwartetem hohen Blutverlust (ca. 50 % des Blutvolumens).

MAT maschinelle Autotransfusion. *MAT-B* Bereitschaft zum Sammeln des intra-/postoperativen Wundblutes mit der Ad-hoc-Möglichkeit zur maschinellen Aufbereitung. *ANH* akute normovoläme Hämodilution. *EBS* präoperative Eigenblutspende.

Daten zu achten. Da bis zu 50 % der Patienten mit präoperativer Eigenblutspende anämisiert in die Operation gehen, weisen diese eine insgesamt höhere (autologe plus allogene)Transfusionsrate auf. Daher überrascht auch nicht, dass dieses autologe Verfahren seit Ende der 1990er Jahre, insbesondere auch in Zusammenhang mit der infolge Einführung der PCR sehr deutlich gestiegenen Sicherheit bezüglich potenziell viral-infektiöser Risiken, entscheidend an Bedeutung verloren und die maschinelle Autotransfusion an Bedeutung gewonnen hat. Die **akute normovoläme Hämodilution** findet nur noch bei speziellen Gegebenheiten ihre Anwendung (Voraussetzung: Hoher Ausgangs-Hkt, Austausch von ca. 30–40 % des Blutvolumens, niedriger minimaler Hkt <<24 %; erwarteter Blutverlust von ca. 50 % des berechneten Blutvolumens; ▶ Kap. 8.6). In Meta-Analysen wird die Fremdblut sparende Wirksamkeit dieses Verfahrens als gering bewertet (Segal et al. 2004; Bryson et al. 1998).

Eine wichtige Maßnahme im Rahmen einer dauerhaft klinisch erfolgreichen Etablierung und Umsetzung eines rationalen, individuell differenzierten Transfusionskonzeptes ist die regelmäßige Durchführung von klinikinternen interdisziplinären **Fortbildungsmaßnahmen** (z. B. 2-mal im Jahr). Hier sollte das erarbeitete und praktizierte Konzept im Detail vorgetragen und an Fallbeispielen erklärt werden. Ebenso sollten aktuelle Erkenntnisse aus der Literatur dargestellt werden; sie sollen zu kritischem Denken und Überprüfen der individuellen Handhabung anregen. Die Information mittels Meta-/Cochrane-Analysen bietet hierfür eine fundierte, qualifizierte und sichere Basis, die hilft, subjektive, oft auch interessenbasierte »Ratschläge« zu vermeiden. Insbesondere gilt es die einzige Indikation der Erythrozytentransfusion zu vermitteln: »RBC-transfusion is indicated only to increase oxygen carrying capacity in the blood so as to increase oxygen delivery to the tissue« (Royal Coll. Phys. Edinburgh 1994).

Ideal wäre die Erstellung eines Konzeptes, mit dem sich der individuelle Transfusionsbedarf anhand präoperativer Daten erstellen ließe; vor allem bei Elektiveingriffen mit zu erwartendem großen Blutverlust/Massivtransfusion. Ein solches Konzept, welches unter verschiedenen Bedingungen praktikabel wäre und im klinischen Ergebnis realitätsnah funktionieren würde, gibt es nicht. Ein Grund hierfür sind die vielfältig möglichen, im Einzelfall und Detail aber nicht abschätzbaren Imponderabilien. So gelang es in einer aktuellen Studie an Patienten, die sich einer Lebertransplantation unterziehen mussten, selbst mit hohem statistischen Aufwand nicht, in einem dichotomen Modell trotz individuell hoher statistischer Signifikanz für (vermeintlich) relevante Parameter, ein klinisch realitätsnahes Ergebnis zu erzielen: »Prediction of intraoperative blood product requirements based on preoperatively available variables is unreliable; … For example, the classification and regression tree analyses were able to predict only 32 % and 11 % of patients requiring >20 and >30 units of RBC + CS, respectively« (Cywinski et al. 2014).

Zur vergleichbaren Schlussfolgerungen kommen Karger et al. (2013) in der Analyse und Modifizierung von zwei Algorithmen betreffs Einsatz der präoperativen Eigenblutspende sowie der Bereitstellung von gekreuzten allogenen Konserven: »… unable to meaningfully identify patients who would benefit from PABD (d. h. Eigenblutspende) or cross-matching. The algorithms could not increase the percentage of PABD patients transfused, or the percentage of cross-matched patients transfused in the allogeneic setting. Furthermore, they could neither reduce transfusion risk nor resource consumption«. Das aber bedeutet nach wie vor die sorgfältige und individuell differenzierte Orientierung anhand entsprechender bereits vorliegender Daten von vergleichbaren Eingriffen bei vergleichbaren Patienten; sowie darauf basierend die individuelle Transfusionsplanung am aktuell zu operierenden Patienten unter den aktuellen Gegebenheiten.

> **Fazit**
> - Bei der allogenen Transfusion handelt es sich stets um die Transplantation eines fremden flüssigen Organs mit immanenten immunologischen Risiken.
> - Es gibt immer nur ein auf die individuellen Gegebenheiten von Patient und Operation abgestimmtes rationales Transfusionskonzept.
> - Gleicher Operateur, gleiche Operation und gleicher Blutverlust bedingen nicht grundsätzlich auch ein gleiches Transfusionskonzept bei unterschiedlichen Patienten.

- Bezüglich der präoperativen Blutbereitstellung von autologen Einheiten gilt: »Nicht so viel »autolog« wie möglich, sondern so viel »autolog« wie nötig«.
- Die autologen Verfahren stellen nur einzelne »Bausteine« im Rahmen eines rationalen, individuellen Gesamt-Transfusionskonzeptes dar.
- Die Blutbereitstellung sowohl an autologen als auch allogenen Produkten hat stets die individuellen Gegebenheiten von Patient und Operation zu berücksichtigen.
- Blutverlustmindernde Pharmaka werden als effektiv und nebenwirkungsarm bewertet.
- Eine auch prospektiv verwertbare Dokumentation des Transfusionsbedarfs hat stets auch individuelle Patientenkriterien zur Transfusionsindikation mit einzubeziehen.
- Die Indikation zur Transfusion ist streng, individuell und restriktiv zu stellen.

Literatur und Internetadressen

Zu ▶ Kap. 9.1 und 9.2

Adwani A, Ebbs SR (2006) Ultracision reduces acute blood loss but not seroma formation after mastectomy and axillary dissection: a pilot study. Int J Clin Pract 60:562–4

Afolabi BB, Lesi FE (2012) Regional versus general anaesthesia for caesarean section. Cochrane Database Syst Rev 10:CD004350. doi: 10.1002/14651858.CD004350.pub3

Ajwani SH, Jones M, Jarratt JW, Shepard GJ, Ryan WG (2012) Computer assisted versus conventional total knee replacement: a comparison of tourniquet time, blood loss and length of stay Knee 19:606–610

Arznei-Telegramm 2013; 44:71 ▶ http://www.arznei-telegramm.de/html/2013_08/1308071_01.html (Zugegriffen 31.12.2013)

Åsberg A, Thorstensen K, Mikkelsen G, Åsberg AE (2013) The diagnostic accuracy of unbound iron binding capacity (UIBC) as a test for empty iron stores Scand J Clin Lab Invest 73:208–213. doi: 10.3109/00365513.2013.765029

Ballah D, Rabinowitz D, Vossough A, Rickert S, Dunham B, Kazahaya K, Cahill AM (2013) Preoperative angiography and external carotid artery embolization of juvenile nasopharyngeal angiofibromas in a tertiary referral paediatric centre. Clin Radiol 68:1097–1106. doi: 10.1016/j.crad.2013.05.092

Barr PJ, Donnelly M, Cardwell C, Alam SS, Morris K, Parker M, Bailie KE (2011) Drivers of transfusion decision making and quality of the evidence in orthopedic surgery: a systematic review of the literature. Transfus Med Rev 25:304–316 doi: 10.1016/j.tmrv.2011.04.003

Benoni G, Lethagen S, Fredin H (1997) The effect of tranexamic acid on local and plasma fibrinolysis during total knee arthroplasty. Thromb Res 85:195–206

Billote DB, Glisson SN, Green D, Wixson RL (2002) A prospective, randomized study of preoperative autologous donation for hip replacement surgery. J Bone Joint Surg Am 84-A:1299–1304

Bourke DL, Smith TC (1974) Estimating allowable hemodilution. Anesthesiology 41:609–612

Božičković N, Popović J, Kolak R, Popović K, Popović D (2011) Eur J Drug Metab Pharmacokinet 36:103–108. doi: 10.1007/s13318-011-0025-1

Brecher ME, Monk T, Goodnough LT (1997) A standardized method for calculating blood loss. Transfusion 37:1070–1074

Bulletin Arzneimittelsicherheit 2012; 1: 34. ▶ http://www.pei. de/SharedDocs/Downloads/vigilanz/bulletin-zur-arzneimittelsicherheit/2012/1-2012.pdf?__blob=publicationFile&v=2 (Zugegriffen: 31.12.2013)

Bundesärztekammer (2008) Querschnitts-Leitlinien (BÄK) zur Therapie mit Blutkomponenten und Plasmaderivaten. 4. Auflage. ▶ http://www.bundesaerztekammer. de/downloads/Querschnittsleitlinie_Gesamtdokumentdeutsch_07032011.pdf Zugegriffen: 31.12.2013

Bundesärztekammer (2010) Bekanntmachung der Richtlinien zur Gewinnung von Blut und Blutbestandteilen und zur Anwendung von Blutprodukten (Hämotherapie) gemäß §§ 12 und 18 des Transfusionsgesetzes. BAnz 62 (101a):24-63. ▶ http://www.pei.de/SharedDocs/Downloads/blut/ banz/haemotherapierichtlinien-anpassung-2010.pdf?__ blob=publicationFile&v=1 (Zugegriffen: 31.12.2013)

Castel R, Tax MG, Droogendijk J, Leers MP, Beukers R, Levin MD, Sonneveld P, Berendes PB (2012) The transferrin/ log(ferritin) ratio: a new tool for the diagnosis of iron deficiency anemia. Clin Chem Lab Med 50:1343–1349. doi: 10.1515/cclm-2011-0594

Cercamondi CI, Egli IM, Mitchikpe E, Tossou F, Zeder C, Hounhouigan JD, Hurrell RF (2013) Total iron absorption by young women from iron-biofortified pearl millet composite meals is double that from regular millet meals but less than that from post-harvest iron-fortified millet meals. J Nutr 143:1376–1382. doi: 10.3945/jn.113.176826

Charrois O, Kahwaji A, Vastel L, Rosencher N, Courpied JP (2001) Blood loss in total hip arthroplasty for rapidly destructive coxarthrosis. Int Orthop 25:22–24

Currie A, Chong K, Davies GL, Cummins RS (2012) Ultrasonic dissection versus electrocautery in mastectomy for breast cancer - a meta-analysis. Eur J Surg Oncol 38.897–901. doi: 10.1016/j.ejso.2012.05.006

Cushner FD, Friedman RJ (1991) Blood loss in total knee arthroplasty. Clin Orthop Relat Res 269:98–101

D'Angelo G (2013) Role of hepcidin in the pathophysiology and diagnosis of anemia. Blood Res 48:10–15. doi: 10.5045/br.2013.48.1.10. Epub 2013 Mar 25

Dash A, Dunn RL, Resh J, Wei JT, Montie JE, Sanda MG (2004) Patient, surgeon, and treatment characteristics associated with homologous blood transfusion requirement during radical retropubic prostatectomy: multivariate nomogram to assist patient counseling. Urology 64:117–122

Demey G, Servien E, Pinaroli A, Lustig S, Ait Si Selmi T, Neyret P (2010) The influence of femoral cementing on perioperative blood loss in total knee arthroplasty: a prospective randomized study. J Bone Joint Surg Am 92:536–541

Deutsche Gesellschaft für Anästhesiologie und Intensivmedizin (2007) Rückenmarksnahe Regionalanästhesien und Thromboembolieprophylaxe/antithrombotische Medikation. Anasth. Intensivmed. 48:S109–S124

Dubick MA, Kheirabadi BS (2010) Hemostyptic wound bandages: are there any differences? Wien Klin Wochenschr 122 [Suppl 5]:S18

Dubyk MD, Card RT, Whiting SJ, Boyle CA, Zlotkin SH, Paterson PG (2012) Iron deficiency anemia prevalence at first stroke or transient ischemic attack. Can J Neurol Sci 39:189–195

EMA (2013) New recommendations to manage risk of allergic reactions with intravenous iron-containing medicines. 28. Juni 2013

Enko D, Wallner F, von Goedecke A, Hirschmugl C, Auersperg V, Halwachs-Baumann G (2013) The impact of an algorithm-guided management of preoperative anemia in perioperative hemoglobin level and transfusion of major orthopedic surgery patients. Anemia 641876. doi: 10.1155/2013/641876

Fischer C, Josse F, Lampl L, Helm M (2010) Stop the bleeding. Notfall Rettungsmed 13:384–392. doi: 10.1007/s10049-010-1295-x

Fresenius M et al. (2013) Verschärfte Empfehlungen bezüglich des Risikos schwerer Überempfindlichkeitsreaktionen auf Eisen-Präparate zur intravenösen Applikation. Rote-Hand-Brief, Okt. 2013

Frumovitz M, Sun CC, Jhingran A, Schmeler KM, Dos Reis R, Milam MR, Soliman PT, Taylor K, Ramirez PT (2008) Radical hysterectomy in obese and morbidly obese women with cervical cancer Obstet Gynecol 112(4):899–905. doi: 10.1097/AOG.0b013e3181863280

Ganzoni AM (1978) Die orale Therapie des Eisenmangels. Dtsch med Wochenschr 103:1257–1258 DOI: 10.1055/s-0028-1129242

Gartner A, Berger J, Bour A, El Ati J, Traissac P, Landais E, El Kabbaj S, Delpeuch F (2013) Assessment of iron deficiency in the context of the obesity epidemic: importance of correcting serum ferritin concentrations for inflammation. Am J Clin Nutr 98:821–826. doi: 10.3945/ ajcn.112.054551

Gibon E, Courpied JP, Hamadouche M (2013) Total joint replacement and blood loss: what is the best equation? Int Orthop 37(4):735–739. doi: 10.1007/s00264-013-1801-0

Glaspy J, Beguin Y (2005) Anaemia Management Strategies: Optimising Treatment Using Epoetin Beta (NeoRecormon). Oncology 69:8–16, Suppl. 2. doi: 10.1159/000088283

Gombotz H, Hofmann A (2013) Patient Blood Management Dreisäulenstrategie zur Verbesserung des Outcomes durch Vermeidung allogener Blutprodukte. Anaesthesist. 62:519–527. doi: 10.1007/s00101-013-2199-2191

Gombotz H, Rehak PH, Shander A, Hofmann A (2007) Blood use in elective surgery: the Austrian benchmark study. Transfusion 47(8):1468–1480

Good L, Peterson E, Lisander B (2003) Tranexamic acid decreases external blood loss but not hidden blood loss in total knee replacement. Br J Anaesth 90:596–599

Goodnough LT, Despotis GJ, Merkel K, Monk TG (2000) A randomized trial comparing acute normovolemic hemodilution and preoperative autologous blood donation in total hip arthroplasty. Transfusion 40:1054–1057

Gross JB (1983) Estimating allowable blood loss: corrected for dilution. Anesthesiology 58:277–280

Hardy JF (2004) Current status of transfusion triggers for red blood cell concentrates. Transfus Apher Sci 31:55–66

Hays MB, Mayfield JF (1988) Total blood loss in major joint arthroplasty. A comparison of cemented and non-cemented hip and knee operations. J Arthroplasty 3 Suppl:S47–S49

Hinarejos P, Corrales M, Matamalas A, Bisbe E, Cáceres E (2009) Computer-assisted surgery can reduce blood loss after total knee arthroplasty. Knee Surg Sports Traumatol Arthrosc 17:356–360

Hytten FE, Paintin DB (1963) Increase in Plasma volume during normal pregnancy. J Obstet. Gynaec Brit Cwlth 70:402

Inoue Y, Hayashi M, Tanaka R, Komeda K, Hirokawa F, Uchiyama K (2011) Short-term results of laparoscopic versus open liver resection for liver metastasis from colorectal cancer: a comparative study. Am Surg 79:495–501

Ishii Y, Matsuda Y (2005) Perioperative blood loss in cementless or hybrid total knee arthroplasty without patellar resurfacing: a prospective, randomized study. J Arthroplasty 20:972–976

James MF, Roche AM (2004) Dose-response relationship between plasma ionized calcium concentration and thrombelastography. J Cardiothorac Vasc Anesth. 18:581–586

Jansen AJ, Andreica S, Claeys M, D'Haese J, Camu F, Jochmans K (1999) Use of tranexamic acid for an effective blood conservation strategy after total knee arthroplasty. Br J Anaesth 83:596–601

Jorn LP, Lindstrand A, Toksvig-Larsen S (1999) Tourniquet release for hemostasis increases bleeding. A randomized study of 77 knee replacements. Acta Orthop Scand 70:265–267

Kagoma YK, Crowther MA, Douketis J, Bhandari M, Eikelboom J, Lim W (2009) Use of antifibrinolytic therapy to reduce transfusion in patients undergoing orthopedic surgery: a systematic review of randomized

trials. Thromb Res 123:687–696. doi: 10.1016/j.thromres.2008.09.015

Kalairajah Y, Simpson D, Cossey AJ, Verrall GM, Spriggins AJ (2005) Blood loss after total knee replacement: effects of computer-assisted surgery. J Bone Joint Surg Br 87:1480–1482

Ker K, Edwards P, Perel P, Shakur H, Roberts I (2012) Effect of tranexamic acid on surgical bleeding: systematic review and cumulative meta-analysis. BMJ 344:e3054. doi: 10.1136/bmj.e3054

Koc S, Gürbüzler L, Yenisehirli G, Eyibilen A, Aladag I, Yelken K, Asan H (2011) The comparison of bacteremia and amount of bleeding during adenotonsillectomy. Int J Pediatr Otorhinolaryngol 75:12–14. doi: 10.1016/j.ijporl.2010.09.009

Kos M, Engelke W (2007) Advantages of a new technique of neck dissection using an ultrasonic scalpel J Craniomaxillofac Surg 35:10–14

Krane MK, Allaix ME, Zoccali M, Umanskiy K, Rubin MA, Villa A, Hurst RD, Fichera A (2013) Does morbid obesity change outcomes after laparoscopic surgery for inflammatory bowel disease? Review of 626 consecutive cases. J Am Coll Surg 216:986–996. doi: 10.1016/j.jamcollsurg.2013.01.053

Kulier A, Gombotz H (2001) Perioperative Anämie. Anaesthesist 50:73–86

Lee CL, Huang KG, Wang CJ, Lee PS, Hwang LL (2007) Laparoscopic radical hysterectomy using pulsed bipolar system: comparison with conventional bipolar electrosurgery. Gynecol Oncol 105:620–624

Lee CT, Dunn RL, Chen BT, Joshi DP, Sheffield J, Montie JE (2004) Impact of body mass index on radical cystectomy J Urol 172:1281–1285

Levi M, Eerenberg E, Kamphuisen PW (2011) Periprocedural reversal and bridging of anticoagulant treatment. Neth J Med 69:268–273

Levy O, Martinowitz U, Oran A, Tauber C, Horoszowski H (1999) The use of fibrin tissue adhesive to reduce blood loss and the need for blood transfusion after total knee arthroplasty. A prospective, randomized, multicenter study. J Bone Joint Surg Am 81:1580–1588

Lier H, Krep H, Schroeder S, Stuber F (2008) Preconditions of hemostasis in trauma: a review. The influence of acidosis, hypocalcemia, anemia, and hypothermia on functional hemostasis in trauma. J Trauma 65(4):951–60. doi: 10.1097/TA.0b013e318187e15b

Lisander B, Ivarsson I, Jacobsson SA (1998) Intraoperative autotransfusion is associated with modest reduction of allogeneic transfusion in prosthetic hip surgery. Acta Anaesthesiol Scand 42:707–712

Lotke PA, Faralli VJ, Orenstein EM, Ecker ML (1991) Blood loss after total knee replacement. Effects of tourniquet release and continuous passive motion. J Bone Joint Surg Am 73:1037–1040

McConnell J, Dillon J, Kinninmonth A, Sarungi M, Picard F (2012) Blood loss following total knee replacement is reduced when using computer-assisted versus standard methods. Acta Orthop Belg 78:75–79

Meng, ZH, Wolberg AS, Monroe DM, et al. (2003) The effect of temperature and pH on the activity of factor VIIa: implications for the efficacy of high-dose factor VIIa in hypothermic and acidotic patients. J Trauma 2003;55:886–91

Mercuriali F, Inghilleri G (1996) Proposal of an algorithm to help the choice of the best transfusion strategy. Curr Med Res Opin 13:465–478

Meunier A, Petersson A, Good L, Berlin G (2008) Validation of a haemoglobin dilution method for estimation of blood loss. Vox Sang 95:120–124

Millar NL, Deakin AH, Millar LL, Kinnimonth AW, Picard F (2011) Blood loss following total knee replacement in the morbidly obese: Effects of computer navigation. Knee 18(2):108–112. doi: 10.1016/j.knee.2010.03.002

Milosevic N, Popovic J, Grujic Z, Rapaic M (2011) One-compartment biometric blood loss calculation after cesarean section. Eur J Drug Metab Pharmacokinet 36:183–188. doi: 10.1007/s13318-011-0042-0

Mollison PI (1997) Blood transfusion in clinical medicine, 6. Aufl.. Blackwell, Oxford, p 139

Molloy DO, Archbold HAP, Ogonda L, McConway J, Wilson RK, Beverland DE (2007) Comparison of topical fibrin spray and tranexamic acid on blood loss after total knee replacement: a prospective, randomised controlled trial. J Bone Joint Surg Br 89:306–309

Musallam KM, Tamim HM, Richards T, Spahn DR, Rosendaal FR, Habbal A, Khreiss M, Dahdaleh FS, Khavandi K, Sfeir PM (2011) Preoperative anaemia and postoperative outcomes in non-cardiac surgery: a retrospective cohort study. Lancet 378:1396–1407

Nadler SB, Hidalgo JU, Bloch T (1962) Prediction of blood volume in normal human adults. Surgery 51:224–232

O'Keeffe SD, Davenport DL, Minion DJ, Sorial EE, Endean ED, Xenos ES (2010) Blood transfusion is associated with increased morbidity and mortality after lower extremity revascularization. J Vasc Surg 51:616–621 doi: 10.1016/j.jvs.2009.10.045

Ono K, Idani H, Hidaka H, Kusudo K, Koyama Y, Taguchi S (2013) Effect of aspirin continuation on blood loss and postoperative morbidity in patients undergoing laparoscopic cholecystectomy or colorectal cancer resection. Surg Laparosc Endosc Percutan Tech 23:97–100. doi: 10.1097/SLE.0b013e318278cdf8

Park JH, Rasouli MR, Mortazavi SM, Tokarski AT, Maltenfort MG, Parvizi J (2013) Predictors of perioperative blood loss in total joint arthroplasty. J Bone Joint Surg Am 95:1777–1783. doi: 10.2106/JBJS.L.01335

Perel P, Ker K, Morales Uribe CH, Roberts I (2013) Tranexamic acid for reducing mortality in emergency and urgent surgery Cochrane Database Syst Rev. 2013 Jan 31;1:CD010245. doi: 10.1002/14651858.CD010245.pub2

Porteous AJ, Bartlett RJ (2003) Post-operative drainage after cemented, hybrid and uncemented total knee replacement. Knee 10:371–374

Prasad N, Padmanabhan V, Mullaji A (2007) Blood loss in total knee arthroplasty: an analysis of risk factors. Int Orthop 31:39–44

Rana A, Petrowsky H, Hong JC, Agopian VG, Kaldas FM, Farmer D, Yersiz H, Hiatt JR, Busuttil RW (2013) Blood transfusion requirement during liver transplantation is an important risk factor for mortality. J Am Coll Surg 216:902–907. doi: 10.1016/j.jamcollsurg.2012.12.047

Reinecke U, Cuhadaroglu Ö, Sudhoff H (2011) Die lokale postoperative Anwendung des Hämostyptikums Arista nach Septumplastik und Conchotomie. In: Deutsche Gesellschaft für Hals-Nasen-Ohren-Heilkunde, Kopf- und Hals-Chirurgie (Hrsg.): 82. Jahresversammlung der Deutschen Gesellschaft für Hals-Nasen-Ohren-Heilkunde, Kopf- und Hals-Chirurgie. Freiburg i. Br., 01.–05.06.2011. Düsseldorf: German Medical Science GMS Publishing House, 2011. doi: 10.3205/11hnod640

Reinisch W, Staun M, Tandon RK, Altorjay I, Thillainayagam AV, Gratzer C, Nijhawan S, Thomsen LL (2013) A Randomized, Open-Label, Non-Inferiority Study of Intravenous Iron Isomaltoside 1,000 (Monofer) Compared With Oral Iron for Treatment of Anemia in IBD. Am J Gastroenterol 108:1877–1888. doi: 10.1038/ajg.2013.335

Richman JM, Rowlingson AJ, Maine DN, Courpas GE, Weller JF, Wu CL (2006) Does neuraxial anesthesia reduce intraoperative blood loss? A meta–analysis.J Clin Anesth. 18:427–435

Risselada M, Ellison GW, Bacon NJ, Polyak MM, van Gilder J, Kirkby K, Kim SE (2010) Comparison of 5 surgical techniques for partial liver lobectomy in the dog for intraoperative blood loss and surgical time. Vet Surg 39:856–862. doi: 10.1111/j.1532-950X.2010.00719.x

Roberts I, Perel P, Prieto-Merino D, Shakur H, Coats T, Hunt BJ, Lecky F, Brohi K, Willett K (2012) Effect of tranexamic acid on mortality in patients with traumatic bleeding: prespecified analysis of data from randomised controlled trial. BMJ 345:e5839. doi: 10.1136/bmj.e5839

Rodd CD, Velchuru VR, Holly-Archer F, Clark A, Pereira JH (2007) Randomized clinical trial comparing two mastectomy techniques World J Surg 31:1164–1168

Roland JC, Needleman BJ, Muscarella P, Cook CH, Narula VK, Mikami DJ (2011) Laparoscopic Roux-en-Y gastric bypass in patients with body mass index >70 kg/m2. Surg Obes Relat Dis 7:587–591. doi: 10.1016/j.soard.2011.02.010

Sarfati R, Maréchaud M, Magnin G (1999) Comparaison des déperditions sanguines lors des césariennes et lors des accouchements par voie basse avec épisiotomie. J Gynecol Obstet Biol Reprod (Paris) 28:48–54 doi: JG-03-1999-28-1-0368-2315-101019-ART51

Sehat KR, Evans RL, Newman JH (2004) Hidden blood loss following hip and knee arthroplasty. Correct management of blood loss should take hidden loss into account. J Bone Joint Surg Br 86:561–565

Shah SN, Tran HA, Assal A, Ascunce RR, Yatskar L, Berger JS (2014) In-stent thrombosis following DDAVP administration: case report and review of the literature. Blood Coagul Fibrinolysis 25:81–83. doi: 10.1097/MBC.0b013e328364c232

Slagis SV, Benjamin JB, Volz RG, Giordano GF (1991) Postoperative blood salvage in total hip and knee arthroplasty. A randomised controlled trial. J Bone Joint Surg Br 73:591–594

Spahn DR, Moch H, Hofmann A, Isbister JP (2008) Patient blood management: the pragmatic solution for the problems with blood transfusions. Anesthesiology 109:951–953. doi: 10.1097/ALN.0b013e31818e3d75

Stein J, Bager P, Befrits R, Gasche C, Gudehus M, Lerebours E, Magro F, Mearin F, Mitchell D, Oldenburg B, Danese S (2013) Anaemia management in patients with inflammatory bowel disease: routine practice across nine European countries. Eur J Gastroenterol Hepatol 25:1456–1463. doi: 10.1097/MEG.0b013e328365ca7f

Sutasanasuang S (2011) Laparoscopic hysterectomy versus total abdominal hysterectomy: a retrospective comparative study.J Med Assoc Thai 94:8–16

Tanaka N, Sakahashi H, Sato E, Hirose K, Ishima T, Ishii S (2001) Timing of the administration of tranexamic acid for maximum reduction in blood loss in arthroplasty of the knee. J Bone Joint Surg Br 83:702–705

Thomas C, Kirschbaum A, Boehm D, Thomas L (2006) The diagnostic plot: a concept for identifying different states of iron deficiency and monitoring the response to epoetin therapy. Med Oncol 23:23–36

Wademan BH, Galvin SD (2013) Desmopressin for reducing postoperative blood loss and transfusion requirements following cardiac surgery in adults. Interact Cardiovasc Thorac Surg doi: 10.1093/icvts/ivt491

Walpoth B, Schmid R, Amport T, Rothen HU, Spaeth P, Kurt G, Stirnemann P, Nachbur B, Althaus U (1993) Intraoperative Gewinnung und Retransfusion von Eigenblut mit Solcotrans plus bei der Resektion von abdominalen Aortenaneurysmen.Helv Chir Acta. 59:843–848

Wang CJ, Lee CL, Yuen LT, Kay N, Han CM, Soong YK (2007) Oxytocin infusion in laparoscopic myomectomy may decrease operative blood loss.J Minim Invasive Gynecol 14:184–188

Wang W, Li Z, Tang J, Wang M, Wang B, Xu Z (2013) Laparoscopic versus open total gastrectomy with D2 dissection for gastric cancer: a meta-analysis. J Cancer Res Clin Oncol. 139:1721–1734. doi: 10.1007/s00432-013-1462-9. Epub 2013 Aug 30

Ward CF, Meathe EA, Benumof JL, Trousdale F (1980) A computer nomogram for blood loss replacement. Anesthesiology 53:S126

Watts DD, Trask A, Soeken K, Perdue P, Dols S, Kaufmann C (1998) Hypothermic coagulopathy in trauma: eff ect of varying levels of hypothermia on enzyme speed, platelet function, and fi brinolytic activity. J Trauma 44:846–854

Wind TC, Barfield WR, Moskal JT (2013) The effect of tranexamic acid on blood loss and transfusion rate in primary total knee arthroplasty. J Arthroplasty 28:1080–3. doi: 10.1016/j.arth.2012.11.016

Yasunaga H, Yanaihara H, Fuji K, Matsuyama Y, Deguchi N, Ohe K (2008) Influence of hospital and surgeon volumes on operative time, blood loss and perioperative complications in radical nephrectomy. Int J Urol 15:688–693. doi: 10.1111/j.1442-2042.2008.02098.x

Zu ▶ Kap. 9.3

Bekanntmachungen der Richtlinien zur Gewinnung von Blut und Blutbestandteilen und zur Anwendung von Blutprodukten (Hämotherapie) gemäß §§ 12 und 18 des Transfusionsgesetzes (TFG) (Änderungen und Ergänzungen 2010). Bundesanzeiger 2010; 62 Nr. 101a/2010: 1–40. Kap. 4.3

Biboulet P, Capdevila X, Benetreau D, Aubas P, d'Athis F, du Cailar J (1996) Haemodynamic effects of moderate normovolaemic haemodilution in conscious and anaesthetized patients. Br J Anaesth 76:81–4

Bloos F, Reinhart K (2004) Zentralvenöse Sauerstoffsättigung zur Abschätzung der Gewebeoxygenierung. Möglichkeiten und Grenzen. Dtsch Med Wochenschr 124:2601–4

Botto F et al. (2014) Myocardial Injury after noncardiac nurgery: A large, international, prospective cohort study establishing diagnostic criteria, characteristics, predictors, and 30-day outcomes. Anesthesiology 120: 564–78

Carson JL, Brooks MM, Abbott JD, Chaitman B, Kelsey SF, Triulzi DJ, Srinivas V, Menegus MA, Marroquin OC, Rao SV, Noveck H, Passano E, Hardison RM, Smitherman T, Vagaonescu T, Wimmer NJ, Williams DO (2013) Liberal versus restrictive transfusion thresholds for patients with symptomatic coronary artery disease. Am Heart J 165:964–71

Carson JL, Carless PA, Hebert PC (2012) Transfusion threshold and other strategies for guiding allogeneic red blood cell transfusion. Cochrane Dataase CD0021024. doi: 10.1002/1465858.CD002042.pub3

Carson JL, Duff A, Poses RM, Berlin JA, Spence RK, Trout R, Noveck H, Strom BL (1996) Effect of anaemia and cardiovascular disease on surgical mortality and morbidity. Lancet 348:1055–60. PMID:8874456

Carson JL, Grossman BJ, Kleinman S, Tinmouth AT, Marques MB, Fung MK, Holcomb JB, Illoh O, Kaplan LJ, Katz LM, Rao SV, Roback JD, Shander A, Tobian AA, Weinstein R, Swinton McLaughlin LG, Djulbegovic B; Clinical Transfusion Medicine Committee of the AABB (2012) Red blood cell transfusion: a clinical practice guideline from the AABB. Ann Intern Med 157:49–58

Carson JL, Noveck H, Berlin JA, Gould SA (2002) Mortality and morbidity in patients with very low postoperative Hb levels who decline blood transfusion. Transfusion 42:812–8

Carson JL, Poses RM, Spence RK, Bonavita G (1988) Severity of anaemia and operative mortality and morbidity. Lancet 1(8588):727–9. PMID:2895260

Carson JL, Terrin ML, Noveck H, Sanders DW, Chaitman BR, Rhoads GG, NemoG, Dragert K, Beaupre L, Hildebrand K, Macaulay W, Lewis C, Cook DR, Dobbin G, Zakriya KJ, Apple FS, Horney RA, Magaziner J; FOCUS Investigators (2011) Liberal or restrictive transfusion in high-risk patients after hip surgery. N Engl J Med 365:2453–62

Friederich P (2009) EKG-Monitoring der perioperativen Myokardischämie. Dräger Medical Deutschland GmbH

Hajjar LA, Vincent JL, Galas FR, Nakamura RE, Silva CM, Santos MH, Fukushima J, Kalil Filho R, Sierra DB, Lopes NH, Mauad T, Roquim AC, Sundin MR, Leão WC, Almeida JP, Pomerantzeff PM, Dallan LO, Jatene FB, Stolf NA, Auler JO Jr. (2010) Transfusion requirements after cardiac surgery: the TRACS randomized controlled trial. JAMA 304:1559–67

Hébert PC, Wells G, Blajchman MA, Marshall J, Martin C, Pagliarello G, Tweeddale M, Schweitzer I, Yetisir E (1999) A multicenter, randomized, controlled clinical trial of transfusion requirements in critical care. N Engl J Med 340: 409–17

Hébert PC, Yetisir E, Martin C, Blajchman MA, Wells G, Marshall J, Tweeddale M, Pagliarello G, Schweitzer I (2001) Transfusion Requirements in Critical Care Investigators for the Canadian Critical Care Trials Group. Is a low transfusion threshold safe in critically ill patients with cardiovascular diseases? Crit Care Med 29:227–34

Imberger G (2013) Clinical guidelines and the question of uncertainty. BrJ Anaesth 111:700–2

INITIATIVE: National Users' Board Sanquin Blood Supply. Organisatio: CBO. Mandating Organisations. Blood Transfusion Guideline 2011. ▶ https://www. google.de/?gws_rd=cr&ei=U_NvUtG8I8SUEnY-CADw#q=blood+transfusion+guideline+1011 %2C+netherlands

Janetzko K, Ebell W, Welte M (2013) Rationale Indikation zur Transfusion von Erythrozytenkonzentraten. Transfusionsmedizin 3:31–48

Kozek-Langenecker SA et al. (2013) Management of severe perioperative bleeding. Guidelines from the European Society of Anaesthesiology. Eur J Anaesthesiol 30:270–382

McIntyre L, Hebert PC, Wells G, Fergusson D, Marshall J, Yetisir E, Blajchman MJ; Canadian Critical Care Trials Group (2004) Is a restrictive transfusion strategy safe for resuscitated and critically ill trauma patients? J Trauma 57:563–8; discussion 568

McIntyre LA, Fergusson DA, Hutchison JS, Pagliarello G, Marshall JC, Yetisir E, Hare GM, Hébert PC (2006) Effect of a liberal versus restrictive transfusion strategy on mortality in patients with moderate to severe head injury. Neurocrit Care 5:4–9

Querschnitts-Leitlinie (BÄK) zur Therapie mit Blutkomponenten und Plasmaderivaten, 4. Auflage 2008, zuletzt geändert 2011. ▶ http://www.bundesaerztekammer.de/page.asp?his=0.6.3288.8906

Royal Coll. Phys. Edinburgh (1994) Consensus statement on red cell transfusion. Royal College of Physicians of Edinburgh. Transfusion Medicine 4: 177–8

Singbartl G, Schleinzer W, Frankenberg C, Maleszka H (1993) Extreme normovolemic hemodilution as homologous blood saving measure in refusal of homologous blood transfusion. Beitr Infusionsther 29:81–96

Weiskopf RB, Feiner J, Hopf HW, Viele MK, Watson JJ, Kramer JH, Ho R, Toy P (2002) Oxygen reverses deficits of cognitive function and memory and increased heart rate

induced by acute severe isovolemic anemia. Anesthesiology 96:871–7

Weiskopf RB, Kramer JH, Viele M, Neumann M, Feiner JR, Watson JJ, Hopf HW, Toy P (2000) Acute severe isovolemic anemia impairs cognitive function and memory in humans. Anesthesiology 92:1646–52

Zander R (1993) Critical limits of hemodilution: theoretical principles. (in Deutsch). Beitr Infusionsther 29:51–69. Review

Zander R (2002) Kompensationsmechanismen der perioperativen Anämie. Anästhesiol Intensivmed Notfallmed Schmerzther 37:752–5

Zander R (2013) Pathophysiologie des arteriellen O_2-Status – Sauerstoffmangel im Gewebe: Gewebehypoxie. ▶ http://www.physioklin.de/physiooxy/pathophysiologie-des-arteriellen-o2-status.html

Zu ▶ Kap. 9.4

Adam S (2008) Bedeutung von Antikörpern. Vortrag 7. Marburger Transfusionsgespräche. Marburg 7.–8. März 2008

Bekanntmachungen der Richtlinien zur Gewinnung von Blut und Blutbestandteilen und zur Anwendung von Blutprodukten (Hämotherapie) gemäß §§ 12 und 18 des Transfusionsgesetzes (TFG) (Änderungen und Ergänzungen 2010). Bundesanzeiger 2010; 62 Nr. 101a/2010.

Biermann E (2010) BDA aktuell–Jusletter 1: 2–3

Bryson GL, Laupacis A, Wells GA (1998) Does acute normovolemic hemodilution reduce perioperative allogeneic transfusion? A meta-analysis. The International Study of Perioperative Transfusion. Anesth Analg 86:9–15

Carless PA, Henry DA, Carson JL, Hebert PP, McClelland B, Ker K (2010) Transfusion thresholds and other strategies for guiding allogeneic red blood cell transfusion. Cochrane Database Syst Rev 6;(10):CD002042. doi: 10.1002/14651858.CD002042.pub2.

Carson JL, Carless PA, Hebert PC (2012) Transfusion thresholds and other strategies for guiding allogeneic red blood cell transfusion. Cochrane Database Syst Rev 4:CD002042. doi: 10.1002/14651858.CD002042.pub3. Review.

Cywinski JB, Alster JM. Miller C, Vogt DP, Parker BM (2014) Prediction of Intraoperative Transfusion Requirements During Orthotopic Liver Transplantation and the Influence on Postoperative Patient Survival. Anesth Analg 118:428–37

Empfehlungen der Arbeitsgruppe perioperative Gerinnung der ÖGARI (2013) Präoperative Anamnese–basierte Gerinnungsevaluierung. Update Juni 2013. ▶ http://www. oegari.at/web_files/dateiarchiv/116/Anamnese-basierte%20Gerinnungsabkl%C3 %A4rung %20vor%20OP%20 2013.pdf) (Zugriffsdatum 2013_12_11

Frank SM, Savage WJ, Rothschild JA, Rivers RJ, Ness PM, Paul SL, Ulatowski JA (2012) Variability in blood and blood component utilization as assessed by an anesthesia information management system. Anesthesiology 117:99–106

Gemeinsame Empfehlung der Deutschen Gesellschaft für
    Anästhesiologie und Intensivmedizin, Deutschen Ge-
    sellschaft für Innere Medizin, Deutschen Gesellschaft
    für Chirurgie (2010) Präoperative Evaluation erwachse-
    ner Patienten vor elektiven, nicht kardiochirurgischen
    Eingriffen. Anästhesiologie & Intensivmedizin (Suppl
    8):S787–97
Gross JB (1983) Estimating allowable blood loss: Corrected
    for dilution. Anesthesiology 1983:58:277–80
Hill SR, Carless PA, Henry DA, Carson JL, Hebert PC,
    McClelland DB, Henderson KM (2002) Transfusion
    thresholds and other strategies for guiding allogeneic
    red blood cell transfusion. Cochrane Database Syst Rev
    (2):CD002042. Review. Update in: Cochrane Database
    Syst Rev 2010;(10):CD002042
Karger R, Bornmann A, Kretschmer V (2013) Limited utility
    of algorithms predicting blood transfusions. Blood
    Transfus 11:426–32
Royal Coll. Phys. Edinburgh (1994) Consensus statement
    on red cell transfusion. Royal College of Physicians of
    Edinburgh. Transfusion Medicine 4: 177–8
Schonewille H, van de Watering LM, Brand A (2006) Additio-
    nal red blood cell alloantibodies after blood transfusi-
    ons in a nonhematologic alloimmunized patient cohort:
    is it time to take precautionary measures? Transfusion
    46:630–5
Segal JB, Blasco-Colmenares E, Norris EJ, Guallar E (2004)
    Preoperative acute normovolemic hemodilution: a
    meta-analysis. Transfusion 44:632–44
Shander A, Van Aken H, Colomina MJ, Gombotz H, Hofmann
    A, Krauspe R, Lasocki S, Richards T, Slappendel R, Spahn
    DR (2012) Patient blood management in Europe. British
    Journal of Anaesthesia 109:55–68
Singbartl K, Innerhofer P, Radvan J, Westphalen B, Fries D,
    Stögbauer R, Van Aken H (2003) Hemostasis and hemo-
    dilution: a quantitative mathematical guide for clinical
    practice. Anesth Analg 96:929–35
Waeschle RM, Michels P, Jipp M, Riech S, Schulze T, Schmidt
    CE, Bauer M (2014) Qualitätssicherung an der Schnitt-
    stelle zwischen Anästhesie und Transfusionsmedizin.
    Anaesthesist 63:154–62

Zeugen Jehovas und Bluttransfusion

G. Singbartl

10.1 Einleitung

Bei den Zeugen Jehovas handelt es sich um eine Glaubensgemeinschaft, welche auf einer Gruppe von Bibelforschern um 1870 basiert und in den USA seit 1931 »Zeugen Jehovas« benannt ist. Seit Ende des 19. Jahrhunderts gibt es diese Glaubensgemeinschaft auch in Deutschland; sie verfügt hier z. Zt. über ca. 220.000 Mitglieder (Dreuw 2013). Im Rahmen der medizinischen Versorgung ist diese Glaubensgemeinschaft deswegen relevant, weil sie u. a. die allogene Transfusion bzw. bestimmte allogene Blutkomponenten/-produkte aus religiösen Gründen ablehnt und zu den autologen Alternativen eine – vom jeweiligen Patienten abhängige – eingeschränkte Zustimmung gibt. Somit stehen ggf. medizinisch für unabdingbar notwendig gehaltene Maßnahmen persönlichen religiösen Glaubensansichten (»Glaubensimperativ«) (Dreuw et al. 2013) konträr gegenüber.

10.2 Das Blutverständnis der Zeugen Jehovas

Religionswissenschaftlich basiert die Haltung der Zeugen Jehovas zur Bluttransfusion u. a. auf folgenden Aussagen (zit. nach Holdermann u. Möller 2013).

- 3. Mose 17:11: »Denn die Seele des Fleisches ist im Blut, und ich selbst habe es für euch auf den Altar gegeben, damit Sühne geleistet wird für eure Seelen, denn das Blut ist es, das Sühne leistet durch die Seele [darin]« (aus: »Neue-Welt-Übersetzung der Heiligen Schrift«).
- 3. Mose 17:14: »Denn die Seele von jeder Art Fleisch ist sein Blut durch die Seele darin. Demzufolge sprach ich zu den Söhnen Israels: ,Ihr sollt nicht das Blut von irgendeiner Art Fleisch essen, weil die Seele von jeder Art Fleisch sein Blut ist. Jeder, der es isst, wird [vom Leben] abgeschnitten werden« (aus: »Neue-Welt-Übersetzung der Heiligen Schrift«).
- Apostelgeschichte 15:28, 29: »Denn der Heilige Geist und wir selbst haben es für gut befunden, euch keine weitere Bürde aufzuerlegen

als folgende notwendigen Dinge: euch von Dingen zu enthalten, die Götzen geopfert wurden, sowie von Blut und von Erwürgtem und von Hurerei. Wenn ihr euch vor diesen Dingen sorgfältig bewahrt, wird es euch gut gehen. Bleibt gesund!«

Offensichtlich wird seitens der Zeugen Jehovas eine Fremdbluttransfusion i. S. einer parenteralen Ernährung als Äquivalent des »Essens« gewertet (Röttger u. Nedjat 2002). In der Interpretation der Zeugen Jehovas ist Blut mit Leben gleichzusetzen, Blut hat einen Sühnecharakter, das Blut Jesu Christi wird als Sühneopfer gesehen (»das einzige Blut, das Leben rettet«), Blut ist »heilig«, hat für Gott eine besondere Bedeutung und stellt somit einen besonderen Wert dar (zit. Holdermann u. Möller 2013).

Die Zeugen Jehovas sehen auch die autologe Transfusion in Teilbereichen kritisch. So lehnen sie die präoperative Eigenblutspende ab, da dieses Blut den Körper verlässt und extrakorporal gelagert wird. Die maschinelle Autotransfusion aber wird, vergleichbar der von den Zeugen Jehovas akzeptieren extrakorporalen Zirkulation in der Kardiochirurgie bzw. der Hämodialyse, toleriert, solange das innerhalb der extrakorporalen Zirkulation befindliche Blut sich mit dem Körperkreislauf in einem »geschlossenem Kreislauf« befindet, nicht außerhalb des Körpers »gelagert« wird und keine fremden Blutbestandteile zugeführt werden (Röttger u. Nedjat 2002). So ist auch die akute normovoläme Hämodilution ein von den Zeugen Jehovas akzeptiertes autologes Verfahren, wenn die o. g. Maßgaben erfüllt sind.

»Da die Bibel keine eindeutigen Aussagen zur Verwendung von Blutfraktionen oder der sofortigen Reinfusion von patienteneigenem Blut bei einer Operation macht, entscheidet jeder selbst, inwieweit er sich damit einverstanden erklärt.« (► www.jehovaszeugen.de/Wie-wir-ueber-medizinische-Behandlu.76.0.html). Diese Aussage ist wichtig, so dass mit jedem Zeugen Jehovas individuell im Detail die jeweils (nicht) akzeptierten Maßnahmen zu klären sind; sie bedeutet aber auch, dass sich offensichtlich auch innerhalb dieser Glaubensgemeinschaft kritische Stimmen gegen eine restriktive

◘ **Tab. 10.1**   Haltung der Zeugen Jehovas zur Transfusion von Vollblut, Blutkomponenten, Blutzubereitungen und blutassoziierten Verfahren. (Zusammengestellt nach Watch Tower Bible and Tract Society of Pennsylvania 2010)

Ablehnung aus religiösen Gründen – Vollblut und Blutkomponenten	Individuelle Entscheidung bezüglich Akzeptanz von	
	Blutzubereitungen	Blutassoziierten Verfahren
Vollblut Erythrozyten Leukozyten Thrombozyten Plasma Präoperative Eigenblutspende Sonstige Verfahren der präoperativen Eigenblutlagerung (Kryokonservierung von Erythrozyten, Fresh-Frozen-Plasma)	Hämoglobinlösungen Interferone Albumin Gerinnungsfaktoren* Fibrinogen Immunglobuline	Akute Normovoläme Hämodilution Intra-/postoperative Blutrückgewinnung Extrakorporale Zirkulation (Dialyse, Herz-Lungen-Maschine) Organspende Organtransplanatation

* Dies sollte dann auch die Gabe von lyophilisiertem »Plasma« erlauben.

Haltung zur Bluttransfusion zu Wort melden. So wird seitens der AJWBR (Association of Jehova's Witnesses for Reform on Blood) (▶ http://reocities.com/Athens/ithaca/6236/enthalt.htm) die kritische Frage gestellt, warum zwar einzelne, aus Vollblut gewonnene Blutprodukte akzeptiert werden, aber Blut in seiner Gesamtheit bzw. die einzelnen Komponenten verboten sind (Dreuw et al. 2013). Es wird die Forderung gestellt, das Blutverbot vollständig aufzuheben (▶ www.jehovaszeugen.de/Wie-wir-ueber-medizinische-Behandlu.76.0.html). ◘ Tab. 10.1 gibt die Übersicht zur Haltung der Zeugen Jehovas zu den jeweiligen Blutkomponenten, Blutprodukten/Blutzubereitungen und blutassoziierten Verfahren.

10.3   Ethikleitlinie der Zeugen Jehovas

Bevor in den nachfolgenden Kapiteln juristische und ethische Aspekte dieser Thematik abgehandelt werden, sollen hier zunächst die unter Mitwirkung von wissenschaftlichen universitären Mitarbeitern (»Institut(e) für Ethik (in) der Medizin«) erstellten, wesentlichen Aussagen in der aktuellen »Ethikleitlinie zur Behandlung von Zeugen Jehovas und deren Kindern« (Dreuw et al. 2013) wiedergegeben werden.

Ethikleitlinie zur Behandlung von Zeugen Jehovas und deren Kindern

- Die Ablehnung von Vollblut und dessen Komponenten erfolgt als »Glaubensimperativ«. Das gilt ebenso für die präoperative Eigenblutspende mit Lagerung.
- Die Entscheidung über die Akzeptanz von Blutkomponenten (PPSB, sonstigen Gerinnungsfaktoren, Fibrinkleber, Plasma, Immunglobuline und Albumin) trifft jeder einzelne Zeuge Jehovas als seine individuelle Gewissensentscheidung.
- Intraoperative Verfahren, wie Hämodilution und maschinelle Autotransfusion, werden individuell bewertet.
- Als medizinische Selbstverständlichkeit wird eine umfassende Aufklärung zwingend gefordert, um den Patientenwillen zu erkunden, und sie schriftlich zu dokumentieren.
- Bei einem nicht ansprechbaren Patienten wird auf die Patientenverfügung verwiesen. Soweit ein Bevollmächtigter hier benannt ist, ist dieser vom Arzt zu informieren.
- Im Notfall ist die vom Patienten festgelegte Verweigerung der Bluttransfusion für den Arzt direkt bindend.

- Liegen keine Patientenverfügung oder sonstige Hinweise vor, »ist in Notfällen die ärztlich indizierte Bluttransfusion durchzuführen, … sofern keine vertretbaren Alternativen …« gegeben sind.
- Das Elternrecht schließt auch den Lebens- und Gesundheitsschutz des Kindes ein. Erst wenn »alle Möglichkeiten einer transfusionsfreien Behandlung voll ausgeschöpft sind,« »darf die Einwilligung der Eltern … gerichtlich ersetzt werden«.
- Bei einsichts- und einwilligungsfähigen Minderjährigen ist dessen Wille zu beachten.
- Generell wird ein Fremdblut sparendes Behandlungskonzept, ein in diesen Punkten erfahrenes Team, ggf. die Hinzuziehung externer Experten bzw. die Verlegung des Patienten in eine externe Klinik mit diesbezüglicher Expertise gefordert.

10.4   Juristische Aspekte

Die Reichweite der religiös begründeten Ablehnung der Bluttransfusion wird ausschließlich »durch die Glaubensgemeinschaft bzw. das einzelne Mitglied autonom ausgelegt« (Deutsch et al. 2001) und schließt die Gabe bestimmter Blutprodukte ein bzw. aus; andere medizinische Maßnahmen bleiben in Umfang und Intensität hiervon völlig unberührt (Deutsch et al. 2001). Krankenhaus-Verbindungskomitees dienen als Mittler bzw. Ratgeber in der Beziehung zwischen Arzt und Patient, üben aber gleichzeitig auch eine Kontrolle über beide Seiten bezüglich des Einhaltens der Glaubensgrundsätze aus. Bei der ärztlichen Entscheidung zur Durchführung von unabdingbar notwendig erachteten Transfusionsmaßnahmen ist grundsätzlich zu unterscheiden zwischen entscheidungsfähigen und nicht-entscheidungsfähigen Personen.

10.4.1   Entscheidungsfähige Erwachsene – rechtsverbindliche Erklärung

Die hier gemachten Ausführungen basieren im Wesentlichen auf den Aussagen, wie sie sich ausführlich und kommentiert in dem Buch »Transfusionsrecht« finden (Deutsch et al. 2001) sowie in anderen diesbezüglichen Veröffentlichungen. Wie für jeden medizinischen Eingriff, so gilt auch für die Bluttransfusion das **Selbstbestimmungsrecht** des Patienten, soweit ihm auch die möglichen Folgen aus dieser persönlichen Entscheidung dargestellt wurden (»therapeutische Aufklärungspflicht«) und er sich dieser bewusst ist.

Um ihre religiös motivierte Entscheidung juristisch abzusichern, tragen Zeugen Jehovas jeweils eine **Patientenverfügung** (»Dokument zur ärztlichen Versorgung«) bei sich. Hierbei handelt es sich »rechtlich … um eine antizipierte Behandlungsanweisung«, die sich ausschließlich auf »einen konkreten ärztlichen Eingriff, die Bluttransfusion« bezieht« (Deutsch et al. 2001). Bei Vorliegen dieser Erklärung ist »… auch bei vitaler Indikation keine Therapiegewalt des Arztes gegeben«. Eine bis ins »kleinste Detail« reichende **Aufklärung** über operative und anästhesiologische Aspekte, transfusionsrelevante Belange, mögliche Alternativen, deren Wirksamkeit sowie Risiken, aber auch der Risiken bei Nicht-Durchführen einer als lebensnotwendig erachteten Transfusion sowie sonstiger Blutkomponenten ist daher unabdingbar (»therapeutische Aufklärungspflicht« – »Notwendigkeit und Dringlichkeit dieser Maßnahme« – »Folgen der Verweigerung«) (Deutsch et al. 2001).

Somit sollte es eine Selbstverständlichkeit sein, dass die fachspezifischen Aufklärungsgespräche jeweils von den Personen geführt werden, welche auch direkt den operativen Eingriff, die Anästhesie und die postoperative Versorgung übernehmen bzw. die Verantwortung hierfür tragen. Die getroffene Vereinbarung soll nachvollziehbar zusätzlich zur regelhaften Aufklärung schriftlich dokumentiert und von Patient, den behandelnden Ärzten (und evtl. Zeugen) unterschrieben werden.

> Dann aber gilt: »Der Arzt ist an das Be-
> handlungsveto des Zeugen Jehovas ge-
> bunden« (Deutsch et al. 2001). Bei einem
> Wahleingriff bleibt dem Arzt im Vorfeld
> aber die Möglichkeit, in einem solchen Fall
> die ärztliche Behandlung abzulehnen.

10.4.2 Bewusstloser Patient

Das »Dokument zur ärztlichen Versorgung« behält
auch im Falle einer Bewusstlosigkeit und Hand-
lungsunfähigkeit i. S. einer »antizipierten Behandlungsanweisung« seine Gültigkeit (Deutsch et al.
2001), solange der Patient Mitglied dieser Glaubensgemeinschaft ist. Erst bei Widerruf bzw. mit
Austritt des Patienten aus dieser Glaubensgemeinschaft darf »konkludent« von einem Widerruf dieses Dokumentes ausgegangen werden (Deutsch et
al. 2001).

Wird bei einem bewusstlosen Zeugen Jehovas
kein entsprechendes »Dokument zur ärztlichen
Versorgung« unterschrieben vorgelegt, kommt es
auf dessen »**mutmaßlichen Willen**« an (Deutsch et
al. 2001). Daher darf der Arzt »einen Patienten nicht
einfach auf Grund der Information, der Patient sei
Zeuge Jehovas, verbluten lassen«, sondern darüber
hinaus sagen müssen, der Patient sei mutmaßlich
mit der Gabe aller Blutprodukte einverstanden, da
er den Glaubensimperativ der Gemeinschaft nicht
»unterschrieben« hat (zit. nach Deutsch et al. 2001).

10.4.3 Minderjähriger Patient

Einsichtsfähiger Minderjähriger Bei Minderjährigen ist grundsätzlich zu unterscheiden, ob dieser
in der Lage ist, die Konsequenzen, welche sich aus
seiner Entscheidung ergeben, sicher zu beurteilen. Nach einer Entscheidung des BGH kommt
es darauf an, dass der Minderjährige »nach seiner
geistigen und sittlichen Reife die Bedeutung und
Tragweite des Eingriffs und seiner Gestaltung zu
ermessen vermag« (Schelling u. Gaibler 2012). Bei
einem »schweren und risikoreichen Eingriff« müssen beide Elternteile zustimmen. Ist das nicht der
Fall, bzw. stimmt der Jugendliche nicht mit der
Entscheidung der Eltern überein, so ist ein Wahl-

eingriff zurück zu stellen. Je älter der Minderjährige, desto bedeutsamer wird seine Mitwirkung in
der Entscheidungsfindung. »Sobald ein Jugendlicher einwilligungsfähig ist, er also die Reife hat,
die Tragweite eines Eingriffs zu erfassen, und hinsichtlich der ärztlichen Behandlung eine eigenstän-
dige Nutzen-Risiko-Abwägung vornehmen kann,
kommt es allein (so die herrschende Meinung) auf
seine Einwilligung und nicht mehr auf Wunsch
und Willen der Sorgeberechtigten an« (Schelling u.
Gaibler 2012).

> Die eigenständige medizinische Entschei-
> dungsfähigkeit Minderjähriger selbst ist
> an keine feste Altersgrenze gekoppelt; die
> Verknüpfung von Religionsmündigkeit
> (mit 14 Jahren) und Entscheidungsfähig-
> keit ist abzulehnen (Deutsch et al. 2001).

Ein vertrauliches ärztliches Gespräch mit einem
Minderjährigen ohne Beisein der Eltern muss aber
nicht Ziel führend sein, da der Minderjährige ggf.
durch Eltern und Glaubensgemeinschaft vorbereitet ist, und »das Erlernte nur formelhaft wiederholt«
(Deutsch et al. 2001). Beim geringsten Zweifel sollte das Jugendamt bzw. direkt das Familiengericht/
Amtsgericht/Vormundschaftsgericht eingeschaltet
werden (s. unten). In Notfallsituation, wenn eine
Zustimmung der Eltern nicht zu erzielen ist, muss
der Arzt »zur Rettung oder zum Schutz des Kindes
gegen den Willen der Eltern die erforderliche Behandlung durchführen, also etwa die Blutübertragung vornehmen« (Röttger u. Nedjat 2002).

Nicht einsichtsfähiger Minderjähriger Juristisch
wird die Verweigerung der Eltern zu einer indizierten Gabe von Blutprodukten als »Missbrauch
des Sorgerechtes« gewertet, da hier das Kind unmittelbar in seinem Integritätsinteresse betroffen
ist (Deutsch et al. 2001). Bei nicht einsichtsfähigen
Minderjährigen darf nicht von der medizinischen
Standardtherapie abgewichen werden; »Der Arzt
ist verpflichtet, einwilligungsunfähige Minderjährige dem medizinischen Standard entsprechend mit
Blutprodukten zu behandeln« (Deutsch et al. 2001);
d. h., bei nicht einsichtsfähigen Patienten darf z. B.
eine, über das klinisch übliche Maß hinausgehende

Dilutionsanämie mit extrem niedrigen Hb-Werten als »Neulandmedizin« nicht praktiziert werden. Das in diesem Zusammenhang von den Zeugen Jehovas vorgelegte Schreiben »Abklärung der Rechtslage bei Ablehnung von Bluttransfusion für minderjährige Patienten« ist für die behandelnden Ärzte bzw. das Krankenhaus nicht unproblematisch.

10.4.4 Herbeiführen einer rechtswirksamen Entscheidung

Juristisch zuständig in o. g. Angelegenheit ist das Familiengericht/Amtsgericht, in dessen Bezirk das Kind seinen Wohnsitz hat (Deutsch et al. 2001). Hierzu bedarf es lediglich der entsprechenden Information seitens des Arztes. Wenn Gefahr bei Unterlassen droht, kann eine vorläufige Anordnung erlassen werden. Es wird lediglich die fehlende Einwilligung der Sorgeberechtigten durch die des Arztes ersetzt. Bei rechtswirksamer Zustimmung zu der beantragten Maßnahme geht das Sorgerecht nach Durchführung dieser Maßnahme wieder an die Eltern zurück (Schelling u. Gaibler 2012). In Notfallsituationen, bei denen kein zeitlicher Verzug möglich ist, und eine Zustimmung der Eltern nicht zu erzielen ist, muss der Arzt »zur Rettung oder zum Schutz des Kindes gegen den Willen der Eltern die erforderliche Behandlung durchführen, also etwa die Blutübertragung vornehmen« (Schelling u. Gaibler 2012).

Fazit
- Der mündige Zeuge Jehova entscheidet über die von ihm individuell akzeptierten Blutkomponenten, Blutzubereitungen und blutassoziierten Verfahren.
- Liegt eine vom Patienten unterschriebene schriftliche Erklärung vor (»Dokument zur ärztlichen Versorgung«), so ist diese für den Arzt unter allen Gegebenheiten verbindlich (»keine Therapiegewalt«).
- Bei Minderjährigen entscheiden primär die Eltern, ggf. aber das Familiengericht im Interesse des Kindes. Der Arzt führt dann die notwendige Standardtherapie durch (keine »Zukunftsmedizin«).

- Bei einem Wahleingriff, kann der Arzt im Vorfeld die Behandlung ablehnen.
- Bei einem eingelieferten Notfallpatienten und ohne Vorliegen entsprechender patientenbezogener unterschriebener Unterlagen trifft der Arzt die Entscheidungen i. S. einer notwendigen Standardtherapie (keine »Neulandsmedizin«).

10.5 Ethisch-basierte Handlungsempfehlungen

Ohne im Detail auf ethische Fragestellungen eingehen zu können, wird zu dieser Thematik auf »ethische Leitlinien im Sinne von Handlungsempfehlungen« (► www.ethikberatung.uni-goettingen.de) externer Institutionen (Trägerübergreifender Ethikrat im Bistum Trier 2013; Asklepios Klinik Sankt Augustin 2013; Ethikkomitee der DRK-Kliniken Berlin 2013) unter Zuhilfenahme hauptamtlicher **Ethikkommissionen** verwiesen (► www.ethikberatung.uni-goettingen.de/?zeige=leitlinien.php&rubrik=Leitlinien). Diese Empfehlungen sind sowohl zur Übernahme als auch als Grundlage für die Erstellung hausinterner ethisch-basierter Handlungsempfehlungen geeignet. Sie orientieren sich an den o. g. juristischen Aussagen.

In der klinikinternen Diskussion ist es sinnvoll und hilfreich, im Vorfeld die relevanten Fragen interdisziplinär zu klären und ein generelles Konzept und im jeweiligen Einzelfall einen individuellen patientenbezogenen Plan zu erstellen. Dieses Vorgehen schließt alle mit der Versorgung dieser Patienten befassten Gruppen in die prinzipielle Entscheidungsfindung zur elektiven (operativen) Behandlung ein. Es sollten diejenigen Mitarbeiter ermittelt werden, die sich prinzipiell an der Mitwirkung bei der elektiven Versorgung dieser Patientengruppe beteiligen. Die Mitwirkung an der notfallmäßigen Versorgung dieser Patientengruppe ist ärztliche/medizinische Pflicht. Die behandelnden Ärzte übernehmen das Sorgerecht für den Patienten falls kein rechtswirksames »Dokument zur ärztlichen Versorgung« vorliegt.

10.6   Ärztliches Handeln

Die Maßnahmen zur Durchführung von Anästhesie und operativem Elektiveingriff bei Zeugen Jehovas unterscheiden sich mit Ausnahme einer transfusionsfreien bzw. individuellen, glaubenskonformen Transfusionstherapie konzeptionell nicht grundlegend von denjenigen bei anderen Patienten; sie lassen sich unterteilen in

- präoperative Vorbereitung des Patienten,
- intraoperative eingriff- und patientenspezifische Maßnahmen,
- postoperative Überwachung und Sicherstellen der Vitalfunktionen bei evtl. erniedrigtem Hb-/Hkt-Wert sowie evtl. Gerinnungsprobleme.

10.6.1   Präoperative Maßnahmen

Ziel der präoperativen Vorbereitung, insbesondere bei Risikopatienten, und somit auch bei Zeugen Jehovas mit einem blutverlustreichen Eingriff, ist primär eine Optimierung der »Perfusion«, d. h. der kardiopulmonalen Funktion zur Sicherstellung des Sauerstofftransportes auch unter anämischen Bedingungen. Darüber hinaus sind zwar generell, insbesondere aber bei dieser hinsichtlich Bluttransfusion problematischen Patientengruppe, eine evtl. präoperative Anämie zu behandeln sowie eine gerinnungshemmende Dauermedikation interdisziplinär und im Einvernehmen mit dem Patienten zu regeln. Insgesamt gilt es also, das individuelle Risiko zu bewerten, um somit auch die qualitative Intensität der intra-/postoperativen Überwachungsmaßnahmen zu bestimmen (Gemeinsame Empfehlung der Deutschen Gesellschaft für Anästhesiologie und Intensivmedizin, Deutschen Gesellschaft für Innere Medizin, Deutschen Gesellschaft für Chirurgie).

> **Patienten- und operationsspezifische Risiken, Planung des Procedere**
> - Bewertung der individuellen patientenspezifischen Risiken
>   - Alter/Geschlecht/Anamnese/Vorerkrankungen/Dauermedikation/Risikofaktoren (Adipositas permagna), soziale/genetische Faktoren
>   - Funktions-/Belastungstests
>   - Laborwerte
>   - Anämie
>   - Gerinnungsstörungen/Thrombozytenaggregatioshemmer/Antikoagulanzien
> - Bewertung der operationsspezifischen Risiken (unter Berücksichtigung lokaler Gegebenheiten)
>   - »Größe« des operativen Eingriffs/intrakavitärer Eingriff/Dringlichkeit
>   - zu erwartender Blutverlust/intraoperative Komplikationen
>   - Dauer des operativen Eingriffs
> - Klinik-/abteilungsinterne Risiken
>   - Klinische Erfahrung/Häufigkeit derartiger Eingriffe
>   - Ausstattung für differenzierte präoperative Diagnostik und perioperatives Monitoring
>   - Intensiv- vs. Wachstation/apparative Ausstattung/Personal
>   - Überwachungs- und Therapiemaßnahmen
> - Präoperative Optimierung/Stabilisierung von Sauerstoffangebot
>   - Optimierung/Stabilisierung der Herz-Kreislauffunktion
>   - Optimierung/Stabilisierung des pulmonalen Gasaustausches/Lungenfunktion
>   - Anämiediagnostik und -therapie
>   - Optimierung/Stabilisierung von HF Rhythmus, SV, HZV, SaO_2, CaO_2, DO_2
> - Optimierung/Stabilisierung sonstiger Organfunktionen
> - Festlegung des Anästhesieverfahrens
> - Festlegung der intra- und postoperativen Überwachungsmaßnahmen
> - Dokumentation der getroffenen Vereinbarungen/»Dokument zur ärztlichen Versorgung«

Insgesamt kommt der kardiopulmonalen Kompensation betreffs Sicherstellung eines adäquaten Sauerstoffangebotes in Zusammenhang mit einer zu erwartenden intra-/postoperativen Anämie eine essenzielle Bedeutung zu. Hierbei sind auch diejenigen Voraussetzungen zu schaffen, damit der Patient mit einem hoch-normalen Hb-/Hkt-Wert in die Operation geht, um ggf. nicht bzw. nicht in einem kritischen, lebensbedrohlichem Ausmaß eine intra-/postoperative Dilutionsanämie tolerieren zu müssen. (Details zur präoperativen Anämiediagnostik und -therapie finden sich in ▶ Kap. 9.1 und ▶ Kap. 9.2).

> **Tipp**
>
> Eine kurzfristige prä-/perioperative Gabe von Erythropoetin (EPO) **plus** Eisensubstitution ist effektiv. Es gibt hierfür kein einheitliches Dosierungsschema; die jeweils verabreichte EPO-Dosis liegt z. B. bei 150–400 (–600) IE/kg s.c. 2-mal pro Woche; plus Eisensubstitution.

Die **Eisensubstitution** kann mit einem i.v. verträglichen Eisenpräparaten (Eisen-Saccharat – 50 mg i.v. bei jeweiliger EPO-Gabe) bzw. täglicher oraler Gabe (200 mg freies Eisen/Tag – $3 \times 65{,}5$ mg freies Eisen/Tag) erfolgen.

Ebenso sollten auch die Werte für die Gerinnungsparameter im (hoch)normalen Bereich liegen, falls diesbezüglich keine (absoluten) Kontraindikationen bestehen. Bezüglich der Gerinnungsanamnese wurde von einer österreichischen Arbeitsgruppe der ÖGARI ein spezieller Fragebogen erarbeitet (Empfehlungen der Arbeitsgruppe perioperative Gerinnung der ÖGARI). Hierbei sind auch pflanzliche Arzneimittel von Bedeutung, da die meisten von ihnen einen ungünstigen Einfluss auf die Gerinnung haben, von den Patienten selber aber als nebenwirkungsfrei bewertet werden (»sie sind ja pflanzlich«). Nach einer aktuellen Übersichtsarbeit, sollen jedoch die pflanzlichen Arzneimittel 2–3 Wochen vor dem Eingriff abgesetzt werden (Empfehlungen der Arbeitsgruppe perioperative Gerinnung der ÖGARI 2013).

Problematisch gestaltet sich bei Zeugen Jehovas die Handhabung einer **gerinnungshemmenden Dauermedikation** (▶ Kap. 5; Übersicht bei Schlitt et al. 2013). Nach allgemeinem aktuellem Wissensstand kann **ASS** im Rahmen der Primärprophylaxe abgesetzt werden, im Rahmen der Sekundärprophylaxe wird grundsätzlich die Beibehaltung

von ASS empfohlen – mit Ausnahme von intrakraniellen, intraspinalen sowie Eingriffen am Augenhintergrund; hier sollte ASS entsprechend der Empfehlungen dann 7 Tage präoperativ abgesetzt werden (n. Schlitt et al. 2013). Unter Beibehalten einer alleinigen ASS-Dauermedikation wird das **Blutungsrisiko** eines operativen Eingriffs um den Faktor 1,5 erhöht, ohne dass dadurch die Letalität ansteigt (n. Schlitt et al. 2013).

Unter **dualer medikamentöser Thrombozytenaggregationshemmung** sollten Elektiveingriffe bei Patienten mit einem unbeschichteten Stent (BMS) für mindestens 6 Wochen, mit einem beschichteten Stent (DES) für mindestens ein Jahr nach Stentimplantation verschoben werden. Ggf. ist bei akut notwendiger koronarer Intervention im Vorfeld eines nicht weiter aufschiebbaren Elektiveingriffs statt eines DES ein BMS einzusetzen. Bei vorzeitigem Absetzen der dualen Medikation droht das Risiko einer Stentthrombose mit Herzinfarkt, deren kumulative Inzidenz bei perioperativer Unterbrechung der dualen Therapie auf 4–5 % ansteigt (n. Schlitt et al. 2013; Jámbor et al. 2009). Muss eine Operation innerhalb der o. g. kritischen Zeit durchgeführt werden und ein Absetzen der Medikation ist seitens des operativen Faches unabdingbar, sollten die Thieneopyridine (z. B. Clopidogrel) sieben Tage präoperativ abgesetzt werden (n. Schlitt et al. 2013). Es besteht keine Möglichkeit der Antagonisierung, so dass Notfalleingriffe mit einem deutlich erhöhten Risiko kardialer Komplikationen (1,7–3,2 %) assoziiert sind (n. Schlitt et al. 2013). Neben den operativen Maßnahmen zur Minimierung der Blutung bleibt noch die i.v. sowie die topische Applikation von Tranexamsäure (Perel et al. 2013; Ker et al. 2012, 2013). Die Gabe von Desmopressin ca. 30 min vor Operationsbeginn wird nicht als generelle blutungsmindernde Maßnahme empfohlen (»Based on the currently available evidence, the use of DDAVP to reduce peri-operative blood loss or allogeneic RBC transfusion cannot be supported.«) (Carless et al. 2004).

Bei Dauermedikation mit **Vitamin-K-Antagonisten** wird vor größeren Eingriffen mit zu erwartendem deutlichem Blutverlust das entsprechende Präparat bis zu sieben Tage vorher abgesetzt werden (n. Schlitt et al. 2013). Bei akuter Notwendigkeit ist die orale bzw. i.v. Gabe von Vitamin K, ggf. von PPSB 30 min präoperativ indiziert; Gerinnungsfaktoren werden als individuelle Entscheidung in der Regel von Zeugen Jehovas akzeptiert. Bei deutlich erhöhtem Thromboembolie-Risiko wird sehr oft ein »bridging« mit NMH praktiziert. Dieses Vorgehen ist im Einzelfall zu hinterfragen, da das »bridging« selber das Risiko für Blutungen um das bis zu Fünffache erhöhen kann, ohne das Risiko eingriffsbezogener Thromboembolien zu reduzieren (n. Schlitt et al. 2013).

In jedem Fall sollten interdisziplinär (Anästhesist, Operateur, Kardiologe und Hämostaseologe) dem Patienten die potenziellen Risiken des präoperativen Absetzens einer für notwendig erachteten Fortführung der Medikation mit Thrombozytenaggregationshemmern/Antikoagulanzien einerseits, sowie die resultierenden Blutungskomplikationen bei Beibehalten dieser Therapie andererseits in aller Offenheit aufgezeigt werden. In Kenntnis dieser Fakten muss der Patient seine eigene verbindliche, aber jederzeit von ihm widerrufbare Entscheidung treffen.

Eine Risikobewertung anhand o. g. patienten- und operationsspezifischer Kriterien ist unabdingbar, da sie eine wichtige Maßnahme für die weitere Planung der intra- und postoperativen Vorgehensweise darstellt.

> **Fazit**
> - Die Optimierung der kardiopulmonalen Funktion ist unabdingbar für die zumindest teilweise Kompensation einer anämiebedingten Beeinträchtigung des Sauerstoffangebotes.
> - Präoperativ ist eine Anämiekorrektur auf (hoch-)normale Hb-/Hkt-Werte anzustreben. Letzteres gilt generell für blutverlustreiche Eingriffe.
> - Das Vorgehen bei Dauermedikation mit Thrombozytenaggregationshemmern bzw. Antikoagulanzien ist interdisziplinär mit dem Patienten in Kenntnis von Blutungs- bzw. Thrombosierungsrisiko abzustimmen.
> - Bei einem geplanten, nicht lange zu verschiebenden operativen Eingriff und präoperativer Notwendigkeit einer akuten koronaren Intervention sollte ggf. anstelle eines DES auf einen BMS ausgewichen werden.

> - Die Risikostratifizierung des Patienten ist wichtiger Bestandteil einer qualitativ adäquaten Sicherstellung von prä-, intra- und postoperativer Versorgung.

10.6.2 Intraoperative Maßnahmen

Vor Operationsbeginn ist zwar generell, umso mehr aber bei dieser Patientengruppe das sog. »time out« zur Endkontrolle unabdingbar (Renner et al. 2012). Eine blutungsarme Operationstechnik sowie sorgfältige Blutstillung und sorgfältige Absaugtechnik des Wundblutes stellen zusammen mit Maßnahmen zur Sicherstellen von Normothermie (aggressive externe **Wärmezufuhr** sowie warme Infusionslösungen) und physiologischem Säure-Basen-Haushalt allgemeine Basismaßnahmen zur Verminderung des operativen Blutverluste dar. Hypothermie bewirkt entsprechend der RGT-Regel eine Verlangsamung der plasmatischen Gerinnung sowie eine Beeinträchtigung der Thrombozytenfunktion. Daher soll eine aggressive externe Wärmezufuhr bereits präoperativ beginnen. Eine Gerinnungsstörung bei Hypothermie wird noch weiter verstärkt durch eine ausgeprägte metabolische Azidose (Dirkmann et al. 2008) (▶ Kap. 6). Eine pH-Erniedrigung von 7,4 auf 7,2, vermindert die Thrombinbildung um 25 %. Hinsichtlich einer gerinnungsprotektiven Wirkung mittels Pufferung bei ausgeprägter metabolischer Azidose liegen keine Daten vor; Interaktionen von Azidose und evtl. Pufferung sind ein Problem bezüglich des Verlaufs der O_2-Bindungskurve insbesondere bei ausgeprägter Anämie. Therapeutische Maßnahme sind Optimierung der Perfusion und aggressive Wärmezufuhr.

> **Generelle blutsparende Basismaßahmen**
> - Blutarmes Operieren/sorgfältiges Absaugen des Wundblutes
> - Sicherstellen von Normothermie
> - Physiologischer Säure-Basen-Status (pH >7,2)

Entsprechend der Vereinbarung mit dem jeweiligen Patienten werden von Anfang an ggf. eine akute normovoläme Hämodilution durchgeführt

(▶ Kap. 8.6) und/oder die maschinelle Autotransfusion installiert (▶ Kap. 8.4). Bei geringer Erythrozytenersparnis und dem Risiko einer Dilutionskoagulopathie ist die Hämodilution kritisch-differenziert zu werten; oftmals ergibt sich bei großen Blutverlusten die Indikation »gelb« (Plasma bzw. Gerinnungsfaktoren) vor »rot« (Erythrozyten) (▶ Kap. 8.6). Hierbei ist zu beachten, ob der Patient die Gabe von **Gerinnungsfaktoren** zugestimmt hat.

Damit stellt sich die Frage nach der Gabe von **lyophilisiertem »Plasma«**, welches als erlaubte »Plasmafraktion« (Zeugen Jehovas) nur noch aus »Gerinnungsfaktoren« besteht, und somit in die individuelle Entscheidung des Zeugen Jehovas fällt. Mit der maschinellen Autotransfusion ist ggf. eine weitere Blut sparende Alternative installiert, wobei die Gerinnungsproblematik bei großen Blutverlusten unverändert besteht. Mittels der maschinellen Autotransfusion werden Erythrozyten-Rückgewinnungsraten von 35 % bis >85 % erzielt; das aber bedeutet, dass infolge einer noch nicht indizierten Retransfusion mit nachfolgendem Blutverlust und anschließender maschineller Aufbereitung erneut Erythrozyten verloren gehen (bei einer Erythrozyten-Rückgewinnungsrate von 50 % resultieren nach zweimaligem Aufbereiten nur noch 25 % der ursprünglich im »ersten« Wundblut vorhandenen Erythrozyten). Die Erythrozyten sollten daher aufbereitet und situationsadäquat retransfundiert werden, wenn eine anämieassoziierte Indikation gegeben ist (ST-Streckenveränderungen, neu auftretende Herzrhythmusstörungen, Kreislaufinstabilität, entsprechende TEE-Veränderungen).

> ⊘ Um den religiösen Vorgaben der Zeugen Jehovas gerecht zu werden, sind Hämodilution und maschinelle Autotransfusion jeweils so zu handhaben, dass eine geschlossene extrakorporale Zirkulation mit dem Patientenkreislauf besteht und die Retransfusion kontinuierlich, aber mit situationsadäquater Geschwindigkeit erfolgt.

Eine tiefe Narkose verlangsamt den Stoffwechsel, senkt somit den Sauerstoffverbrauch sowie den Blutdruck. Dieses Vorgehen ist ein Mittelweg zwischen »normalen« Blutdruckwerten und kontrollierter Hypotension. Eine mögliche Alternative stellt auch die Kombination aus Allgemein- und Regionalanästhesie dar. Nach wie vor gilt, dass dasjenige **Anästhesieverfahren** das Beste ist, welches der Anästhesist am besten beherrscht – solange die Maßgaben einer »good clinical practice« erfüllt werden. Die beste Steuerbarkeit des Blutdrucks jedoch ist gegeben durch die selektive Gabe entsprechender Pharmaka zur kontrollierten Hypotension. Jedoch ist Vorsicht geboten bei Anämie in Kombination mit Hypotension, da hier neben dem allgemeinen Risiko einer unzureichenden zerebralen Sauerstoffversorgung (Problem der »letzten Wiese«) insbesondere das Risiko einer isolierten Nervus-opticus-Schädigung/ischämischen optischen Neuropathie besteht (Ho et al. 2005).

Die intra- und postoperativen **Überwachungsmaßnahmen** (◻ Tab. 10.2) orientieren sich an der Risikobewertung des Patienten (Begleiterkrankungen, Größe des Eingriffs und des zu erwartenden Blutverlustes). Diese Maßnahmen dienen der Sicherstellung des individuellen situationsbezogenen Sauerstoffbedarfs; unter den erschwerten Bedingungen, dass hierfür eine wesentliche Komponente, nämlich die Erythrozytentransfusion, nicht bzw. nur in beschränktem (autologem) Umfang zur Verfügung steht. Sie lassen sich einteilen in Basismaßnahmen sowie ein erweitertes Monitoring entsprechend des jeweiligen Risikos.

Mittels der Basismaßnahmen ist eine Regelüberwachung problemlos möglich. Eine individuelle zielgerichtete **Volumentherapie** (»goal directed therapy«) (Shoemaker et al. 1988) aber erfordert einen differenzierten Einsatz des ZVK (Lees et al. 2009; Futier et al. 2010) bzw. Maßnahmen des erweiterten Monitorings mittels Pulmonalarterienkatheters (s. unten). Obligat sind eine Frequenz-, Rhythmus- und ST-Streckenanalyse (V4 und V5) mittels **EKG**. Hiermit sollte es möglich sein, eine anämieassoziierte myokardiale Minderversorgung mit Sauerstoff zu erkennen. **Troponin I** ist wegen des zeitlich verzögerten Anstiegs (3–6 h) und dem Erreichen des Maximums nach ca. 10 h ein wichtiger Überwachungsparameter für die postoperative Phase und somit akut wenig hilfreich.

Eine **invasive Blutdruckmessung** und ein **ZVK** sind bei entsprechenden Eingriffen indiziert. Eine Hypotonie sollte sich in Zusammenhang mit dem Ausmaß des Blutverlustes, der Diurese, dem ZVD im zeitlichen Verlauf, sowie der klinischen Gesamt- bzw. Akutsituation bewerten lassen.

	Tab. 10.2 Intra- und postoperative Überwachungsmaßnahmen bei zu erwartendem transfusionsbedürftigem Blutverlust und reduziertem Transfusionsregime		
Basismaßnahmen	**Erweitertes Monitoring in Abhängigkeit von Risikoeinstufung sowie des zu erwartenden Blutverlustes**	**Laborparameter**	**Hämotherapie**
EKG mit Frequenz-/Rhythmus-/ST-Streckenanalyse (V4 und V5) Nicht-invasive/invasive Blutdruckmessung BGA/pH/Hb/PaO$_2$/SaO$_2$/ CaO$_2$/PaCO$_2$ ZVD/SzvO$_2$/PzvCO$_2$/P(zv-a) CO$_2$ Kerntemperatur Diurese Engmaschige Überwachung des Blutverlustes So wenig Blutentnahmen wie möglich, so viele wie nötig – therapeutische Konsequenz?	TEE PICCO Pulmonaliskatheter (PAP/ PCWP/SgvO$_2$/PgvCO$_2$/ P(gv-a)CO$_2$)	Blutentnahmen, wenn therapeutische Konsequenzen möglich Betreffend Hb/Hkt – nicht Laborwerte therapieren/klinische Symptomatik bewerten Betreffend Gerinnung – wenn therapeutischen Konsequenzen zugestimmt Situationsadäquates Monitoring (POCT-Rotem, Zeitvorteil vor Labor) Troponin I Laktat	Entsprechend des zu erwartenden Blutverlustes frühzeitige Gabe von Tranexamsäure Blutsparende Transfusion (nur bei Auftreten anämieassoziierter Symptome i. S. von Blutersparnis) Frühzeitige Gabe von Fibrinogen und Gerinnungsfaktoren (individuelle Entscheidung des jeweiligen Zeugen Jehovas)

Mit dem ZVK ist ein fließender Übergang zu einem erweiterten Überwachungskonzept gegeben: Mittels ZVK ist eine engmaschige Kontrolle von zentral-venöser Sauerstoffsättigung (SzvO$_2$) sowie zentral-venösem PCO$_2$ (PzvCO$_2$) bzw. P(zv-a)CO$_2$ möglich (s. unten); diese Parameter erlauben im Kontext mit dem zeitlichen Verlauf des Hb-Wertes, der Kreislaufsituation und der SaO$_2$ eine Interpretation der regional-»systemischen« Sauerstoffversorgung (SzvO$_2$) bzw. eine Interpretation der regional-»systemischen« Perfusion (Lees et al. 2009; Futier et al. 2010).

Die **Blutgasanalyse** gibt u. a. Kenntnis vom Säure-Basen-Status. Die regelmäßige Überwachung der **Urinausscheidung** im Zusammenhang mit ZVD, SzvO$_2$, Blutverlust und Volumenzufuhr erlaubt Rückschlüsse auf den »Volumenstatus«. Wenn trotz Anstieg des ZVD der Kreislauf sich nicht stabilisieren lässt und die SzvO$_2$ nicht ansteigt, ist dies als Hinweis auf eine deutliche Beeinträchtigung sowohl der **myokardialen Funktion** als auch einer »versorgungslimitierten« **Sauerstoffversorgung** zu interpretieren (»supply dependency«). Hier ist u. a. die Gabe von Noradrenalin indiziert; dieses erhöht den Blutdruck, bewirkt über einen Anstieg des diastolischen Druckes eine Ver-

besserung der Koronarperfusion und wirkt positiv-inotrop. Bei zu erwartendem hohem Blutverlust ist die frühzeitige Gabe eines Antifibrinolytikums, z. B. Tranexamsäure indiziert (Perel et al. 2013; Ker et al. 2012, 2013). Sobald ein sehr starker Blutverlust/Hb-Abfall erkennbar ist, sollte die FiO$_2$ deutlich erhöht werden, um den CaO$_2$ via physikalisch gelöstem Sauerstoff zu erhöhen. Damit kann, zumindest bei Gesunden, eine anämieinduzierte Tachykardie, kompensiert werden (Feiner et al. 2011).

Bei zu erwartendem hohem Blutverlust wird alternativ zum differenzierten Einsatz des ZVK (s. oben/s. unten) z. B. ein **Pulmonalarterienkatheter** (PAK) zur Steuerung einer individuellen zielgerichteten Therapie i. S. einer situationsadäquaten Sauerstoffversorgung als indiziert angesehen. Jedoch ist man in derartigen Situationen bei den Zeugen Jehovas von den für eine sog. »goal directed therapy« (Shoemaker et al. 1988) geforderten supranormalen DO$_2$-Werten weit entfernt; diese werden inzwischen jedoch individuell differenzierter gesehen (Lees et al. 2009; Futier et al. 2010). Je größer der operative Eingriff und der resultierende Blutverlust, desto mehr wird die Anästhesie zu einer in den Operationssaal verlagerten Intensivtherapie. Aktuelle Studien bei Intensivpatienten zeigen jedoch auch eine Eignung der mittels ZVK regional-»systemischen« Oxygenierungsparameter zur Therapiesteuerung (Lees et al. 2009; Futier et al. 2010; Bloos et al. 2004).

Nicht nur wegen der zeitlichen Latenz zwischen Blutentnahme und Erhalt des Laborbefundes, sondern auch aufgrund der optisch-qualitativen Interpretation der Gerinnung gilt »**point of care testing**« im Operationssaal quasi als conditio sine qua non für eine perioperative Steuerung der Gerinnung (Glas et al. 2013); sie ist aber vor allem eine Frage der örtlichen Gegebenheiten. Eine Cochrane-Analyse äußert sich reserviert hinsichtlich deren klinischer Relevanz im Vergleich zum konventionellen Vorgehen mittels Laboranalysen (Afshari et al. 2011). Ein »blindes« Gerinnungsmanagement ohne Kontrolle jedoch unterschätzt den tatsächlichen Bedarf an gerinnungsaktiver Substitution deutlich.

Bei genereller Ablehnung allogener Blutkomponenten und Blutzubereitungen, also auch von Gerinnungsfaktoren/Fibrinogen, ist diese Überwachungsmaßnahme ohne klinische Konsequenz, und somit ist auch eine gegenteilige Ansicht – nämlich keine überflüssigen Blutentnahmen – sehr gut nachvollziehbar. Laborkontrollen sollten generell auf ein vertretbares Minimum beschränkt werden, um unnötige Blutentnahmen zu vermeiden; Mikroanalysen wie bei pädiatrischen Patienten bieten sich hier an. Auch bei Akzeptanz der o. g. autologen Verfahren ist ein absolut restriktives autologes Transfusionsregime bei Zeugen Jehovas vonnöten. Die Gabe von lyophylisierten Plasma (im Gegensatz zum Fresh-Frozen-Plasma) sollte als Individualentscheidung erlaubt sein (s. oben). In entsprechenden Situationen sollte dann die jeweilige Gabe von Gerinnungspräparaten proaktiv gehandhabt werden; eine evtl. notwendige Thrombozytentransfusion wird aus Glaubensgründen aber (zumeist) nicht gestattet.

Dosierungsschemata von Gerinnungstherapeutika
- ■ **Fibrinogen:**
  - – Initial 2–4 g (Kurzinfusion)
  - – Wert auf >150 mg/dl halten
- ■ **PPSB:**
  - – Initial 30–40 E/kg KG
  - – INR ≤1,4 halten

  - – 1 IE PPSB/kg KG erhöht die Aktivität von FVII und FIX um 0,5–1 % sowie von FII und FX um 1–2 %
- ■ **Tranexamsäure:**
  - – Kein etabliertes einheitliches Dosierungsregime
  - – z. B. initial 15–30 mg/kg KG (Kurzinfusion), anschließende kontinuierliche Gabe 10 mg/kg/h (Perfusor)
  - – Alternativ: Intermittierende Bolusgabe: 10–15 mg/kg KG präoperativ, Wiederholung nach ca. 3–4 (8) h postoperativ
  - – Postoperative Gabe nach Bedarf

10.6.3 Postoperative Maßnahmen

Die intensive, engmaschige Überwachung des anämischen Patienten ohne bzw. mit Substitutionserlaubnis von Blutzubereitungen bedeutet – je nach Ausprägung der Anämie und individueller Kompensationsfähigkeit – ggf. unverändert das Fortführen der bereits intraoperativ praktizierten Basismaßnahmen zur Verminderung des Blutverlustes sowie der Maßnahmen zur Patientenüberwachung, Sicherstellen von Normovolämie, Stabilisierung der Herz-Kreislauf-Funktion sowie einer adäquaten O_2-Versorgung; sie stellen **die** Maßnahmen in der postoperativen Phase dar. Ein betreffs myokardialer Ischämie auch prognostisch wichtiger Parameter ist die Bestimmung von **Troponin I**, wie eine aktuelle, prospektive Kohortenstudie an >15.000 nicht-kardiochirurgisch operative Patienten zeigt (Botto et al. 2014). Erhöhte Troponion-Werte (≥0,03 ng/ml) nach nicht-kardiochirurgischen Eingriffen waren unabhängig von sonstigen Zeichen einer myokardialen Ischämie ein unabhängiger Prädiktor für die 30-Tage-Mortalität (Botto et al. 2014).

Postoperativ erhöhter Sauerstoffverbrauch infolge Shivering, Schmerzen sowie hypertensive Kreislaufreaktionen und Tachykardie sind zu vermeiden. Sammeln und Retransfusion des postoperativen Wund-/Drainageblutes mit/ohne maschinelle Aufbereitung entsprechend individueller Vereinbarung.

Bei **ausgeprägter Anämie** ist die hochdosierte peri-/postoperative Gabe von Erythropoetin (150–400 (–600) IE/kg postoperativ sinnvoll (je nach Kreislaufsituation/Perfusion entweder s.c. oder i.v.) **plus** Eisen i.v. (z. B. Eisen-Saccharat – 50 mg bei EPO-Gabe bzw. 2× pro Woche) und eine strategisch wichtige und äußerst effektive Maßnahme, wie die wenigen randomisierten kontrollierten Studien (RCT) bei anämischen, kardiochirurgischen bzw. orthopädischen Patienten sowie Einzelfallberichte zeigen (Lin et al. 2013; Tran et al. 2014). Das Ausmaß der Anämie bestimmt zusammen mit dem klinischen Status Dosis und Applikationsfrequenz von Erythropoetin. Bis dato gibt es jedoch keine einheitlichen Dosierungsschemata hinsichtlich Dosis, Dosierungsintervall und Applikationsroute (i.v./s.c.) (Crosby 2002). Anzustreben ist ein dem individuellen Risiko adäquater Hb-Wert. Zusätzlich zum Erythropoetin ist Eisen oral bzw. i.v. für eine suffiziente Hb-Synthese unabdingbar; bei Anämietoleranz ohne Erythropoetingabe ist die orale Eisenzufuhr (ca. 200 mg/die freies Eisen – verteilt auf 3 Einzeldosen zu je 65,5 mg) bzw. Eisen i.v. empfehlenswert. Im Hinblick auf die Zeugen Jehovas liegen zahlreiche Einzelfallberichte bzw. retrospektive Analysen vor; auch für blutverlustreiche (gelenk-/kardiochirurgische) Eingriffe ohne jegliche Transfusion (de Araújo et al. 2013; Harwin et al. 2013).

Tipp		

Ein präoperativ interdisziplinär erarbeitetes Behandlungs-/Transfusionskonzept für Zeugen Jehovas ist nicht nur äußerst sinnvoll, sondern sollte klinikintern obligat sein; auch, um im jeweiligen Einzelfall einen operativen Eingriff abzulehnen bzw. den Patienten zu verlegen.

Bei **extremer Anämie** mit Zeichen einer Beeinträchtigung der kardio-zerebralen Sauerstoffversorgung sind die Intubation und die kontrollierte Beatmung mit einem hohen FiO_2, ggf. mit Relaxation notwendig. Ggf. ist auch eine zusätzliche weitere Senkung des systemischen Sauerstoffverbrauches mittels moderater Hypothermie auf 34 °C indiziert (Senkung des O_2-Verbrauches um ca. 5–7 %/ °C). Hierfür bieten sich Oberflächenkühlung bzw. die i.v. Gabe von gekühlten Infusions-lösungen, intravaskuläre Katheter bis hin zur extrakorporalen Zirkulation an. Die nicht-invasiven Methoden erscheinen einfach, sind aber arbeitsintensiv und weniger effektiv (Kühlung um <1 °C/h); die invasiven Methoden sind effektiv und steuerbar, erfordern aber mit Ausnahme der Infusion kalter Lösungen (Kühlung um ca. 3 °C/h) eine entsprechende apparative Ausrüstung und Erfahrung mit deren Umgang. Eine Überwachung der Kerntemperatur ist notwendig; negative Auswirkungen auf die Gerinnung, Veränderungen im Wasser- und Elektrolythaushalt sowie Auftreten von Herzrhythmusstörungen dürfen nicht außer Acht gelassen werden (Übersicht bei Schneider et al. 2008).

Akutmaßnahmen
- Sicherstellen der Normovolämie
- Kreislaufstabilisierung/mittels Noradrenalin-Perfusor ($\uparrow$ Koronarperfusion via $\uparrow P_{diast}$)
- Senken des Sauerstoffverbrauchs plus
- Erhöhen der FiO_2
  - O_2-Gabe entsprechend klinischer Situation (s. unten)
  - Vermeiden von: Shivering/PONV/hypertensiven Blutdruckwerten/Tachykardie
  - Analgosedierung
  - Ggf. Intubation und kontrollierte Beatmung mit hohem FiO_2
  - Ggf. Relaxation
  - Ggf. kontrollierte moderate Hypothermie (34 °C)

Überwachungsmaßnahmen
- EKG
  - Frequenz, Rhythmus, ST-Streckenanalyse
  - TTE/TEE
- Systemische Oxygenierungs-/Perfusions-»Surrogat«-Parameter
  - PaO_2, SaO_2
  - Szv O_2, $P(zv-a)CO_2$ (wenn kein Pulmonaliskatheter liegt)
- PAP, PCWP, $SgvO_2$, $PgvCO_2$, $P(gv-a)CO_2$
- Laktat/Tropnonin I
- Sonstige allgemeine und organspezifische (Dys-)Funktionen

Derartige Situationen erfordern z. T ein hohe apparative Ausstattung und ein entsprechendes klinisches »Knowhow« sowie einen entsprechenden Personalbedarf; diese Gegebenheiten sind jedoch nicht überall vorhanden. Spätestens in dieser Situation ist daher ggf. die Verlegung in eine entsprechend personelle und apparativ ausgestattete und erfahrene Klinik ernsthaft zu erwägen. Daher sind bei der präoperativen Planung und Risikobewertung des Patienten auch die jeweiligen lokalen Gegebenheiten unabdingbar in die Planungen mit einzubeziehen.

> **Fazit**
> Die medizinischen Maßnahmen bei blutverlustreichen Eingriffen bei Zeugen Jehovas beinhalten:
> - **Präoperativ**
>   - Optimierung bzw. Stabilisierung von Organfunktionen, insbesondere von kardio-pulmonaler Funktion und von SV/HZV(Perfusion)/Volumenstatus sowie von klinisch relevanten Laborparametern
>   - Behebung von Anämie und Abklären evtl. Gerinnungsproblematik
>   - Risikostratifizierung
>   - Präoperativ (bereits bei Übernahme von der Station) Beginn einer aggressiven externen Wärmezufuhr
> - **Intraoperativ**
>   - Blutsparendes operatives und anästhesiologisches Handeln (Basismaßnahmen: Vermeiden von Hypothermie und Azidose (aggressive externe Wärmezufuhr und Optimierung der Perfusion)
>   - Stabile Kreislauffunktion sowie Optimierung der Sauerstoffversorgung
>   - Situationsadäquates Monitoring entsprechend der Risikostratifizierung
> - **Postoperativ**
>   - Situationsadäquates Weiterführen der intraoperativen Überwachungs- und Behandlungsmaßnahmen mit Sicherstellen von Normothermie, stabiler Kreislauffunktion und anämieadäquater Senkung des Sauerstoffverbrauchs

> - Situationsadäquate erhöhte Sauerstoffzufuhr, ggf. Intubation und kontrollierte Beatmung
> - Ggf. perioperative Gabe von Erythropoetin plus Eisen

Literatur und Internetadressen

Afshari A, Wikkelsø A, Brok J, Møller AM, Wetterslev J (2011) Thrombelastography (TEG) or thromboelastometry (ROTEM) to monitor haemotherapy versus usual care in patients with massive transfusion. doi: 10.1002/14651858.CD007871.pub2

Asklepios Klinik Sankt Augustin (2013) Leitlinie Transfusionsmedizin: Bluttransfusion bei minderjährigen Kindern Zeugen Jehovas. ▶ http://www.ethikberatung.uni-goettingen.de/pdfs/leitlinie_sa_zj.pdf (Zugriffsdatum 23.12.2013)

Bloos F, Reinhart K (2004) Zentralvenöse Sättigung zur Abschätzung der Gewebeoxygenierung. Möglichkeiten und Grenzen. Dtsch Med Wochenschr 129:2601–4

Botto F et al. (2014) Myocardial Injury after Noncardiac Surgery: A large, international, prospective cohort study establishing diagnostic criteria, characteristics, predictors, and 30-day outcomes. Anesthesiology 120:564–78

Carless PA, Stokes BJ, Moxey AJ, Henry DA (2004) Desmopressin use for minimising perioperative allogeneic blood transfusion. Cochrane Database of Systematic Reviews 2004, Issue 1. Art. No.: CD001884. doi: 10.1002/14651858.CD001884.pub2

Crosby E (2002) Perioperative use of erythropoietin. Am J Ther 9:371–6

de Araújo Azi LM, Lopes FM, Garcia LV (2013) Postoperative management of severe acute anemia in a Jehovah's Witness. Transfusion. doi: 10.1111/trf.12424. [Epub ahead of print]

Deutsch E, Bender AW, Eckstein R, Zimmermann R (2001) Transfusionsrecht. Ein Handbuch für Ärzte und Juristen. Wiss. Verl.-Ges., Stuttgart, S. 246–261

Dirkmann D, Hanke AA, Görlinger K, Peters J (2008) Hypothermia and acidosis synergistically impair coagulation in human whole blood. Anesth Analg 106:1627–32

Dreuw H (2013) Persönliche Mitteilung (email v. 2013_11._29)

Dreuw H, von Bockenheimer-Lucius G, Simon A (2013) Ethikleitlinie zur Behandlung von Zeugen Jehovas und deren Kindern. ▶ http://www.ethikkomitee.de (Rubrik Leitlinien) (Zugriffsdatum 30.11.2013)

"Enthalten" sich Zeugen Jehovas wirklich des Blutes? Offizielle deutsche Web-Site der Vereinigung der Zeugen Jehovas für eine Reform in der Blutfrage. ▶ http://reocities.com/Athens/ithaca/6236/enthalt.htm (Zugriffsdatum:25.11.2013)

Ethikberatung im Krankenhaus. Internetportal für klinische Ethik-Komitees, Konsiliar- und Liasondienste. ▶ http://www.ethikberatung.uni-goettingen. de/?zeige=leitlinien.php&rubrik=Leitlinien

Ethikkomitee der DRK-Kliniken Berlin (2013) Bluttransfusion bei Zeugen Jehovas – Leitlinie der DRK-Kliniken Berlin. Stand Februar 2013. ▶ http://www.drk-kliniken-berlin. de/uploads/media/leitlinie_bluttransfusion_zeugen_je-hovas_2013.pdf (Zugriffsdatum: 25.11.2013)

Feiner JR, Finlay-Morreale HE, Toy P, Lieberman JA, Viele MK, Hopf HW, Weiskopf RB (2011) High oxygen partial pressure decreases anemia-induced heart rate increase equivalent to transfusion. Anesthesiology 115:492–8

Futier E, Robin E, Jabaudon M, Guerin R, Petit A, Bazin JE, Constantin JM, Vallet B (2010) Central venous CO2 saturation and venous-to-arterial CO2 difference as complementary tools for goal-directed therapy during high-risk surgery. Crit Care 14:R193

Gemeinsame Empfehlung der Deutschen Gesellschaft für Anästhesiologie und Intensivmedizin, Deutschen Gesellschaft für Innere Medizin, Deutschen Gesellschaft für Chirurgie (2010) Präoperative Evaluation erwachsener Patienten vor elektiven, nicht kardiochirurgischen Eingriffen. Anästhesiologie & Intensivmedizin 51(Suppl 8):S787–97

Glas M, Mauer D, Brün K, Volk T, Kreuer S (2013) Point of Care Testing. Anästhesiol Intensivmed Notfallmed Schmerzther 48:324–32

Harwin SF, Issa K, Naziri Q, Pivec R, Johnson AJ, Mont MA (2013) Excellent results of revision TKA in Jehovah's Witness patients. J Knee Surg 26:151–4

Ho VT, Newman NJ, Song S, Ksiazek S, Roth S (2005) Ischemic optic neuropathy following spine surgery. J Neurosurg Anesthesiol 17:38–44

Holdermann S, Möller M (2013) Das Blutverständnis der Zeugen Jehovas. Seminar für Allgemeine Religionswissenschaft »Religion und Medizin: Körper« (WS 2010/2011). Dozentin: Melanie Möller, M.A. Referent: Simon Holdermann. (Powerpoint-Präsentation. 3. Mose 17:11). Universität Münster (Zugriffdatum 26.11.2013)

Jámbor C, Spannagl M, Zwissler B (2009) Perioperatives Management von Patienten mit Koronarstents bei nichtherzchirurgischen Eingriffen. Der Anaesthesist 58: 971–85

Ker K, Beecher D, Roberts I (2013) Topical application of tranexamic acid for the reduction of bleeding. Cochrane Database of Systematic Reviews 2013, Issue 7. Art. No.: CD010562. doi: 10.1002/14651858.CD010562.pub2

Ker K, Edwards P, Perel P, Shakur H, Roberts I (2012) Effect of tranexamic acid on surgical bleeding: systematic review and cumulative meta-analysis. BMJ 344:e3054. doi: 10.1136/bmj.e3054

Lees N, Hamilton M, Rhodes A (2009) Clinical review: Goal-directed therapy in high risk surgical patients. Crit Care 13:231. doi: 10.1186/cc8039

Lin DM, Lin ES, Tran MH (2013) Efficacy and safety of erythropoietin and intravenous iron in perioperative management: a systematic review. Transfus Med Rev 27:221–34

Perel P, Ker K, Morales Uribe CH, Roberts I (2013) Tranexamic acid for reducing mortality in emergency and urgent surgery. Cochrane Database of Systematic Reviews 2013, Issue 1. Art. No.: CD010245. doi: 10.1002/14651858. CD010245.pub2

Präoperative Anamnese-basierte Gerinnungsevaluierung. Empfehlungen der Arbeitsgruppe perioperative Gerinnung der ÖGARI. Update Juni 2013. ▶ http://www. oegari.at/web_files/dateiarchiv/116/Anamnese-basierte%20Gerinnungsabkl%C3%A4rung%20vor%20OP%20 2013.pdf (Zugriffsdatum 2013_12_11)

Renner R, Fishman L, Lessing C (2012) Das Verwechslungsrisiko bei Eingriffen verringern. Dtsch Ärztebl 109(20): A 1016–8

Röttger HR, Nedjat S (2002) Kritik am Transfusionsverbot nimmt zu. Dtsch Ärztebl 99:A102–5

Schelling P, Gaibler T (2012) Aufklärungspflicht und Einwilligungsfähigkeit: Regeln für diffizile Konstellationen. Dtsch Ärztebl 109(10): A-476/B-410/C–406

Schlitt A, Csilla J, Spannagl M, Gogarten W, Schilling T, Zwißler B (2013) The perioperative managemnet of treatment with antikoagulants and platelet aggregation inhibitors. Dtsch Ärztebl Int 110(31–32):525–32

Schneider A, Popp E, Teschendorf P, Böttiger BW (2008) Therapeutische Hypothermie. Anaesthesist 57:197–208

Shoemaker WC, Appel PL, Kram HB, Waxman K, Lee TS (1988) Prospective trial of supranormal values of survivors as therapeutic goals in high-risk surgical patients. Chest 94:1176–86

Trägerübergreifender Ethikrat im Bistum Trier (2013) Empfehlungen des Ethikrates. Handlungsempfehlungen für den Umgang mit Patienten, die den Zeugen Jehovas angehören. ▶ http://www.pthv.de/fileadmin/ user_upload/PDF_Theo/Ethikrat/Stellungnahmen_ und_Empfehlungen/Handlungsempfehlung_Zeugen_ Jehovas.pdf (Zugriffsdatum: 25.11.2013)

Tran DH, Wong GT, Chee YE, Irwin M (2014) Effectiveness and safety of erythropoiesis-stimulating agent use in the perioperative period. Expert Opin Biol Ther 14:51–61

Wie wir über medizinische Behandlung denken? ▶ http:// www.jehovaszeugen.de/Wie-wir-ueber-medizinische-Behandlu.76.0.html (Zugriffsdatum:25.11.2013)

Wild U, Joppich R, Wappler F (2013) Herbale Medizin – Bedeutung im perioperativen Setting. Anästh Intensivmed 543:622–35

Stichwortverzeichnis

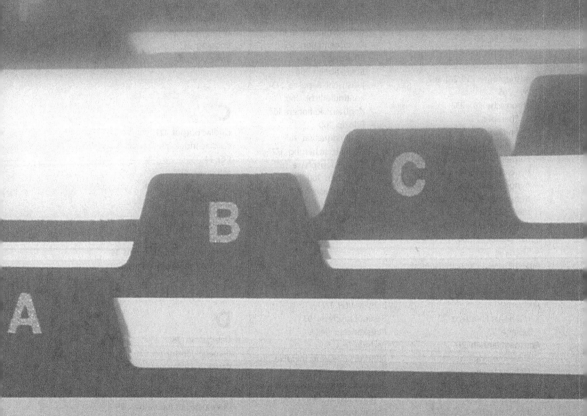

U

V

W

Z